Edward Hopper

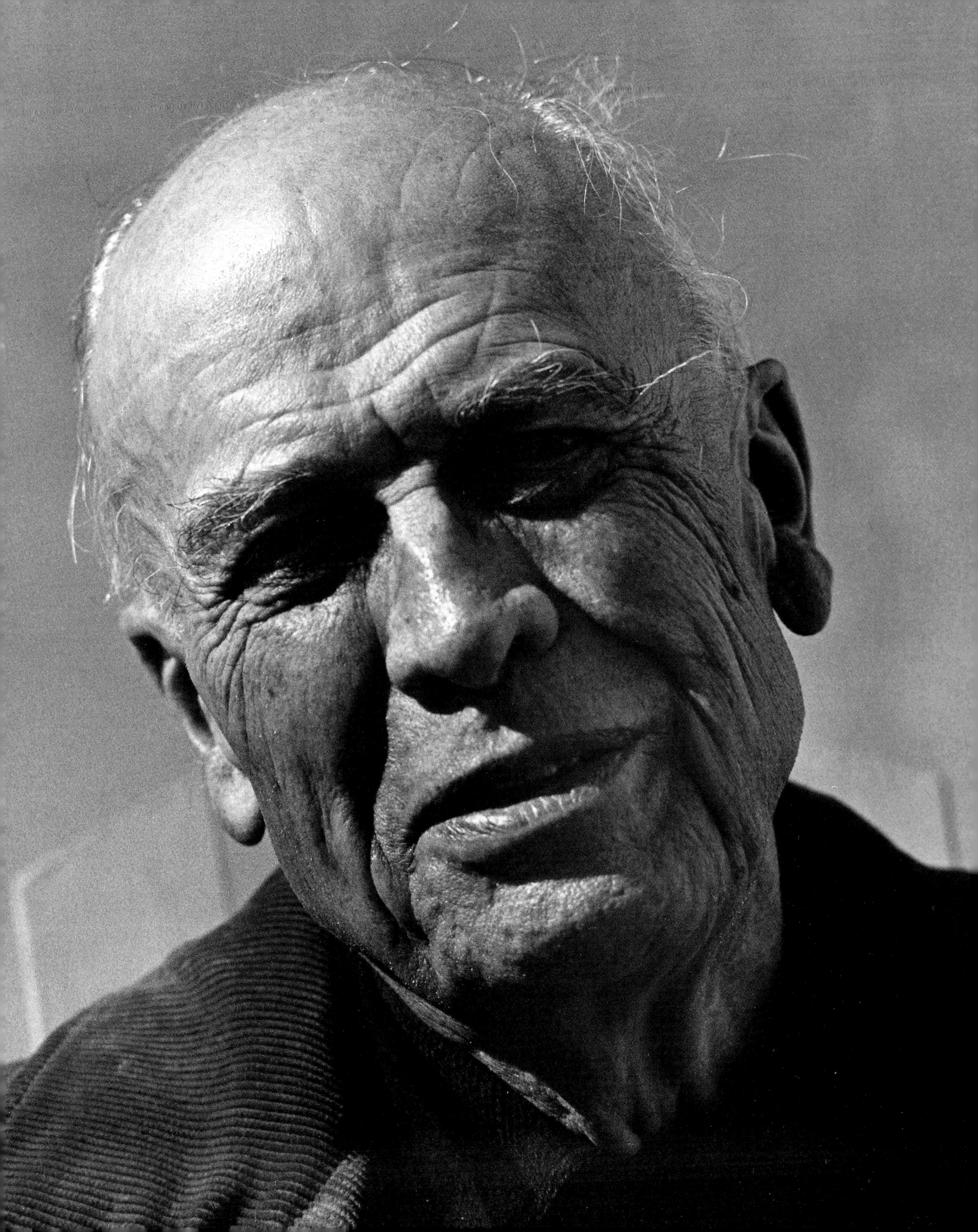

Ivo Kranzfelder

Edward Hopper

1882 – 1967

Vision der Wirklichkeit

TASCHEN

KÖLN LISBOA LONDON NEW YORK PARIS TOKYO

ABBILDUNG SEITE 2:
Hans Namuth:
Edward Hopper, 1963
Hans Namuth © 1990

Hohenzollernring 53, D–50672 Köln

Redaktion und Gestaltung: Barbro Garenfeld Büning, Köln
Lektorat: Rainer Metzger, München
Umschlaggestaltung: Angelika Taschen, Köln

Printed in Austria
ISBN 3–8228–7309–8

Inhalt

6 Leben – Zeit – Stil

36 Die Profanisierung des Erlebens

56 Amerikanische Kunst – europäisches Amerika

76 Natur und Zivilisation

114 Zentrum und Peripherie

140 Die Tyrannei der Intimität

176 Kontinuität in der Malerei – Einflüsse und Auswirkungen

194 Leben und Werk

199 Anmerkungen

200 Fotonachweis

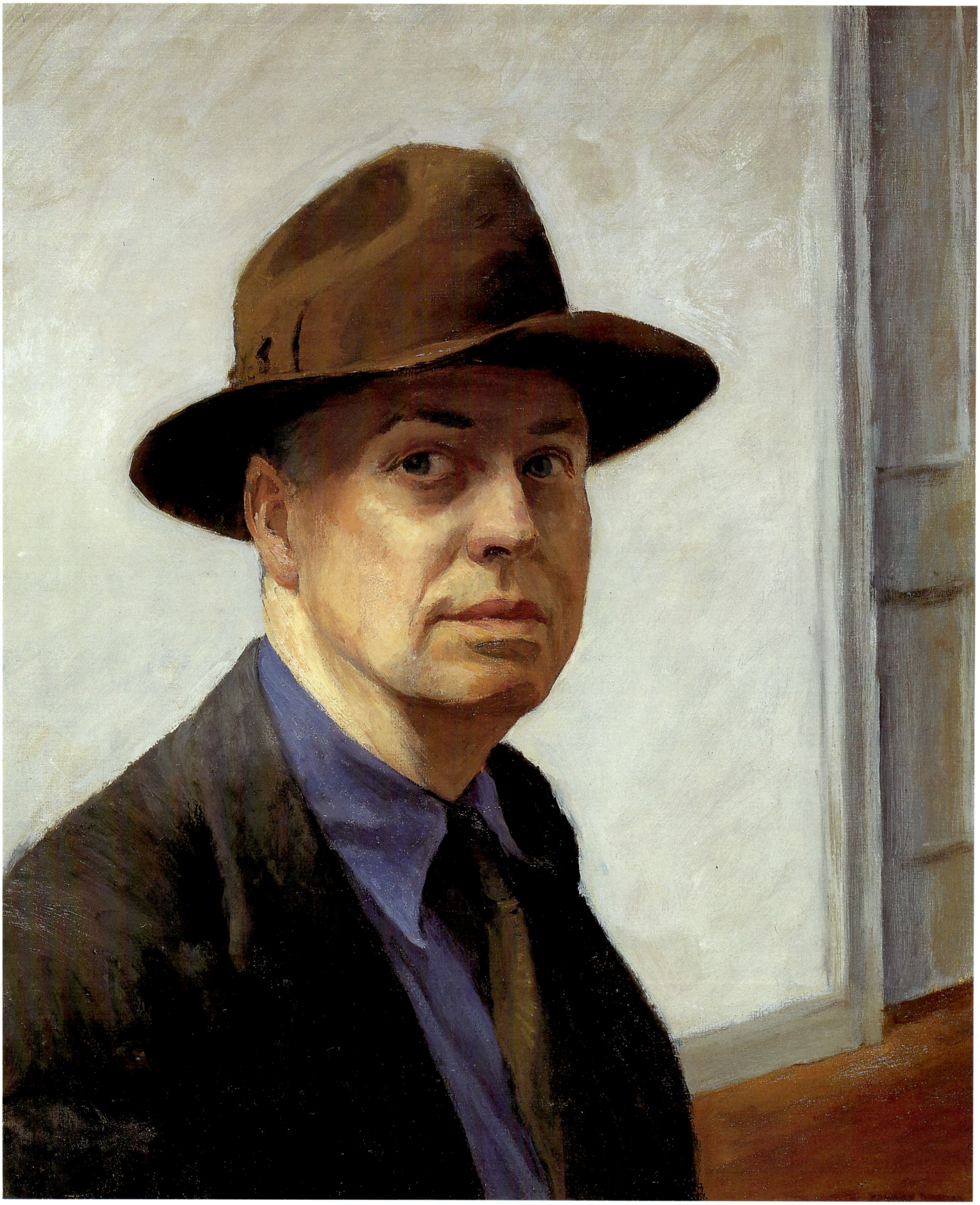

Leben – Zeit – Stil

Die Lebensumstände Edward Hoppers sind nur spärlich dokumentiert.[1] Über ihn selbst und seine Persönlichkeit gibt es nur einige wenige Anekdoten. Der Künstler selbst war nie gewillt, sich ausführlich über sich, seine Malerei oder Kunst im allgemeinen zu äußern. Vieles bleibt in dieser Hinsicht Spekulation. Einige Fakten stehen immerhin fest. Edward Hopper wurde am 22. Juli 1882 in der Stadt Nyack am Hudson River im Staat New York geboren. Seine Eltern, seit mehreren Generationen in den Vereinigten Staaten ansässig, waren väterlicherseits von englischer und holländischer, mütterlicherseits von englischer beziehungsweise walisischer Abstammung. Die Tochter Marion wurde zwei Jahre vor Edward Hopper geboren. 1890 erwarb Vater Garrett Hopper eine Kurzwarenhandlung am South Broadway in Nyack. Die Hoppers waren eine mittelständische Familie und gehörten der Baptistengemeinde an. Schon mit fünf Jahren soll Hopper, und darin unterscheidet er sich wenig von anderen Kindern, gerne gezeichnet haben, mit zehn signierte er seine Zeichnungen bereits.
Er kopierte Illustrationen von Phil May und Gustave Doré aus Büchern. Der Eindruck, den der Hafen von Nyack und die Schiffe auf dem Hudson River auf den jungen Hopper gemacht haben sollen, wird immer wieder hervorgehoben. Edward Hopper ging in die ortsansässige Privatschule, anschließend in die High School in Nyack, die er 1899 abschloß. Er wollte Künstler werden und stieß bei seinen Eltern mit diesem Wunsch auch auf keinen Widerstand. Sie gaben ihm nur den Rat, Graphik bzw. Illustration zu studieren, da ihnen damit eine bestimmte finanzielle Grundlage gesichert erschien. Schon in Hoppers Jugend lief alles in geregelten Bahnen. So besuchte Hopper in New York City die Correspondance School of Illustrating, anschließend die New York School of Art, bekannt als Chase School, wo er für ein weiteres Jahr, das Jahr 1900, bei Arthur Keller und Frank Vincent DuMont Graphik studierte. Im Anschluß daran wechselte er in die Klasse für Malerei über. Seine Lehrer waren William Merritt Chase, Kenneth Hayes Miller und Robert Henri. Manche seiner Mitstudenten, unter ihnen George Bellows und Rockwell Kent, wurden schneller bekannt als er selbst. 1904 wurde in einem Artikel über die New York

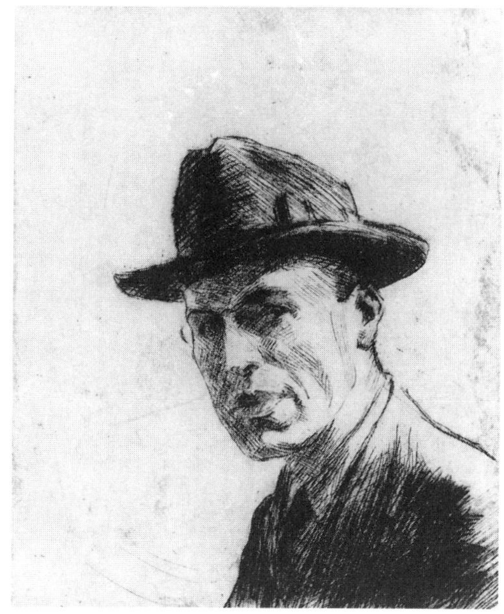

Selbstportrait mit Hut, um 1918
Self-Portrait with Hat
Radierplatte, 12,4 x 10, 2 cm
New York (NY), Collection of Whitney Museum of American Art. Josephine N. Hopper Bequest

ABBILDUNG SEITE 6:
Selbstportrait, 1925–30
Self-Portrait
Öl auf Leinwand, 63,8 x 51,4 cm
New York (NY), Collection of Whitney Museum of American Art. Josephine N. Hopper Bequest 70.1165

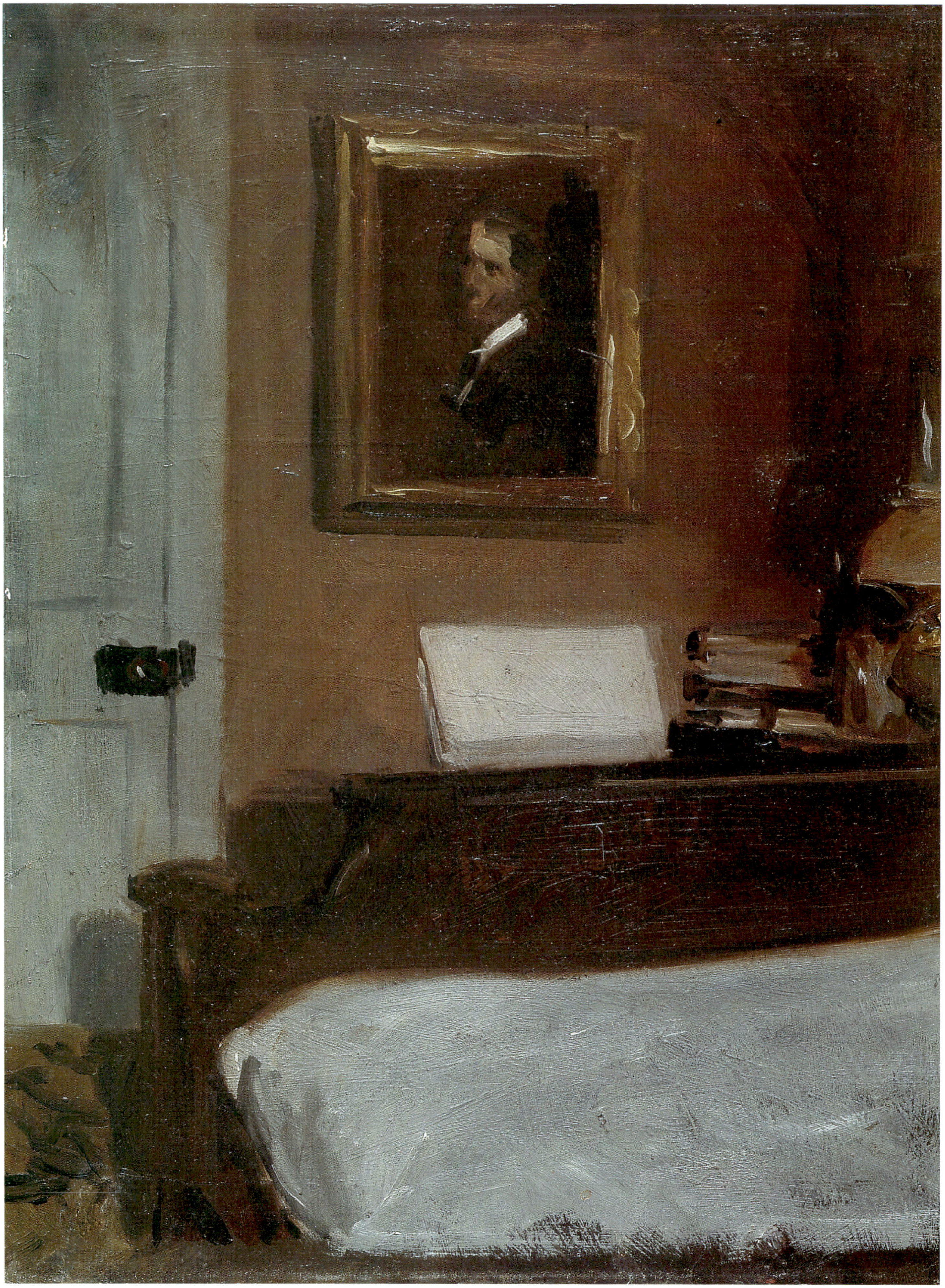

Selbstportrait, um 1903–1906
Self-Portrait
Öl auf Leinwand, 66 x 55,9 cm
New York (NY), Collection of Whitney Museum of American Art. Josephine N. Hopper Bequest 70.1253

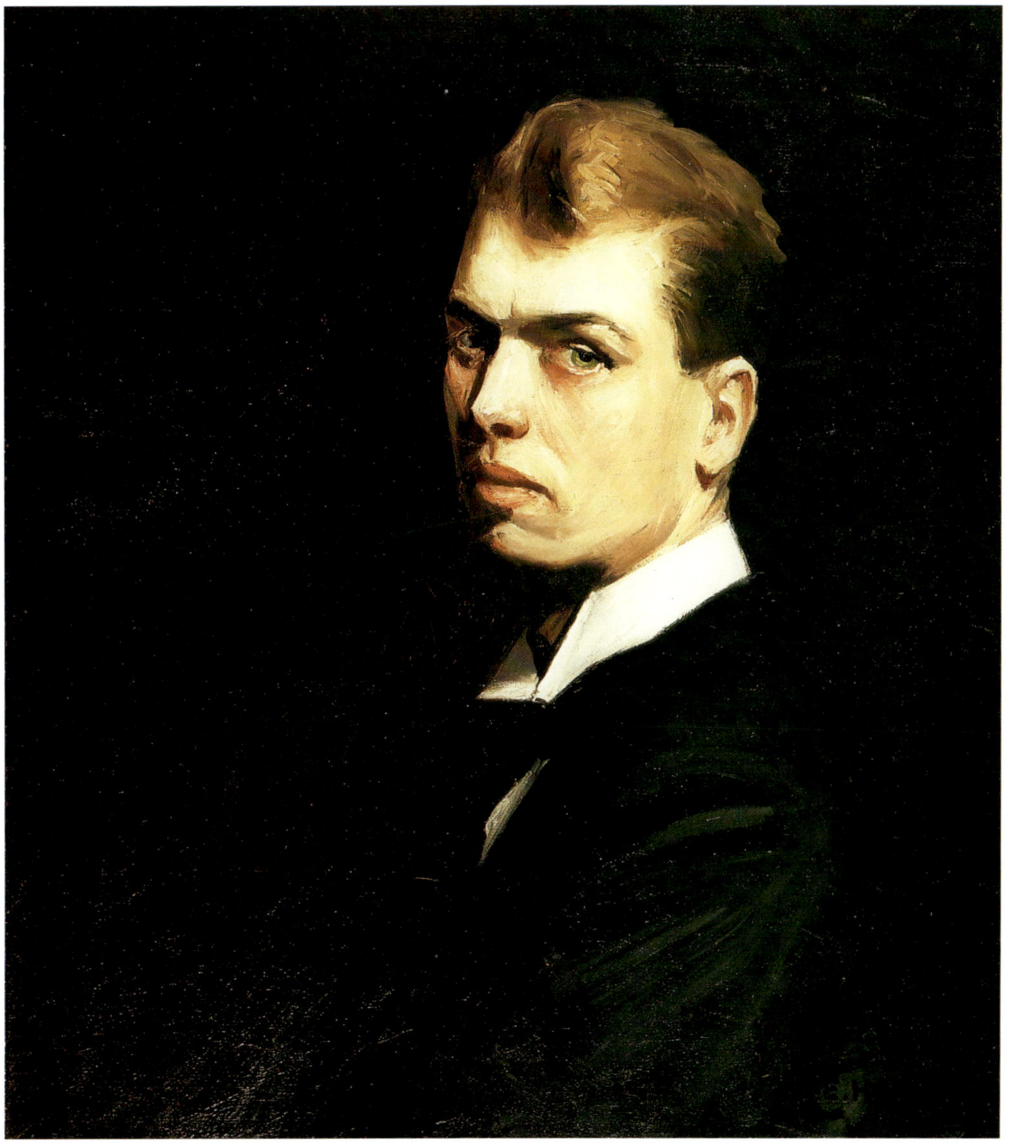

School of Art im Magazin »The Sketch Book« neben anderen Arbeiten von Studenten auch eine Zeichnung von Hopper veröffentlicht.

Im Jahr 1906, nach Abschluß seiner Ausbildung, fuhr Hopper für fast ein ganzes Jahr nach Paris. Er besuchte dort keine Kunstschule oder Akademie, sondern ging in Ausstellungen und malte im Freien. Über den Salon d'Automne schrieb er seiner Mutter, daß diese alljährlich stattfindende Kunstpräsentation größtenteils sehr schlecht, aber doch viel liberaler in ihren Zielen als die Ausstellungen bei ihnen zu Hause sei. In diesem Herbstsalon waren unter anderem Retrospektiven von Paul Cézanne und Paul Gauguin zu sehen, an amerikanischen Malern waren die mit Hopper fast gleichaltrigen Henry Bruce und Max Weber vertreten. Picasso malte in diesem Jahr das Portrait von Gertrude Stein, in Paris trafen Juan Gris und der Italiener Gino Severini ein. Die Galerie Druet zeigte eine Einzelausstellung von Henri Matisse. Bruce, der ein Mitschüler bei Henri in New York gewesen war, machte ihn mit den Impressionisten vertraut. Die damalige Avantgarde, die sich in Paris konzentrierte, ließ Hopper offensichtlich unberührt: »Wen ich dort traf? Niemanden. Ich hatte von Gertrude Stein gehört, aber ich kann mich nicht daran erinnern, je etwas von Picasso gehört zu haben.«[2]

ABBILDUNG SEITE 8:
Schlafzimmer des Künstlers in Nyack, um 1905–06
Artist's Bedroom, Nyack
Öl auf Karton, 38,3 x 28,1 cm
New York (NY), Collection of Whitney Museum of American Art. Josephine N. Hopper Bequest 70.1412

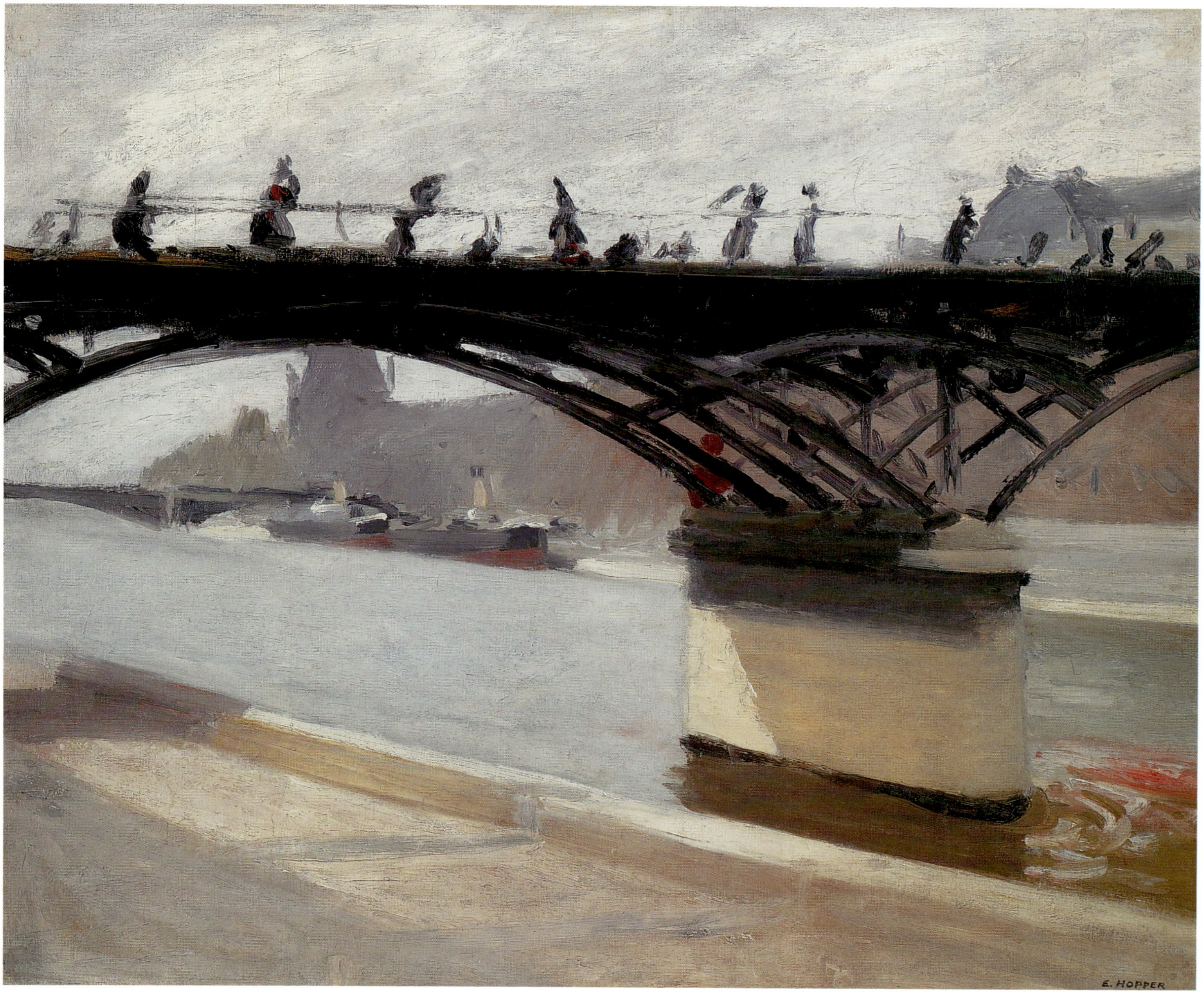

Le Pont des Arts, 1907
Öl auf Leinwand, 58,6 x 71,3 cm
New York (NY), Collection of Whitney Museum of American Art. Josephine N. Hopper Bequest 70.1181

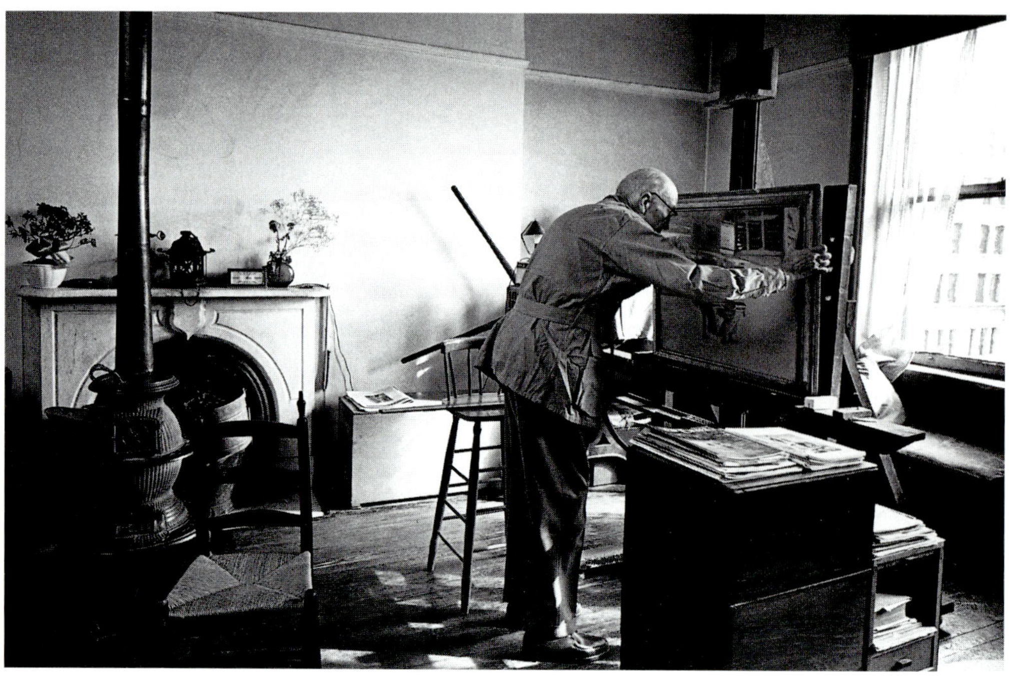

Hans Namuth:
Edward Hopper, 1964
Hans Namuth, © 1990

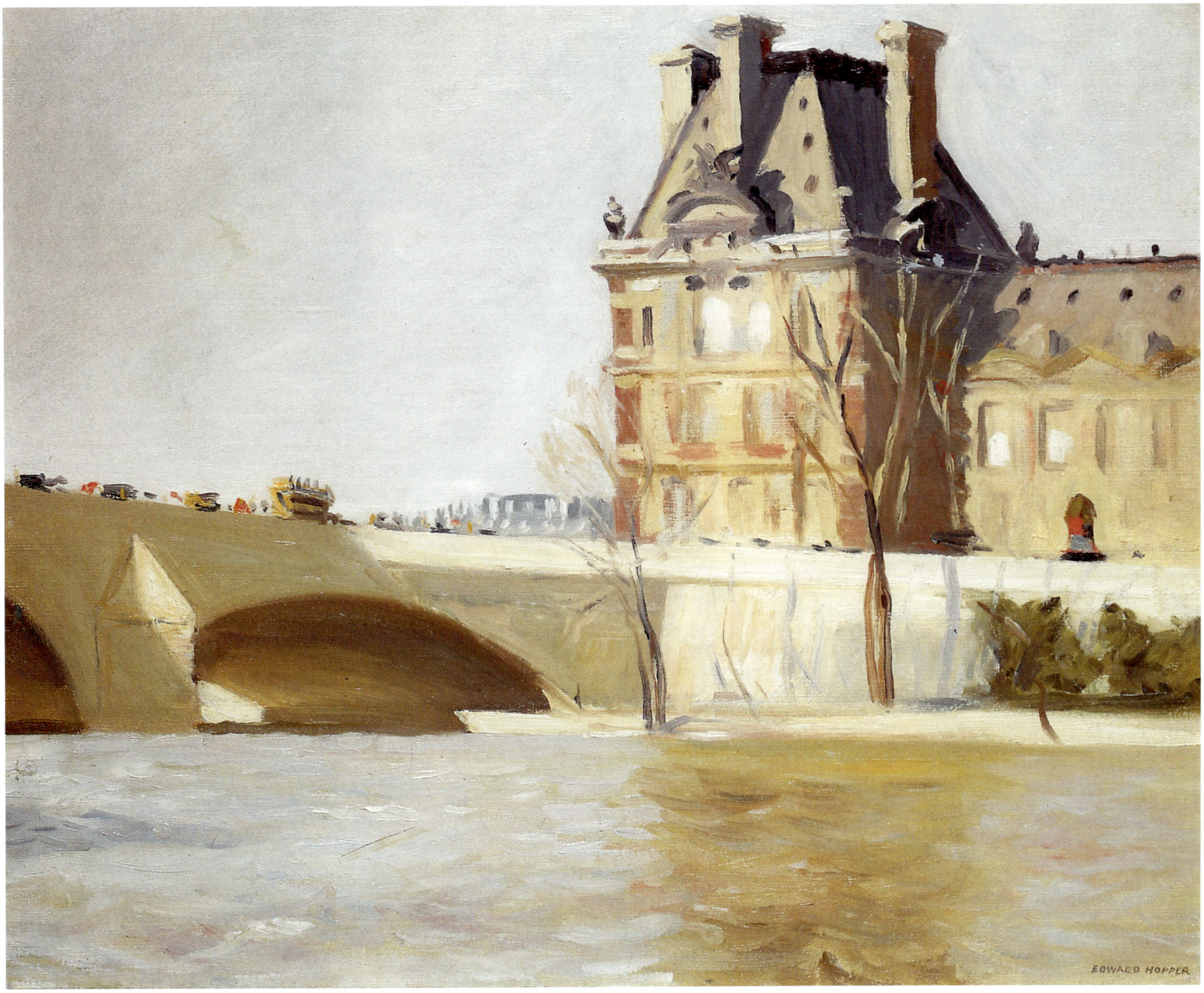

Le Pont Royal, 1909
Öl auf Leinwand, 59,7 x 72,4 cm
New York (NY), Collection of Whitney Museum of American Art. Josephine N. Hopper Bequest 70.1175

Am 27. Juni 1907 fuhr Hopper nach London, wo er auch die National Gallery besuchte. Turner muß er seit dieser Zeit gekannt haben. Von London reiste er weiter nach Amsterdam. Dort habe ihn, so berichtet er später, im Rijksmuseum Rembrandts berühmte *Nachtwache* besonders beeindruckt. In Haarlem sah er Bilder von Frans Hals. Nach Kurzbesuchen in Berlin und Brüssel und einem abschließenden dreiwöchigen Berlinaufenthalt kehrte er nach New York zurück. Bei der Werbeagentur Sherman & Bryan arbeitete er als Illustrator, nebenher malte er. Im Jahr 1908 präsentierte Hopper zum ersten Mal innerhalb einer Gruppenausstellung von ehemaligen Studenten Robert Henris eigene Arbeiten. Er zeigte drei Ölbilder und eine Zeichnung mit ausschließlich französischen Motiven.

Sein zweiter Parisaufenthalt 1909 geriet nur kurz, wegen schlechten Wetters brach er ihn nach zwei Monaten ab. Seine dritte und letzte Europareise datiert aus dem Jahr 1910. Zwischen Mai und dem 1. Juli, eingerahmt von zwei mehrwöchigen Parisbesuchen, unternahm er eine Reise nach Spanien. Seine Hauptstationen waren Madrid und Toledo. Es sei

Smash the Hun
Plakat, 1919

Mit *Smash the Hun* gewann Hopper einen Wettbewerb für Kriegsplakate. Damit erwarb er sich seine ersten Lorbeeren in seinem eher ungeliebten Beruf als Gebrauchsgraphiker.

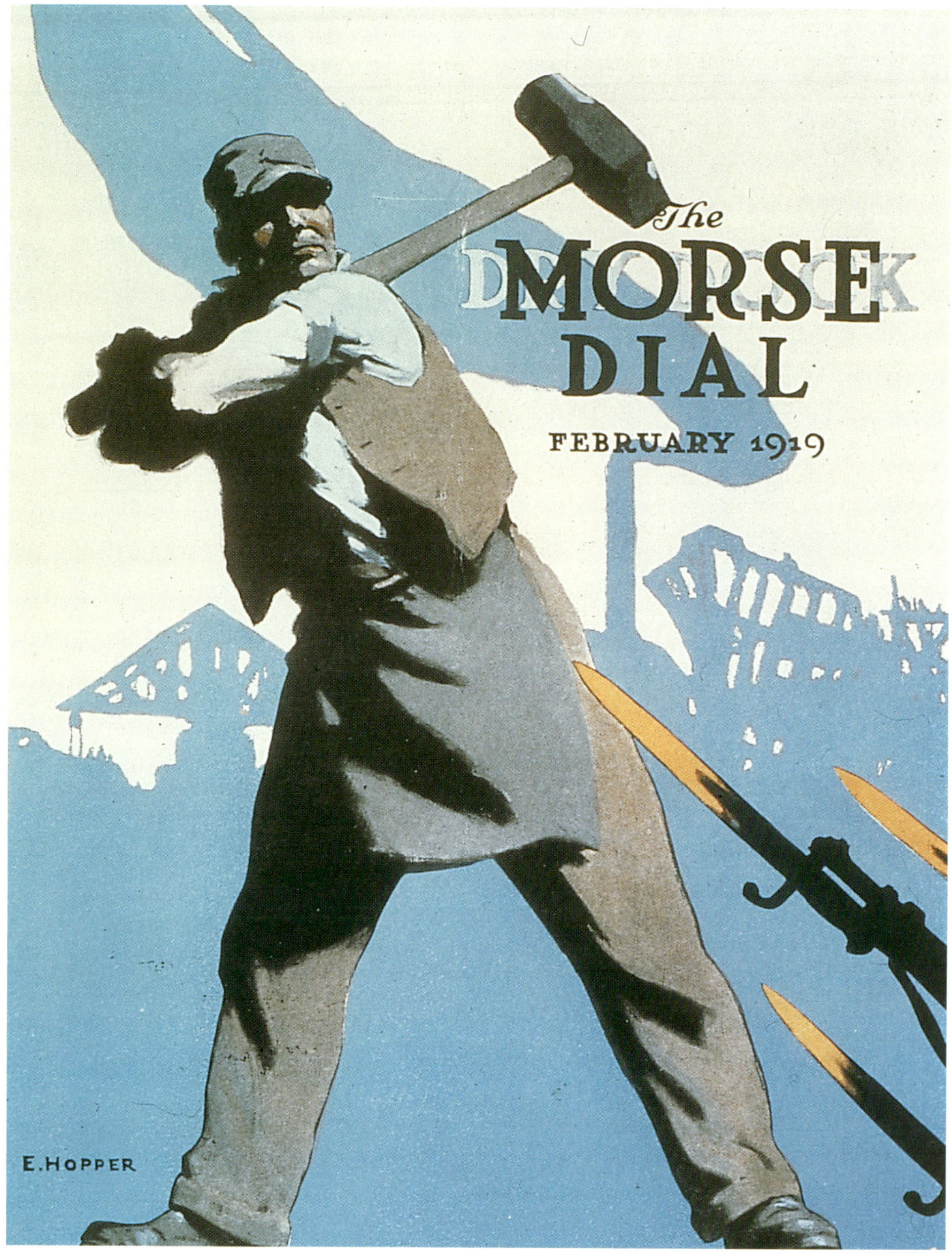

eine wunderbare alte Stadt, sagte er, aber den wichtigsten Künstler Toledos, El Greco, erwähnte er dabei nicht. Die spanische Kunst scheint ihn überhaupt nicht sonderlich beeindruckt zu haben. Es war seine letzte Reise: Hopper verließ von da an Amerika sein Leben lang nicht mehr.

In der Folgezeit war Hopper an mehreren Gruppenausstellungen im Mac Dowell Club, die Robert Henri initiiert hatte und die juryfrei waren, beteiligt. 1913 fand in New York die »Armory Show« statt, eine »International Exhibition of Modern Art«. Nach dem Vorbild der Kölner Sonderbund-Ausstellung von 1912 organisiert, war diese Mammutschau mit 1600 Werken bestückt, davon zu zwei Dritteln von amerikanischen und zu einem Drittel von europäischen Künstlern. Hopper stellte ein Bild aus, *Segeln* (1911, Abb. S. 107) aus dem Jahr 1911, das er für 250 Dollar verkaufte. Mit 31 Jahren hatte Hopper sein erstes Bild verkauft, und es sollte für weitere zehn Jahre auch sein letztes bleiben. Zwar präsentierte er weiterhin in kleinerem Rahmen bei Gruppenausstellungen seine Arbeiten, aber er bekam kaum Resonanz. 1915 wandte er sich der Radierung zu und konnte damit 1922 und 1924 erste Erfolge verbuchen: Es erschienen in diesen Jahren die ersten Aufsätze über Hopper. 1923 gab er, von wenigen Ausnahmen abgesehen, diese Technik wieder auf.

Im Jahre 1918 gewann Hopper bei einem Wettbewerb für Kriegsplakate den ersten Preis. Es ist bezeichnend, daß Hopper mit dieser Aktion mehr Aufsehen erregte und größere Aufmerksamkeit erlangte als mit seinem malerischen Werk und daß er gerade in dem ungeliebten Beruf als Illustrator zum ersten Mal an die Öffentlichkeit trat. Auch seine Radierungen und graphischen Arbeiten verkauften sich zu dieser Zeit gut. Im selben Jahr 1918 wurde in New York der Whitney Studio Club gegründet, in dem unabhängige Künstler ausstellen konnten. Hopper war unter den Gründungsmitgliedern. Später sollte daraus das Whitney Museum of American Art hervorgehen. Im Jahre 1920 fand in diesem Club Hoppers erste Einzelausstellung mit Ölbildern statt, die in Paris entstanden waren. 1922 zeigte er französische Karikaturen (*Pariser Handwerker*, um 1907, Abb. S. 13, *Pariserin*, um 1907, Abb. S. 13). In der Zwischenzeit hatte er sich längst wieder amerikanischen Themen zugewandt, und seine Sommer verbrachte er entweder in Ogunquit oder auf Monhegan Island im Bundesstaat Maine, nördlich von New York. Die dortige Landschaft begeisterte ihn, und nicht nur die Felsenküste hatte es ihm angetan, sondern es kristallisierten sich bereits allgemein jene Themen heraus, die in seinem späteren Werk eine überragende Rolle spielen sollten, wie das Bild *Landstraße in Maine* (1914, Abb. S. 14) aus dem Jahr 1914 zeigt. Die Straße und die Telegraphenmasten stehen als Ergebnisse menschlicher Tätigkeit, als Zeichen von Zivilisation, gegen die Landschaft, die Natur. Dieser Thematik hat sich Hopper auch später immer wieder gewidmet.

1923 begann Hopper wieder zu aquarellieren, eine Technik, die er seit seinen Parisbesuchen vernachlässigt hatte. In diesem Jahr wurde Hoppers Freundin, die Malerin Josephine Nivison, vom Brooklyn Museum in New York eingeladen, mit Aquarellen an einer Ausstellung teilzunehmen. Sie machte die Veranstalter auf Hoppers Werke aufmerksam, mit dem Erfolg, daß die Kritik seine Arbeiten äußerst positiv aufnahm, ihre eigenen aber weitgehend ignorierte. Der privaten Beziehung tat dies keinen Abbruch: Am 9. Juli 1924 heirateten die beiden. Die Frank K. Rehn Gallery richtete im Herbst Hoppers erste Einzelausstellung in einer kommerziellen Galerie mit elf Aquarellen aus. Alle Arbeiten und noch fünf zusätzliche wurden verkauft. Nun hatte sich ein finanzieller Erfolg eingestellt, der es ihm erlaubte, seine Tätigkeit als Illustrator aufzugeben. Bereits im Jahr 1913 hatte Hopper eine Wohnung am Washington Square North 3 in New York gemietet, in der er bis zu seinem Tode mit seiner Frau wohnen blieb. 1934 bauten sich die Hoppers ein Atelierhaus in South Truro in Massachusetts, wo sie in der Folgezeit bis auf wenige Ausnahmen die Sommermonate verbrachten. Von der Mitte der zwanziger Jahre an gab es nur mehr wenige bedeutende Veränderungen in Hoppers Kunst und in seinem Leben.

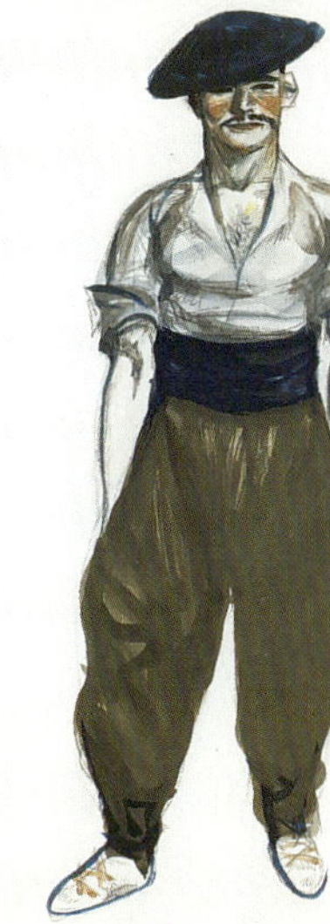

Pariser Handwerker, um 1907
A Zouave
Aquarell und Bleistift auf Pappe, 38,4 x 27,1 cm
New York (NY), Collection of Whitney Museum of American Art. Josephine N. Hopper Bequest 70.1333

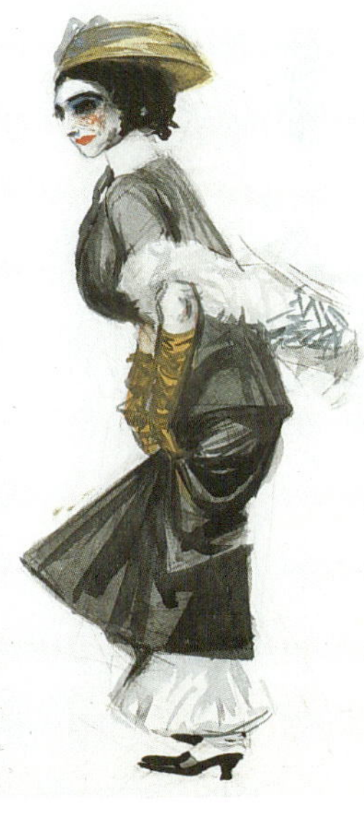

Pariserin, um 1907
Parisian Woman Walking
Aquarell auf Pappe, 30 x 23,5 cm
New York (NY), Collection of Whitney Museum of American Art. Josephine N. Hopper Bequest 70.1323

Die sogenannten französischen Karikaturen wurden im Februar 1916 in der Zeitschrift »Arts and Decoration« reproduziert.

Zu diesem Zeitpunkt, Hopper ist 42 Jahre alt, hat sich in der Tat ein genuiner Malstil herausgebildet, der sich in den folgenden 43 Jahren bis zum Lebensende nicht mehr wesentlich ändern sollte. Die Entwicklung hin zu diesem Malstil wollen wir nun in einigen Schritten nachvollziehen, auch im Hinblick auf Hoppers nachfolgendes Werk. Es geht im Augenblick nur um Hoppers individuellen Stil, über die Stellung innerhalb der amerikanischen Kunst und seiner Epoche werden später noch einige Bemerkungen zu machen sein. Wenn hier der Begriff des Stils auftaucht, so meint er nicht nur die Form, die Textur der Bilder, sondern auch den Inhalt, die Thematik des Werks. Aus diesem Grunde wollen wir mit einigen Arbeiten beginnen, die Hopper zu kommerziellen Zwecken als Illustrationen anfertigte. Regelmäßig lieferte er in seiner Frühzeit Graphiken an Zeitschriften wie »Farmer's Wife«, »Country Gentleman« oder Titelblätter für »Wells Fargo Messenger« und »The Try Dock Dial«, die Betriebszeitung einer Reederei. Daneben erschienen seine Zeichnungen auch im »Sunday Magazine«, in »The Magazine of Business« oder in »Scribner's

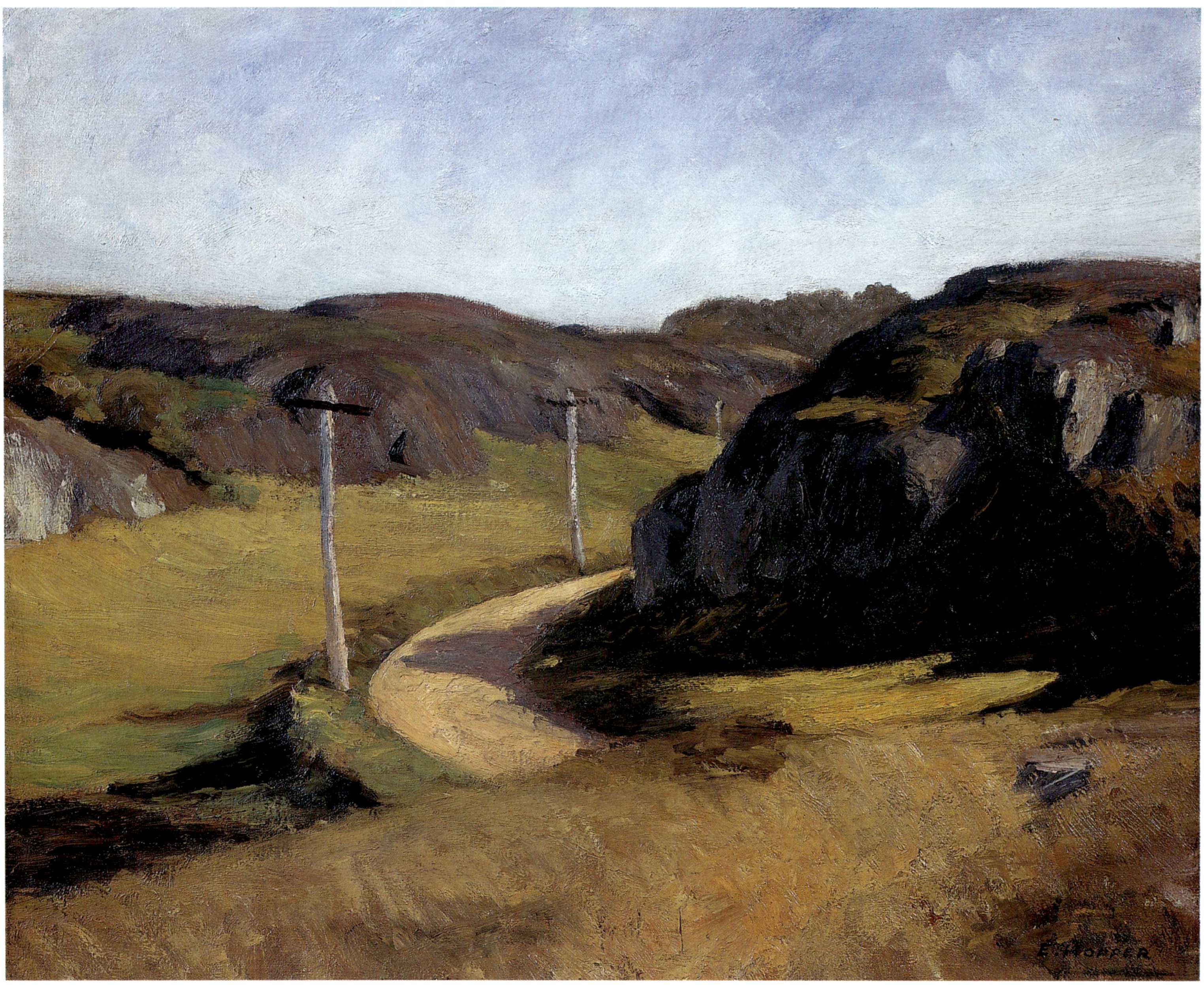

Landstraße in Maine, 1914
Road in Maine
Öl auf Leinwand, 61 x 73,7 cm
New York (NY), Collection of Whitney Museum of American Art. Josephine N. Hopper Bequest 70.1201

Trotz der noch sehr pastosen Malweise trägt dieses Bild schon den Charakter des späteren Werkes von Hopper, was Bildausschnitt und Thematik angeht. Spuren des Menschen sind einzig die Telegraphenmasten.

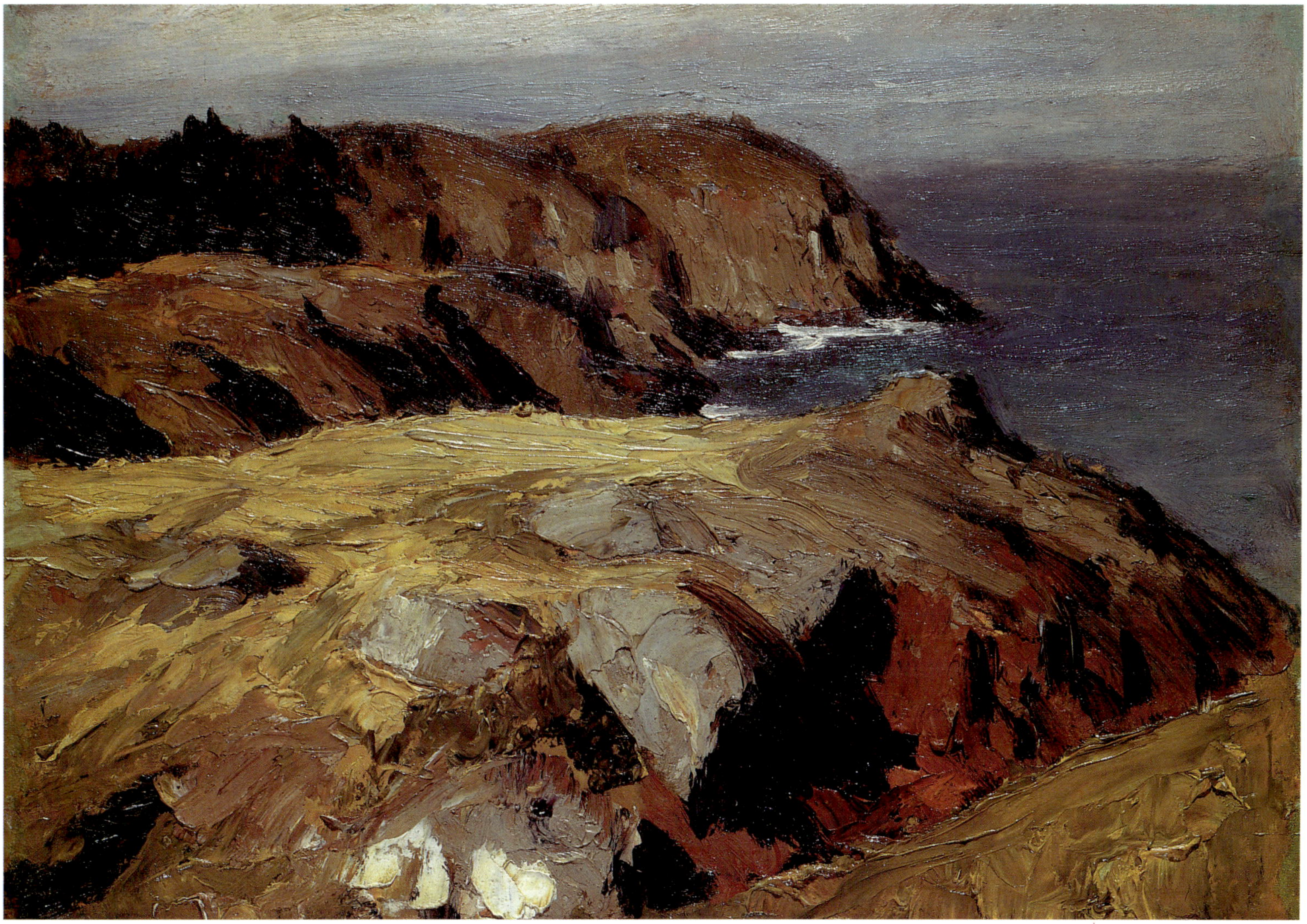

Magazine«. Dieses Letztere tat sich übrigens in der Ablehnung, ja der Beschimpfung der modernen europäischen Kunst, die unter der Ägide von Alfred Stieglitz und nach der Armory Show nach Amerika schwappte, hervor. »Für ›Scribner‹ ist Rodin das Haupt eines Kinderschreckhaufens, Cézanne ohne jede Schulung, Matisse völlig unbegabt. Die ganze neue Kunst gilt wie üblich als ›zuchtlos‹ oder ›Fäulniserscheinung‹.«[3]

Hopper wertete seine Tätigkeit als Illustrator immer wieder ab. Er habe sich, so sagte er, nie länger als drei Tage in der Woche damit beschäftigt, um noch Zeit für seine eigene (und eigentliche) Arbeit zu haben. Das Illustrieren sei eine deprimierende Angelegenheit gewesen, es sei nicht gut bezahlt worden, gerade weil er oft nicht das ablieferte, was erwartet wurde. Nun war Hopper nicht der einzige amerikanische Künstler, der als Illustrator bzw. als Graphiker arbeitete, das taten auch beispielsweise Arthur G. Dove, Walt Kuhn, Mark Tobey oder, nicht zu vergessen, später Andy Warhol. Darüber hinaus waren die meisten Mitglieder der Künstlergruppe »The Eight«, bekannt unter dem Spottnamen »Ashcan-School«, ursprünglich Pressezeichner; es ist in ihrer Kunst auch zu sehen. Die Illustrationen Hoppers nehmen bereits Themen vorweg, die in seinem gesamten Werk immer wieder eine Rolle spielen. In *Junge und Mond* (undatiert, Abb. S. 18) tauchen Elemente der späteren berühmten Radierung *Abend-*

Blackhead, Monhegan, 1916–19
Öl auf Holz, 24,1 x 33 cm
New York (NY), Collection of Whitney Museum of American Art. Josephine N. Hopper Bequest 70.1317

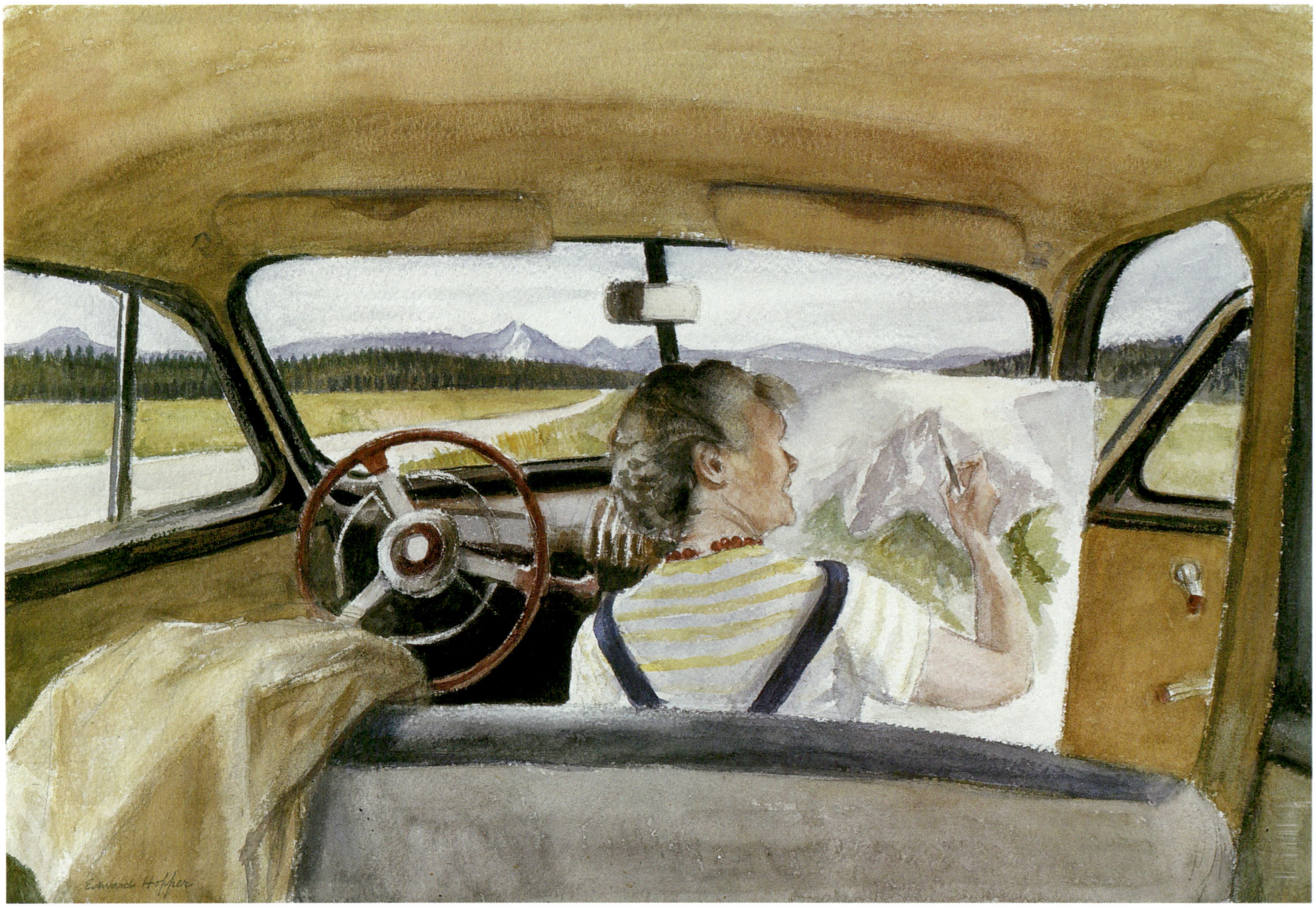

Jo in Wyoming, 1946
Aquarell auf Papier, 35,4 x 50,8 cm
New York (NY), Collection of Whitney Museum of American Art. Josephine N. Hopper Bequest 70.1159

1927 hatten sich die Hoppers ein Auto gekauft. Die Arbeit vom Auto aus spielt eine große Rolle für Hoppers Bilder, die oft den Charakter von Filmstills, von Standfotos aus Filmen, haben.

ABBILDUNG SEITE 17:
Louise Dahl-Wolfe:
Edward and Jo Hopper, 1933
Tucson for Creative Photographie, University of Arizona. © 1989 Center for Creative Photographie, Arizona Board of Regents

wind (1921, Abb. S. 41) auf, *Auf Deck* (undatiert) zeigt eine Verwandtschaft zum über 50 Jahre später entstandenen Bild *Menschen in der Sonne* (1960, Abb. S. 164/165). Einen ganz anderen Charakter haben einige Kreidezeichnungen, etwa *Im Restaurant* (1916–25, Abb. S. 22) oder das Bild mit den zwei Mädchen, die auf einem Bett sitzen und sich unterhalten mit der Bildunterschrift *»Ich fürchte«, sagte sie und sah mich jetzt direkt an, »Shadys Husten ist mehr als nur ein Husten«* (1924, Abb. S. 23). Schon dieser Titel formuliert einen Unterschied: Es findet tatsächlich eine Kommunikation unter Menschen statt, etwas, was Hopper in seinen anderen, den bekannten »künstlerischen« Arbeiten nicht zuläßt. Auch die in diesen Illustrationen auffällige Liebe zum Detail, die den Realitätscharakter oder besser den naturalistischen Eindruck der Szene unterstreicht, wird in den anderen Bildern stärker reduziert. In der Restaurantszene ist sogar Bewegung zu sehen, etwa die Gestik des linken Mannes oder das auf halbem Weg zum Mund hin erhobene Glas des rechten. Auf beiden Blättern findet sich ein in den Raum hineinwehender Vorhang, ein Motiv, das noch häufig auftaucht. Die angeschnittene Figur links weist auf jenen Blickwinkel in der Nachfolge von Edgar Degas hin, der in Hoppers Werk des öfteren zu bemerken ist. Bei *Junge und Mond* deutet sich ebenfalls ein Charakteristikum des Œuvres an: Hier ist der Innenraum gleichzeitig ein Außenraum, die skizzierte hügelige Landschaft reicht bis vor das Bett

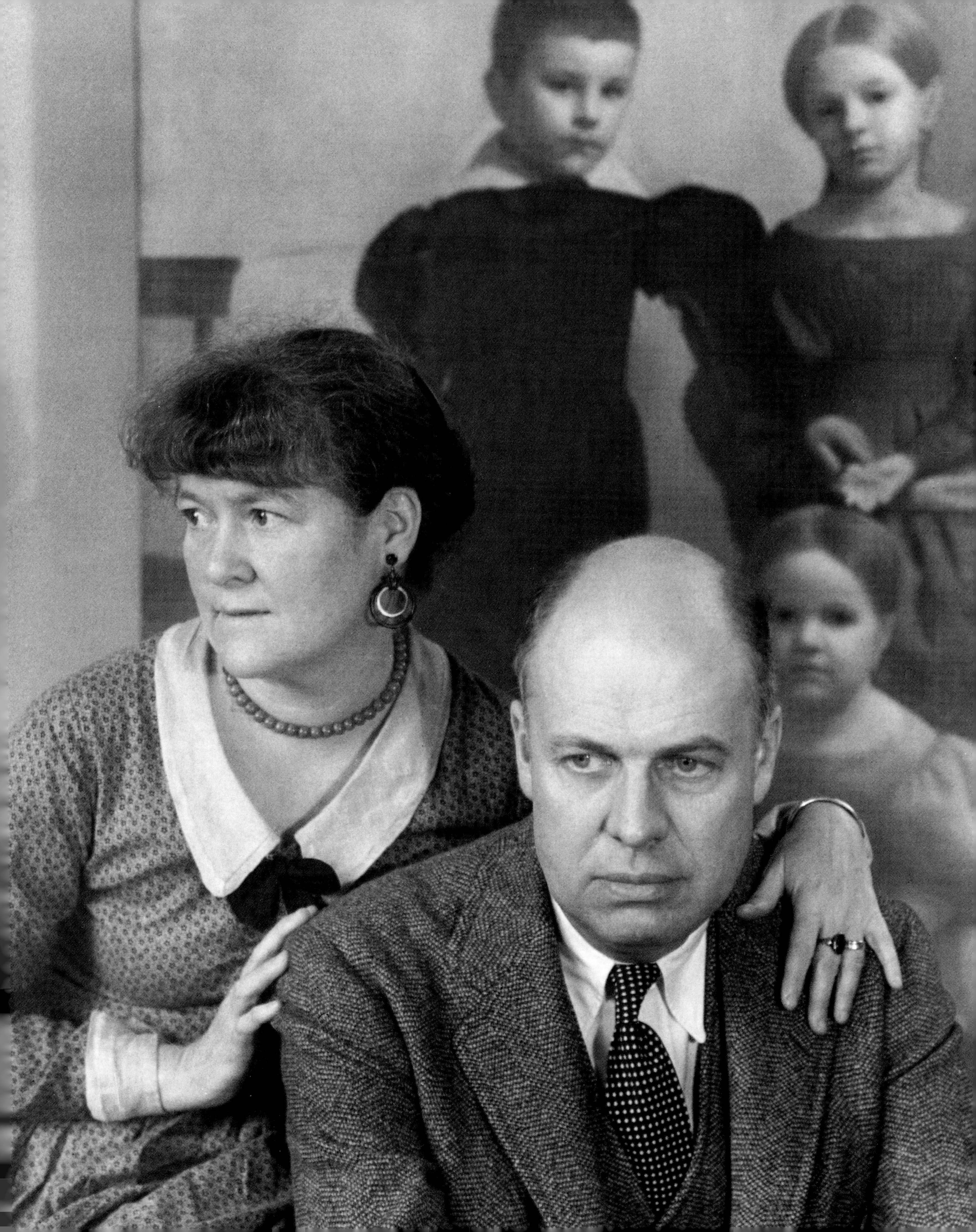

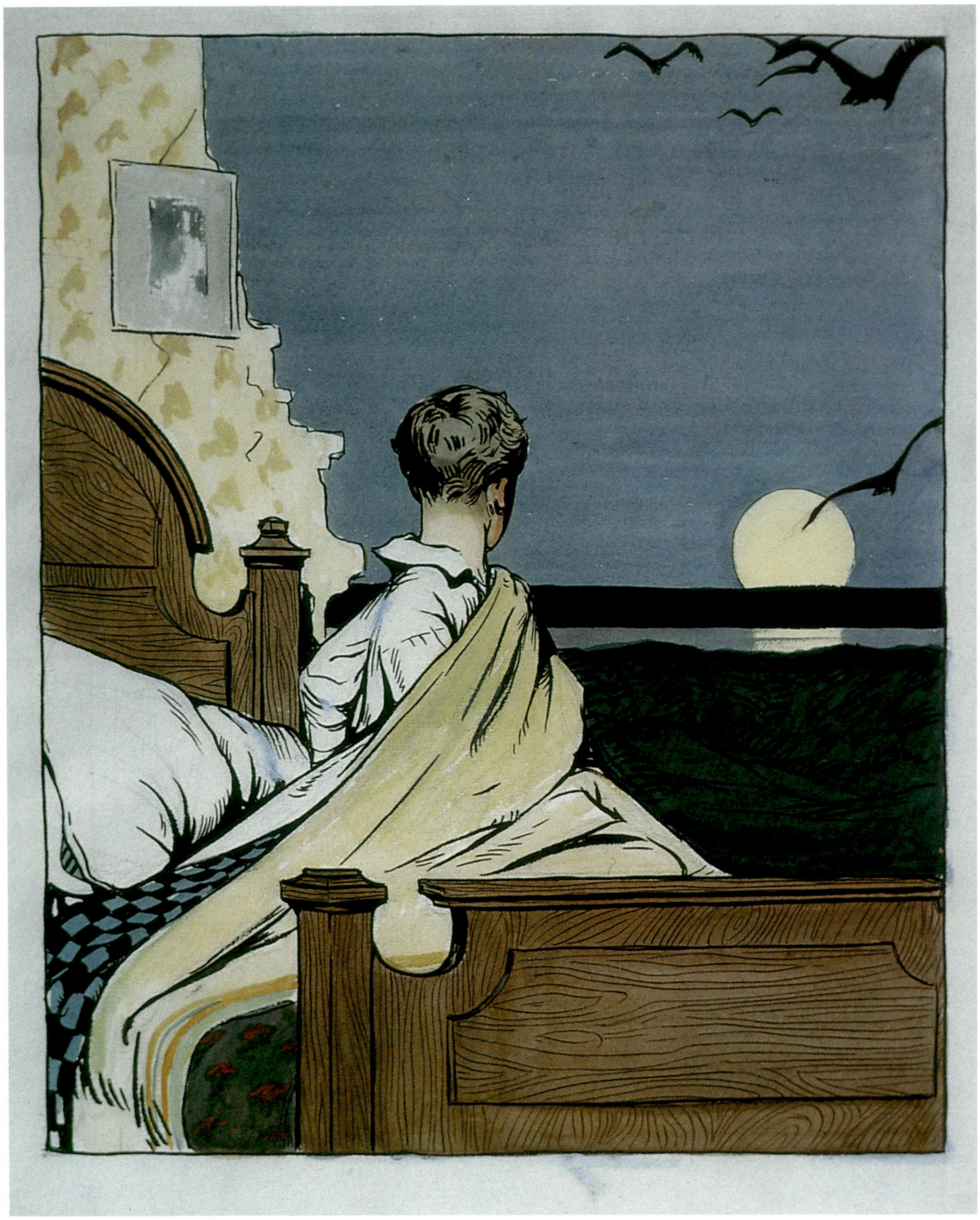

Junge und Mond, undatiert
Boy and Moon
Aquarell und Tusche auf Papier, 55,6 x 37 cm
New York (NY), Collection of Whitney Museum of American Art. Josephine N. Hopper Bequest 70.1349

In den kommerziellen Illustrationen, die Hopper für verschiedene Zeitschriften anfertigte, finden sich im Prinzip dieselben Methoden und oft auch ähnliche Motive wie in seinem künstlerischen Werk. Hier ist es der unvermittelte Übergang vom Innen- zum Außenraum.

des Jungen, Ergebnis eines Kunstgriffs, das auch in *Zimmer am Meer* (Abb. S. 176) zu sehen ist.

Angeschnittene Figuren oder ungewöhnliche Perspektiven hatte Hopper Edgar Degas entlehnt. Immer wieder kann man einen Blickwinkel von schräg oben beobachten, der die bildparallelen Schichten durchbricht und Diagonalen einführt. Was sich in den kommerziellen Arbeiten naturgemäß nur andeuten konnte, damit experimentierte Hopper in einer Radierung von 1921 auf extreme Weise: *Nächtliche Schatten* (1921, Abb. S. 19) bedient sich im Rückgriff auf Degas einer Perspektive, die Laszlo Moholy-Nagy 1927 in seinem Buch »Malerei Fotografie Film« dann als Beispiel einer »Aufnahme von oben« beschreiben wird: »Der Reiz der Aufnahme liegt nicht im Objekt, sondern in der Sicht von oben und in den abgewogenen Verhältnissen.«[4] Die exzentrische Sehweise und die daraus resultierende Schattenbildung wird später Fotografen wie Alexander Rodtschenko oder den Bauhäusler Otto Umbehr, genannt Umbo, zur Nachahmung reizen. Hopper selbst liebte in seinen Illustrationen immer das Experimentieren, stets auf der Suche nach bildnerischen Lösungen, die er dann, glaubte er sie gefunden zu haben, über die Jahrzehnte hinweg in allen möglichen Techniken variierte. Während seiner Studienzeit bediente er sich einer dunklen Palette mit entweder graublauem Grundton oder warmer Brauntönung. In Paris wurden seine Farben dann unter dem Einfluß der Impressionisten und ihrer Nachfolger, der Pointillisten, heller. »Ich kam nach Paris, als die pointillistische Periode gerade zu Ende ging. Ich ließ mich schon von ihr beeinflussen; vielleicht weil ich glaubte, das wäre der Zweck meiner Reise. So hatten meine ersten Pariser Bilder bewußt einen pointillistischen [d. h. impressionistischen] Einschlag. Aber das hatte ich bald überwunden, und die späteren Arbeiten aus Paris waren eher so wie ich jetzt male.«[5]

Es habe zehn Jahre gedauert, bis er Europa schließlich ganz überwunden habe, so Hopper, und Europa steht hier generalisierend für Frankreich. Bestes Beispiel dafür ist das Bild *Soir Bleu* (Abb. S. 24/25) aus dem

Nächtliche Schatten, 1921
Night Shadows
Radierung, 17,5 x 21 cm
Blattgröße: 33,8 x 36,2 cm
New York (NY), Collection of Whitney Museum of American Art. Josephine N. Hopper Bequest 70.1047

Die extreme Sicht von oben verwendeten später auch Künstler und Fotografen wie Alexander Rodtschenko oder Otto Umbehr.

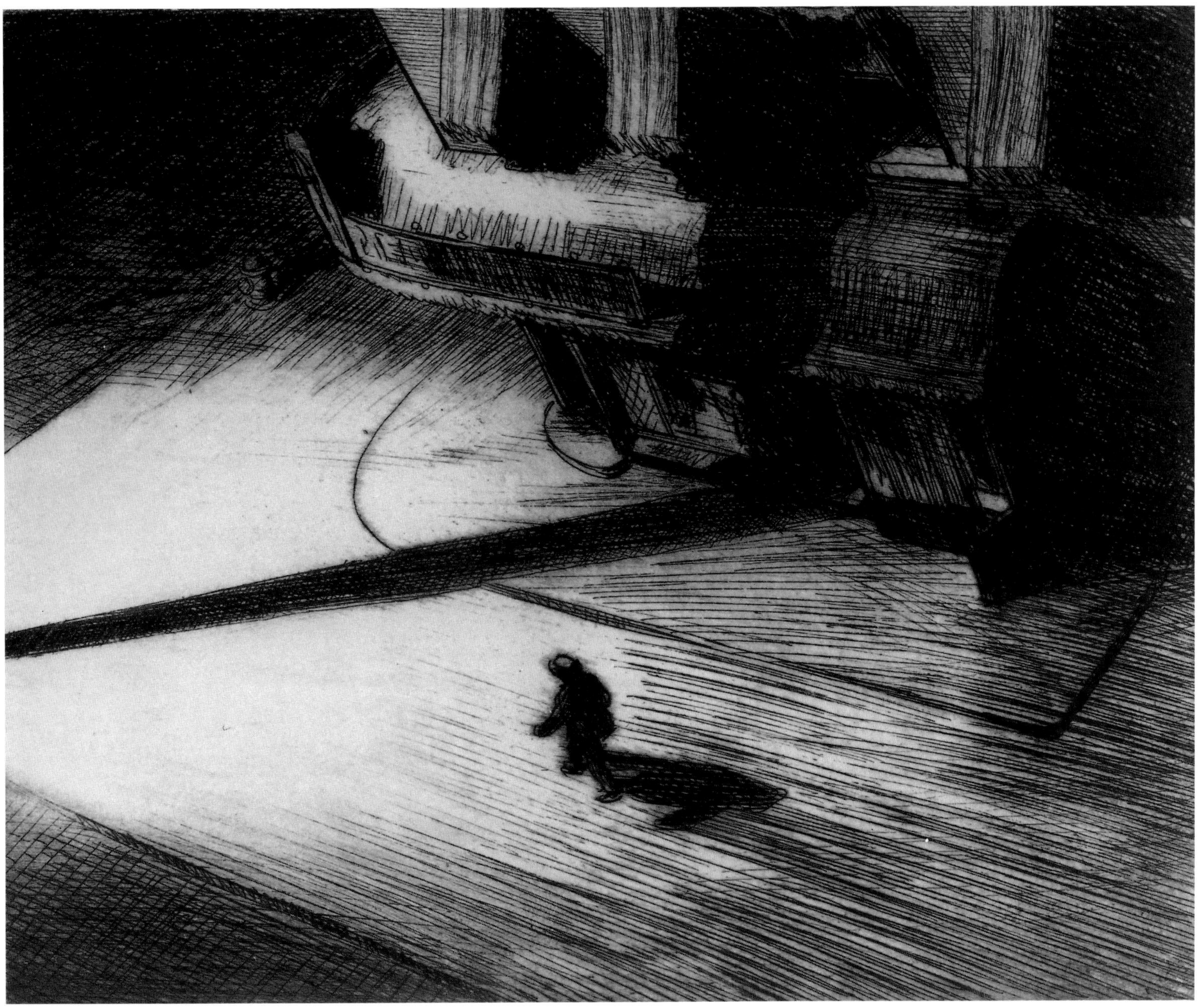

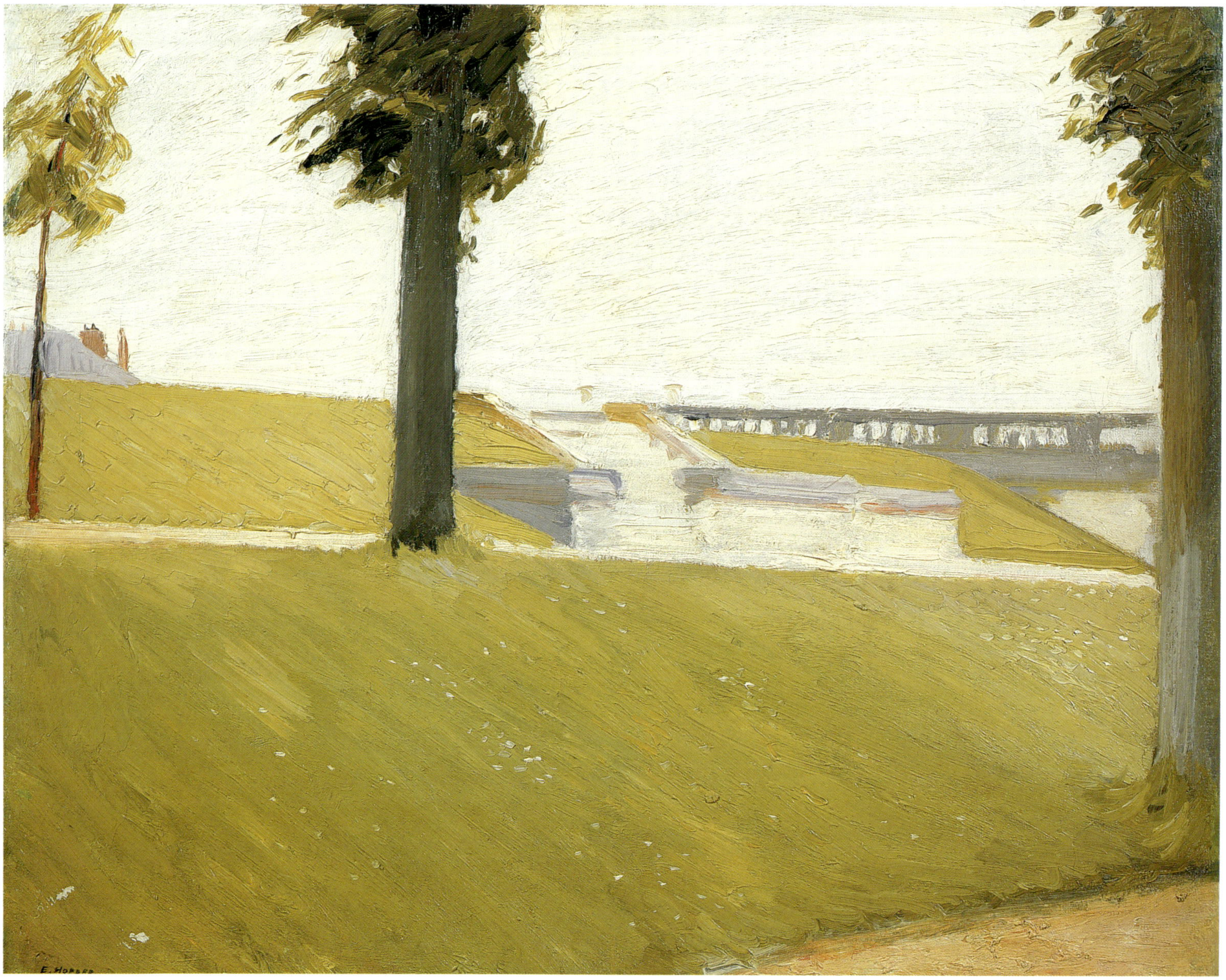

Le Parc de Saint-Cloud, 1907
Öl auf Leinwand, 59,7 x 72,4 cm
New York (NY), Collection of Whitney Museum of American Art.
Josephine N. Hopper Bequest 70.1180

In diesem Bild ist schon das Ausschnitthafte, das Nicht-Erzählerische des späteren Werkes vorweggenommen. Auch die nur scheinbar geometrische Komposition, die immer wieder durchbrochen wird durch leichte Schrägen, auf- und absteigende Linien, deutet sich hier an.

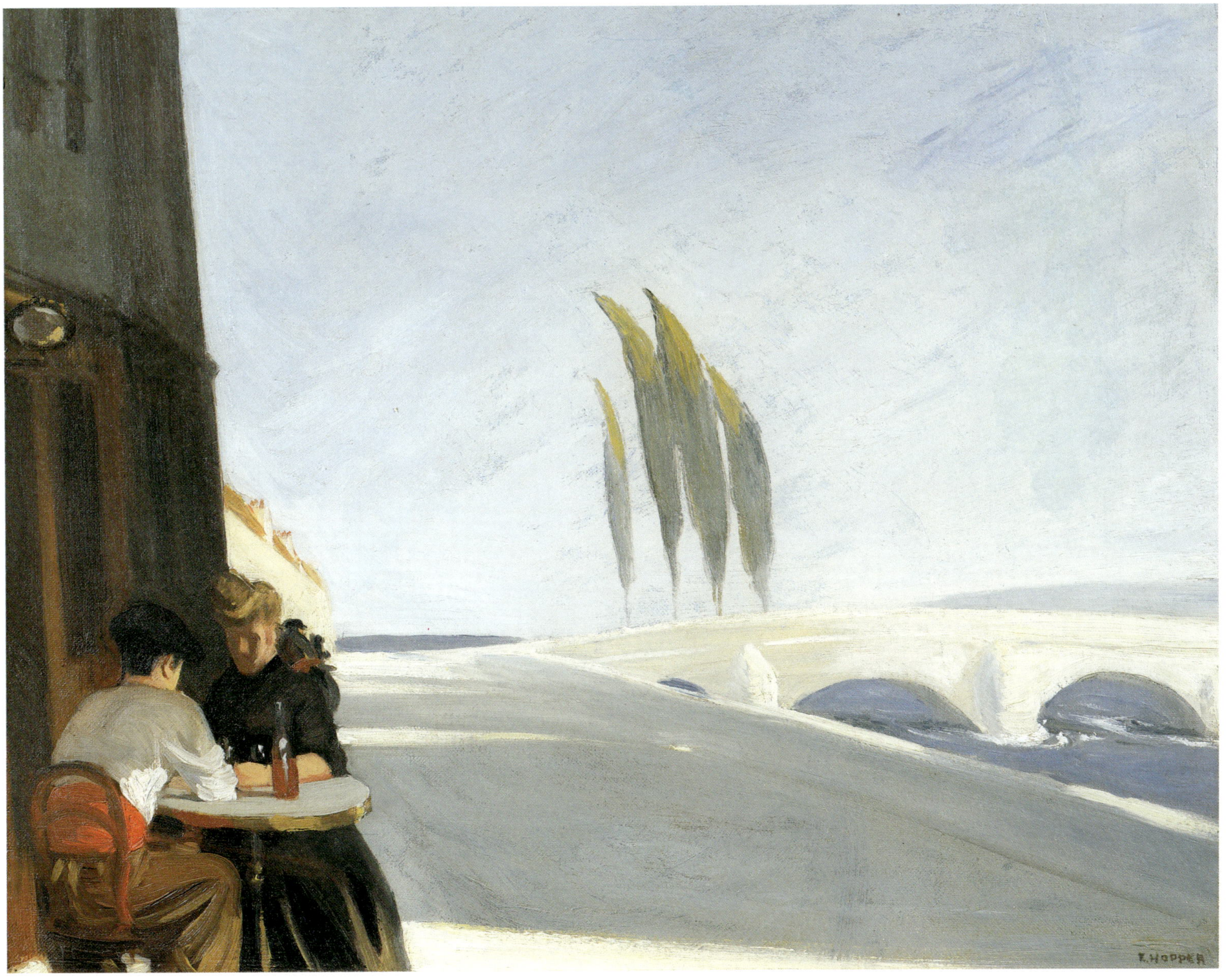

Le Bistro oder der Weinladen, 1909
Le Bistro or The Wine Shop
Öl auf Leinwand, 59,4 x 72,4 cm
New York (NY), Collection of Whitney Museum
of American Art. Josephine N. Hopper Bequest 70.1187

Das Bild gehört zu den wenigen Arbeiten, die an den französischen oder belgischen Symbolismus erinnern. Es vereint eine Genreszene auf der linken Seite mit einer unwirklichen Landschaft, die den größten Teil des Bildes einnimmt.

Im Restaurant, 1916–25
In a Restaurant
Conté-Kreide auf Karton, 67,6 x 55,1 cm
New York (NY), Collection of Whitney Museum of American Art. Josephine N. Hopper Bequest 70.1449

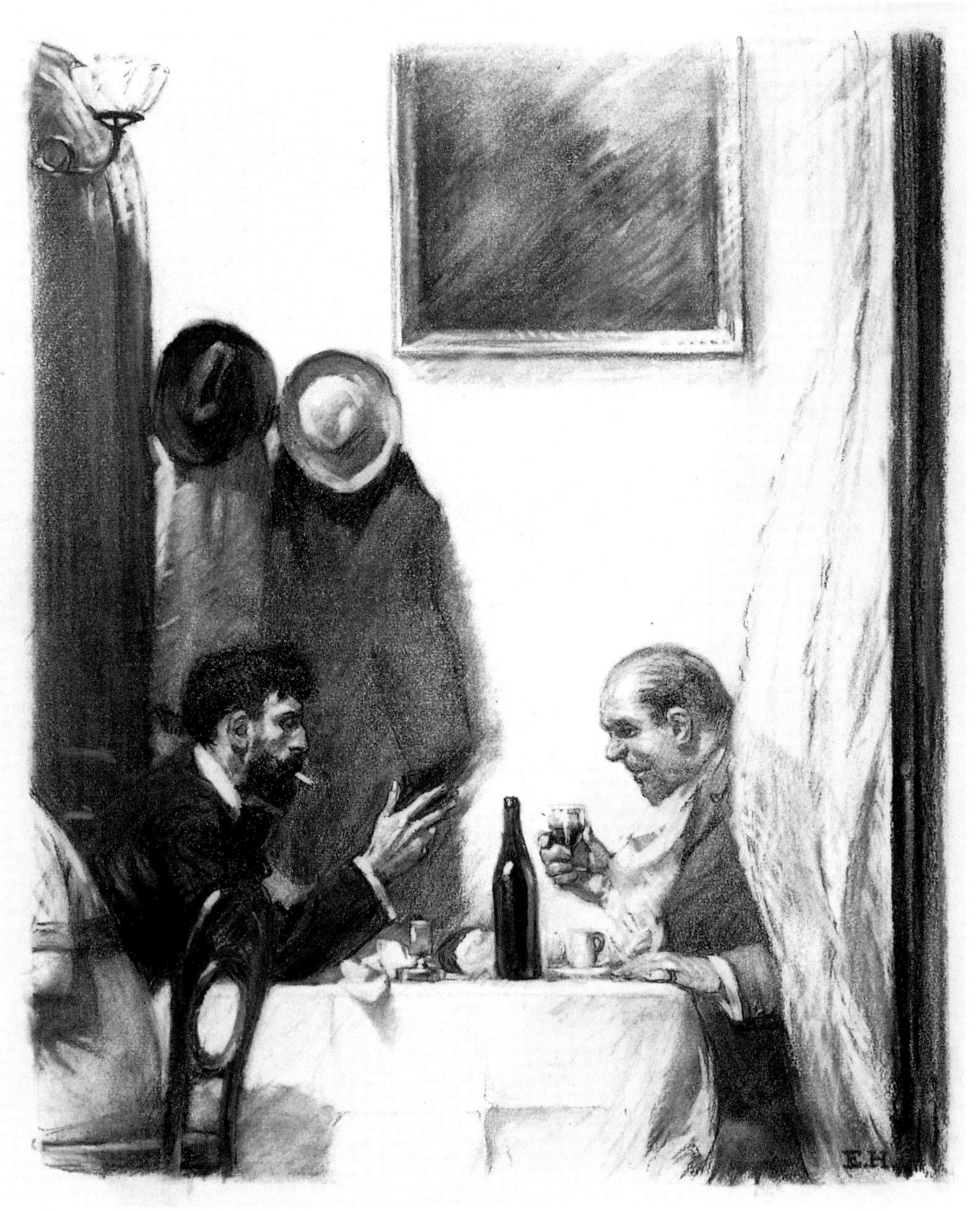

Jahr 1914. Es steht in Hoppers Werk ziemlich singulär da, schon allein deshalb, weil menschliche Figuren die Szene dominieren. Der Raum, innerhalb dessen sie sich befinden, ist nur angedeutet. Es handelt sich wohl um die Terrasse eines Cafés, begrenzt durch eine Balustrade. Der Hintergrund ist undifferenziert, geteilt durch eine Wellenlinie, welche die obere hellblaue Fläche von der unteren dunkelblauen scheidet. Die Steinbrüstung teilt den Bildraum noch einmal in ein Außen und ein Innen. Vertikal wird das linke Bilddrittel durch einen Farbstreifen, wohl Stütze eines imaginären Daches, von dem die Lampions herabhängen, vom Rest des Bildes abgetrennt. Dieser kompositionellen Dramaturgie sind die Personen eingepaßt. Links sitzt separiert an einem eigenen Tisch ein Zuhälter; diese Identifizierung ergibt sich aus einer vorbereitenden Studie (*Zuhälter*, Vorstudie zu *Soir Bleu*, 1914, Abb. S. 26). Am Tisch daneben sehen wir einen Mann im Profil, dessen Augenpartie von einer großen Baskenmütze verdeckt ist, mit Vollbart, Zigarette im Mundwinkel und einem starken Schatten unter dem Backenknochen. Die Zigarette verbindet ihn mit dem Clown, der auffällig in der Mitte des rechten Bildteils sitzt, geschminkt, mit Kostüm, vor sich hin starrend; dazwischen, mit dem Rükken zum Betrachter, ein Soldat, wohl ein Offizier in Ausgehuniform. Seine Kopfhaltung legt nahe, daß er auf die außerhalb der Brüstung stehende, hoch aufgerichtete, stark geschminkte Frau blickt, eine Prostituierte. Schließlich beobachtet vom rechten Tisch aus ein in Kleidung, Haar- und Barttracht gepflegtes, großbürgerliches Ehepaar die Szenerie. Fast alle anderen Figuren überschneiden sich, dieses Paar ist demgegenüber deutlich abgetrennt.

Die Figuren – es sind Typen, keine individuellen Personen – sind in ein Beziehungsgeflecht eingeknüpft: der Zuhälter, der Bärtige mit der Baskenmütze und der Clown. Sie haben eine Zigarette im Mund bzw. lassen sie aus dem Mundwinkel hängen; Rauch ist demgegenüber nicht zu sehen. So ist die Zigarette eher Attribut, Zeichen der Zugehörigkeit zu einer

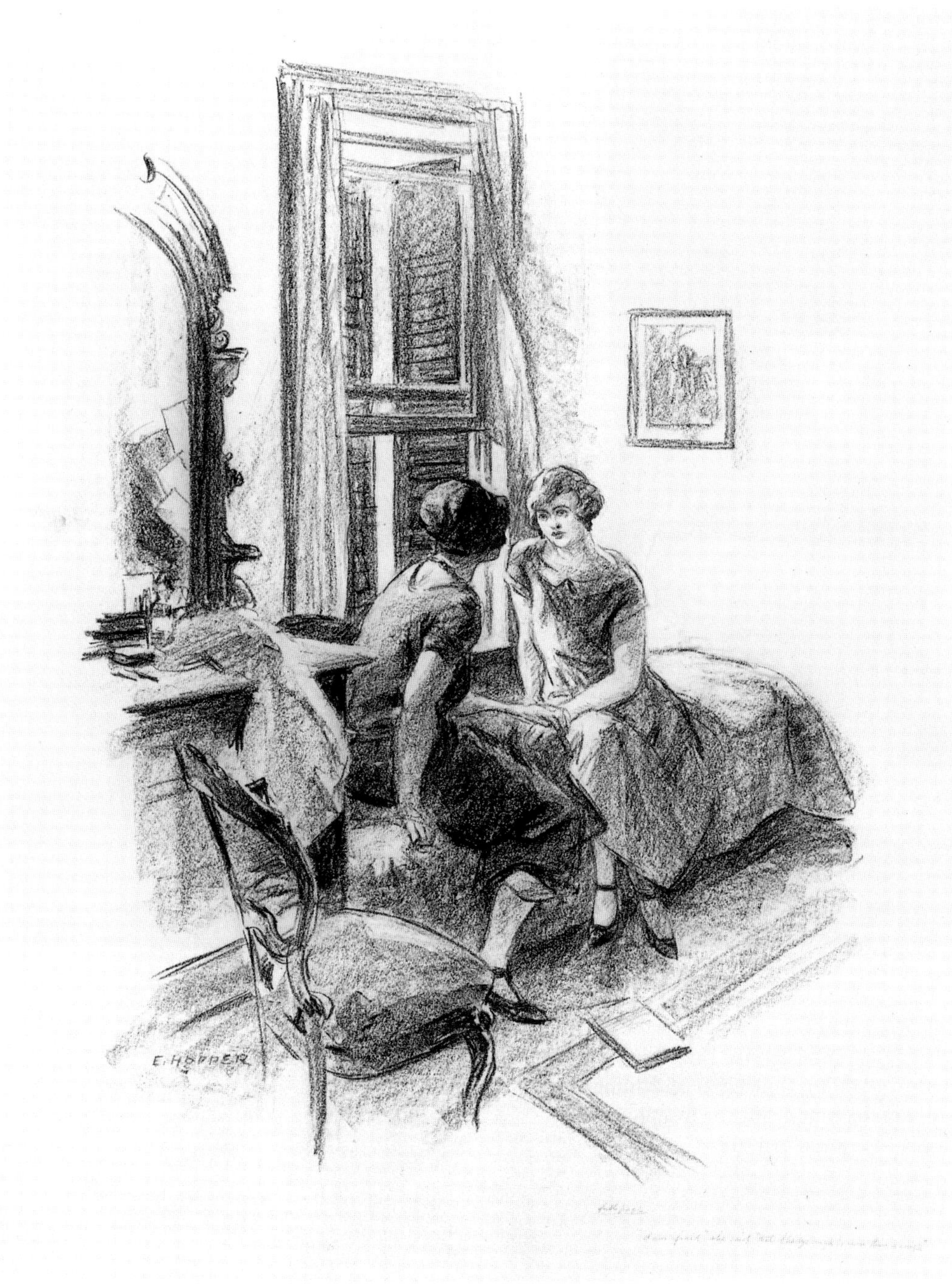

»Ich fürchte«, sagte sie und sah mich jetzt direkt an, »Shadys Husten ist mehr als nur ein Husten«, Scribner's Magazine, 1924
"I'm afraid, she said, looking at me straightly now, that Shady's cough is more than just a cough"
Conté-Kreide mit Weißhöhungen auf Karton, 76,1 x 55,2 cm
New York (NY), Collection of Whitney Museum of American Art. Josephine N. Hopper Bequest 70.1455

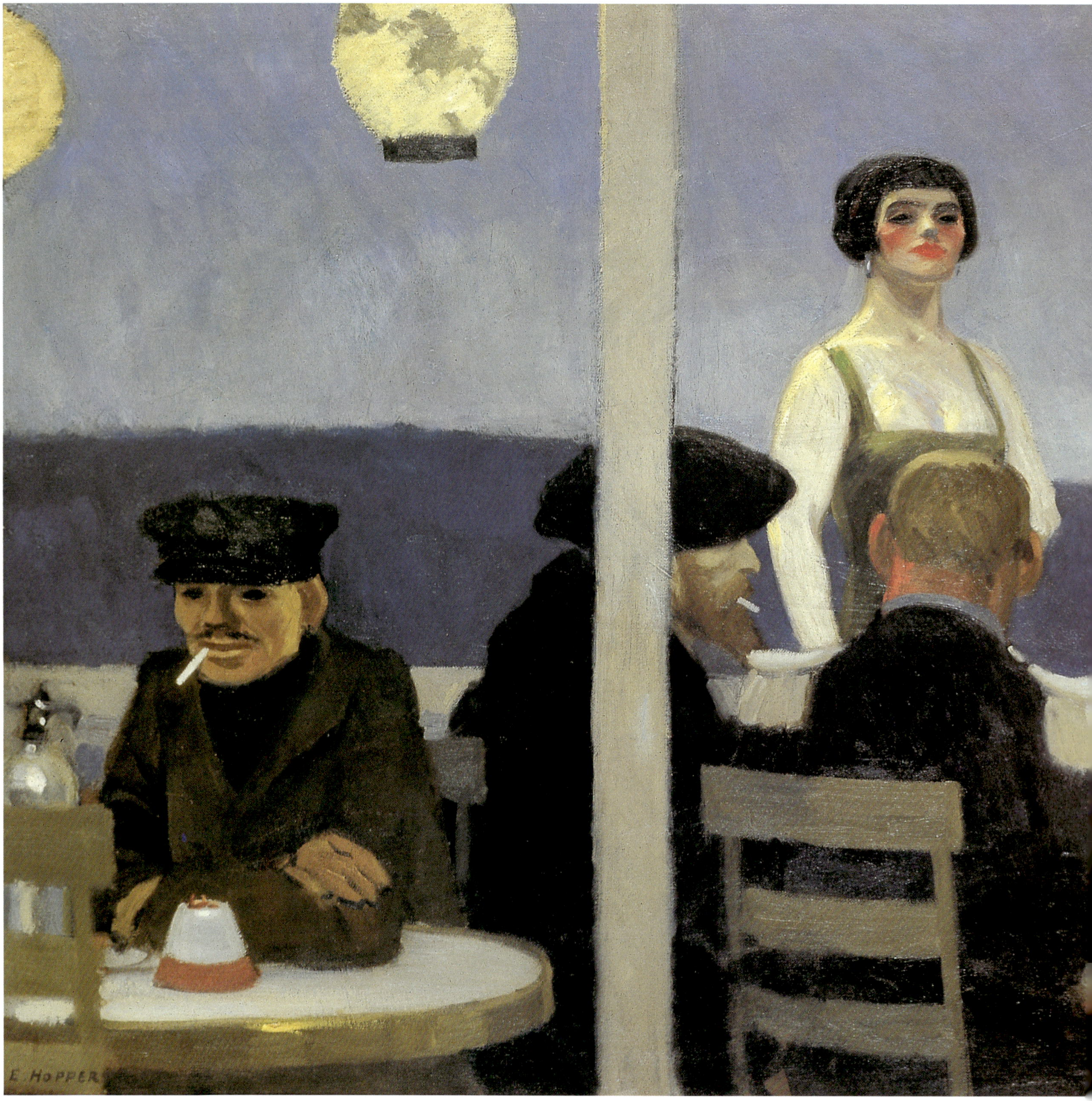

Soir Bleu, 1914
Öl auf Leinwand, 91,4 x 182,9 cm
New York (NY), Collection of Whitney
Museum of American Art. Josephine N.
Hopper Bequest 70.1208

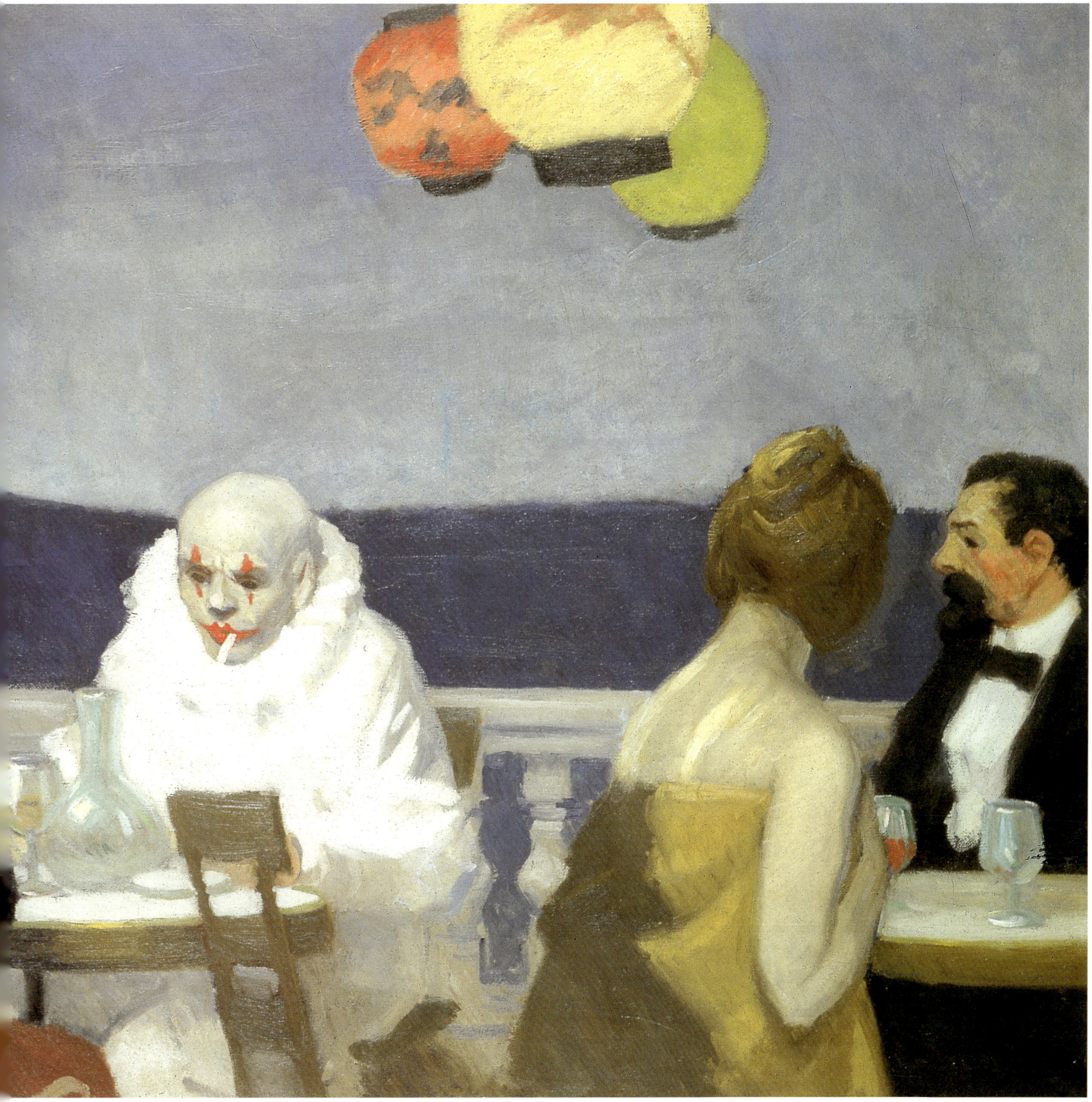

Hier reflektiert Hopper seine Stellung als Künstler zu einer Zeit, in der er keine Erfolge aufweisen konnte. Die Gleichsetzung des Künstlers mit dem Clown, dem Narren, hat eine lange Tradition. Das Bild ist eines seiner letzten, bei dem ein direkter französischer Einfluß wirksam ist.

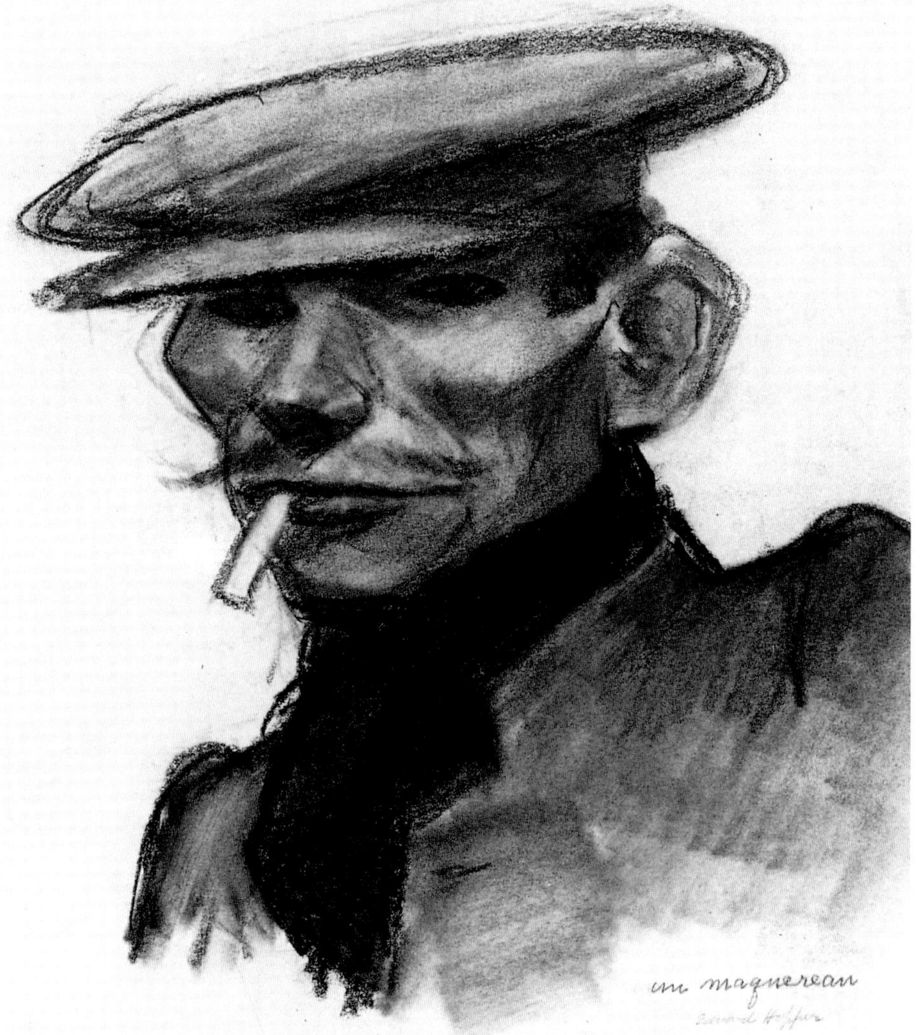

Zuhälter (Vorstudie zu *Soir Bleu*), 1914
Un Maquereau (Study for *Soir Bleu*)
Kreide auf Papier, 25,4 x 21,3 cm
New York (NY), Collection of Whitney Museum of American Art. Josephine N. Hopper Bequest 70.318

bestimmten gesellschaftlichen Schicht, gemeint ist die Boheme, jene typisch pariserische Halbwelt, in der sich Künstlertum und Kriminalität treffen. Goodrich berichtet, Hopper habe sich in Paris von ihr ferngehalten. Im Café traf sich auch die Gesellschaft, repräsentiert durch die drei restlichen Figuren, am selben Ort wie die Boheme und doch von ihr separiert. Edouard Manet gehörte zu beiden, einerseits Mitglied der High Society, »geübt im Umgang mit der kultivierten und wohlhabenden Elite, wie er sich andererseits selbstsicher unter den Randfiguren der großstädtischen Gesellschaft bewegte, wo er seine Modelle fand«.[6] In diesem Sinne ließe sich die Figur deuten, die noch halb im Bereich des Zuhälters sitzt. Offensichtlichen Bezug zueinander haben, allein durch die Schminke, die Prostituierte, die selbstbewußt außerhalb steht und alle anderen überragt, und der Clown. Es ist nicht genau auszumachen, wohin die Prostituierte blickt, wahrscheinlich gilt ihr Blick einem potentiellen Kunden, dem Soldaten. *Soir Bleu* beschäftigt sich, was bei Hopper selten ist, sicher auch mit der Stellung des Künstlers in der Gesellschaft, und man darf annehmen, daß es dabei auch um die spezifische Stellung Hoppers geht. Hoppers letztes Bild *Zwei Komödianten* (1965, Abb. S. 174/175) wird dieses Thema noch variieren. Zweifellos identifiziert Hopper den Clown mit dem Künstler. Dieses Motiv der Gleichsetzung des Künstlers mit dem Narren, dem Gaukler und auch dem Magier hat eine lange Tradition in der Künstlerbiographik. Gail Levin überliefert beispielsweise die Anekdote, daß Hopper seinem Mitstudenten Walter Tittle gemalte Wanzen auf das Kopfkissen gelegt habe. Diese Anekdote zieht sich als Motiv von der Antike – Plinius berichtet, daß Zeuxis Weintrauben gemalt habe und daß anschließend Sperlinge versucht hätten, an diesen zu picken – über die Renaissance – Vasari erzählt, der Schüler habe auf das Bild des Meisters ein Insekt gemalt, das dieser verscheuchen wollte – bis ins 20. Jahrhundert. Neben dem traditionellen Motiv hat Hopper schließlich einige persönliche Bezüge in *Soir Bleu* integriert. So läßt sich das Thema der Prostitution mit seiner kommerziellen Tätigkeit als Illustrator in Verbindung bringen. Auch mochte die Gestalt des integrierten, des anerkannten

Notre Dame de Paris, 1907
Öl auf Leinwand, 59,7 x 72,4 cm
New York (NY), Collection of Whitney Museum of American Art. Josephine N. Hopper Bequest 70.1179

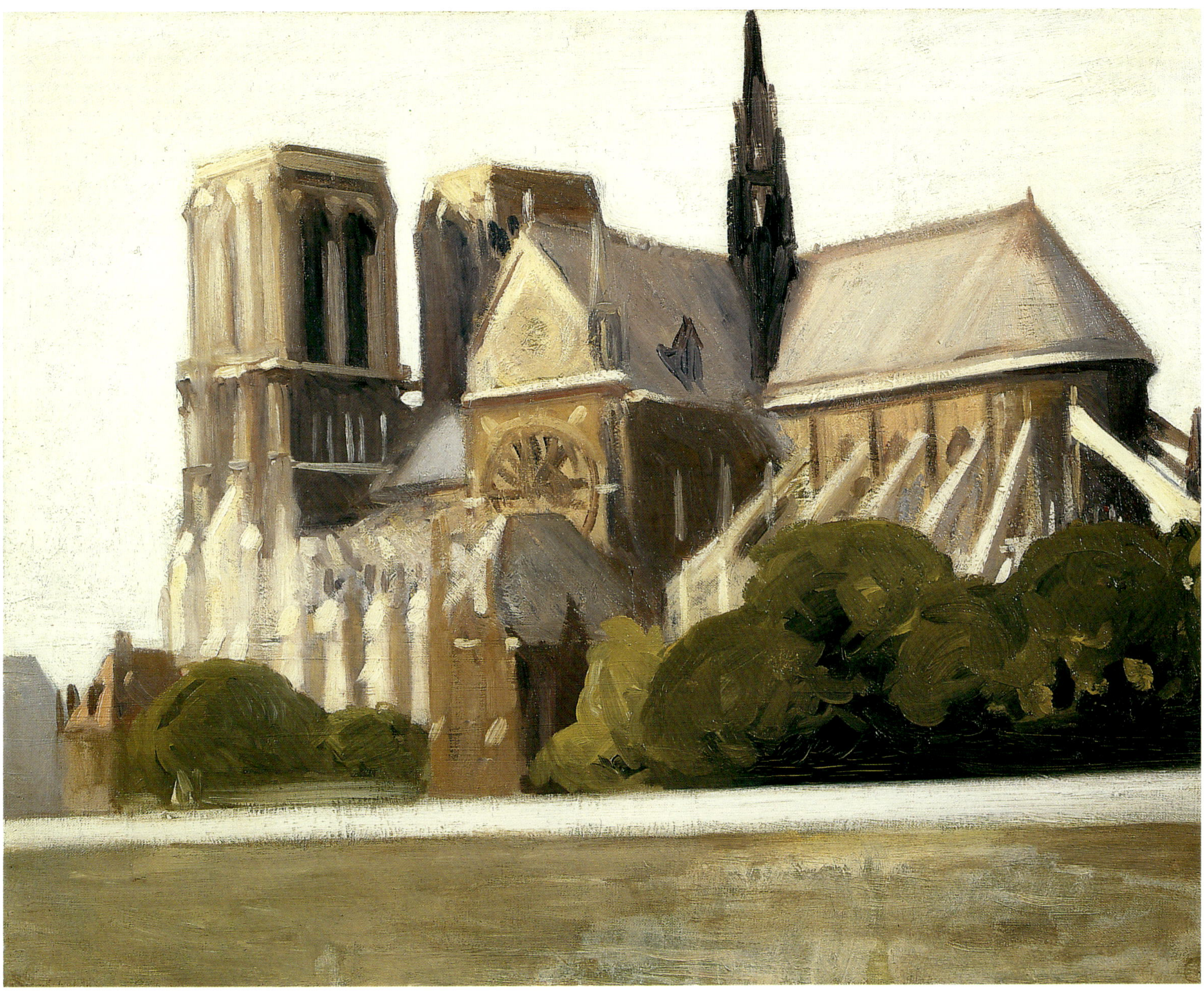

Künstlers, der sich wie selbstverständlich in Positur wirft, die eigene damalige Erfolglosigkeit aufscheinen lassen: Schließlich hatte Hopper sein bis dahin einziges Bild auf der Armory Show verkauft. Die mangelnde Anerkennung könnte man auch an der konsterniert wirkenden Haltung der Person rechts außen ablesen, deren Blick nicht gerade freundlich auf das übrige Bildpersonal gerichtet ist.

Hopper stellte *Soir Bleu* 1915 in einer Gemeinschaftsausstellung des MacDowell Clubs aus. Mit diesem Bild wurde zum ersten Mal eine Arbeit von ihm von der Kritik besprochen. Die Besprechung fiel abfällig aus, das Bild sei, so hieß es, ein ehrgeiziges Phantasieprodukt ohne Intensität im Ausdruck. Es wurde beschrieben als Porträt einer Gruppe von standfesten Pariser Absinthtrinkern, überhaupt sei es nicht sonderlich gelungen. Gelobt wurde aber das andere Bild, das Hopper in der Ausstellung hatte, *New Yorker Eckkneipe* (1913, Abb. S. 117). *Soir Bleu* stellte Hopper nie wieder aus. Das Bild sei von einer Gedichtzeile des französischen Symbolisten Arthur Rimbaud beeinflußt, schreibt Gail Levin und zitiert den Anfang: »Par les soirs bleu d'été…« (Durch blaue Sommerabende…). Natürlich muß die zufällige Übereinstimmung der Worte »soir bleu« nicht unbedingt einen Konnex bedeuten. Doch kommen wir hier zu der nicht unwichtigen Frage, was denn Hopper an Kunst, Literatur usw. gekannt, gelesen, geschätzt oder auch nicht gemocht hat. Hopper

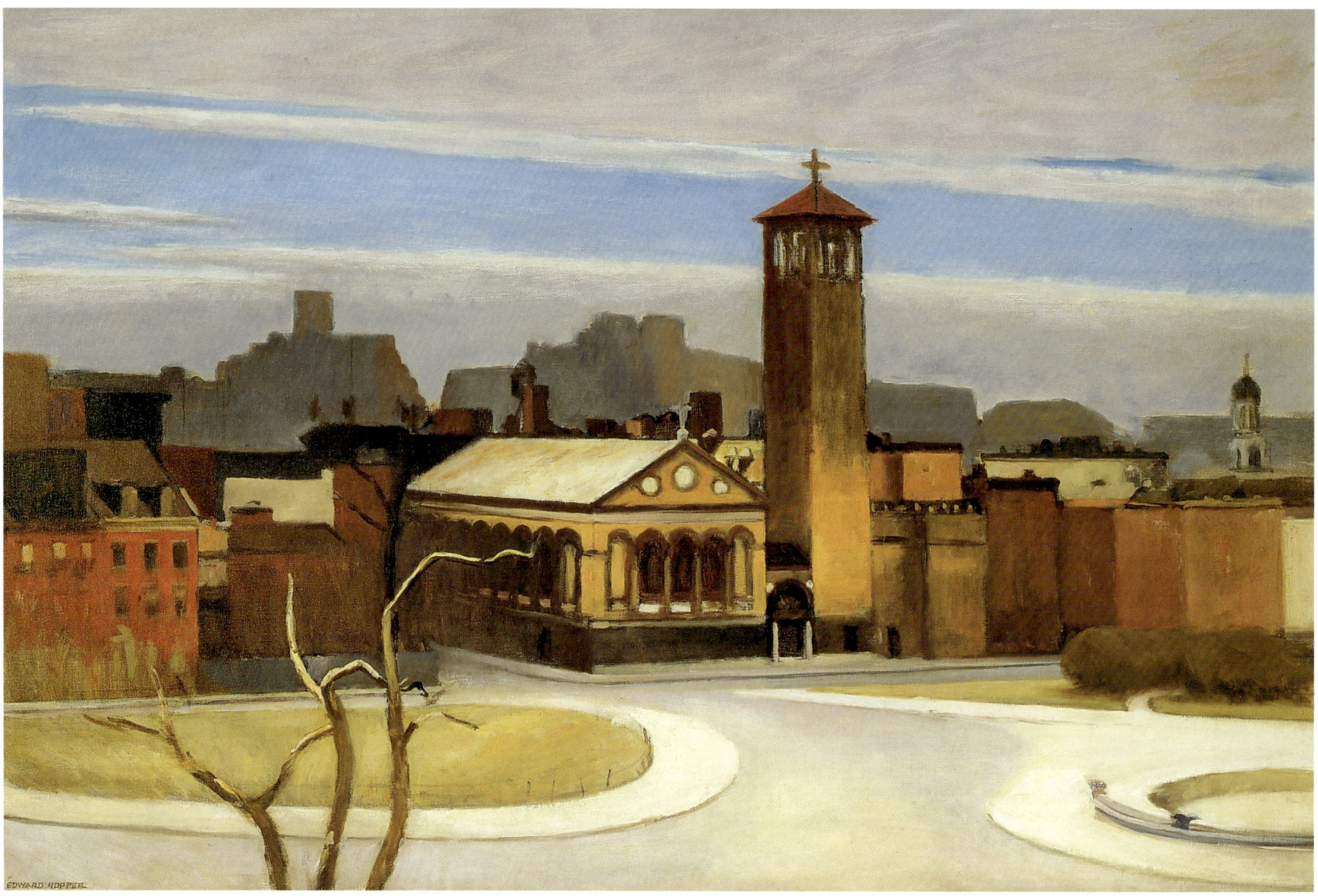

November, Washington Square, 1932–59
Öl auf Leinwand, 86,7 x 127,6 cm
Santa Barbara (CA), Santa Barbara Museum of Art, Gift of Mrs. Sterling Morton for the Preston Morton Collection

Am Washington Square in New York hatte Hopper 1913 ein Atelier bezogen. Er lebte dort bis zu seinem Tod.

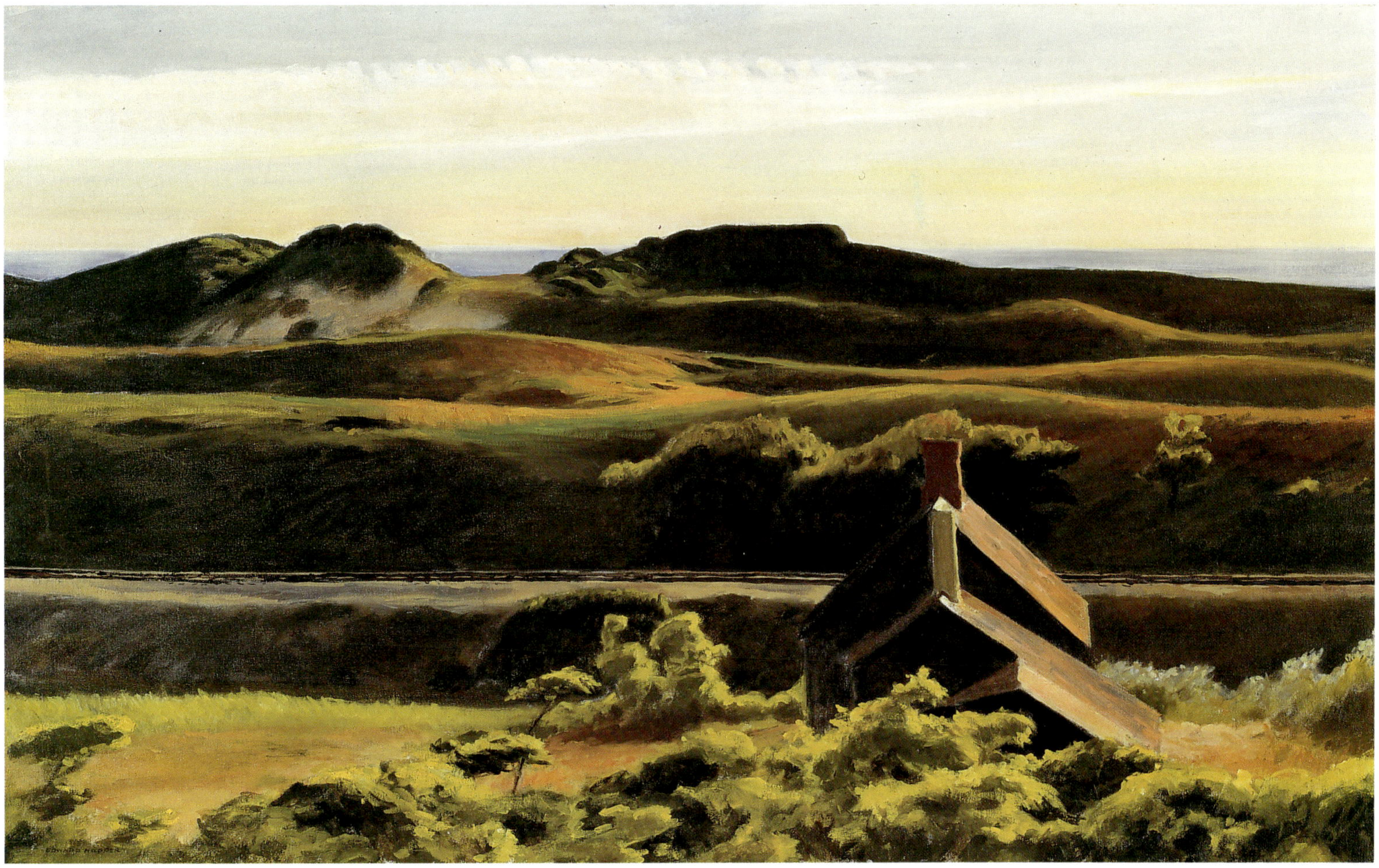

Hügel, South Truro, 1930
Hills, South Truro
Öl auf Leinwand, 69,5 x 109,5 cm
Cleveland (OH), The Cleveland Museum of Art, Hinman B. Hurlbut Collection, 2647.31

habe einen hohen Grad an Intellektualität besessen, bescheinigt Levin. Er habe französische und russische Klassiker in Übersetzung gelesen – darunter Molière, Victor Hugo, Marcel Proust, Rimbaud, Paul Verlaine und Charles Baudelaire. Immer wieder wird die Anekdote erzählt, Hopper habe Goethes Gedicht »Wanderers Nachtlied« (»Über allen Wipfeln ist Ruh…«) sehr geschätzt und es in der Originalsprache rezitieren können. Hopper selbst meinte, Goethes Gedicht enthalte ein außergewöhnliches visuelles Bild. Hopper kannte und schätzte die neuere, realistische amerikanische Romanliteratur, z. B. Theodor Dreiser, ebenso das moderne amerikanische Drama von Eugene O'Neill, Maxwell Anderson, Elmer Rice oder auch Thornton Wilder, der zu Hoppers Generation gehört, und später von Tennessee Williams.

Die Hoppers gingen nicht nur oft ins Theater, sondern auch ins Kino. Näheres ist nicht bekannt, man weiß, daß Hopper sich auf eine Vorstellung von Jean Luc Godards Film »Außer Atem« gefreut hat. In einem Fernsehinterview drückte er seine Bewunderung für französische Regisseure aus. Nicht zu übersehen sind in seinen Bildern Parallelen zur Schwarzen Serie Hollywoods oder zu Hitchcock. Die Einflüsse dürften wechselseitig gewesen sein.

Von den künstlerischen Positionen, denen Edward Hoppers Malerei ihre Form mit verdankt, wären Friedrich, Turner und die Impressionisten zu erwähnen. Hoppers Vorlieben weisen auf einen eigenwilligen Geschmack hin. Den amerikanischen Maler Thomas Eakins, einen Realisten des

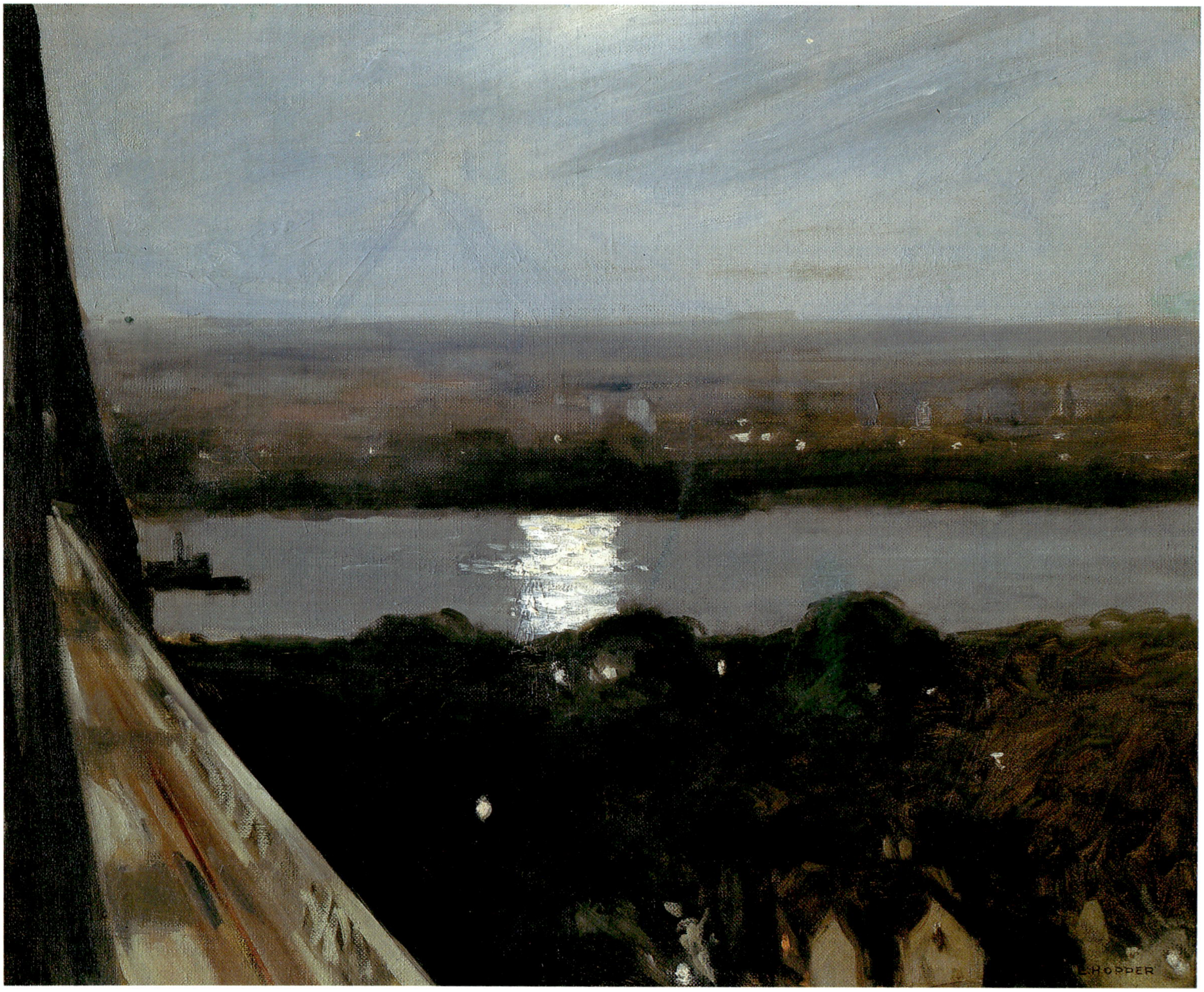

Blackwell's Island, 1911
Öl auf Leinwand, 61 x 73,7 cm
New York (NY), Collection of Whitney Museum of American Art.
Josephine N. Hopper Bequest 70.1188

Das Motiv, heute Roosevelt Island genannt, erfreute sich außerordentlicher Beliebtheit. 1900 hatte Hoppers Lehrer Robert Henri eine Ansicht davon gemalt, später seine Mitstudenten Julius Golz und George Bellows. Solche großzügigen Panoramen finden sich nur in Hoppers Frühwerk.

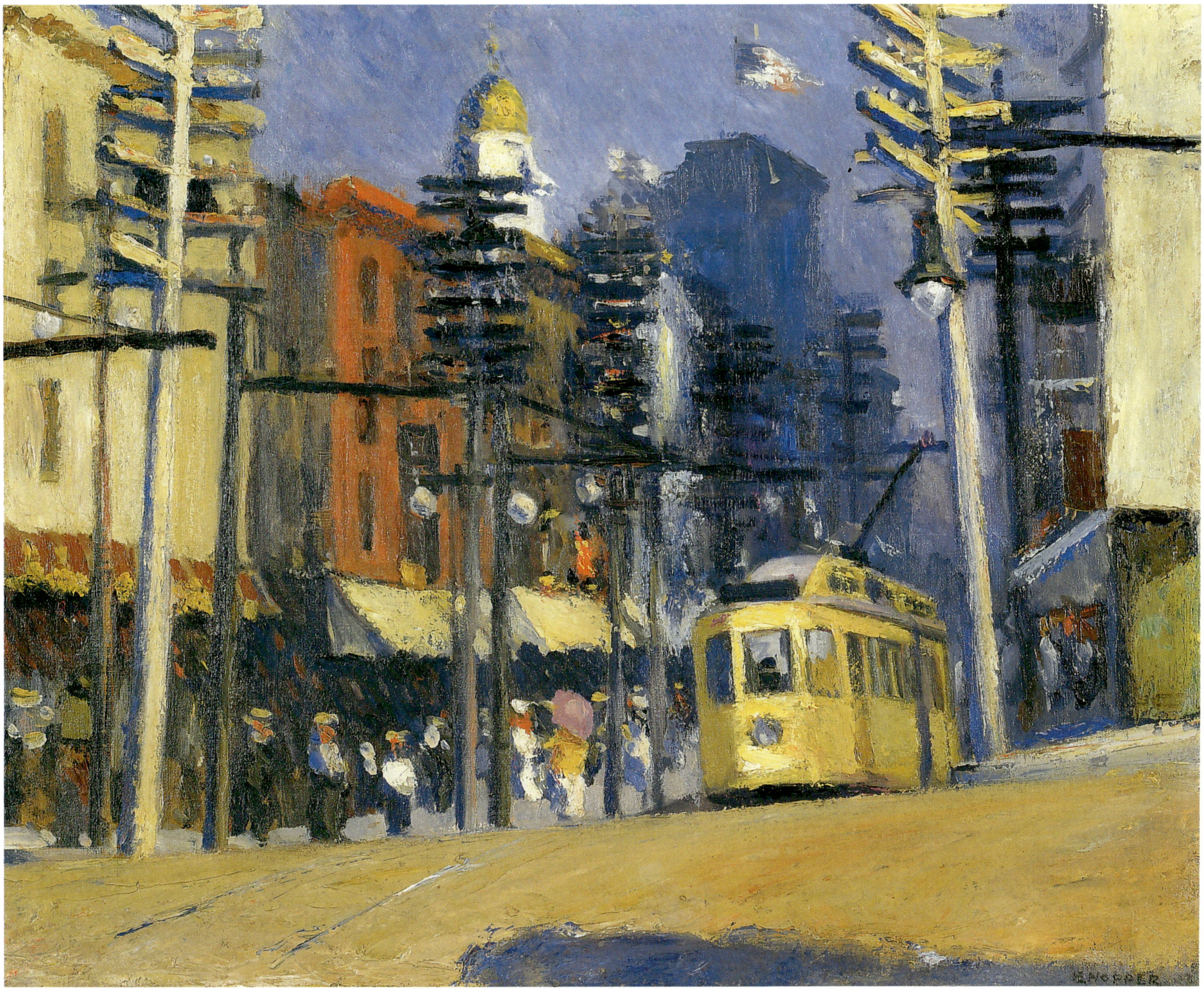

Yonkers, 1916
Öl auf Leinwand, 61 x 73,7 cm
New York (NY), Collection of Whitney Museum of American Art.
Josephine N. Hopper Bequest 70.1215

Die Darstellung eines Städtchens mit solch reichhaltiger Personnage und von solcher Lebendigkeit ist bei Hopper selten. Das Motiv und die Darstellungsweise gehen zurück auf Vorbilder des französischen Impressionismus.

19. Jahrhunderts, schätzte er höher ein als Manet. Cézanne bescheinigte er eine »papierene Qualität«, dessen Bilder seien sehr dünn, sie hätten kein »Gewicht« im Gegensatz etwa zu jenen von Courbet oder Winslow Homer. Malerische Einflüsse im Detail nachzuweisen, fällt schwer. Degas spielt, was den Blick angeht, sicherlich eine große Rolle, jedoch nicht hinsichtlich der Technik. Hopper bildete, und deswegen gilt er ja als großer Künstler, seinen eigenen, seinen eigenwilligen Stil heraus, der seine Bilder formal wie inhaltlich unverwechselbar macht. Wenn Hopper eine Straße im Städtchen Yonkers malt (*Yonkers*, 1916, Abb. S. 31), dann kann man in der Auffassung vom Sujet durchaus einen Vergleich ziehen zu Städtebildern der Impressionisten. Nur ist bei Hopper das Licht greller, die Schatten sind härter, und der Blick, ein Merkmal vieler seiner Bilder, bietet sich aus der Untersicht dar. Dadurch vergrößert er die dargestellten Objekte, überhöht sie. Ein Jean-Auguste Renoir dagegen, als Beispiel eines impressionistischen Standpunktes, läßt den Betrachter oft auf Augenhöhe ins Bild einsteigen, er beteiligt ihn. Das tut Hopper selten.

Yonkers ist für Hoppers Verhältnisse ungewöhnlich reichhaltig mit Personen bestückt, auch wenn sie nur von fern zu sehen sind. Das Bild vermittelt durch die Personnage und die Straßenbahn noch einen Eindruck von Bewegung, der verstärkt wird durch die pastose Malweise, durch ein direktes Naß-in-Naß. Solche Dynamik verliert sich bald, auch die Faktur wird später dünner. Zu Beginn der zwanziger Jahre malt Hopper so, wie er prinzipiell noch in den Sechzigern malt. Natürlich gibt es Nuancen der Veränderung, aber eben nur Nuancen. Die Bilder werden leerer; wenn Figuren dargestellt sind, stehen sie in ganz eigenen Konstellationen. Größere Menschenansammlungen tauchen überhaupt nicht mehr auf. Mit dem

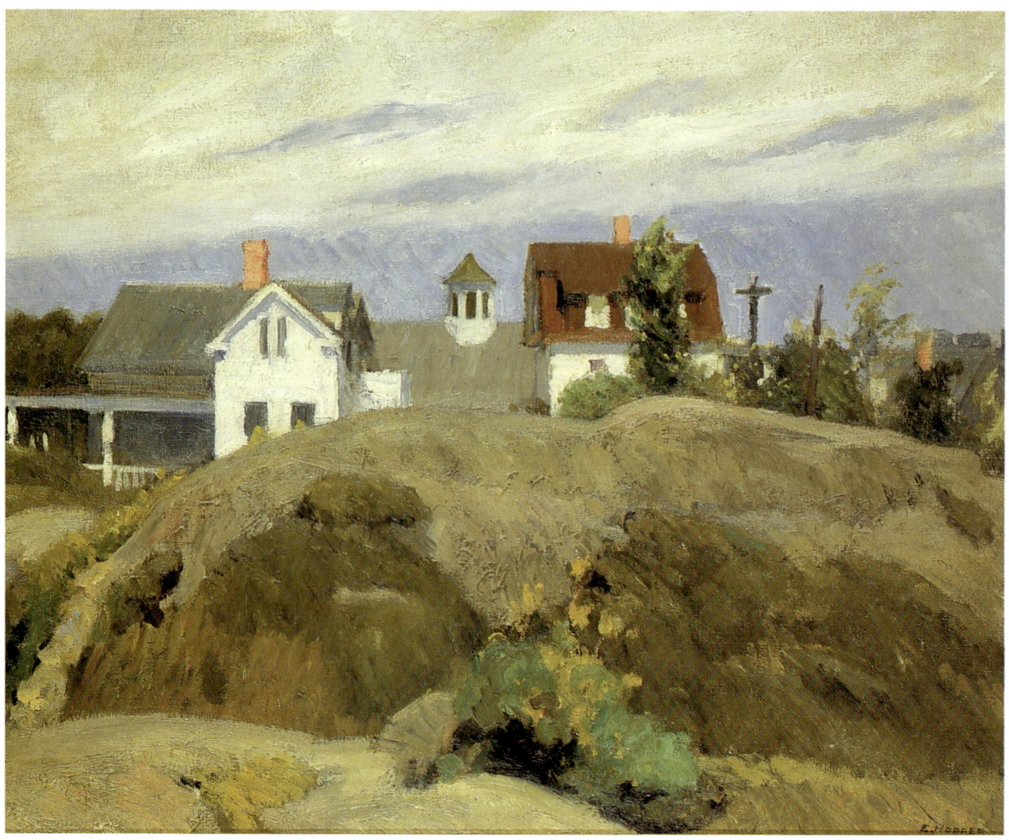

Felsen und Häuser, Ogunquit, 1914
Rocks and Houses, Ogunquit
Öl auf Leinwand, 60,3 x 73 cm
New York (NY), Collection of Whitney Museum of American Art. Josephine N. Hopper Bequest 70.1202

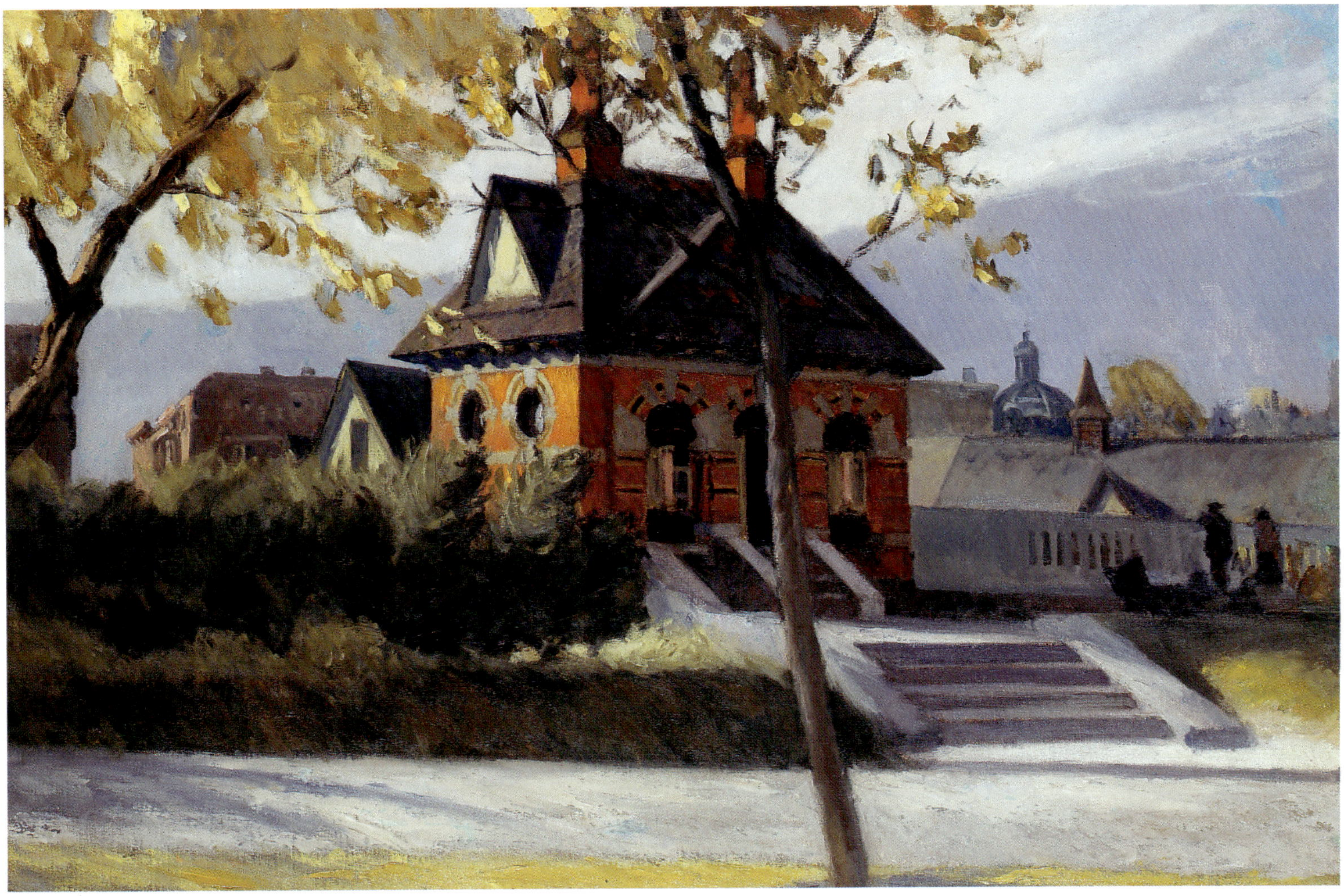

Bild *Kleinstadtbahnhof* (1918–20, Abb. S. 33) ist in etwa der Punkt erreicht, von dem Hopper in Zukunft ausgehen wird. In immer neuen Variationen wird er sich dem Thema der Provinzstadt widmen. Eine große Rolle wird die Eisenbahn spielen, jenes Transportmittel und Fortschrittssymbol des 19. Jahrhunderts, mittels dessen Entfernungen überbrückt und die Tage verkürzt werden. Ihr steht im Bild wie in der Realität die Straße gegenüber, wichtig vor der Eisenbahn und von erneuter Bedeutung nach der Erfindung des Automobils.

Kleinstadtbahnhof, 1918–20
Small Town Station
Öl auf Leinwand, 66 x 96,5 cm
New York (NY), Collection of Whitney Museum of American Art. Josephine N. Hopper Bequest 70.1209

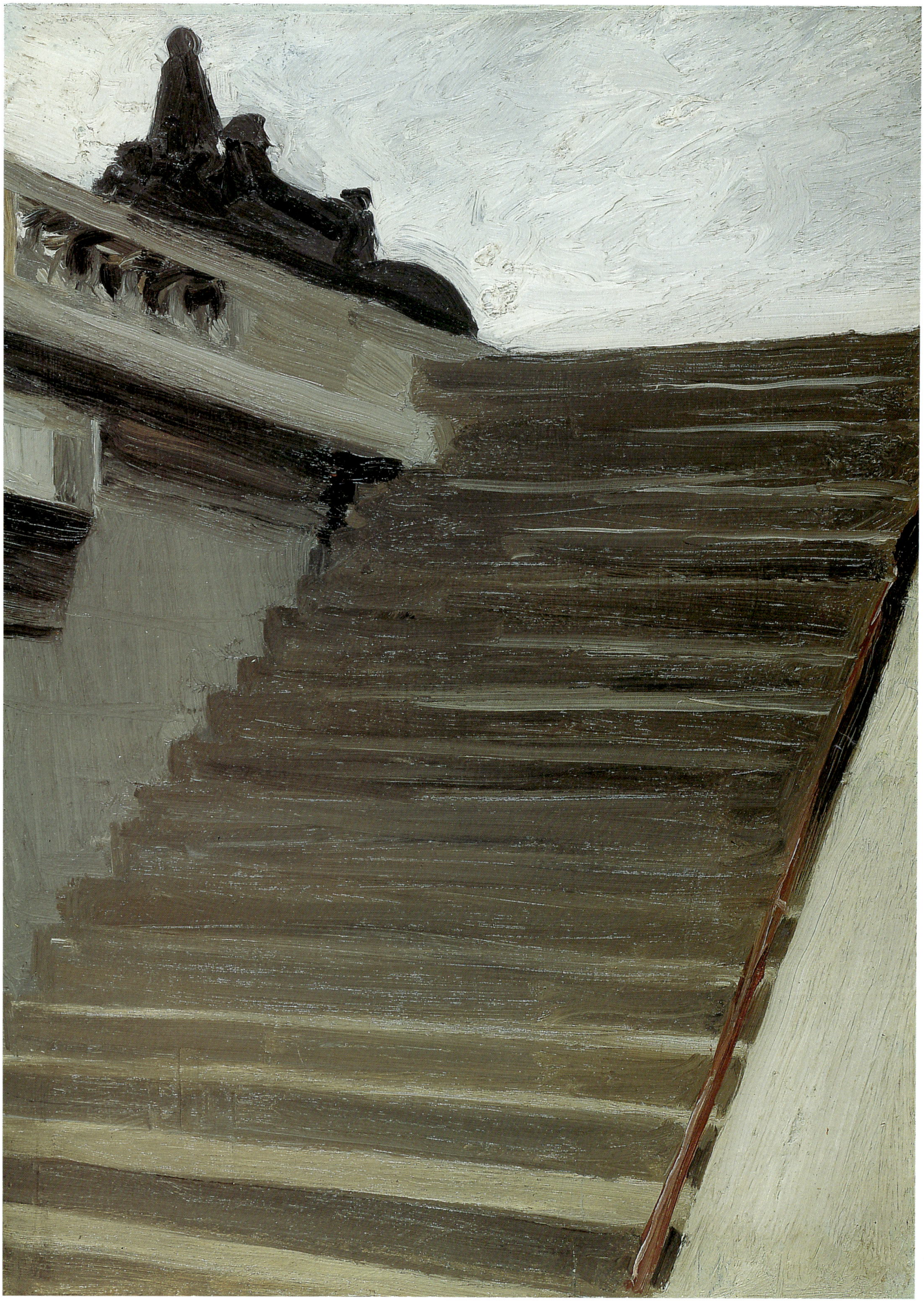

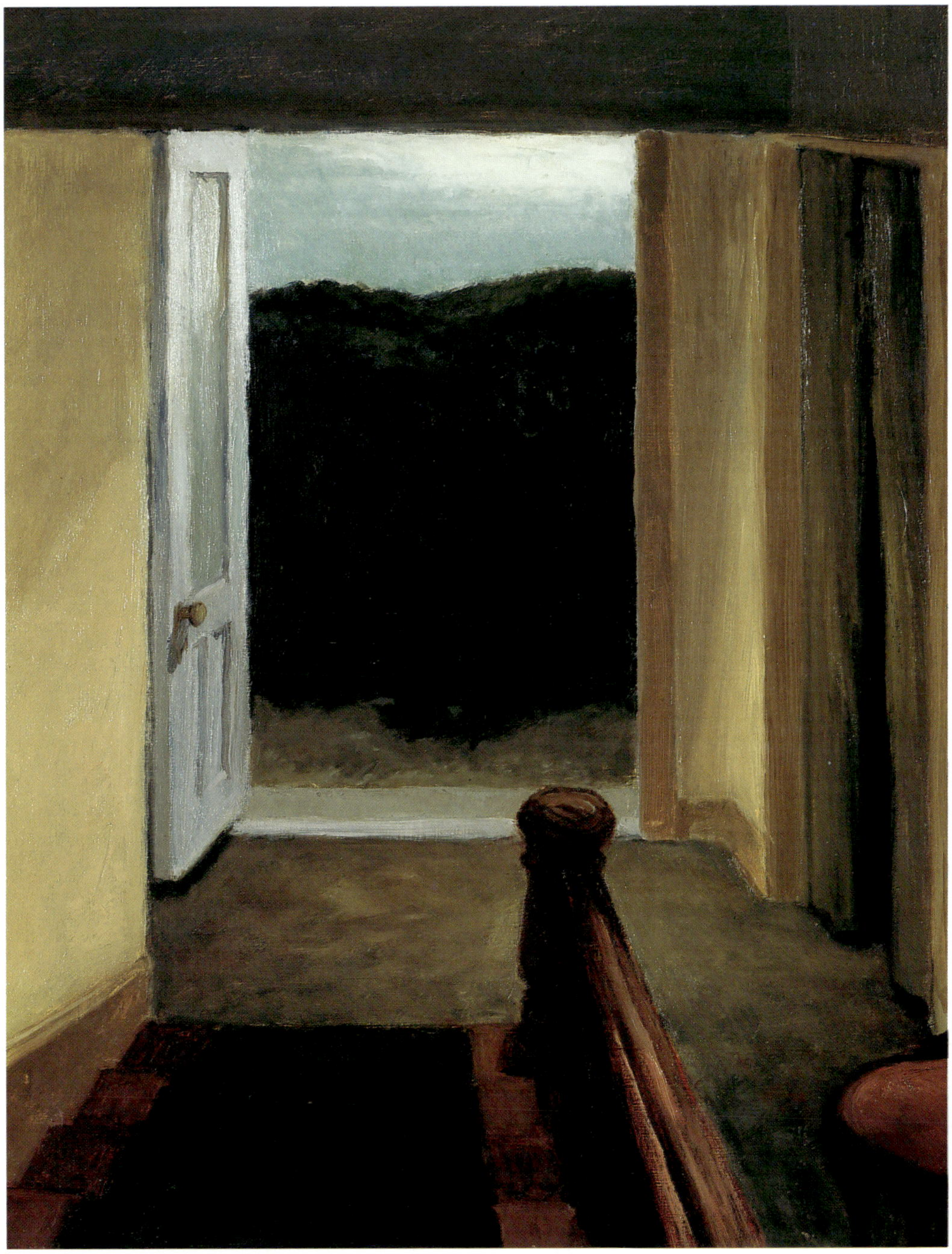

Treppenhaus, um 1919
Stairway
Öl auf Holz, 40,6 x 30,2 cm
New York (NY), Collection of Whitney Museum of American Art. Josephine N. Hopper Bequest 70.1265

Das Treppenmotiv bedeutet für Hopper den Übergang von einem Zustand in den anderen, etwa von innen nach außen, von oben nach unten, von der Zivilisation in die Natur, von der realen in eine transzendente Welt.

Treppenhaus in der Rue de Lille 48, Paris, 1906
Stairway at 48 rue de Lille, Paris
Öl auf Holz, 33 x 23,5 cm
New York (NY), Collection of Whitney Museum of American Art. Josephine N. Hopper Bequest 70.1295

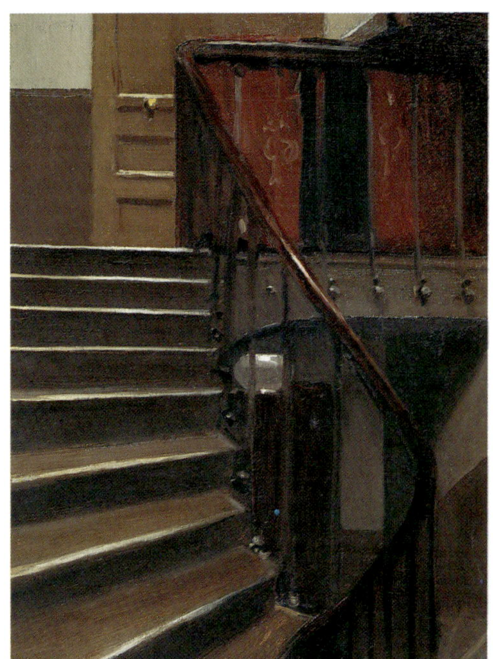

ABBILDUNG SEITE 34:
Treppe in Paris, 1906
Steps in Paris
Öl auf Holz, 33 x 23,5 cm
New York (NY), Collection of Whitney Museum of American Art. Josephine N. Hopper Bequest 70.1297

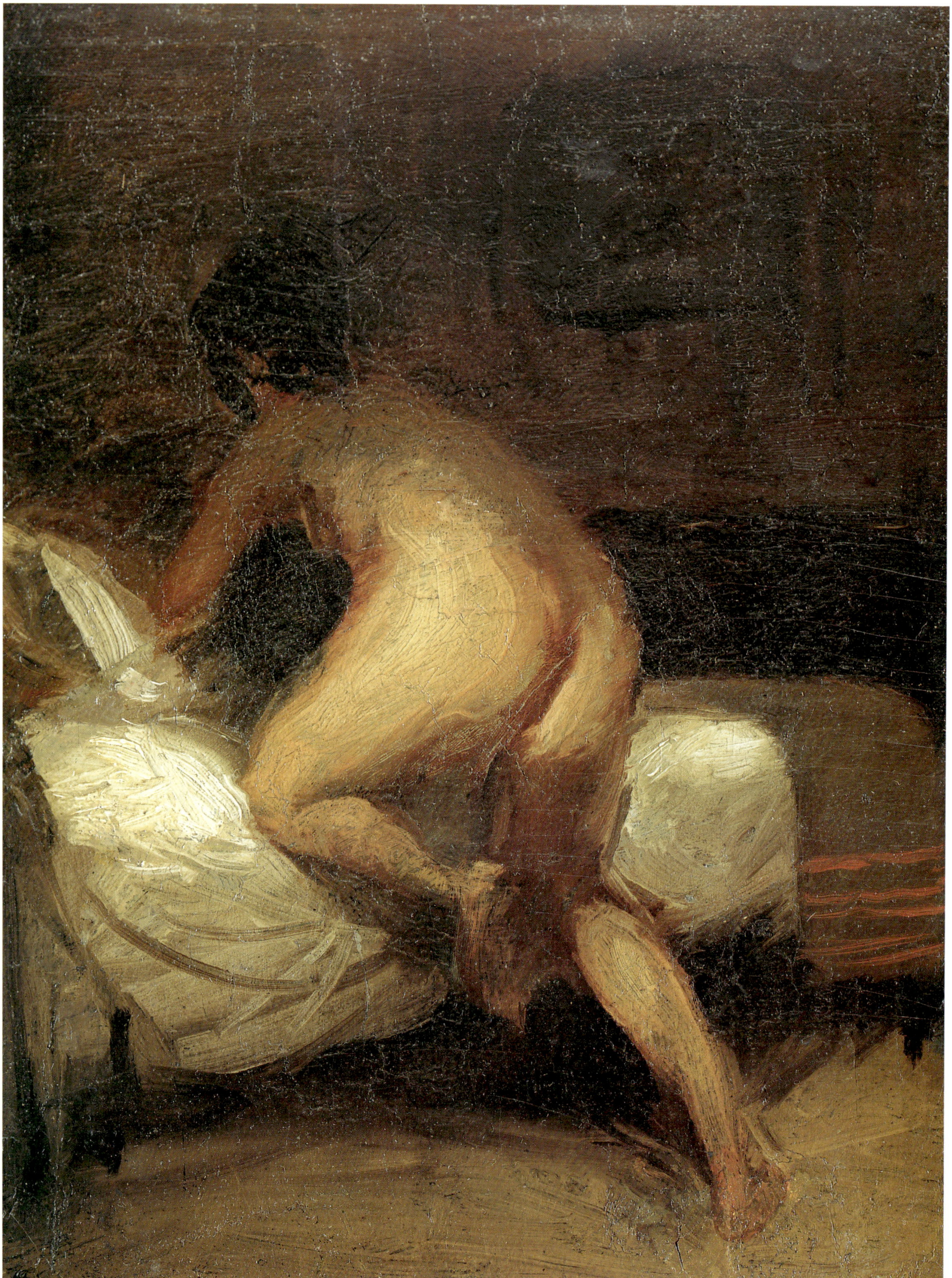

Die Profanisierung des Erlebens

Es ist nicht ganz einfach, Hoppers Bilder einer Analyse zu unterziehen. Mit dem herkömmlichen Instrumentarium der Kunstgeschichte kann man ihnen nur ungenügend zu Leibe rücken: Der zunehmende Subjektivismus moderner Kunst läßt die Traditionen und Konventionen, nach denen sich allgemeingültige, gleichsam objektive Aussagen machen ließen, unklar werden. Ungenügend ist auch das Wissen über Hopper, der sich Interpretationsansätzen bewußt verweigert hat. Werner Hofmann bemerkte einmal, daß es heute kaum einen Künstler gäbe, der sich die Möglichkeit des Selbstkommentars entgehen ließe. Hopper ist einer der wenigen. Meist schildert er scheinbar naiv, was ihm bei einem Bild vorgeschwebt habe, formuliert Dinge, die jedem als Gemeinplätze erscheinen müssen. In einem Fall fügte er hinzu: »Ich hoffe aber, daß auch weniger leicht zu definierende Inhalte eingegangen sind.«[1] Hoppers Schweigen und der schwer zu bestimmende Schwebezustand seiner Bilder tragen sicherlich viel zu seiner Beliebtheit bei. Die Bilder scheinen prinzipiell für alle möglichen Arten der Deutung offen: Nicht umsonst ist bei den Interpreten viel von »Gefühl« die Rede, von »Psychologie« oder von »Innerlichkeit«.

»Gefühl« ist als Kriterium mit Sicherheit hinderlich, will man seine Bilder lesen. Hopper hat die Malerei mit traditionellen Mitteln an eine Grenze geführt, hat sich konventioneller Motive und Techniken bedient, um diese Konventionen gerade zu brechen: Gerade weil sie scheinbar die Wirklichkeit abbilden, sind diese Bilder im Wortsinn offen, vielfältig, facettiert. Sie sind nicht ohne den Betrachter denkbar: Dessen Interpretation ist prinzipiell Teil des zu interpretierenden Gegenstandes. Hopper macht den Blick des Betrachters in so gut wie allen seinen Bildern zum Thema. Die Bilder geben diesen Blick, von einigen Selbstporträts abgesehen, nie zurück. Die Interaktion von Personen findet immer innerhalb der Szene statt. Der Betrachter wird draußen gelassen, gedrängt in die Rolle des Unbeteiligten, des Zuschauers wider Willen, des Voyeurs. Bereits in *Soir Bleu* ist auffällig, daß die Augen der Protagonisten seltsam leer und tot wirken. Hopper zwingt die Zuschauer seiner Bilder in bestimmte Rollen oder Positionen, die mit Gefühl wenig zu tun haben. Um einen solchen Mechanismus näher zu beleuchten, wollen wir ein auffällig häufig

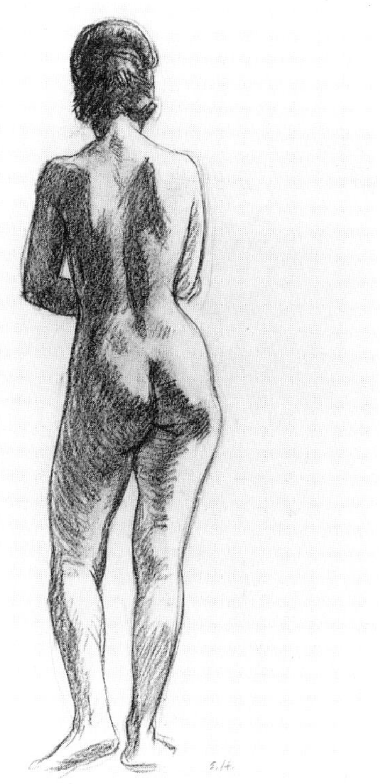

Stehender Akt, um 1920
Standing Nude
Conté-Kreide auf Papier 27 x 41,9 cm
New York (NY), Collection of Whitney Museum of American Art. Josephine N. Hopper Bequest 70.414

ABBILDUNG SEITE 36:
Akt, ins Bett steigend, um 1903–05
Nude Crawling into Bed
Öl auf Karton, 31,1 x 23,2 cm
New York (NY), Collection of Whitney Museum of American Art. Josephine N. Hopper Bequest 70.1294

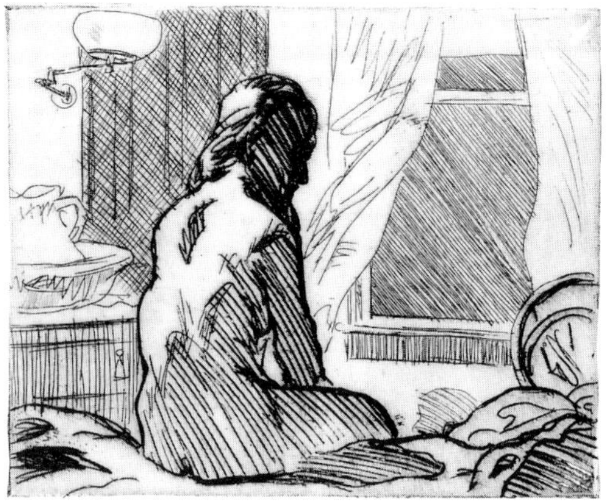

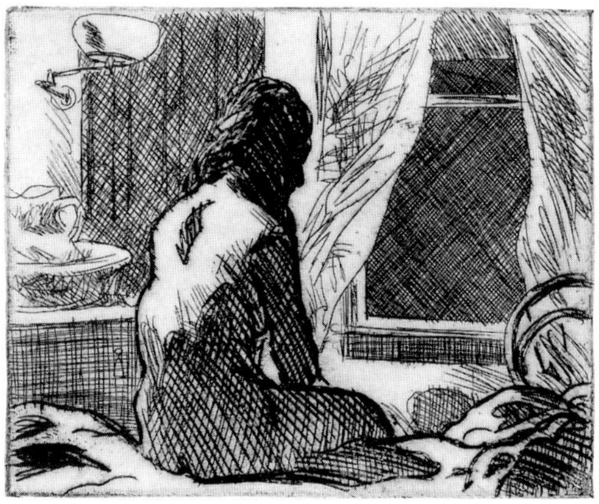

vorkommendes, in verschiedenen Variationen schillerndes Motiv näher betrachten.

Hopper beschäftigte sich oft mit weiblichen, als Akt oder bekleidet dargestellten Figuren in Innenräumen. Man beobachtet diese Frauen in meist intimen Situationen, jedenfalls in Situationen, die unsensationell, unspektakulär sind und die man selbst kennt. Ein frühes Beispiel stellt *Akt, ins Bett steigend* (um 1903–05, Abb. S. 36) dar. Hopper hat einen Moment gewählt, in dem das Modell ohne besondere Grazie, ohne aufreizende Posen ins Bett kriecht. Er verfolgt keinen Zweck, er erzählt auch keine Geschichte. In diesen frühen Bildern ist noch Bewegung wirksam, auch wenn sie wie eingefroren wirkt. Später werden die Szenen vollends statisch, in einzelnen Fällen kommt ein dynamisches Moment von außen. Dramatisch ist dabei allenfalls die Beleuchtung. *Sommerliches Interieur* (1909, Abb. S. 39) ist gegenüber dem dunklen Bild aus der Studentenzeit in den hellen Farben gehalten, die Hopper seinem Pariser Aufenthalt zu verdanken hatte. Ein Mädchen sitzt auf einem Zipfel des Bettuchs, das es heruntergezogen hat, auf dem Boden. Die Beine sind angewinkelt, der Oberkörper lehnt an der Bettkante. Der rechte Arm ruht, ebenfalls angewinkelt, auf der Matratze, der linke ist nach unten ausgestreckt, die Hand dabei zwischen die Oberschenkel geklemmt, die Schambehaarung darüber sichtbar. Der Kopf ist gesenkt; man sieht hauptsächlich das schwarze, hochgesteckte Haar und kann keine Gesichtszüge entdecken. Diese Auffassung der Figur erinnert an Degas, vermittelt aber mehr Ruhe. Das Bett ragt ins Bild hinein, links grenzt eine Art Vorhang die Szenerie ab; einerseits formales Mittel, andererseits auch ein Kunstgriff, der auf den Betrachter abzielt, ihn bewußt zum Beobachter, zum Voyeur macht. Die

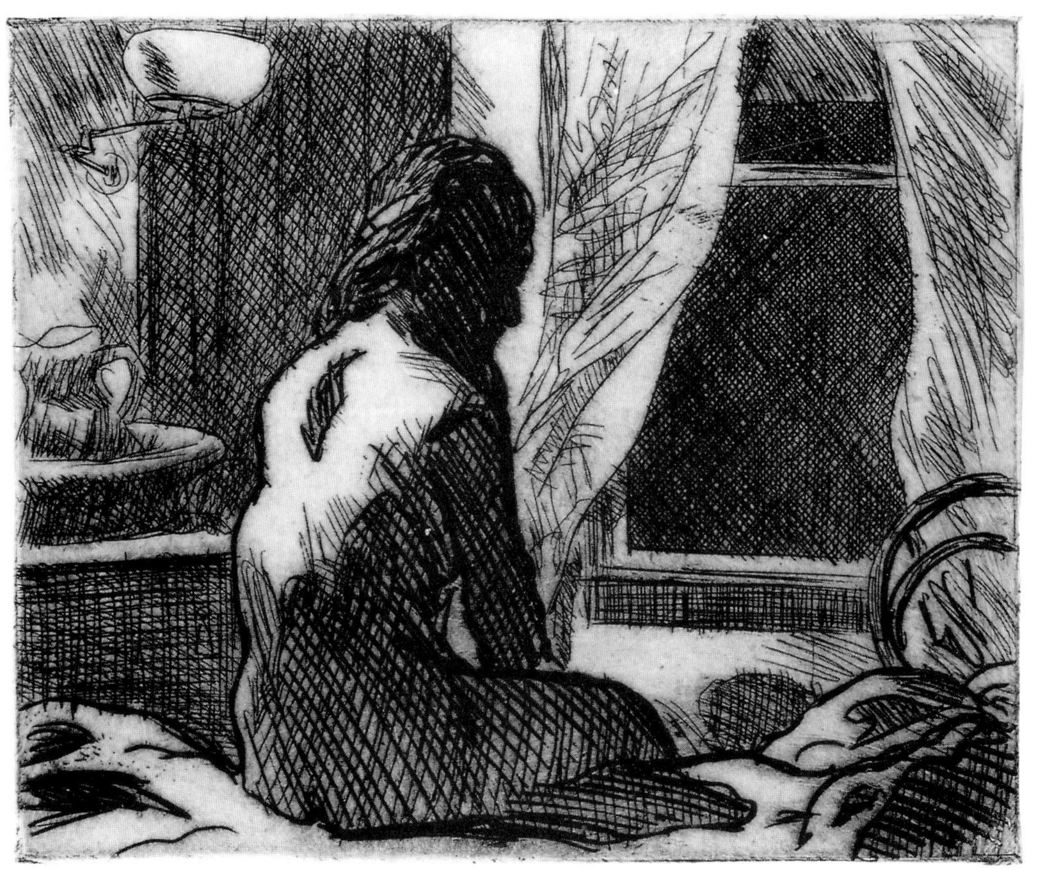

Das offene Fenster (drei Stadien), 1915–18
The Open Window (three states)
Radierung, 10,2 x 12,7 cm
Privatbesitz

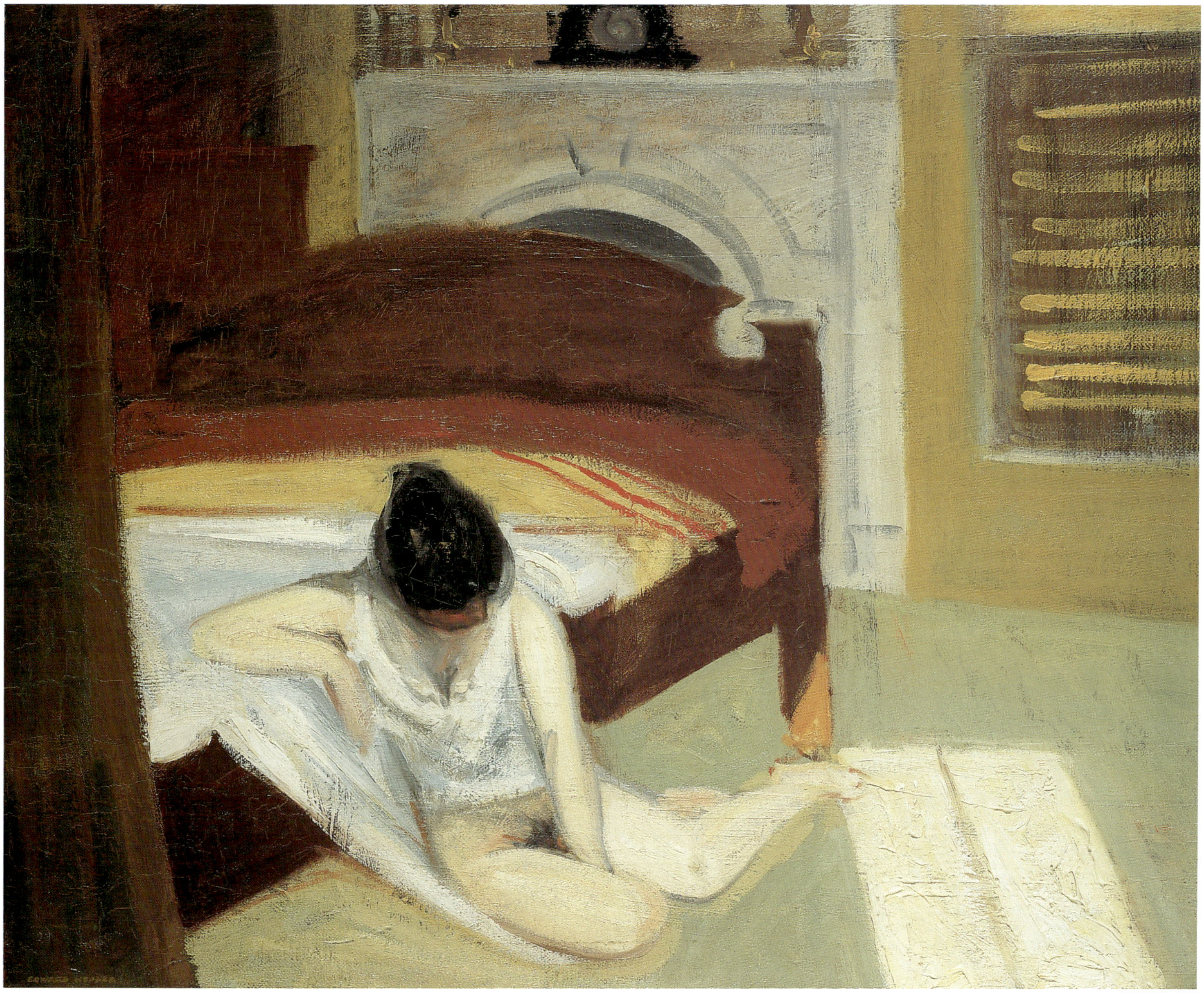

Sonne scheint gleißend durch ein Fenster, das nicht zu sehen ist, und wirft einen scharf umgrenzten, fast weißen Fleck auf den Boden. Die Tatsache, daß sich das Mädchen zwischen die Schenkel faßt, muß bei Hopper nicht unbedingt eine sexuelle Komponente beinhalten. Vergleicht man das Bild beispielsweise mit Arbeiten des (fast 30 Jahre jüngeren) Balthus, ist die Geste sehr zurückhaltend. Hopper beobachtet mit Distanz, zieht sich aus den Bildern zurück und verweigert jede Handschrift, jede persönliche Signatur. *Sommerliches Interieur* war noch in der Experimentier-, der Anfangsphase Hoppers entstanden. Wie das Motiv des Aktes sich herausbildet und weiterentwickelt, sich verändert und konkretisiert, soll im folgenden kurz skizziert werden. Einen weiteren Schritt auf diesem Weg stellt die Radierung *Das offene Fenster* (drei Stadien) (1915–18, Abb. S. 38) dar. Schräg von hinten sieht man eine nackte Frau auf einem Bett sitzen. Durch das offene Fenster weht Wind herein und bauscht leicht die Vorhänge. Rechts sehen wir die Lehne eines Stuhls, links eine Waschkommode mit Schüssel und Krug, darüber Spiegel und Lampe. Interessant ist die

Sommerliches Interieur, 1909
Summer Interior
Öl auf Leinwand, 61 x 73,7 cm
New York (NY), Collection of Whitney Museum of American Art. Josephine N. Hopper Bequest 70.1197

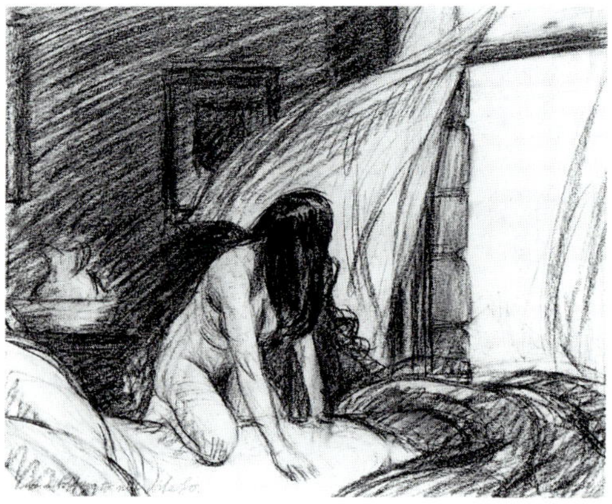

Vorstudie zu ***Abendwind***, 1921
Study for *Evening Wind*
Kreide und Kohle auf Papier, 25,4 x 35,4 cm
New York (NY), Collection of Whitney Museum of American Art. Josephine N. Hopper Bequest 70.343

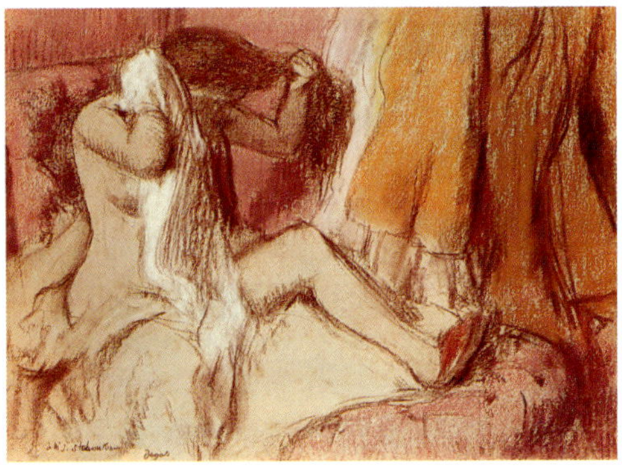

Edgar Degas:
Nach dem Bade, um 1888–92
Pastell auf Papier, 48 x 63 cm
München, Neue Pinakothek

Hopper kombiniert in seinen Bildern häufig den Blickwinkel von Degas mit Einflüssen der Romantik. So entsteht ein faszinierendes Zusammenspiel von Bewegung und Kontemplation.

unterschiedliche Dichte der Schraffuren. Der Schattenbereich des Frauenaktes ist mit groben, dicken Kreuzschraffuren ausgeführt, eine feinere Radiernadel verwendete Hopper für die links zu sehende Innenwand, die feinsten und dichtesten Linien finden sich im Ausblick aus dem Fenster. Hier ist gültig vorformuliert, wie in den weiteren Arbeiten mit dem Motiv verfahren werden wird. Vier Elemente sind dabei zentral: die Figur der Frau, das Fenster, der Vorhang sowie das Licht bzw. die Beleuchtung. Zum einen kommt dabei das Verhältnis des Betrachters zum Bild zur Sprache, zum anderen, gewissermaßen als Träger dieses Verhältnisses, die Beziehung Frau – Fenster – Außenraum. Zwischen den beiden Fragestellungen vermittelt der Blick der Frau, der sich dem Fenster zuwendet: draußen, das ist auch der Standpunkt des Betrachters. So ist Hoppers Ausspruch zu verstehen, es sei sehr schwierig, ein Außen und ein Innen gleichzeitig zu malen. Es handelt sich um eine Art Reflexionsmodell. Es bedarf der Durchdringung eines Gegenstandes, des Bildes und seiner Motive, um ihn, wieder am Ausgangspunkt, am Fokus der Blicke, angekommen, in einem anderen, jetzt erweiterten Bewußtseinszustand neu zu begreifen. In Grundzügen läßt sich darin die Methode romantischer Kunstbetrachtung erkennen.

Nicht umsonst hat Hopper auf dieses Motiv in seinem Schaffen geradezu insistiert. Die berühmt gewordene Radierung *Abendwind* (1921, Abb. S. 41) entwickelt das Thema von *Das offene Fenster* abermals weiter. Das Ambiente ist ähnlich, etwas reduzierter, der Blickwinkel ebenfalls leicht verändert. Wieder wird eine Frau gezeigt, die gerade ins Bett geht, während durch das offene Fenster ein Windstoß den Vorhang bauscht. Überrascht wendet die Frau ihren Kopf, in der Bewegung innehaltend, dem Ereignis zu. Eine Frau, die gerade ins Bett geht, von vorne gesehen, die Scham neben dem gestreckten Arm und ein Innenraum mit wehendem Vorhang: dies macht das Repertoire der Bilder hier aus. Die Frau ist wieder anonym, man sieht nur die herabhängenden Haare. Der Ausblick aus dem Fenster erschließt eine helle Fläche, dem Titel, der draußen Dunkelheit suggeriert, widersprechend; im Zimmer herrscht schummriges Licht. Doch hat Hopper diesmal keine Rückenfigur vor geöffnetem Fenster dargestellt und damit das romantische Motiv der ins Freie blickenden Frau verändert. Schon bei *Das offene Fenster* war der gebauschte Vorhang auffällig. Hopper hat diesen Bildbestandteil nunmehr dramatisiert, indem er ihn ins Zentrum seines Interesses rückt. Das Ereignis, der Windstoß, ist unsichtbar und wird erst greifbar durch den flatternden Stoff. Die Vorstudie (*Abendwind*, 1921, Abb. S. 40) verrät, daß Hopper die Ansicht eines Hauses im Fensterausblick geplant, darauf in der Radierung aber verzichtet hat. So wird ein Gegensatz geschaffen, wie er vergleichbar in *Zimmer am Meer* (1951, Abb. S. 176) zu sehen sein wird: Insofern Hopper in der Radierung auf die Darstellung des Hauses verzichtet hat, wird der Raum draußen leer, er nimmt Züge des Mysteriösen, des Geheimnisvollen an. Betont wird es zusätzlich von der unvermutet auftauchenden Helligkeit.

Hopper hat in diesen Bildern vor allem zwei Einflüsse aufgenommen: zum einen abermals Degas, dessen Vorliebe für das Momenthafte, das in

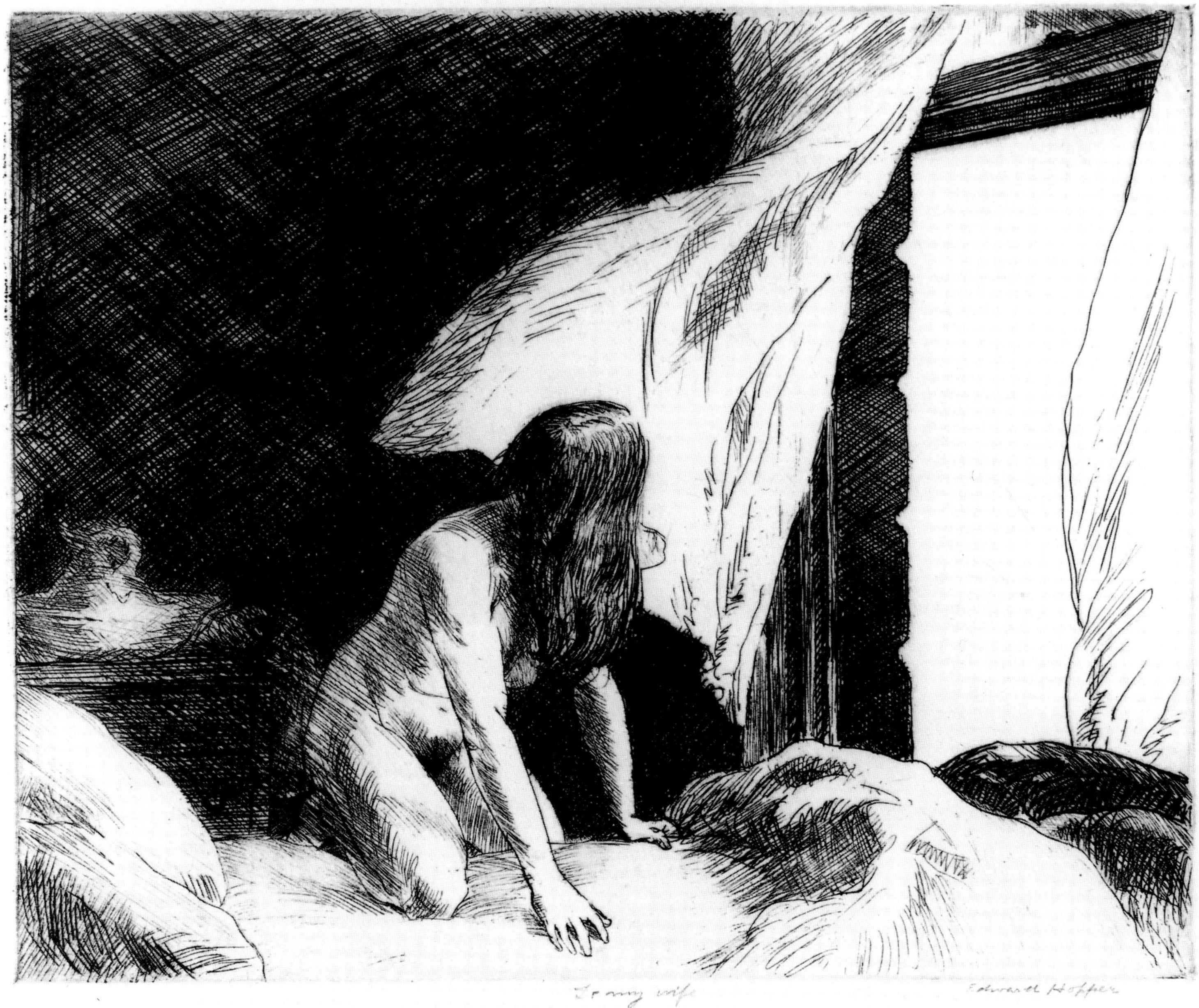

Abendwind, 1921
Evening Wind
Radierung, 17,5 x 21 cm
New York (NY), Collection of Whitney Museum of American Art. Josephine N. Hopper Bequest 70.1022

Wieder einmal stellt Hopper eine Verbindung von außen und innen her. Als Vermittler dient ihm der Wind. Trotz des Abends, den der Titel suggeriert, ist der Außenraum hell und undefiniert. In dramatischer Weise nimmt er das romantische Motiv der aus dem Fenster blickenden Frau auf.

der Bewegung Erstarrte, und den intimen, raffiniert gewählten Ausschnitt. So ist die Figur in *Abendwind* vergleichbar mit Degas' Pastell *Nach dem Bade* (um 1888–92, Abb. S. 40). Ein Privatissimum wird jeweils geschildert, eine Szenerie, die gewöhnlich keine Zuschauer zuläßt. Weil die dargestellte Person völlig auf sich selbst konzentriert ist, wird der Betrachter zum Voyeur. Solchen Situationen der Selbstversunkenheit begegnet man bei Hopper oft, ein weiteres frühes Beispiel wäre *Interieur* (1925, Abb. S. 43). In der Radierung wird nun die intime Szene mit etwas von außen Kommendem konfrontiert, in diesem Falle dem Wind, in anderen Bildern ist es das Licht. Darin macht sich nun ein zweiter Einflußbereich geltend, in Gestalt von Adolph Menzels *Das Balkonzimmer* (1845, Abb. S. 42). Menzel ging es um Farbe, Licht und Atmosphäre; der wehende Vorhang wird zum Träger dieser malerisch neuen und damit schwer greifbaren Erscheinungen. Ziel von Menzels Bild ist es, immaterielle Phänomene festzuhalten und sie dabei in einer konkreten, fast positivistischen Darstellung von Wirklichkeit zu verankern. Bei Menzel wie

Interieur, East Side, 1922
East Side Interior
Radierung, 20 x 25,4 cm
Blattgröße: 24,8 x 31,4 cm
New York (NY), Collection of Whitney Museum of American Art. Josephine N. Hopper Bequest 70.1018

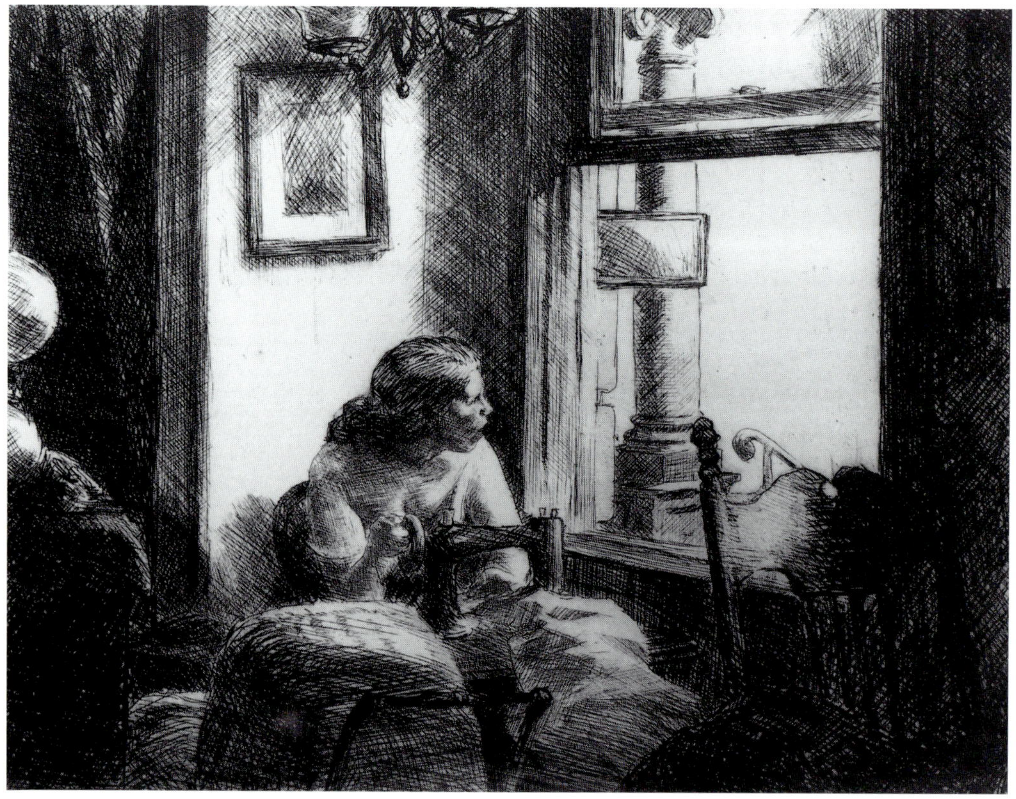

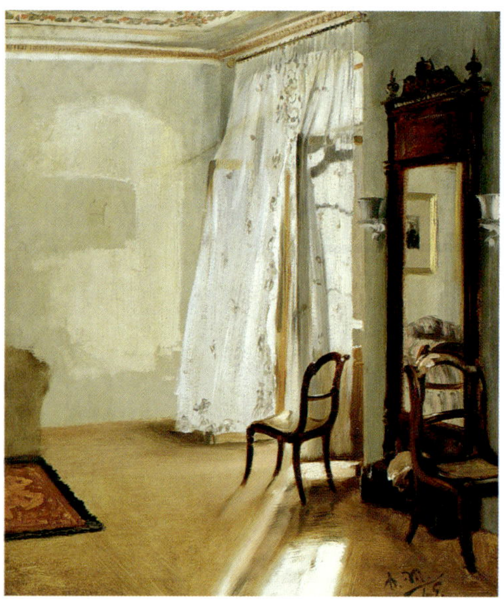

Adolph Menzel:
Das Balkonzimmer, 1845
Öl auf Leinwand, 58 x 47 cm
Berlin, Staatliche Museen zu Berlin – Preußischer Kulturbesitz, Nationalgalerie

Wie später Hopper ging es Menzel um die Verbindung immaterieller Phänomene mit positivistischer Wirklichkeitsdarstellung.

bei Hopper deuten allein die Möbel eine mögliche Anwesenheit von Menschen an.

Aus einem bewußt nicht definierten Außenraum weht der Wind in das Zimmer hinein: Dies ist das eigentliche Ereignis von Hoppers Radierung. Die Frauengestalt weist durch die Hinwendung, durch die Haltung des Kopfes, extra darauf hin. Welche Bedeutung hat nun der Wind? Er ist, um überhaupt dargestellt werden zu können, in eine Form gebracht, in die Form eines wehenden Vorhangs. »Pathosformel« hat der Kunsthistoriker Aby Warburg ähnliche Erscheinungen genannt. Zuerst stilgeschichtlich gebraucht, um anhand des Motivs bewegter Gewänder den Zusammenhang zwischen Antike und Renaissance zu verdeutlichen, erfährt der Begriff später eine Bedeutungserweiterung: »Die Pathosformel, in der antiken Plastik verkörpert und im Barock zu neuem Leben gebracht, ist eigentlich der Niederschlag eines emotionalen Erlebnisses, das auf einer primitiven Religiosität gründet.«[2] Der Wind als verhaltenes Symbol des Religiösen? Alexis de Tocqueville hat im zweiten Teil seiner Studie »Über die Demokratie in Amerika«, 1840 erschienen, festgestellt: »Bestimmte Vorstellungen von Gott und vom Wesen des Menschen sind ihrem Dasein im Betrieb des Alltags unentbehrlich, und dieser Betrieb hindert sie, sich solche zu erwerben.«[3] Diesen Zwiespalt nun hat Hopper ins Bild gesetzt, immer wieder, aber in *Abendwind* programmatisch. Der Alltag verhindert durch seine Geschäftigkeit, über tieferliegende Gründe und Ursachen nachzudenken. In einem der privatesten Momente des täglichen Lebens blitzt dieser Widerspruch dann doch auf. *Interieur im Mondschein* (1921–23), kurz nach der Radierung entstanden, variiert das Motiv ein weiteres Mal. Die Frau, in der Haltung dem *Akt, ins Bett steigend* verwandt, ist offensichtlich noch nicht durch den Wind irritiert, der von draußen hereinkommt. Der Fensterausblick zeigt Häuser, verweist also auf einen konkreten Zusammenhang. Die ganze Szene ist von einem unwirklichen Licht überflutet, das in seiner diffusen Verbreitung keine harten, keine tageslichthaften Schatten erzeugt. Ein farbiger Grundton beherrscht das Bild, der alle Gegenstände gleichermaßen miteinbezieht. Eine konkrete Situation wird in irreale Beleuchtung getaucht: Das Problem von Alltag und Hintergründigkeit ist immer präsent, es wird jedoch nicht immer wahrgenommen.

Die Lösung, die die Radierung *Interieur, East Side* (1922, Abb. S. 42) anbietet, ist komplementär zum vorangegangenen Bild. Der Außenraum ist andeutungsweise definiert. Die Frau sitzt an ihrer Nähmaschine, sie ist beschäftigt. Irgend etwas jedoch lenkt sie von ihrer Tätigkeit ab, sie blickt überrascht nach draußen. In keinem einzigen dieser vergleichbaren Bilder wird dem Betrachter mitgeteilt, worin das Objekt der Aufmerksamkeit besteht. Es muß erschlossen werden. Denn was Hopper ausdrücken möchte, liegt jenseits der Bilder, und trotzdem teilt es sich durch sie mit. Diesen grundlegenden Konflikt nicht nur seiner Malerei macht er zum Thema. Hinter der reinen Darstellung von Situationen in Hoppers Bildern steckt immer auch die Frage danach, wie Bilder überhaupt darstellen, ob sie und wie sie auf Wirklichkeit verweisen. In der für ihn typischen Lapidarität beklagte Hopper dieses Problem, das ihn sehr beschäftigte: »Ich konnte nie das malen, was ich mir vorgenommen hatte zu malen.«[4] Zwar ist die-

Interieur (Lesendes Modell), 1925
Interior (Model reading)
Aquarell über Bleistift auf Elfenbeinpapier, 35,3 x 50,6 cm
Chicago (IL), The Art Institute of Chicago, Gift of Mr. and Mrs. Lewis L. Coburn in Memory of Oliver Shaler Swan, 1933.487

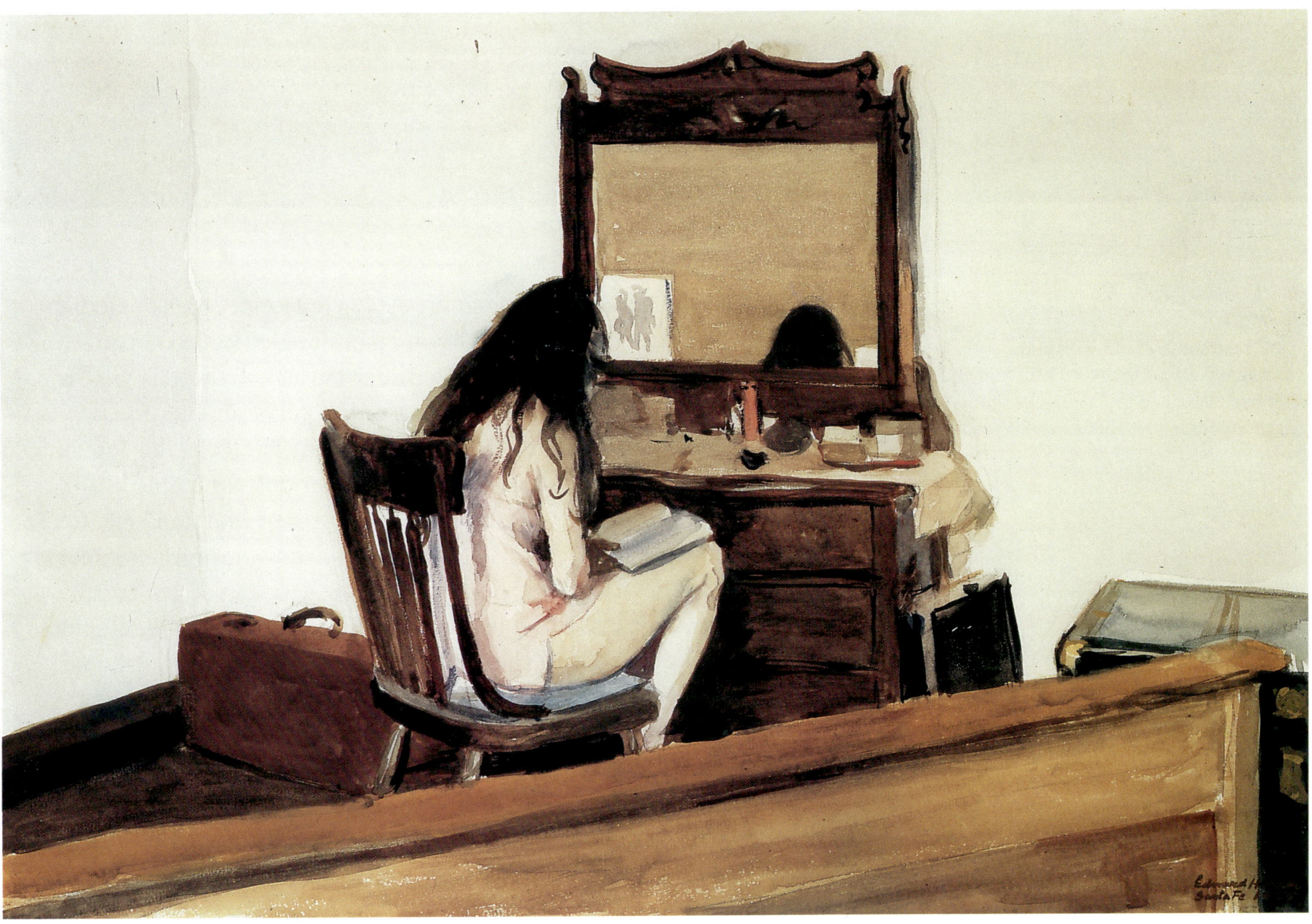

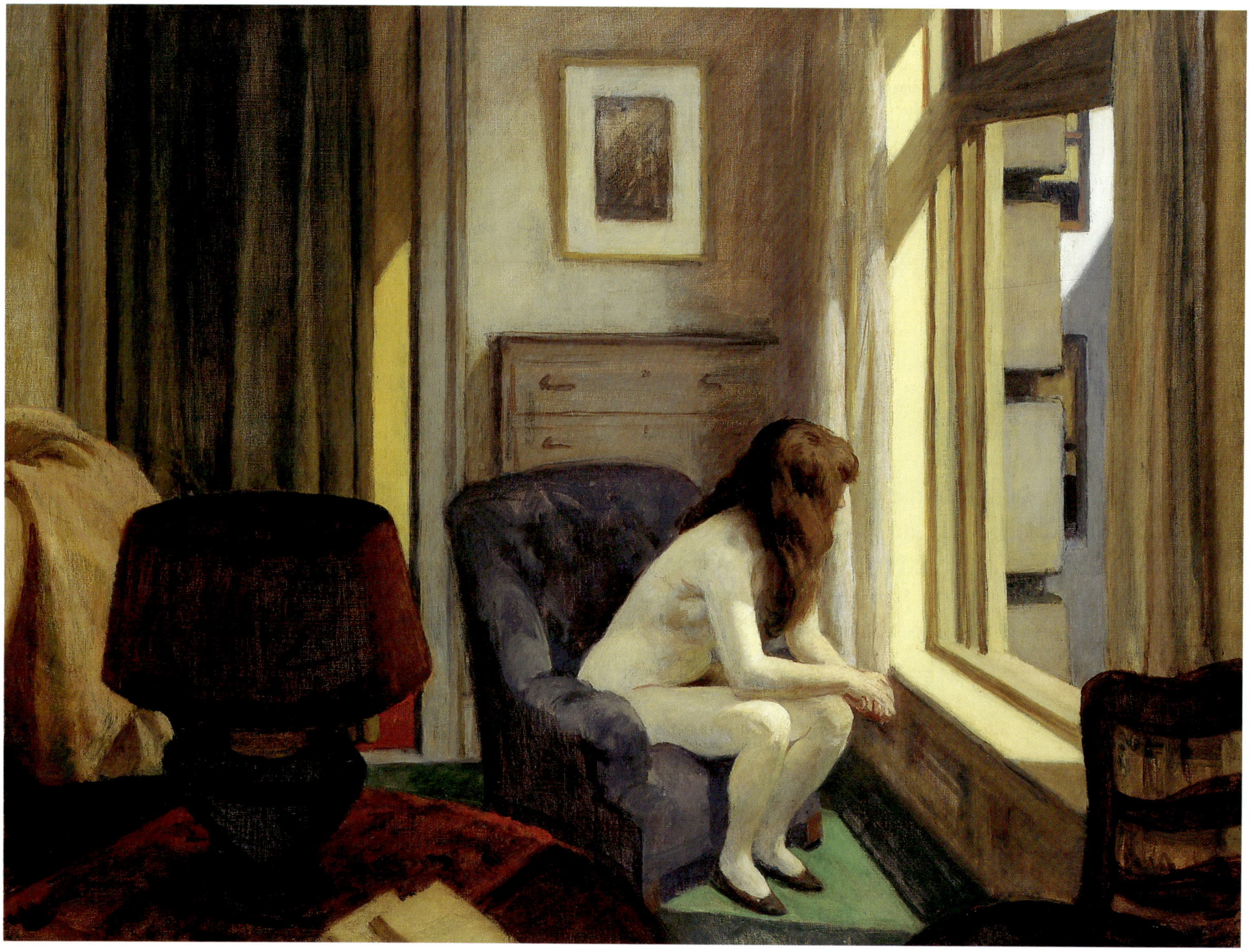

Elf Uhr vormittags, 1926
Eleven a.m.
Öl auf Leinwand, 71,3 x 91,6 cm
Washington (DC), Hirshhorn Museum and Sculpture Garden, Smithsonian Institution, Gift of the Joseph H. Hirshhorn Foundation, 1966

ser Gedanke nicht gerade neu, doch die Art, wie Hopper diesen Gedanken in Malerei umgesetzt hat, zeugt von einem hohen Reflexionsniveau, einem Niveau, auf dem sich allein die Bilder bewegen, und das aus Hoppers mündlichen oder schriftlichen Äußerungen nicht abzulesen ist.

Elf Uhr vormittags (1926, Abb. S. 44) greift auf die Ruhe der Frauengestalt in *Das offene Fenster* zurück, verändert aber das Ambiente völlig und verlegt den Zeitpunkt, wie der Titel es suggeriert, auf den späten Vormittag. Wie bei vielen anderen Bildern auch gibt er vor, in irgendeiner Weise die Situation zu konkretisieren, doch die Arbeiten selbst entsprechen ihm selten. Alles ist ruhig in diesem Bild eines Vormittages, auch die Vorhänge. Die obligatorische nackte Frau sitzt nach vorne gebeugt, die Ellbogen auf die Knie gestützt, auf einem Polstersessel und blickt zum Fenster hinaus. Sie läßt sich vom Sonnenlicht bescheinen, das durch das Fenster hereinfällt. Wieder ist das Ziel des Blickes verborgen, das Gesicht der Frau ist vom Betrachter abgewandt. Ihr ist zugänglich, was dem, der außerhalb des Bildes steht, zu sehen verwehrt ist. Das Bild schafft sich eine eigengesetzliche, autonome Realität. Der Betrachter wird auf Distanz gehalten, er wird zum Beobachter, dem nur ein Teil des Geschehens zugänglich ist. Konnten wir in den vorhergegangenen Bildern durch den Umstand zufriedengestellt werden, daß es der Wind sei, der die Aufmerksamkeit der Frau errege, so werden wir jetzt allein gelassen. Die Einrichtung des Zimmers weist keinerlei Besonderheit auf, erheischt keine Aufmerksamkeit. Hopper setzt dem Betrachter eine Durchgangssituation vor: Es ist ein kleiner Blick mit einem winzigen Ausschnitt nach draußen gestattet, ebenso dürfen wir auf der linken Bildhälfte durch einen Schlitz im Vorhang eine nichtssagende Ahnung des dahinter liegenden Raums erhaschen. Was sich als emotionales Erlebnis, basierend auf einer primitiven Religion, zur Deutung anbot, das wird letztendlich in *Elf Uhr vormittags* nichts weiter als profanisiert. Das Geheimnis liegt nicht in einer immateriellen Erscheinung, sondern es wird durch den schlichten Sachverhalt erzeugt, daß wir es nicht sehen können. Es ist nicht metaphysisch, sondern nur außerhalb unserer Wahrnehmung.

In einer Ausstellung im Jahr 1992 wurden Werke von Hopper Bildern von mehreren amerikanischen Fotografen gegenübergestellt. Ziel war es, »offensichtlich verwandte Bildphänomene der beiden Medien gegenseitig zu erhellen«.[5] Joel Meyerowitz (geb. 1938) hat in *New Yorker Interieur* (1991, Abb. S. 45) das Motiv des Hopperschen Bildes aufgenommen, aber nicht das Thema. Die Haltung der Frau ist eine ähnliche, der extreme Lichteinfall ist anderen Bildern Hoppers entnommen, das Ambiente ist zeitgemäß. Das Fenster ist geschlossen, und wir können in etwa sehen, was die Frau sieht. Die komplizierten Verflechtungen aber, mit denen Hopper sein Bild aufgebaut hat, sind verschwunden. Meyerowitz beruft sich auf den »fotografischen Augenblick«, den er auch in Hoppers Bildern am Werk sieht: »In diesem Moment der Stille, mit dem die Fotografie die alltägliche Zeit auflädt, liegt ihre Gemeinsamkeit mit Edward Hopper. Für

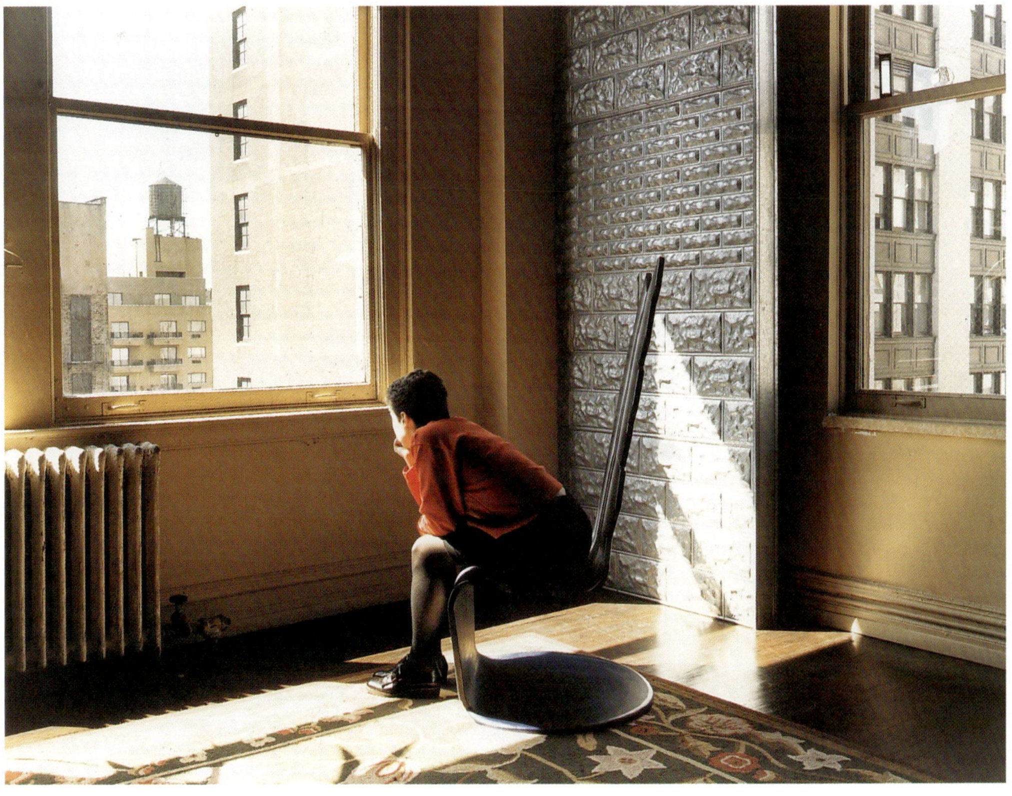

Joel Meyerowitz:
New Yorker Interieur, 1991
New York City Interior
C-Print
New York (NY), Courtesy James Danziger Gallery

Die Thematik und Wahrnehmungsweise Hoppers setzte und setzt sich unter zeitgemäß veränderten Vorzeichen auch in der Fotografie fort. Meyerowitz spricht vom »Anhalten und Ausdehnen des Momentes«.

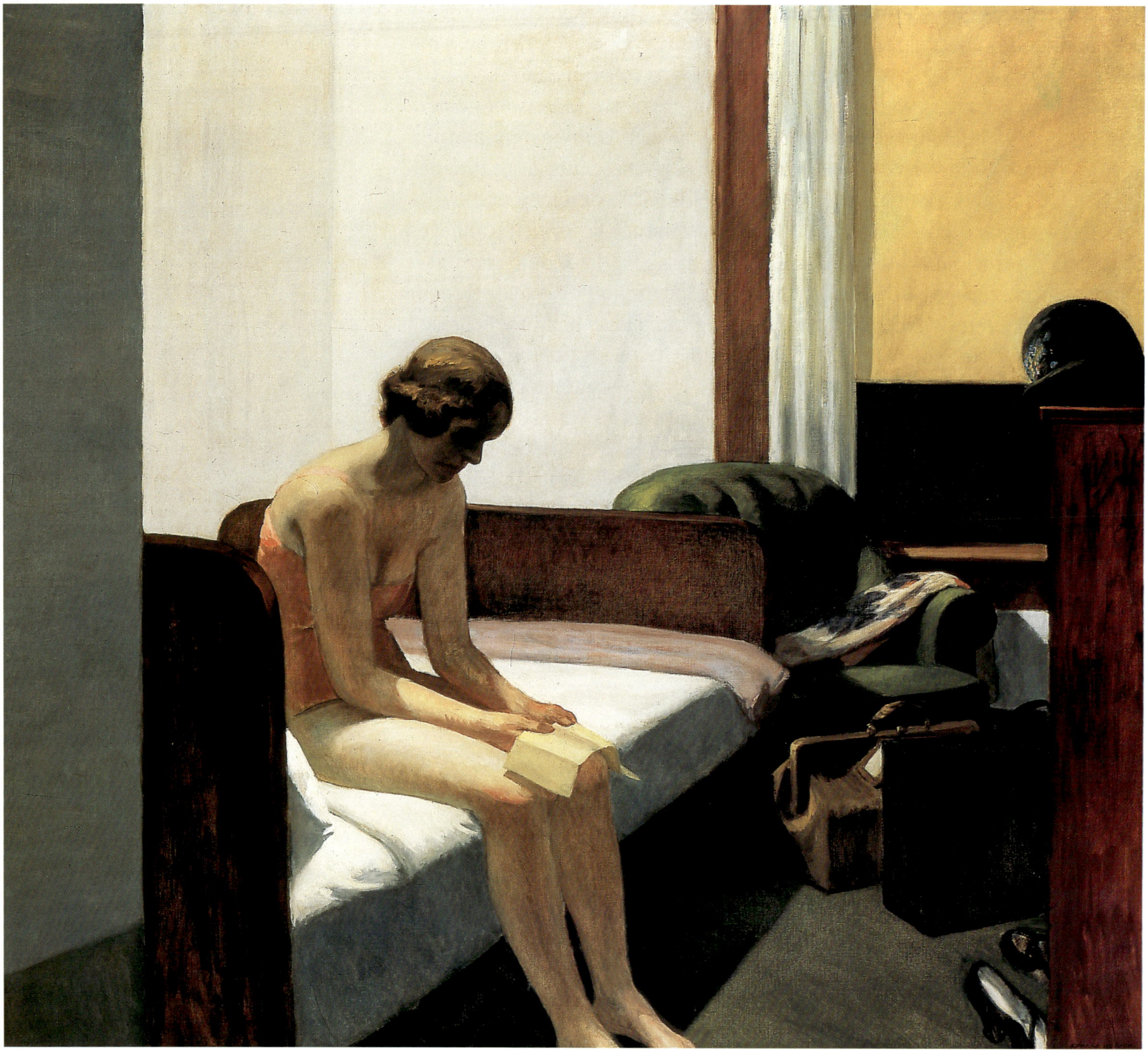

Hotelzimmer, 1931
Hotel Room
Öl auf Leinwand, 152,4 x 165,7 cm
Madrid, Fundación-Colección Thyssen-Bornemisza

Das Objekt der Aufmerksamkeit, das die Frauenfiguren Hoppers beschäftigt, wandelt sich ebenso wie die Umgebung. Immer jedoch ist ein Innehalten im Rahmen einer intimen Situation geschildert. Der Betrachter wird zum Voyeur.

Hopper ist es die besondere Verbindung von Bewußtheit und Konzentration, seine Geduld und sein Staunen und letztlich sein Einswerden mit der Welt der Erscheinungen, die es ihm erlaubt, seine Arbeit mit jener unnennbaren Qualität zu durchtränken, um die es uns allen geht, wenn wir versuchen, von seinen Bildern zu sprechen.«[6] 1981, beim Hopper-Symposium im Whitney Museum, hatte Meyerowitz den grundlegenden Unterschied zwischen dem momentanen Charakter der Fotografie und dem Prozeßhaften der Malerei betont. Hopper selbst fertigte vor allem als Vorlage zu seinen Illustrationen Fotografien an. Als Hilfsmittel für seine Bilder hat er versucht, beispielsweise fotografische Detailstudien von Architektur zu verwenden, doch dieses Vorgehen wieder aufgegeben. Die Fotos seien, so sein Resultat, zu verschieden von der Perspektive des Auges. Das ist zweifach zu verstehen: Einmal gibt es kein Kameraobjektiv, das das Auge perfekt simulieren könnte. Zweitens meint Hopper mit Auge immer auch seine innere Sicht, seine subjektive Wahrnehmung. Natürlich ist keine Kamera und kein Foto objektiv, aber die Fotografie, zumindest die eines Meyerowitz, Robert Frank oder Walker Evans, ist weit mehr abhängig von den Gegebenheiten der äußeren Welt als die Malerei.

Die Profanisierung, die Hoppers Œuvre bewußt anstrebt, hat auch eine unbewußte Dimension. Diese Dimension erklärt sich durch die Mechanismen der Fotografie. Man kennt von Hopper in allererster Linie Postkarten, Poster und Bücher mit farbigen Kunstdrucken. Alle sind sie, und das wird oft vergessen, fotografisch oder in neuester Zeit digital hergestellt. Gemeinsam ist den Vervielfältigungsverfahren das, was Walter Benjamin den »Verlust der Aura« genannt hat. Damit verändert sich auch der Status des Bildes selbst, es gibt kaum mehr jenes »Original«, das in direkter Konfrontation, in Eindringlichkeit und Unmittelbarkeit wirkt. Die totale Verfügbarkeit von Bildern aller Art nivelliert Unterschiedlichkeit, negiert Einzigartigkeit. »Tagtäglich macht sich unabweisbarer das Bedürfnis geltend, des Gegenstands aus nächster Nähe im Bild, vielmehr im Abbild, in der Reproduktion, habhaft zu werden. Und unverkennbar unterscheidet sich die Reproduktion, wie illustrierte Zeitung und Wochenschau sie in Bereitschaft halten, vom Bilde. Einmaligkeit und Dauer sind in diesem so eng verschränkt wie Flüchtigkeit und Wiederholbarkeit in jener.«[7] Diese These von Walter Benjamin aus dem Jahr 1936 ist nicht im geringsten überholt. Meyerowitz hat sie mit seinen Äußerungen eher bestätigt. Insofern ist der Vergleich der beiden Bilder – die uns beide hier nur als fotografische Reproduktionen vorliegen – auch inhaltlich aufschlußreich. Beeinflußt vom künstlerischen Medium und der Entstehungszeit, zeigt Meyerowitz' Foto naturgemäß einen völlig anderen Sachverhalt als das Bild Hoppers. Es kombiniert Elemente, die wir von Hopper kennen, die aber, als Topoi, für die Fotografie verbraucht sind. Somit reflektiert Meyerowitz' Lichtbild eher die Verschiedenheit von Wahrnehmungsverhalten als die Ähnlichkeit der Bilder. Der Begriff der Profanisierung, wie er zur Charakterisierung einer solchen Entwicklung dienlich ist, meint keine negative Wertung.

In *Hotelzimmer* (1931, Abb. S. 46) geht Hopper noch einen Schritt weiter. Eine Frau sitzt wieder auf einem Bett, die Grundsituation ist hinrei-

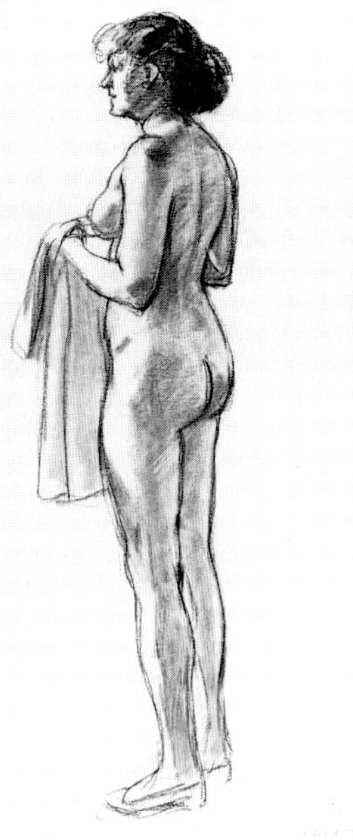

Vorstudie zu ***Morgen in einer Großstadt***, 1944
Study for *Morning in a City*
Kreide auf Papier, 56,2 x 38,1 cm
New York (NY), Collection of Whitney Museum of American Art. Josephine N. Hopper Bequest 70.294

chend bekannt. Sie hat sich ausgezogen, ist gerade, wie der Titel nahelegt, im Hotelzimmer angekommen, Koffer und Tasche sind noch nicht ausgepackt. Die Elemente des Bildes bestehen, ähnlich dem vorangegangenen, aus Bett, Sessel, Kommode, Vorhang. Der Vorhang weist auf ein Fenster hin, das nicht sichtbar ist. Das Objekt der Aufmerksamkeit dagegen ist diesmal im Bild untergebracht. Es handelt sich um ein Stück Papier ohne nähere Kennzeichnung, um einen Fahrplan vielleicht, einen Reiseprospekt oder einen Brief. Erstmals in dieser Folge ähnlicher Bildern ist das Gesicht der Frau deutlicher zu sehen, wenn auch durch Schatten verdunkelt. Die französischen Surrealisten benutzten in einigen Bildern ein verwandtes Prinzip. Was man bei ihnen sieht, ist allerdings eine emotionale Reaktion der dargestellten Person auf jenen Gegenstand, dessen Inhalt oder Bedeutung dem Betrachter entzogen ist: Das Gesicht, das Hopper seiner Figur gibt, zeigt demgegenüber keinerlei Regung. Hopper reduziert noch weiter: Das papierne Objekt ist ein Blatt ohne erkennbaren Inhalt, entsprechend die Reaktion: Es gibt keine. Er habe versucht, so äußerte Hopper einmal, seine Sinneseindrücke (»sensations«) in möglichst angemessener und eindrucksvoller Form darzubieten. Der Ausdruck »sensations«, den er benutzt, führt auf eine wichtige Spur. Denn »Sensationen« müssen nicht immer Katastrophen oder andere Medienereignisse sein. Hopper schildert andere Sensationen, nicht einfach den Alltag, sondern ganz bestimmte Aspekte in ihm, Momente der Isolation, der Sinnentleertheit oder Einsamkeit. Mit durchaus konventionellen malerischen Mitteln zeigt Hopper eine Kehrseite der Moderne und damit einen ihrer Bestandteile. Das Hotelzimmer etwa steht auch für Mobilität, für Reisen, für Schnelligkeit, für moderne Verkehrsformen, für Themen, mit denen sich Hopper auch sonst ausgiebig auseinandergesetzt hat. Innerhalb der tatsächlichen technischen Sensationen des Zeitalters läßt er die kleinen, sonst unbeachteten Sinneseindrücke zu ihrem Recht kommen und tritt damit ein eindeutig europäisches Erbe an, das von den Impressionisten und hier wiederum von Degas stammt. Der Ort, in dem er es verwendet, ist dann seine amerikanische Umwelt.

In Hoppers Bildern spiegelt sich weniger der äußere Wandel der Welt als vielmehr die intime Reaktion darauf, die eigene wie die von anderen. Hopper spielt über 50 Jahre lang eine Situation durch, in der sich jeweils auch seine eigene Verfassung dokumentiert. Das subjektive Element in seinen Bildern erklärte Hopper damit, daß es seiner eigenen Zutaten bedürfe, um einem Gegenstand Schönheit zu verleihen. Deshalb möge er zum Beispiel Blumen nicht besonders, sie seien selbstgenügsam in ihrer Schönheit. Eine solche Selbstgenügsamkeit kennzeichnet *Zimmer in Brooklyn* (1932, Abb. S. 49). Für Hoppers Verhältnisse ist das Bild fast ein romantisches Idyll – aber nur fast. Denn die ganze Szene kippt nach links. Aufgrund solcher ständigen Instabilitäten sind Hoppers Bilder auch nicht, wie Goodrich das getan hat, mit den Rastern von Piet Mondrian vergleichbar. 1944 war Hopper 62 Jahre alt. Man muß sich immer wieder seine langsame, bedächtige und entsprechend ausdauernde Entwicklung vor Augen halten, die Tatsache, daß er sich kaum kümmerte um das, was um ihn herum passierte. Dieses zähe Suchen, die scheinbaren Wiederho-

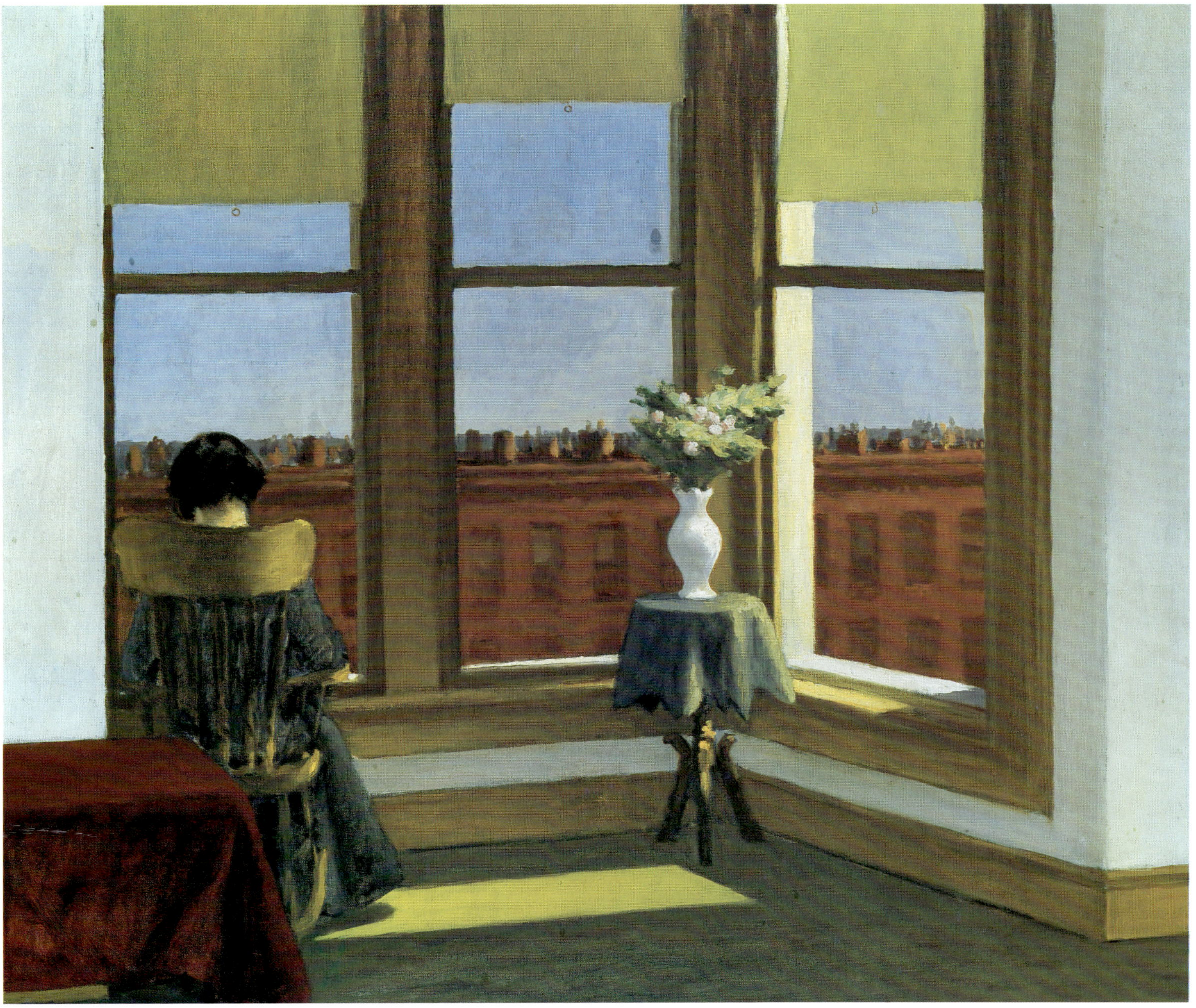

Zimmer in Brooklyn, 1932
Room in Brooklyn
Öl auf Leinwand, 73,6 x 86,3 cm
Boston (MA), Courtesy, Museum of Fine Arts, The Hayden Collection

Blumen, so Hopper, möge er nicht besonders. Sie seien selbstgenügsam in ihrer Schönheit. Die scheinbare Idylle des Bildes ist trügerisch, denn die ganze Komposition kippt leicht nach links ab. Hopper läßt den Betrachter nur den Blumenstrauß komplett sehen, alles andere bleibt zum großen Teil verborgen.

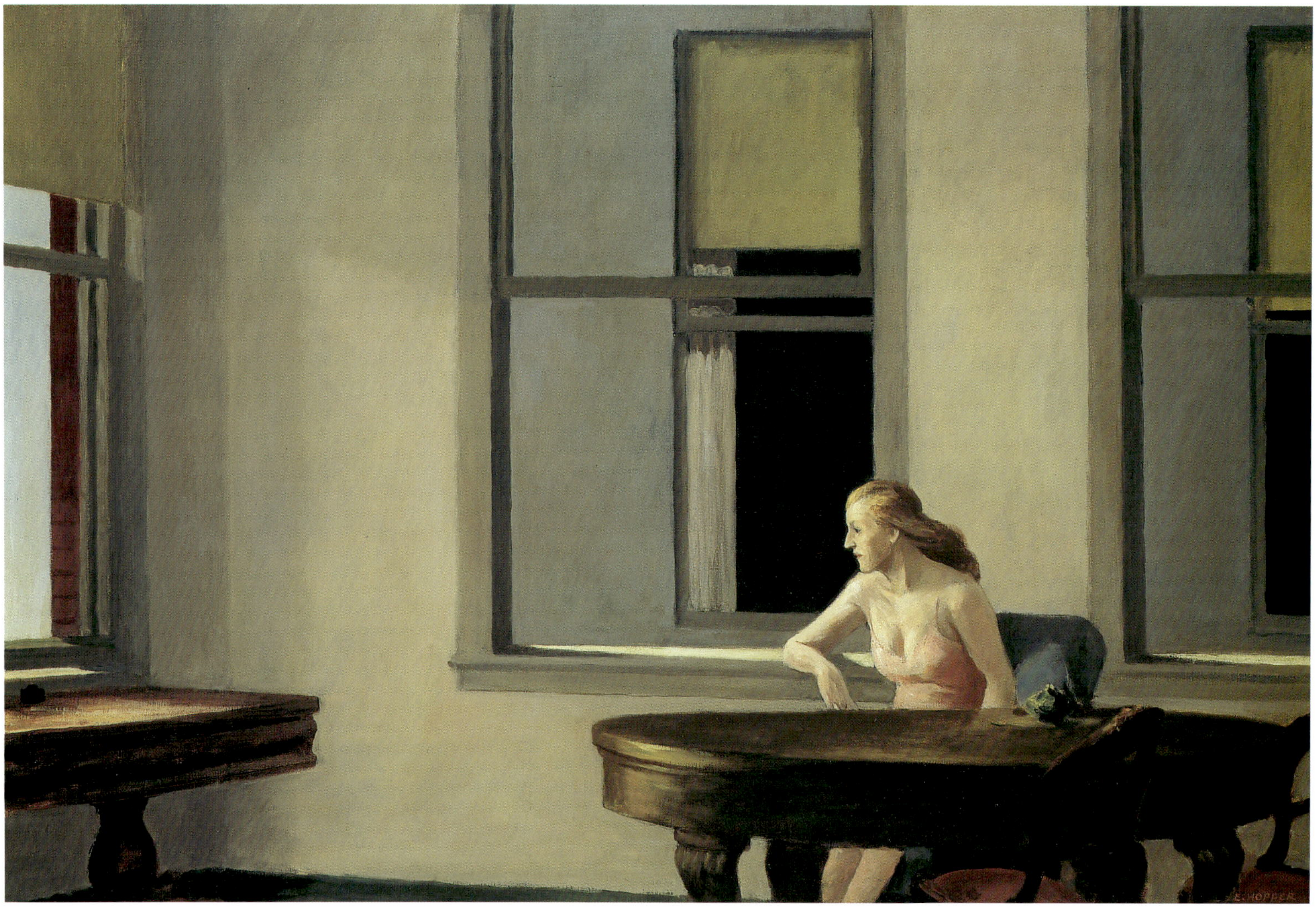

Sonne in der Stadt, 1954
City Sunlight
Öl auf Leinwand, 71,6 x 101,9 cm
Washington (DC), Hirshhorn Museum and Sculpture Garden, Smithsonian Institution, Gift of the Joseph H. Hirshhorn Foundation, 1966

lungen zwingen dazu, genauer hinzusehen und die Nuancen zu beachten: Der liebe Gott steckt im Detail, wie Aby Warburg immer wieder betonte. Das Detail, auf das es in *Morgen in einer Großstadt* (1944, Abb. S. 51) ankommt, ist das Tuch, das die Frau in Händen hält. Das Bett, vor dem sie steht, ist offenbar gerade verlassen worden, die Decke ist zurückgeschlagen, das Kopfkissen zerknautscht. Links vom Fenster ist ein Schreibtisch aufgestellt, über den Stuhl ist ein Kleidungsstück, wahrscheinlich ein Mantel, geworfen, ein Hut liegt auf der Sitzfläche. Dieses kleine Stilleben wiederholt, was im Großen Thema der Bilder ist: Hopper verbirgt mehr als er zeigt. Was er zeigt, sind die Grenzen unserer Wahrnehmung. Denn allein die Erfahrung lehrt, daß unter dem Kleidungsstück ein Stuhl verborgen sein muß: Sehen nämlich können wir ihn nicht. Dieses Motiv findet sich etwa auch auf *Elf Uhr vormittags* am linken Bildrand. Die Nacktheit der Frauengestalten, die oft im optischen Mittelpunkt der Bilder stehen, ist selten auch die thematische Mitte. Das zu assoziieren, was man gerade nicht sehen kann, ist Hopper da weitaus wichtiger.

Mittels des Tuches spielt Hopper mit dem Gegensatz Verbergen – Enthüllen. Einen ähnlichen Zweck verfolgt auch der Vorhang. Seine normale Funktion ist die des Verbergens oder des Abhaltens etwa von Licht oder von neugierigen Blicken. Wenn er, wie in *Abendwind*, gebauscht wird, leistet er gerade das Gegenteil: Er eröffnet uns die Erkenntnis »Wind«. So, wie die Frau das Tuch vor ihren Körper hält, verbirgt sie die »anstößigen« Teile ihres Körpers vor potentiellen Beobachtern, die durch das Fenster hereinschauen könnten, die wir aber wieder einmal nicht sehen können. Dafür sehen wir gewisse Blößen der Nackten; dadurch gerade werden wir zu Voyeuren. Die fundamentale Frage, die Hopper unermüdlich stellt, lautet mit anderen Worten: Wie funktioniert Wahrnehmung? Oder, noch grundlegender: Was ist Realität? Hopper ist eine der auffälligen, weil in seiner Konsequenz singulären Erscheinungen in der Kunst des 20. Jahrhunderts, eine andere, durchaus vergleichbare ist der nur fünf Jahre jüngere Marcel Duchamp. Auf den ersten Blick könnten beide zwar verschiedener nicht sein. Doch eine Gemeinsamkeit wäre in beider Schweigsamkeit zu sehen. Joseph Beuys prägte in den sechziger Jahren den Satz: »Das Schweigen von Marcel Duchamp wird überbewertet.« Die letzte große Arbeit von Duchamp, die von 1946 bis 1966 im Geheimen entstand, ist *Etant donnés: 1. la chute d'eau 2. le gaz d'éclairage (gegeben sind: 1. der Wasserfall, 2. das Leuchtgas),* fest installiert im Philadelphia Museum of Art. Direkt sichtbar an dem Werk ist nur eine grob aus Latten zusammengezimmerte Holztüre in einem gemauerten Türsturz. Der Betrachter wird gezwungen, durch zwei Gucklöcher ins Innere zu blicken;

Morgen in einer Großstadt, 1944
Morning in a City
Öl auf Leinwand, 112 x 153 cm
Williamstown (MA), Williams College Museum of Art, Bequest of Lawrence H. Bloedel, Class of 1923, 77.9.7

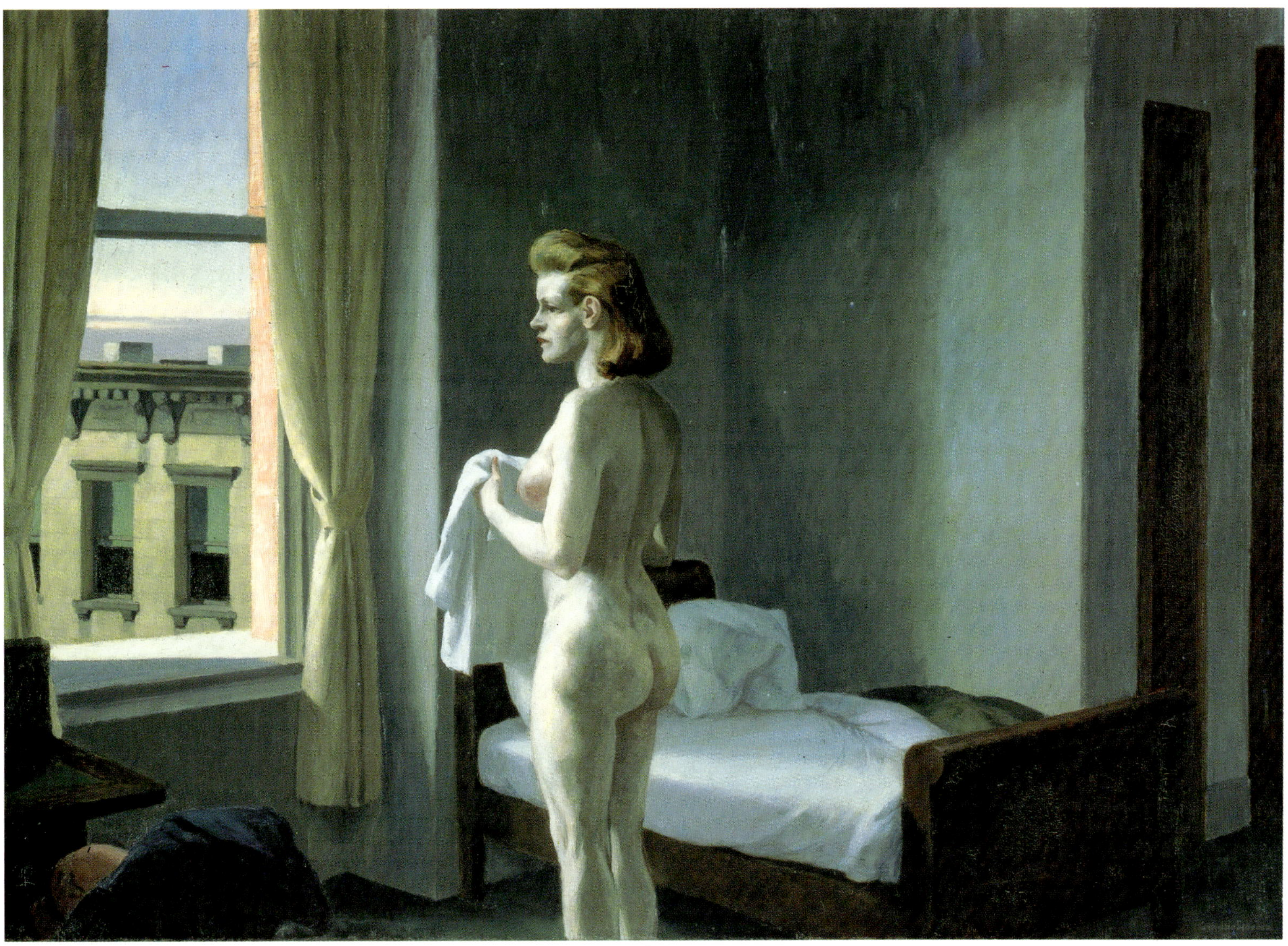

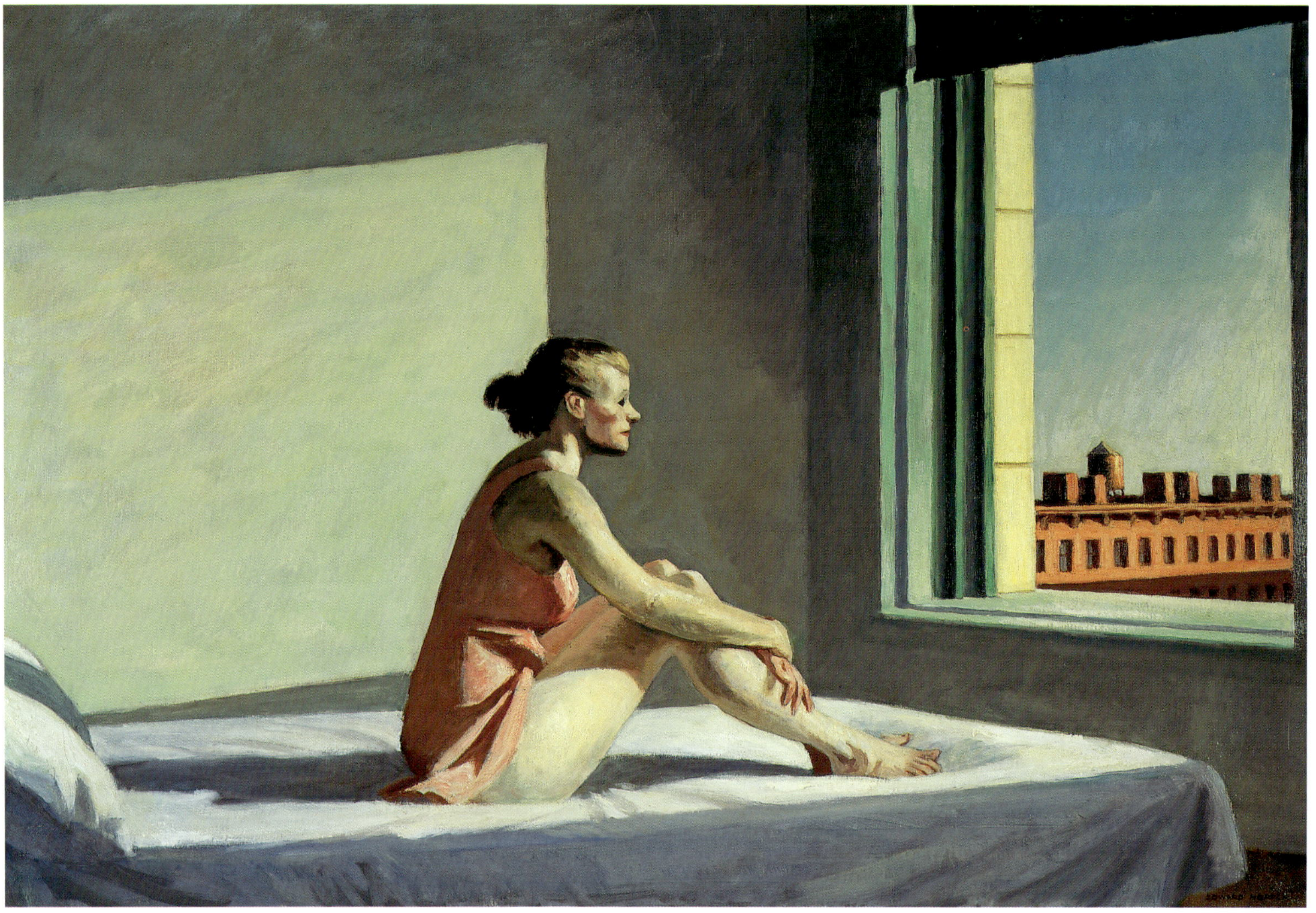

Morgensonne, 1952
Morning Sun
Öl auf Leinwand, 71,4 x 101,9 cm
Columbus (OH), Columbus Museum of Art,
Museum Purchase: Howald Fund

damit wird er automatisch zum Spanner, zum Voyeur. Er sieht dann einen hingebreiteten Frauenakt mit prominent plaziertem Geschlechtsteil; er sieht aber nicht Kopf, rechten Arm und Füße des Aktes. Das Ganze ist in eine Landschaft mit einem fingierten, als optische Täuschung dargebotenen Wasserfall eingebettet, die Frau hält in der erhobenen linken Hand einen Gas-Leuchtstrumpf. Man muß die Konstruktion kennen, um der Sache auf den Grund zu kommen: Der Ausschnitt ist nämlich ganz auf das Gesichtsfeld des Betrachters zugeschnitten. Nur was sich dem Blick durch das Astloch erschließen kann, ist auch Bestandteil der Szenerie. So besitzt der Frauenakt tatsächlich weder Kopf noch rechten Arm noch Füße. Was wir nicht sehen, existiert auch nicht. Unsere Erfahrung, die die Versatzstücke der wahrgenommenen Realität zu einem Gesamtbild ergänzt, wird ad absurdum geführt.

Darum geht es nicht minder Hopper, wenn auch mit ganz anderen Mitteln. Was zu Beginn noch aussehen mochte wie eine geheimnisvolle Erscheinung, das wird im Lauf der Werkentwicklung gewissermaßen materialisiert. Solcherart ist etwa der Zusammenhang zwischen dem Vorhang und dem Tuch, das die Frau vor sich hält. Wir sind gezwungen, ständig zwischen zwei Arten von Realität hin- und herzuspringen: der des Bildes und der des Betrachters. Die Fensterausschnitte, die Hopper darbietet, garantieren nicht immer, Ausblick zu sein. In der Tat sind sie flächig, sie sind aber auch Bild im Bild, manchmal stärker, gegenständlicher wie in *Morgensonne* (1952, Abb. S. 52), manchmal weniger, abstrakter wie in *Sonne in der Stadt* (1954, Abb. S. 50). Eine zusätzliche Pointe bieten einige der Bilder an, indem sie ein echtes Bild im Bild in Gestalt eines Fensters zeigen, das einen Ausblick gestattet; etwa *Abendwind* (besser in der Vorzeichnung zu sehen), *Interieur, East Side*, *Elf Uhr vormittags* oder Hoppers letztes Bild, in dem er mit einer Figur arbeitet, *Eine Frau in der Sonne* (1961, Abb. S. 54).

Hier sind noch einmal alle verschiedenen Versatzstücke in einem Bild versammelt: der Frauenakt als zentrales Bildmotiv, das Bett mit zurückgeschlagener Decke, ein ruhiger und ein bewegter Vorhang sowie das Motiv des Bildes im Bild. Daß Hoppers Bilder einen religiösen Zug besitzen, wurde gesagt. Wo er liegen könnte bzw. wie er sich manifestiert und wie er ins Bild gesetzt wird, ist unterschiedlich. Bei *Eine Frau in der Sonne* kommen von außen das Licht und jener Lufthauch, der am Vorhang sichtbar zu sein scheint. Ganz sicher ist dies nicht, denn Hopper verbirgt die Öffnung, und wissen wir überhaupt, ob zu dem Vorhang ein Fenster gehört? Der Blick der Frau ist ins Nichts gerichtet, introspektiv, wie schon in *Morgensonne* und *Sonne in der Stadt*. Ihr Körper ist in seltsamer Tor-

Vorstudie zu ***Morgensonne,*** 1952
Kreide auf Papier, 30,5 x 48,3 cm
New York (NY), Collection of Whitney Museum of American Art, Josephine N. Hopper Bequest 70.291

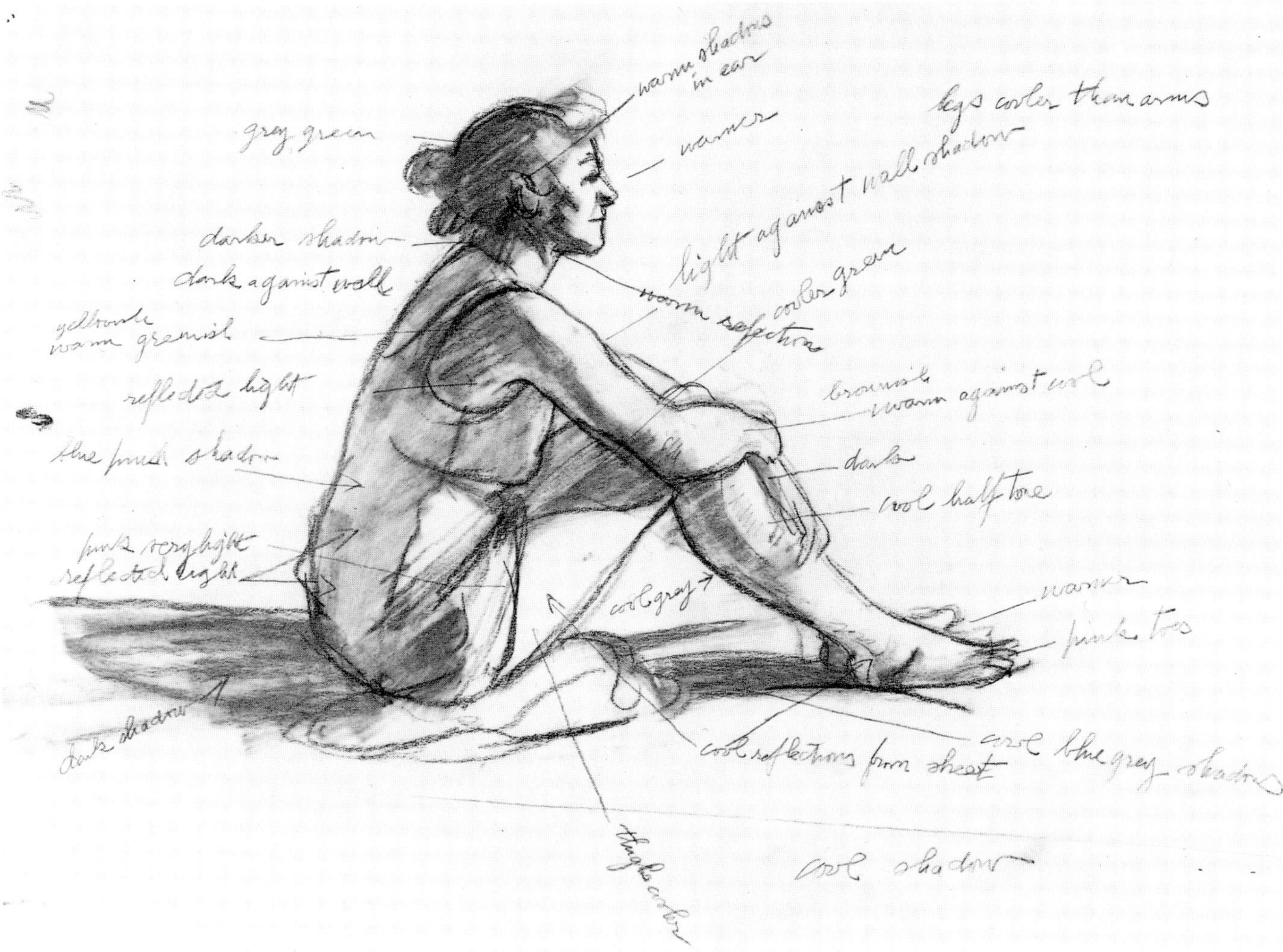

sion dargeboten: Während die Stellung der Füße eine Abwendung vom Betrachter nahelegt, sind ihre Brüste in entgegengesetzter Drehung begriffen und ihm dadurch mehr zugewandt. Zentrales Anliegen des Gemäldes ist, und dies hat sich bei den vorhergehenden Bildern schon herauskristallisiert, die Konstitution des Bildes als eigene Realität mit eigenen Gesetzen. Der Betrachter ist bestrebt, virtuell den Bildraum in seinen eigenen hinein fortzusetzen. Er wird Bestandteil des Bildes, das ihn gleichzeitig auszuschließen trachtet. So entsteht die eigenartige Kombination von Distanz und Sogwirkung, die in Hoppers Bildern gleichzeitig fasziniert und irritiert.

George Segal:
Stehende Frau vor blauem Türdurchgang, 1981
Woman Standing in Blue Doorway
Bemalter Gips, Holz, 208,2 x 139,7 x 88,9 cm
New York (NY), Courtesy Sidney Janis Gallery

Mark Rothko bezeichnete die Environments von Segal als Hopper-Bilder zum Hineingehen, worüber Segal nicht begeistert war. Segals Gipsfiguren weisen jedoch zu den hölzern wirkenden Figuren Hoppers eine eindeutige Verwandtschaft auf. Hier hat Segal das Licht als eine Erscheinung dargestellt, die sich auf dem Körper der Frau fast impressionistisch bündelt.

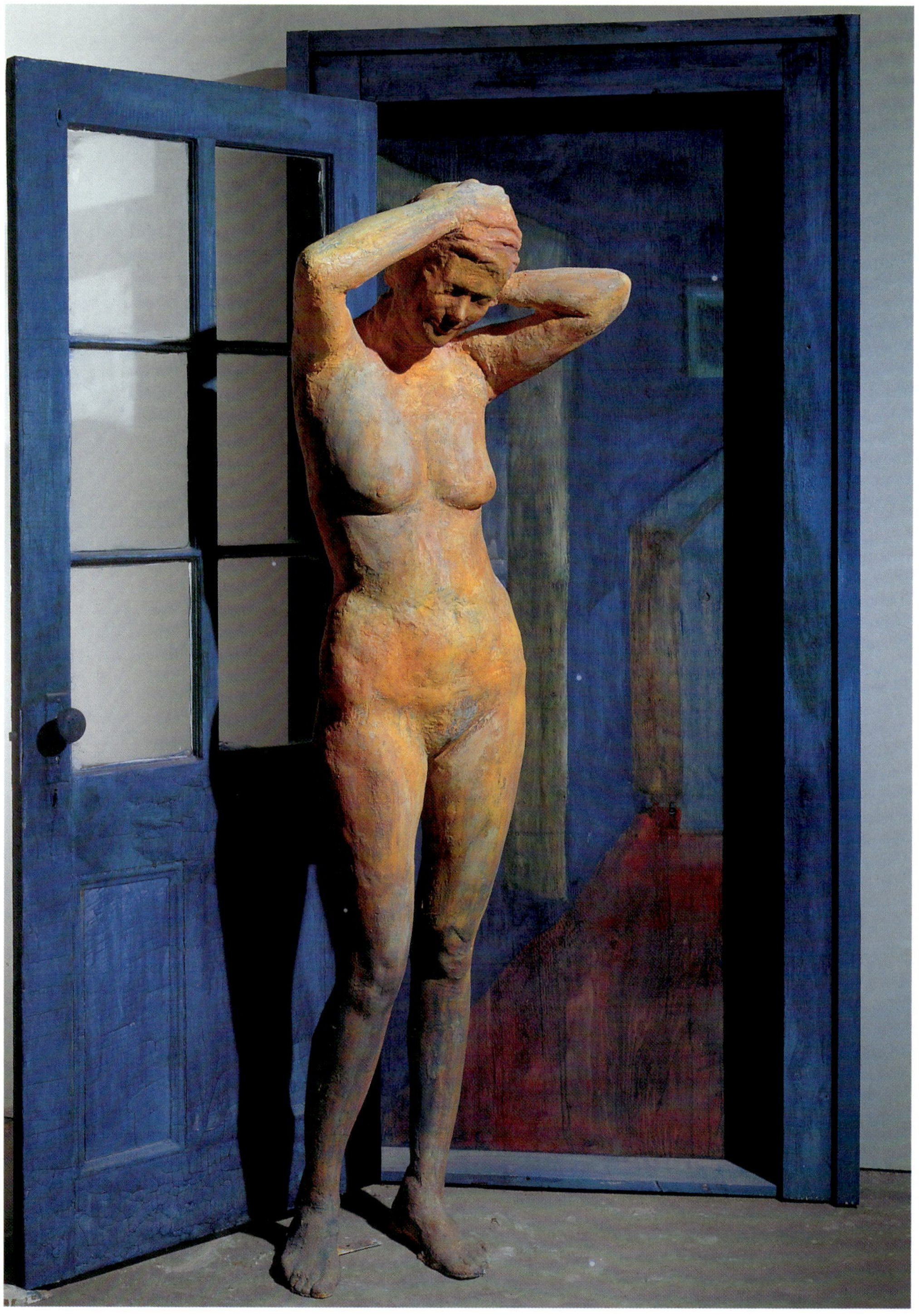

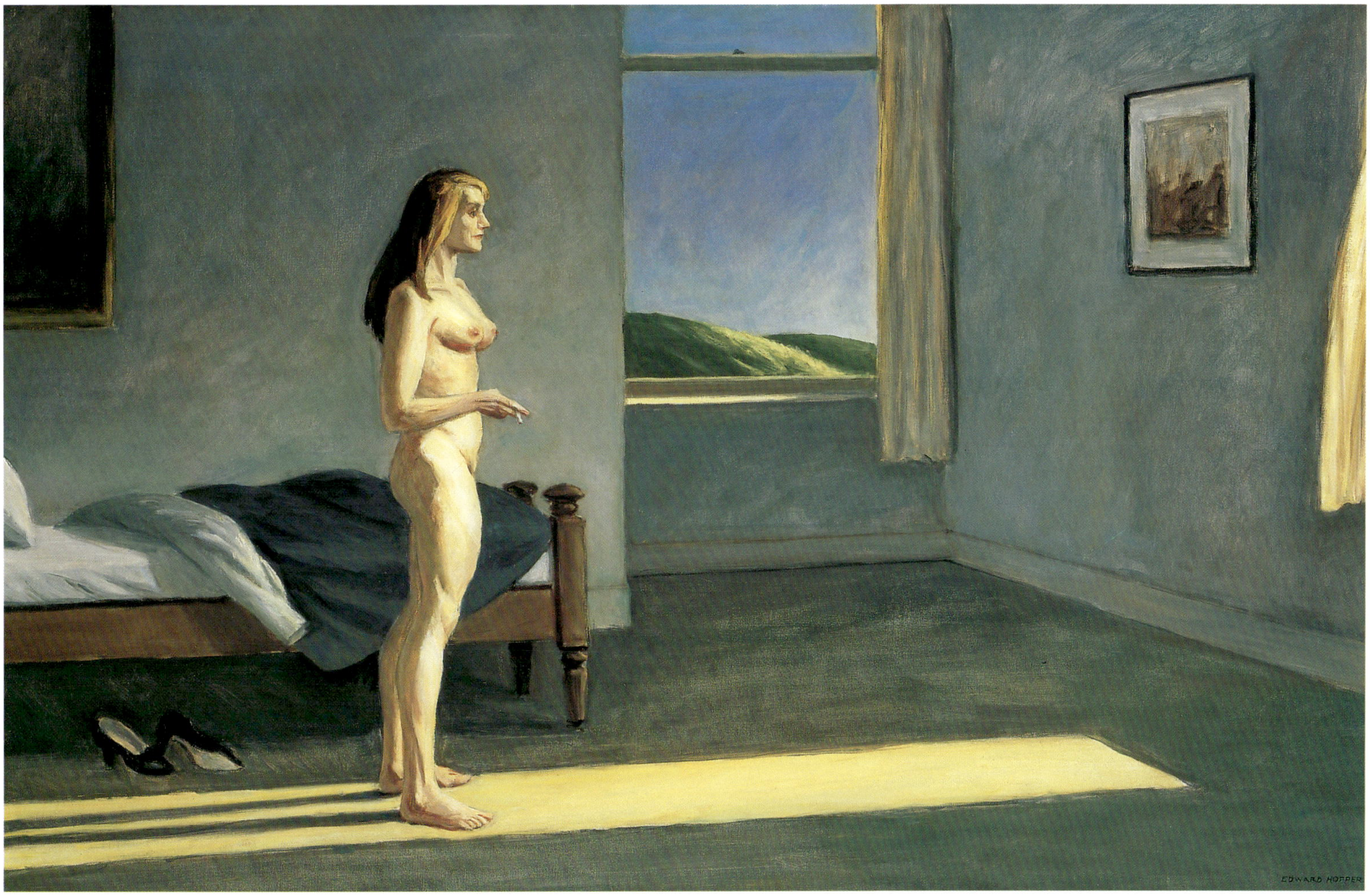

Die Frauen, die Hopper auf seinen Bildern dargestellt hat, altern mit ihm mit. Das mag nicht zuletzt daran liegen, daß Hopper seit seiner Heirat im Jahr 1924 nur noch ein einziges Modell benutzte oder vielmehr benutzen durfte: seine Frau. Zahlreiche Studien zu seinen Bildern geben darüber Auskunft. Die amerikanische Gesellschaft, das ist bekannt und oft beschrieben worden, ist stark von Frauen beeinflußt, man denke nur an die Rolle der jeweiligen Präsidentengattin. Schon Tocqueville bemerkte zur Rolle der Gattin in Amerika: »Da sie von vornherein und klar den einzigen Weg sieht, der zur häuslichen Glückseligkeit führt, betritt sie ihn von den ersten Schritten an und folgt ihm bis zuletzt ohne einen Versuch der Umkehr.«[8] Das junge Mädchen, so meint er weiter, erstünde im Bild der Gattin wieder: »Die Rolle ist eine andere, die Gewohnheiten sind verschieden, der Geist ist derselbe.«[9] Manche der oftmals europäischen Autoren, die versucht haben, Amerika und seine Bewohner zu porträtieren, sprechen von »Kulturfeminismus« oder vom »Girlkult«, auf jeden Fall stellen sie eine gewisse weibliche Dominanz heraus.[10] Inwieweit Hopper amerikanisch ist, gerade hinsichtlich seiner Themen, seiner Herkunft und seiner Darstellungsweise, das wird uns im nächsten Kapitel beschäftigen.

Eine Frau in der Sonne, 1961
A Woman in the Sun
Öl auf Leinwand, 101,6 x 152,4 cm
New York (NY), Collection of Whitney Museum of American Art. 50th Anniversary Gift of Mr. and Mrs. Albert Hackett in honor of Edith and Lloyd Goodrich 84.31

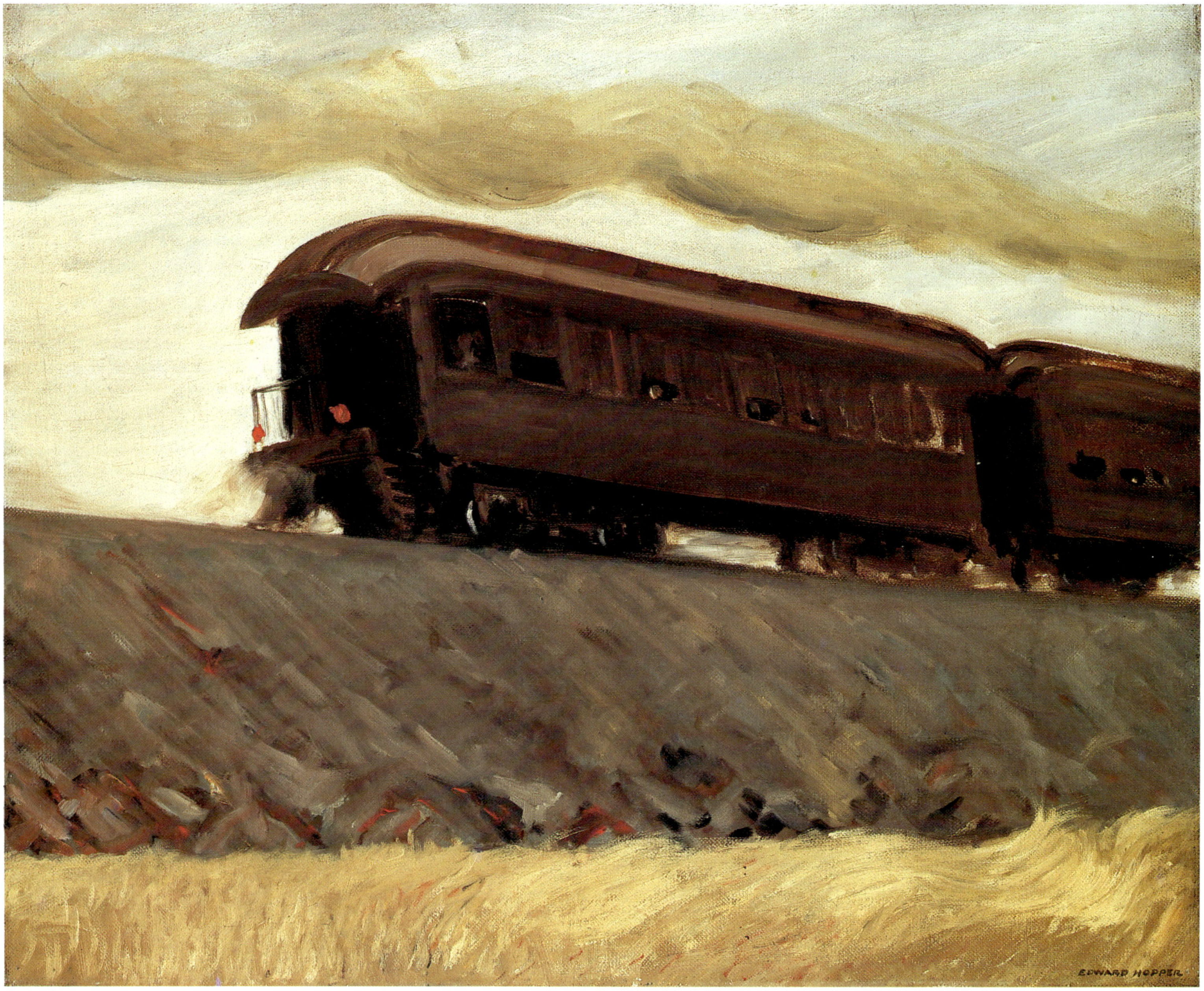

Eisenbahnzug, 1908
Railroad Train
Öl auf Leinwand, 61 x 73,7 cm,
Addison Gallery of American Art, Philips Academy,
Andover (MA); Gift of Dr. Fred T. Murphy

Hopper zeigt den Zug in dem Moment, in dem er gewissermaßen aus dem Bild hinausfährt. Die Fortsetzung des Geschehens außerhalb des Bildes, ein Grundthema Hoppers, soll die Phantasie und Reflexion des Betrachters anregen. Das Bild wird begriffen als ein Fenster in eine andere Wirklichkeit.

Amerikanische Kunst – europäisches Amerika

Die Entwicklung einer eigenen Kunst fand in Amerika nur sehr zögerlich statt. Lloyd Goodrich vertritt die Ansicht, die Amerikaner seien zu sehr mit dem Aufbau ihrer Nation beschäftigt gewesen, mit der Schaffung einer Gesellschaftsstruktur und mit der Erschließung des weiten Landes, um sich um eine Kunst jenseits des Kunstgewerbes, jenseits einer angewandten Kunst, zu kümmern.[1] Die Kirchen seien einfach und schmucklos gewesen, zumal es gerade in Neuengland eine puritanische Abneigung gegen Bilder gegeben habe. Zuerst entwickelte sich die Porträtmalerei, zu Repräsentationszwecken und zur Demonstration des eigenen Wohlstandes. Die Maler waren ursprünglich oft Autodidakten und Handwerker und standen damit in einer Tradition, die noch ins 20. Jahrhundert, bis zu Hoppers Tätigkeit als Illustrator, nachwirkte. Die amerikanische Kunst war schon immer folkloristischer, volksnaher, unvoreingenommener als die europäische. Goodrich verweist auf das Beispiel John Singleton Copleys (1738–1815), den die provinzielle Atmosphäre Neuenglands nicht zufriedengestellt habe und der deshalb nach London gegangen sei. Dort sei ihm seine ursprüngliche Kraft abhanden gekommen: Amerika habe seinen besten Künstler verloren, um der Britischen Schule einen weiteren guten hinzuzufügen. Goodrich sieht hier jenen Grundkonflikt zwischen dem noch unverdorbenen Auge des amerikanischen Malers und dessen Geist, der ein Mehr an Wissen anstrebe, am Werk: »Im Amerika seiner (Copleys; I.K.) Zeit wurden einfache Tugenden nicht so geschätzt, wie wir heute gelernt haben, sie zu schätzen.«[2] Über die Genremalerei kam die Kunst in Amerika vor allem mit Winslow Homer (1836–1910) und Thomas Eakins (1844–1916) zum Naturalismus. Von Eakins ist bekannt, daß er neben seiner Malerei auch fotografierte. Er interessierte sich sehr für die Bewegungsfotografie des Engländers Eadweard J. Muybridge (1830–1904) und unternahm ähnliche Versuche. Dann wandte er sich mehr der Chronofotografie des Franzosen Etienne Jules Marey (1830–1904) zu. Eakins benutzte die Fotografie nicht direkt als Vorlage für seine Malerei, sie ist in seinem Werk eigenständig. Bemerkenswert ist in dieser Variante der Fotografie, daß die Wirklichkeit und besonders der zeitliche Ablauf in ihr maschinell in kleine Stücke zerteilt wurde und so eine Stei-

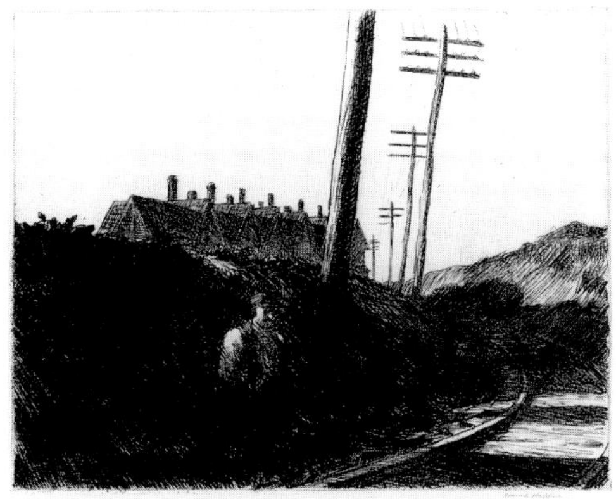

Bahnstrecke, 1922
The Railroad
Radierung, 20 x 24,9 cm
Blattgröße: 32,7 x 39,1 cm
New York (NY), Collection of Whitney Museum of American Art. Josephine N. Hopper Bequest 70.1049.

Das Thema Eisenbahn hat Hopper immer beschäftigt. Neben der Tatsache, daß die Eisenbahn einen Eingriff des Menschen in die Natur bedeutet, interessierte Hopper das Verhältnis von Bewegung, Geschwindigkeit und Überbrückung von Entfernungen zu Statik und Begrenzung.

Nachts in der S-Bahn, 1918
Night in the El Train
Radierung, 19,1 x 20,3 cm
Blattgröße: 31,1 x 35,6 cm
Philadelphia (PA), Philadelphia Museum of Art,
Purchased: Thomas Skelton Harrison Fund

Wie in vielen seiner Bilder konfrontiert Hopper hier den Aufenthalt in einem öffentlichen Raum, der S-Bahn, mit einer intimen Situation, dem offensichtlichen Flirt eines Liebespärchens. Durch die Dunkelheit draußen verstärkt er den Eindruck der Abgeschlossenheit.

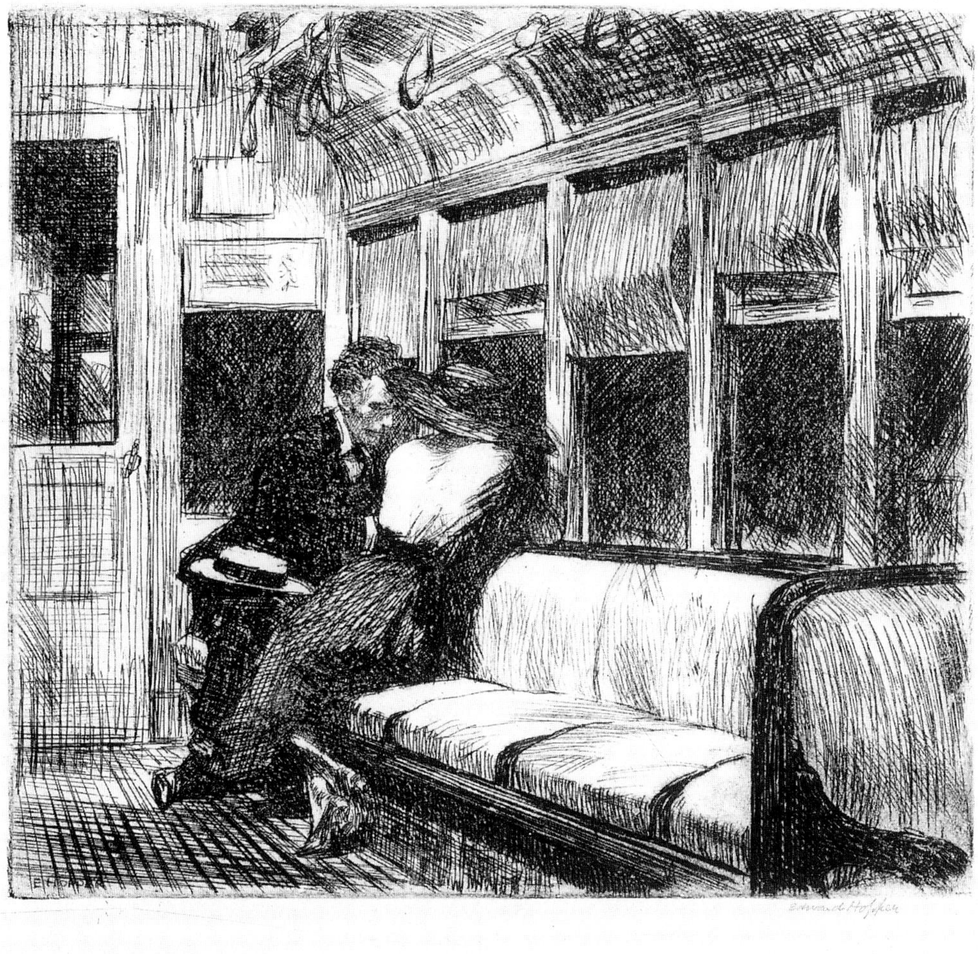

gerung der exakten Wiedergabe von Realität möglich war. Degas hatte bereits bestimmte Bewegungsdarstellungen von Pferden an Fotografien von Muybridge orientiert. Die Landschaftsmalerei im Amerika des 19. Jahrhunderts wurde von der Hudson River School mit ihrer romantischen Auffassung dominiert. Radikale Änderungen oder gar künstlerische Revolutionen gab es in der Kunst Amerikas vor 1900 nicht. Um die Jahrhundertwende war der französische Impressionismus das Maximum an Modernität, das bekannt war. Die nachfolgende Generation der Homer und Eakins lernte in Paris und verband, wieder zu Hause, »amerikanischen Idealismus mit Impressionismus, um eine akademische Kunst zu schaffen, die in ihrer Weise unverkennbar und erbärmlich ›amerikanisch‹ war«.[3] Tatsächlich stand dabei die Glorifizierung der amerikanischen Frau in allen möglichen Lebenslagen und Rollen im Vordergrund, »immer aber dekorativ, entspannt und tugendhaft. Trotz all ihrer Präokkupation durch das Weibliche war diese Kunst im strengsten Sinne geschlechtslos.«[4] Die Malerei beschränkte sich auf idyllische Themen oder auf Dinge, die das moderne Amerika ausmachten, Fabriken etwa und Eisenbahnen. Darüber hinaus war diese Kunst, wie Goodrich konstatiert, vollkommen humorlos.

Das änderte sich mit dem Auftreten einer Gruppe von Malern um Robert Henri, dem Lehrer Hoppers. Humor wurde mit sozial orientierten Themen verbunden und in eine realistische Malerei umgesetzt, die sich weniger auf den Impressionismus als auf die Spanier Diego Velázquez und Francesco Goya oder auf Daumier bezog. Viele Maler begannen sich an europäischen avantgardistischen Strömungen zu orientieren. Der Aufenthalt in Paris war fast obligatorisch; Hopper kommentierte es später so: »Zu meiner Zeit mußte man nach Paris gehen. Heutzutage kann man nach Hoboken gehen; das ist genauso gut.«[5] Goodrich sieht im Auftreten der Gruppe um Henri einen folgenschweren Eingriff in die akademische Tradition der amerikanischen Malerei. Barbara Rose gewichtet die Veränderungen anders: »Die Anfänge der modernen amerikanischen Kunst gingen auf volkstümliche Quellen zurück, auf die Zeitungsillustration und die politische Karikatur. Deshalb richtete, als die Zeit für eine Revolution gekommen war, bei der es wirklich um Fragen der Kunst ging, diese Revolution sich nicht gegen akademische Stilbegriffe, sondern gegen die provinzielle, illustrierende Malerei, die offizielle Anerkennung gefunden hatte.«[6] Die Gruppe um Henri war bekannt unter dem Begriff »The Eight« oder unter dem Spottnamen »Ashcan School«. Fünf Jahre vor der Armory Show, 1908, fand die erste Ausstellung der Gruppe statt. Erklärtes Ziel der »Eight« war es, die eigene Tradition zu durchbrechen und dabei eine neue amerikanische Kunst jenseits des Kopierens der Europäer zu schaffen. Zu der Gruppe um Henri gehörten noch George Luks, Wil-

Dächer, 1921
House Tops
Radierung, 15,2 x 20,3 cm
Blattgröße: 24,1 x 29,2 cm
Philadelphia (PA), Philadelphia Museum of Art,
Purchased: Thomas Skelton Harrison Fund

Anders sieht die Situation während des Tages aus. Die Aufmerksamkeit ist gefangen von vorbeiziehenden Hausdächern.

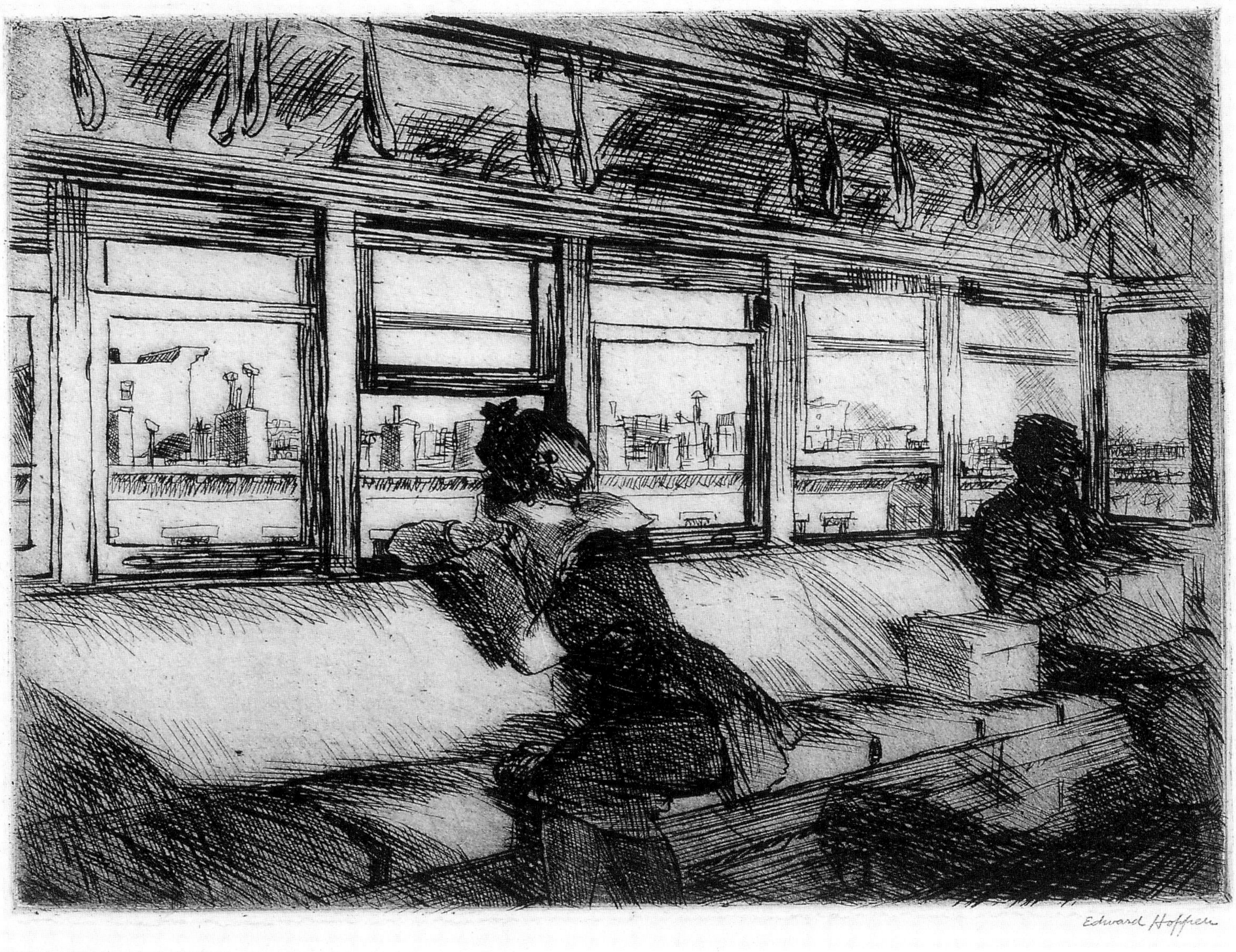

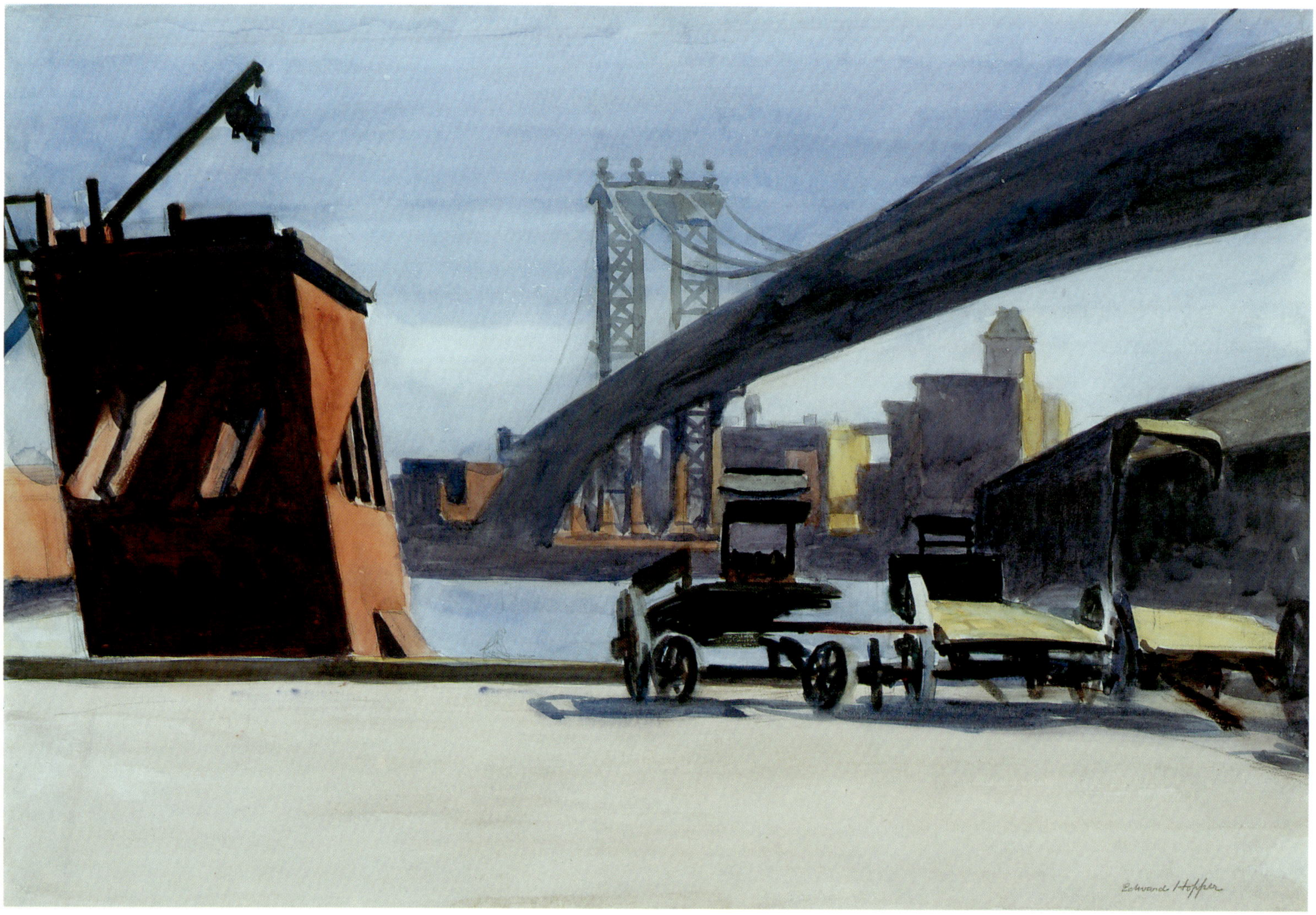

Manhattan Bridge, 1925–26
Aquarell auf Papier, 35,4 x 50,5 cm
New York (NY), Collection of Whitney Museum of American Art. Josephine N. Hopper Bequest 70.1098

liam Glackens, Everett Shinn, John Sloan, Arthur B. Davies, Ernest Lawson und Maurice Prendergast.

Bereits 1905 hatte der Fotograf Alfred Stieglitz zusammen mit Edward Steichen in New York in der Fifth Avenue die »Little Gallery of the Photo-Secession« gegründet, die dann als »291«, so die Hausnummer, bekannt wurde. 1907 erweiterte er die Foto- zur Kunstgalerie und stellte als erster, noch vor der Armory Show, moderne europäische Kunst aus. Er begann im Jahr 1908 mit der Präsentation von Rodin-Zeichnungen, zeigte später im selben Jahr Henri Matisse, 1909 Henri de Toulouse-Lautrec, 1910 Henri Rousseau und im April 1911 Zeichnungen und Aquarelle von Picasso. 1913 wurde Francis Picabia vorgestellt, im März 1914 erhielt Constantin Brancusi seine erste Einzelausstellung. Es herrschte eine deutliche Rivalität zwischen Henri und seiner Gruppe und dem Kreis um Stieglitz. Dieser betrachtete die »Eight« als konventionell und zurückgeblieben. Henri dagegen hielt den, wie er es nannte, Ultramodernismus, den Stieglitz vertrat, für überspannt und undemokratisch. Bereits Tocqueville hatte die Position, die Henri noch einnehmen wird, skizziert: »Die demokratische Gesellschaftsform und ihre Einrichtungen erzeugen überdies in allen nachahmenden Künsten besondere Bestrebungen, die sich leicht dartun lassen. Sie lenken oft von der Darstellung der Seele ab, um sie nur auf die des Körpers zu beschränken; und sie ersetzen die Wiedergabe der Gefühle und Gedanken durch die der Bewegungen und Empfindungen; endlich stellen sie das Wirkliche an den Platz des Ideals.«[7]

1913 schließlich war das Jahr der Armory Show, mit der zum ersten Mal eine breitere Öffentlichkeit mit der neuen und neuesten europäischen und nicht zuletzt auch mit der jüngsten amerikanischen Kunst konfrontiert wurde. Dort traf unter anderem die Ashcan School auf die sogenannten Modernisten wie etwa John Marin und Marsden Hartley oder auf die »Präzisionisten« wie Charles Sheeler. Hopper konnte hier sein erstes Bild verkaufen. Alle zusammen trafen sie dann auf die europäische Avantgarde, allen voran Picasso und Marcel Duchamp mit *Nu descendant un escalier (Akt, eine Treppe hinabsteigend)*, dem Bild, das am meisten (negatives) Aufsehen erregte. Erwähnenswert ist dabei vor allem der Kreis um den bedeutendsten amerikanischen Sammler der Avantgarde, um Walter Arensberg, dem Marcel Duchamp, Francis Picabia und Man Ray angehörten. Aus ihm erwuchs die New Yorker Variante des Dadaismus, nicht gerade eine genuin amerikanische Erscheinung, da Man Ray der einzige

Pont du Carrousel bei Nebel, 1907
Pont du Carrousel in the Fog
Öl auf Leinwand, 59,1 x 71,8 cm
New York (NY), Collection of Whitney Museum of American Art. Josephine N. Hopper Bequest 70.1245

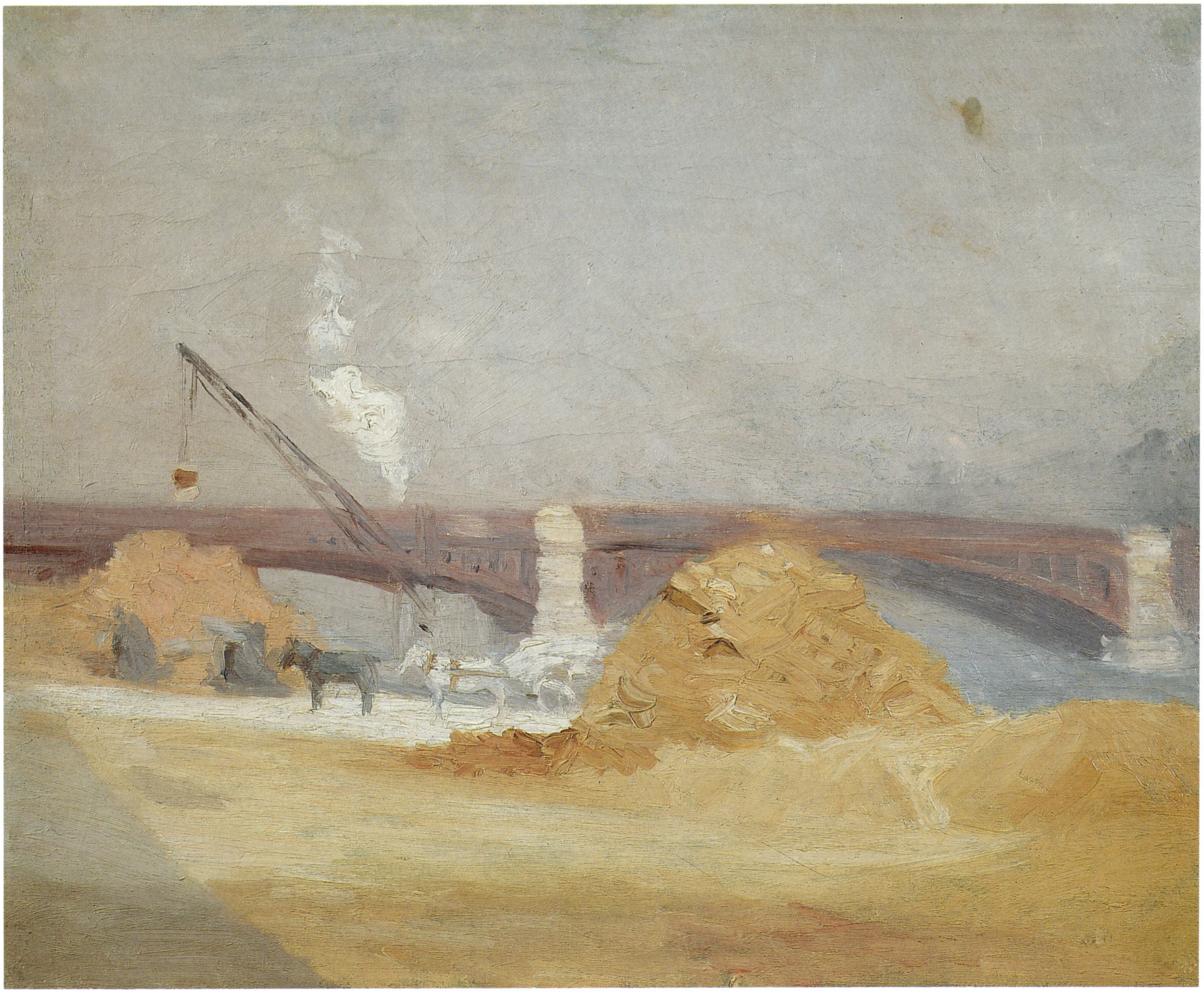

Amerikaner der Gruppe war, der noch dazu bald darauf nach Paris ging. Es gab Kontakte zwischen dem Stieglitz- und dem Arensberg-Kreis, so entwarf Picabia 1915 das Titelblatt von Stieglitz' Zeitung »291«.

Wir müssen uns immer wieder vor Augen halten, daß diese Künstler derselben Generation angehören wie Hopper und daß sie trotz verschiedener Herkunft und unterschiedlichem Ausbildungsgang sowie Temperament 1913 in der Armory Show alle zusammentrafen. Allein durch die historische Konstellation ergeben sich zahlreiche Berührungspunkte. Picabia wurde 1879 geboren, Duchamp 1887, Man Ray 1890. Es kann also nicht verwundern, wenn Hopper nach dem Verkauf von *Segeln* (1911, Abb. S. 107) auf der Armory Show zehn Jahre lang keine öffentliche Anerkennung mehr fand. Es war nicht seine Zeit. Man Ray berichtet von einem Abend bei Arensberg: »Arensberg lud uns auf einen Abend in sein Haus ein, das mit seiner Sammlung moderner Kunst vollgestopft war. Die Gesellschaft war bunt gemischt: Picabia aus Frankreich, mehrere Frauen und Duchamp, der friedlich in einer Ecke saß und mit einem Neurologen Schach spielte. George Bellows, der Maler, wanderte mit verächtlicher, herablassender Miene umher, in dieser Umgebung offensichtlich fehl am Platze.«[8] Bellows hatte zusammen mit Hopper und Rockwell Kent bei Henri studiert und gehörte ins Umfeld der Ashcan School. All die Ausprägungen des »Modernismus« – unter diesem Ausdruck werden in Amerika

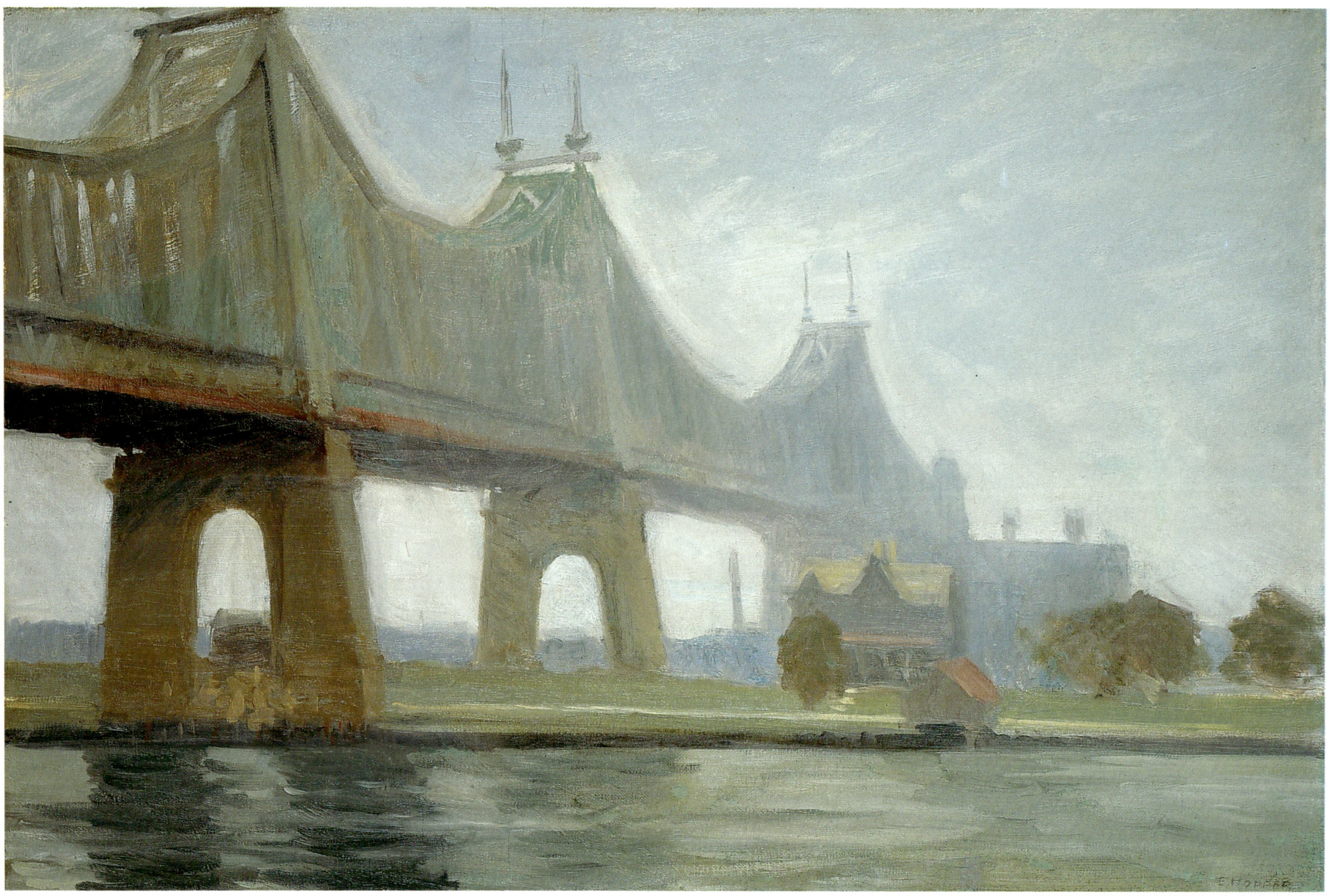

Queensborough Bridge, 1913
Öl auf Leinwand, 64,8 x 95,3 cm
New York (NY), Collection of Whitney Museum of American Art. Josephine N. Hopper Bequest 70.1184

Einige Brückenbilder von Hopper sind, was die atmosphärische Stimmung betrifft, von Claude Monet angeregt. Brücken bedeuten für ihn, ähnlich wie Eisenbahnen, die Verbindung von verschiedenen Punkten miteinander, von denen er einen immer außerhalb des Bildes verlegt, um den Zusammenhang von innerbildlicher und außerbildlicher Realität zu problematisieren.

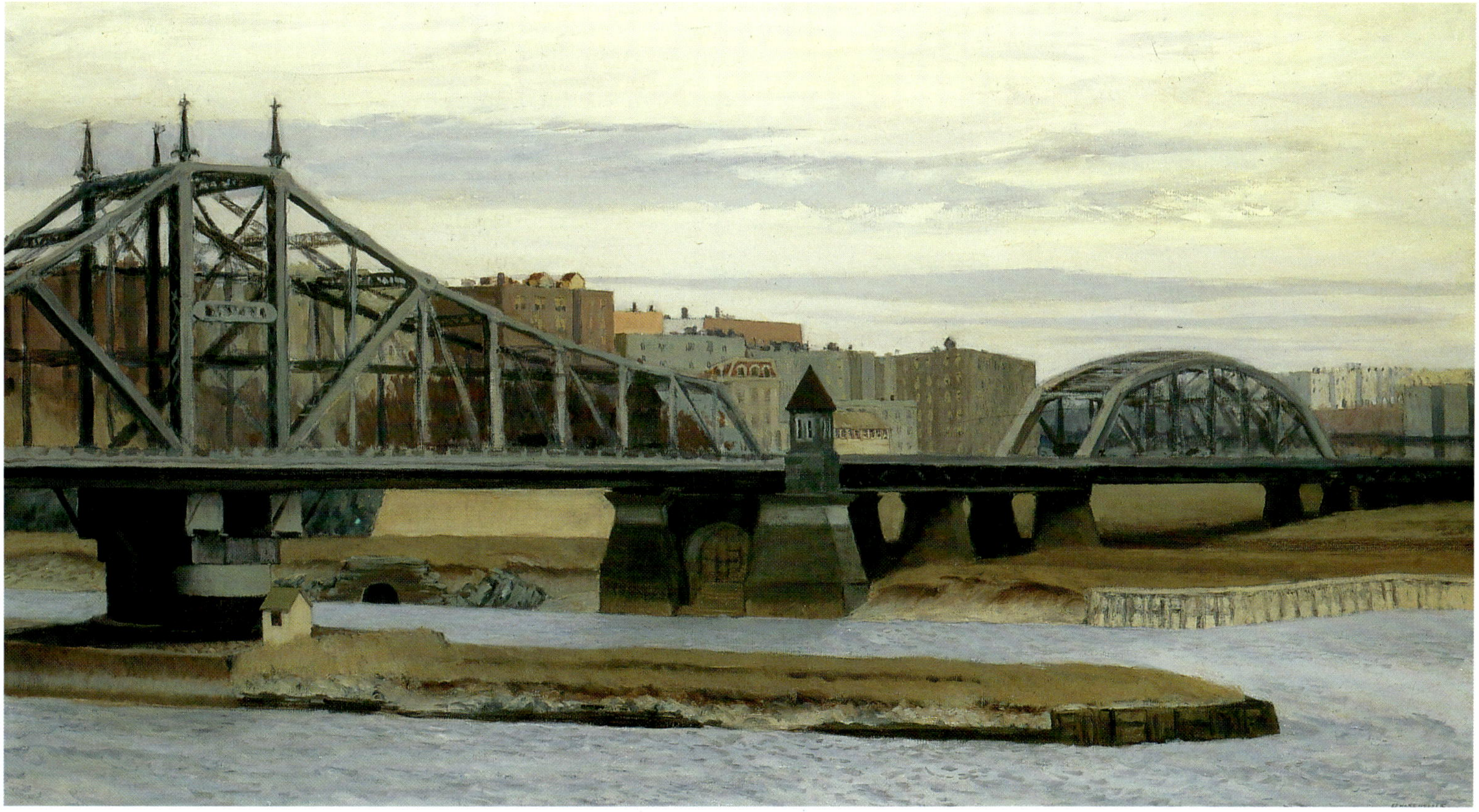

Macomb's Dam Bridge, 1935
Öl auf Leinwand, 88,9 x 152,8 cm
Brooklyn (NY), The Brooklyn Museum, Bequest of Miss Mary T. Crockcroft

avantgardistische Strömungen hauptsächlich europäischer Provenienz verstanden – waren, so merkt Goodrich an, international. Mitte der zwanziger Jahre aber sei, nicht zuletzt als Reaktion auf den Modernismus, eine Welle des Nationalismus über das Land gebrandet, eine bewußte Wiederentdeckung von Amerika, das immer noch ein unberührter Kontinent für die meisten amerikanischen Künstler des 20. Jahrhunderts gewesen sei. Das nationale Bewußtsein hatte sogar Alfred Stieglitz ergriffen, der seine Galerie »291« im Jahre 1925 unter dem Namen »Intimate Gallery« nur für amerikanische Künstler wiedereröffnete. 1930 wurde das Whitney Museum of American Art, hervorgegangen aus dem Whitney Studio Club, gegründet. Zu dieser Zeit feierten die sogenannten Regionalisten wie Grant Wood, John Steuart Curry oder Thomas Hart Benton, der Lehrer von Jackson Pollock, große Erfolge. Diese Bewegung der »American Scene« war Hoppers Bekanntheitsgrad sehr zuträglich.

Dem Regionalismus der »American Scene«-Malerei stand Hopper äußerst skeptisch gegenüber: »Was mich so wild macht, ist dieser ganze ›American Scene‹-Rummel. Ich habe niemals versucht, die amerikanische Umgebung so wie Benton, Curry und die Maler aus dem Mittelwesten wiederzugeben. Meiner Meinung nach haben die Maler der ›American Scene‹ Amerika karikiert. Ich wollte immer mich selbst ausdrücken. Die französischen Maler haben nie über eine französische Szenerie geredet, ebensowenig wie die englischen Maler über eine englische.«[9] Das heißt nun nicht, daß Hopper sich der Tatsache seiner amerikanischen Herkunft verweigerte. Er stellte sich auf einen gewissermaßen biologistischen Standpunkt und behauptete, die amerikanische Eigenart sei in einem Maler, er müsse sie sich nicht erarbeiten. Tatsächlich ist zwischen

Claude Monet:
Die Waterloo-Brücke im Nebel, 1899–1901
Waterloo Bridge, effet de brouillard
Öl auf Leinwand, 65 x 100 cm
St. Petersburg, Eremitage

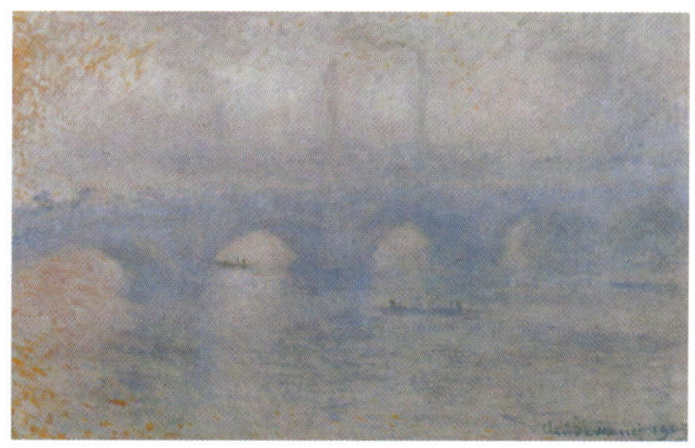

dem Realismus eines Hopper oder Charles Burchfield und der Attitüde der Regionalisten zu unterscheiden. Erstere kämpften für die Anerkennung einer amerikanischen Kunst, was durchaus mit Nationalismus verbunden war; ausgesprochen chauvinistisch jedoch war diese Haltung, im Gegensatz zu jener der Regionalisten, nie. Hauptsächlich waren zwei Gründe für den neuen Nationalismus verantwortlich. Da war einmal die schon fast allergisch zu nennende Reaktion auf die europäische Avantgarde, die die amerikanische Kunst der Zeit vor der Armory Show in ihren Grundfesten erschütterte. Zum anderen spielte die Depression eine große Rolle, die 1929 mit dem Börsenkrach der Wall Street begann. Im Rahmen des späteren Konsolidierungsprogramms, des New Deal, wurde speziell die amerikanische Kunst durch das Federal-Arts-Project von 1933 besonders gefördert. »Die Bedeutung dieses Projektes geht über seine unmittelbaren Leistungen hinaus, weil es zum ersten Male der Tatsache gerecht wurde, daß die Künstler einen Beitrag für die Gesellschaft liefern können und daß die Gesellschaft ihrerseits dafür der Kunst gegenüber eine gewisse Verantwortung hat.«[10] Natürlich birgt eine solche Einbindung der Kunst in die Gesellschaft Gefahren in sich. Es wurde versucht, die Kunst zu demokratisieren, sie in nationale Aufgaben einzuspannen und bei der Bevölkerung ein breites Kunstinteresse zu wecken; mit einem Wort, sie für politische Ziele zu engagieren und damit ihre Autonomie in Frage zu stellen. Das Problem beim sozialistischen Realismus und bei einer Demokratisierung der Kunst ist letztendlich dasselbe: Beide Male geht die Eigenständigkeit der Kunst verloren.

Ein weiterer Gesichtspunkt, unter dem die Entwicklung der Kunst in Amerika zu sehen ist, besteht im Übergang vom »Transzendentalismus« zum »Pragmatismus«, wie die Historiker Eliot Morison und Henry Steele Commager das genannt haben. Dieser Übergang begann mit Darwins »Origin of Species« (Über die Abstammung der Arten) aus dem Jahre 1859. »Im Jahre 1860 glaubte fast jeder Amerikaner an den Wortlaut der biblischen Schöpfungsgeschichte und war der Ansicht, daß die einzelnen Geschöpfe von Gott zum besonderen Vorteil des Menschen erschaffen worden seien.«[11] Ein solcher Glaube wurde durch die Evolutionstheorie untergraben. Es fand genau das im Großen statt, was wir in Hoppers Bildern als »Profanisierung« beschrieben haben. Der Empirismus oder Pragmatismus setzte keine absoluten Wahrheiten, sondern die Wahrheit war jetzt eine Hypothese, die im Laboratorium nachgeprüft werden konnte. Lösungen waren anhand der jeweils spezifischen Situation zu erarbeiten. Ein Kritiker des Pragmatismus meinte, dieser sei im Grunde weniger eine Philosophie als eine Methode, mit deren Hilfe man ohne Philosophie auskommen könne. »Es liegt nahe, daß der Pragmatismus zuerst in den Vereinigten Staaten entstand und dort auch die meisten Fürsprecher fand, denn er verträgt sich überraschend gut mit den amerikanischen Verhältnissen und liegt dem amerikanischen Temperament.«[12]

1953 gab Hopper mit mehreren anderen gegenständlichen Malern die Zeitschrift »Reality – a Journal of Artists' Opinion« heraus. Eine grundsätzliche Stellungnahme eröffnete die erste Ausgabe, unterzeichnet von 46 Künstlern. Darin hieß es: »Wir glauben, daß Textur und Form, wie

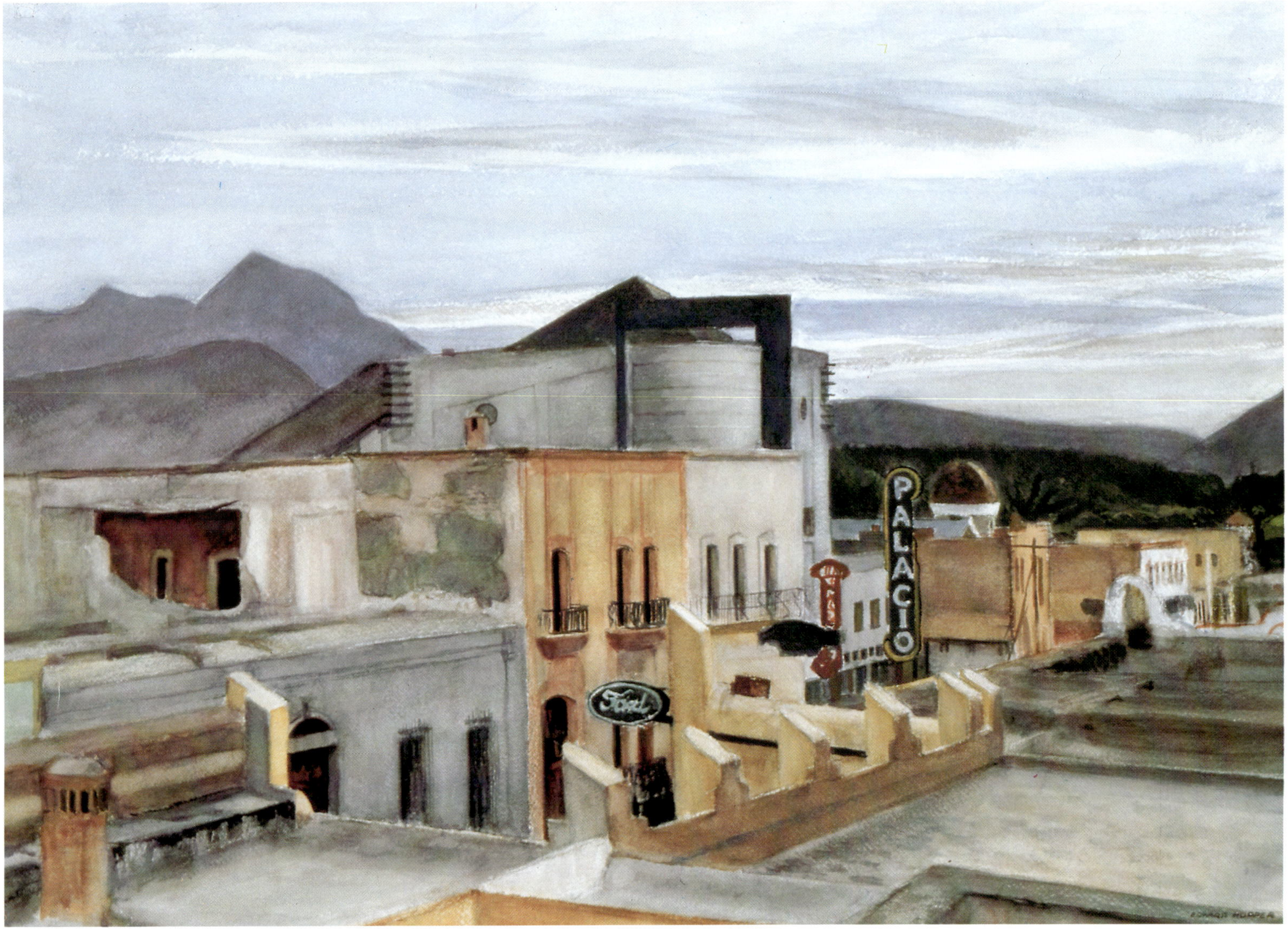

Farbe, Zeichnung und alle anderen Bestandteile der Malerei, nur die Mittel zu einem höheren Ziel sind, das in der Beschreibung des Menschen und seiner Welt besteht.« Es folgt ein Angriff auf Museumsleute, Kunsthändler, Kritiker und Journalisten, die sich einseitig für eine abstrakte Kunst stark machten. »Man will uns weismachen, daß nur ein eingeweihter Kreis von Leuten zeitgenössische Kunst beurteilen könne und daß alle anderen dem Glauben schenken müßten.«[13] Es wurde auch ein offener Brief an das Museum of Modern Art veröffentlicht, in dem beklagt wurde, daß das Museum gegenständlichen Kunstformen nicht dasselbe Interesse entgegenbrächte wie der abstrakten Kunst. Dieser Konflikt wiederholte noch einmal die Auseinandersetzung der Zeit nach der Armory Show, löste sich aber nach einigen Jahren von selbst auf, als die Pop Art mit dem Vorsatz antrat, der Ernsthaftigkeit des Abstrakten Expressionismus den Garaus zu machen. Jim Dine, einer ihrer Exponenten, fand gerade Hopper aufregender, als es etwa Magritte als Surrealist sei; Hopper sei im Grunde ein Pop-Artist. »Sogar Edward Hopper«, so schrieb Robert Rosenblum, Apologet des Abstrakten Expressionismus, »dessen Retrospektive von 1964 in eine Zeit größter Empfänglichkeit fiel (1955 hätte er lediglich provinziell ausgesehen), hat den Platz eines bedeutenderen Ahnherrn der Malerei eingenommen.«[14] Rosenblum verfaßte seinen Arti-

El Palacio, 1946
Aquarell auf Papier, 52,7 x 72,7 cm
New York (NY), Collection of Whitney Museum of American Art, Exchange. 50.2

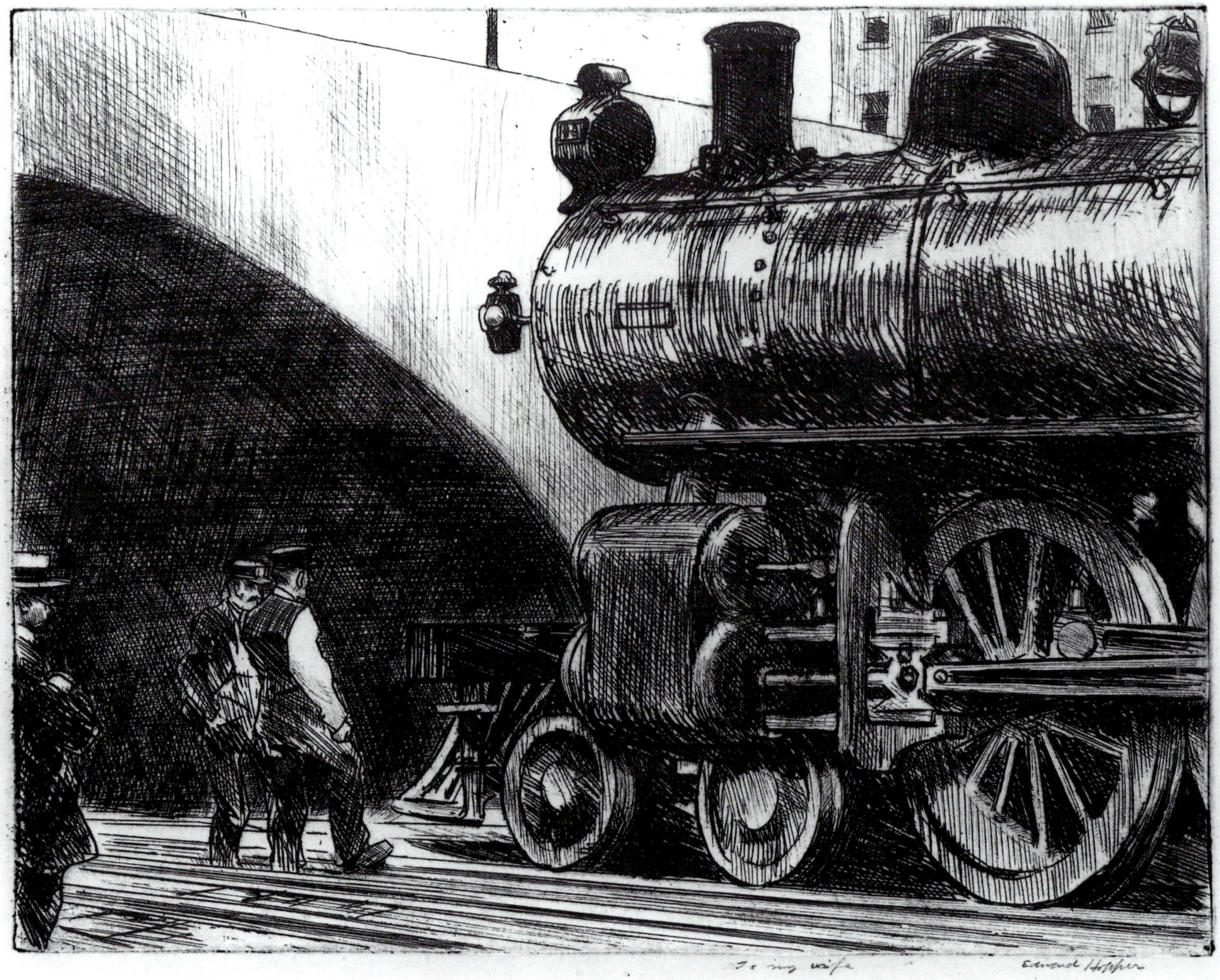

Die Lokomotive, 1922
The Locomotive
Radierung, 20 x 25,1 cm
Blattgröße: 34,9 x 44,1 cm
New York (NY), Collection of Whitney Museum of American Art. Josephine N. Hopper Bequest 70.1039

Es ist eher ungewöhnlich für Hopper, eine technische Apparatur mit großer Präzision abzubilden. Und offenbar geht es ihm auch hier mehr um das bevorstehende Verschwinden der Lokomotive in der Unterführung, um die Richtung aus dem Bild hinaus ins Ungewisse.

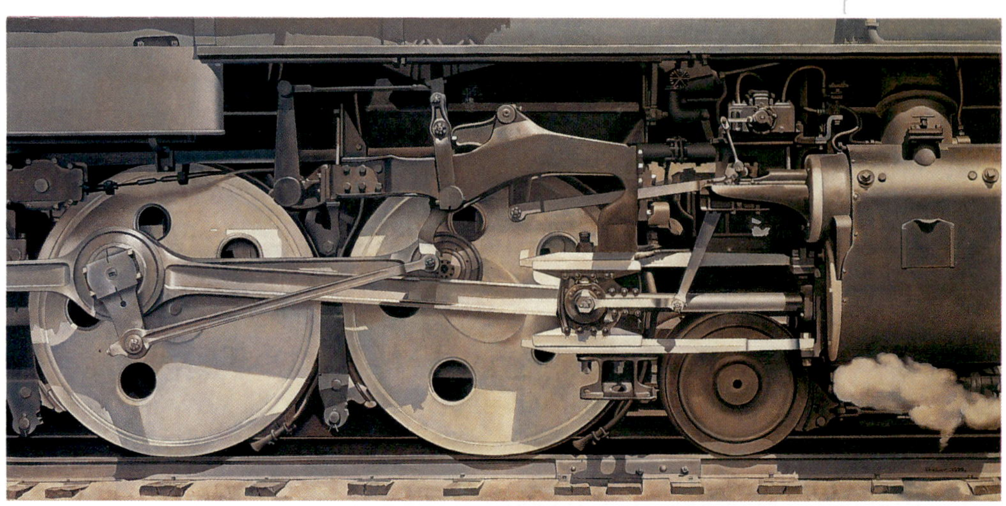

Charles Sheeler:
Rolling Power, 1939
Öl auf Leinwand, 38,1 x 72,6 cm
Northampton (MA), Smith College Museum of Art, Purchased, Drayton Hillyer Fund, 1940

Sheelers äußerst präziser Malstil basiert auf einer naiv zu nennenden Technik- und Fortschrittsgläubigkeit. Ihn fasziniert ausschließlich das ästhetische Erscheinungsbild der Maschine.

kel 1964, drei Jahre später wurde er noch einmal bestätigt, als Hopper auf der Biennale in São Paulo als zentraler amerikanischer Künstler präsentiert wurde, um ihn herum lauter Pop-Artisten. Einer, von dem behauptet wurde, seine Environments sähen aus wie betretbare Hopper-Bilder, ist George Segal. Diese Behauptung stammt ausgerechnet von Mark Rothko, einem der Großmeister der Abstraktion. Segal war ziemlich verärgert darüber, besonders, als die Kritik diesen Ausspruch begeistert aufnahm in der Annahme, ihm eine Freundlichkeit zu erweisen. In der Tat ist die Verwandtschaft nicht zu übersehen.

Was ist nun so typisch amerikanisch an Hoppers Bildern? Sind es die Themen wie Eisenbahnen, Brücken, Tankstellen, Schnellbahnen in den Städten oder die vereinzelt auftretenden technischen Anlagen? Oder ist es vielmehr die Art der Darstellung? Beides zusammen macht Hoppers Realismus aus: Er arbeitet mit Versatzstücken seiner Umwelt, der amerikanischen Wirklichkeit eben. In die Bilder Sozialkritik hineinzulesen, etwa mit der Behauptung, Hopper habe die Zeit der Depression in Amerika geschildert, ist allerdings fehl am Platz. Wenn dem so wäre, hätte Hopper über 30 Jahre lang die Depression in Amerika gemalt, von den dreißiger Jahren bis zu seinem Tode 1967. Das Thema Eisenbahn zum Beispiel ist bei Hopper oft eher symbolisch gemeint. Er zeigt die Spuren, die dieses Verkehrsmittel in die Natur eingräbt, im Falle der Radierung *Bahnstrecke* (1922, Abb. S. 57) zusammen mit einem anderen Medium, das Entfernungen schrumpfen läßt, den Telegraphenmasten. Nur relativ selten kommt die Eisenbahn selbst ins Bild. Eine frühe Arbeit, *Eisenbahnzug* (1908, Abb. S. 56) aus dem Jahr 1908, formuliert bereits einen der Kernpunkte von Hoppers Malerei und weist auf die Fortsetzung des Bildgeschehens außerhalb des Gemäldeformats hin. Man sieht einen Zug aus dem Bild fahren, von der Lokomotive bleibt nur der Rauch zurück. Bereits hier konstruiert Hoppers Malerei Fenster in eine andere Wirklichkeit. Wieviel Hopper dabei gleichzeitig den Impressionisten zu verdanken hatte, zeigt ein Vergleich mit Manets *Die Eisenbahn, Gare Saint-Lazare* (1873, Abb. S. 67). Auch hier ist die Eisenbahn nicht mehr im Bild, übrig bleibt nur eine Dampfwolke. Die Rückenfigur eines Mädchens wird von einem Gitter von dem Ereignis selbst getrennt, verfolgt es aber durch die Stäbe gespannt. Unbeeindruckt von dem Geschehen, blickt die Frau neben ihm von ihrem Buch hoch; sie fühlt sich durch den Beobachter der Szene, den Betrachter oder den Maler, gerade in der Lektüre gestört, sinniert dabei aber mehr ins Leere, als daß sie den Blick auf den Zuschauer richtete. Der gesamte Bildgedanke taucht bei Hopper wieder auf, in *Hotel am Bahndamm* von 1952 (Abb. S. 169). In einigen wenigen Fällen hat Hopper die Technik mit einbezogen, sonst nicht so sehr sein Metier. *Die Lokomotive* (1922, Abb. S. 66) besticht abermals durch den gewählten Ausschnitt: Eine Lokomotive kommt von rechts ins Bild, um sich in der Perspektivik des Bildes nach links hinten auf einen Tunnel hin zu verlieren, der uns als schwarze Fläche verschlossen bleibt. Die Technik der Lokomotive wird in dieser Radierung zwar minuziös ausgebreitet, bleibt aber doch deutlich der Intention, der Dynamik des Bildes untergeordnet. Anders Charles Sheeler in *Rolling Power* (1939, Abb. S. 66): Die technische

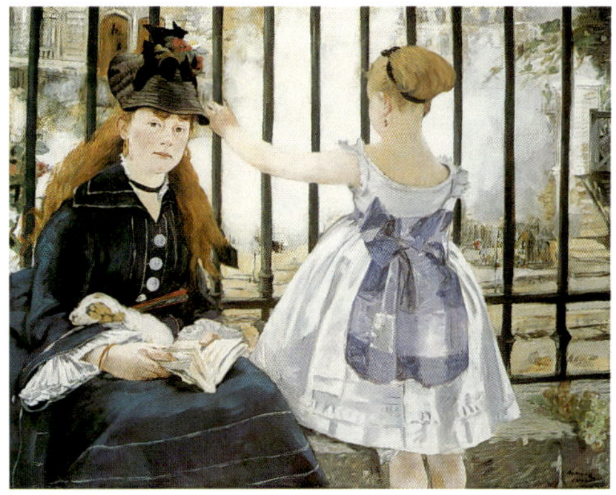

Edouard Manet:
Die Eisenbahn, Gare Saint-Lazare, 1873
Öl auf Leinwand, 93,3 x 111,5 cm
Washington (DC), National Gallery of Art, Gift of Horace Havemeyer in memory of his mother, Louisine W. Havemeyer

Radikaler als Hopper war Edouard Manet das Thema Eisenbahn angegangen. Im Bild bleibt die Rauchwolke stellvertretend zurück, der Aspekt des technischen Fortschritts interessiert Manet noch weniger als Hopper.

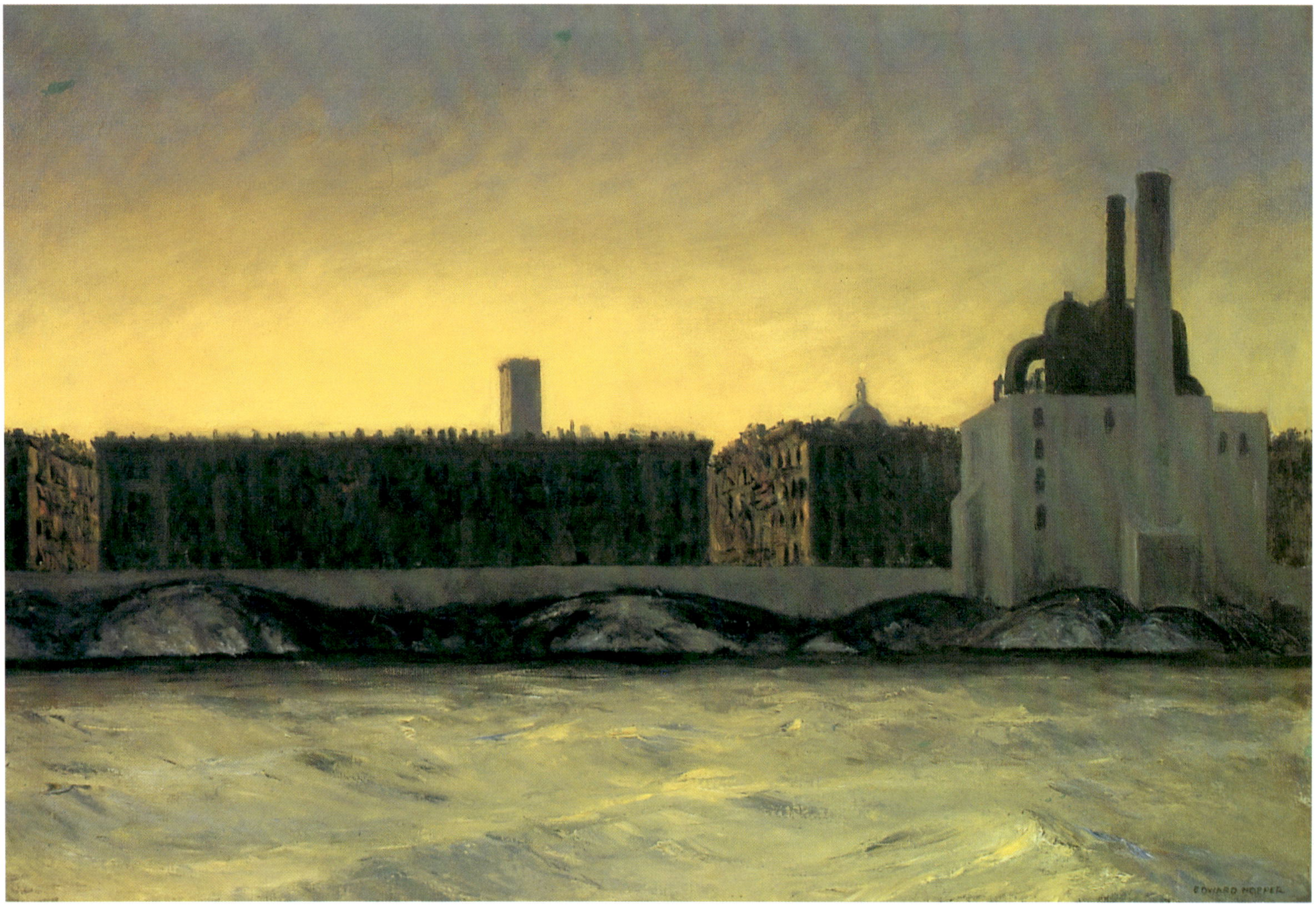

East River, um 1920–23
Öl auf Leinwand, 81,3 x 106,7 cm
Privatbesitz

Das ist eines der wenigen Bilder, bei denen es Hopper nicht auf die Beleuchtung von Gegenständen ankam, sondern auf das Licht als Erscheinung selbst, auf seine Reflexe auf der Wasseroberfläche. Dieses europäisch-impressionistische Erbe wich bald der grellen Beleuchtung durch das amerikanische Licht.

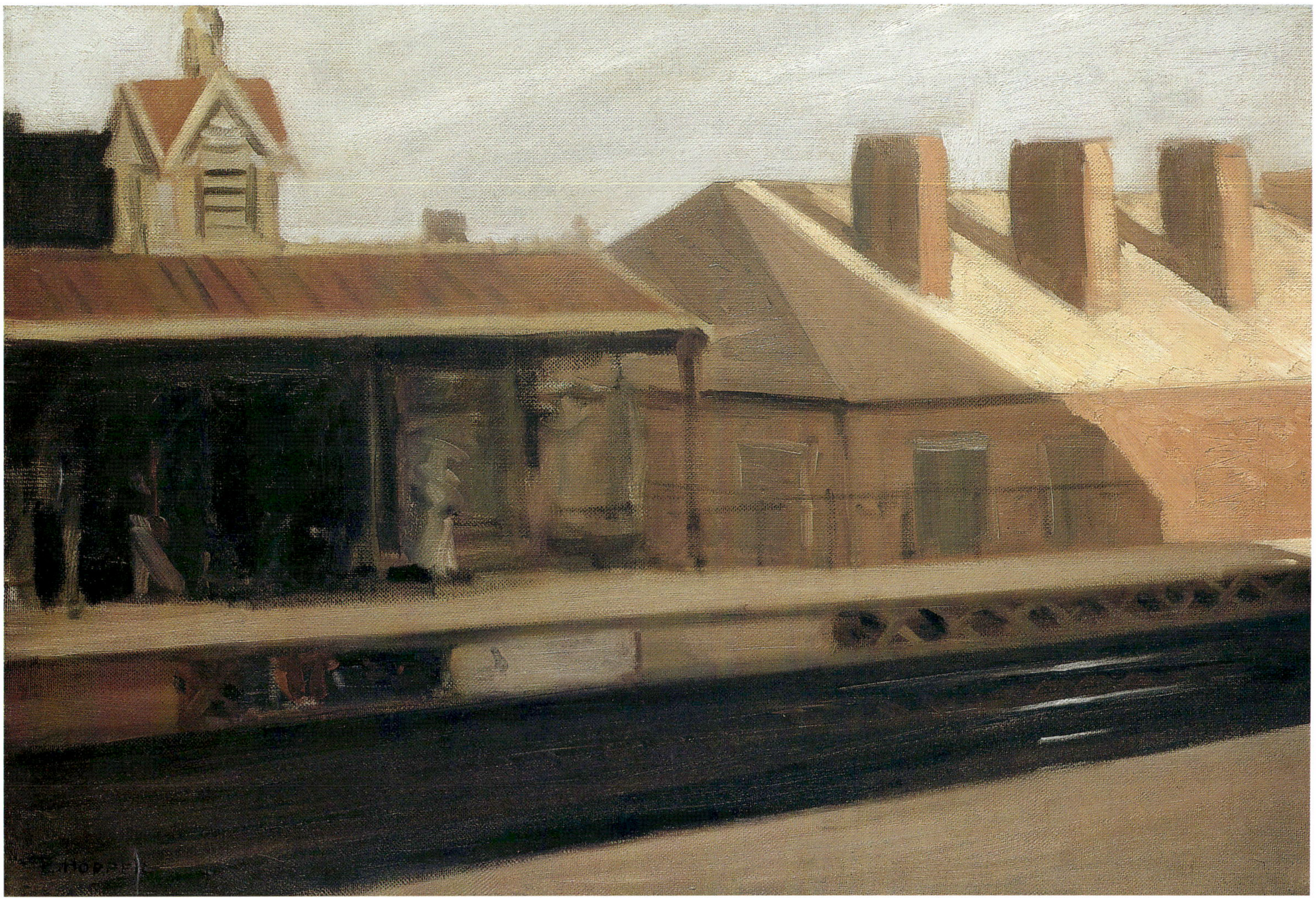

The El Station, 1908
Öl auf Leinwand, 50,8 x 73,7 cm
New York (NY), Collection of Whitney Museum of American Art.
Josephine N. Hopper Bequest 70.1182

Die Gleise öffentlicher Verkehrsmittel durchschneiden nicht nur das Land in seiner Weite und Unberührtheit, sondern auch in Gestalt der Straßenbahn die Stadt. So stellt Hopper schon in den frühen Arbeiten eine strukturelle Gleichwertigkeit von Stadt und Provinz dar.

Konstruktion bildet den Inhalt und füllt die Leinwand insgesamt aus. Vergleichbar sind solche Bilder durchaus mit manchem Vertreter der Neuen Sachlichkeit in Deutschland, z. B. Carl Grossberg, oder realistischen, die Technik als Thema forcierenden Strömungen in anderen Ländern Europas. Nur erscheint auf dem alten Kontinent der Fortschrittsglaube meist gebrochen, während in Amerika fast eine Religion daraus wird. *Rolling Power* war eine Auftragsarbeit des Magazins »Fortune«, einer teuren Hochglanzzeitschrift im Dienste von Industrie und Wirtschaft. Sheeler wurde in einem Portfolio mit Reproduktionen einiger Bilder präsentiert. »Die Herausgeber von ›Fortune‹ fertigten eine aufgepeppte Version des Bildes, das die Geschäftswelt von sich selbst hatte: eine Welt voller Energie, in der die Zwillingsgötter Wissenschaft und Industrie die herkömmliche Religion ersetzt hatten, und wo, wie Henry Adams angemerkt hat, die Heilige Jungfrau durch den Dynamo ersetzt worden war.«[15] Francis Picabia hat ähnlich gearbeitet, aber eben mit Witz und Ironie. Sheelers Bild ist amerikanisch durch und durch, getragen von einer religiös anmutenden Fortschrittsgläubigkeit, wie sie, trotz aller Klischees, nur in Amerika existieren konnte. Von all dem ist bei Hopper nicht viel zu finden. Das einfache religiöse Gefühl, das in früheren Arbeiten noch anzutreffen war, wird, nachdem es sich verflüchtigt hat, nicht durch etwas Neues ersetzt. Zurück bleibt eine Leere, ein Vakuum. Nicht Hoppers Themen selbst sind amerikanisch, sondern das Inventar seiner Bilder ist es. Nehmen wir als ein anderes Beispiel die Tankstellen (*The El Station*, 1908, Abb. S. 69, *Gas*, 1940, Abb. S. 72/73). Hopper war wohl einer der ersten, der einer Tankstelle die Würde angedeihen ließ, zum Bildmotiv zu werden. Darauf haben gerade die Künstler der Pop Art hingewiesen. 1926 erschien in Paris ein Buch von Louis Aragon, Mitglied der Gruppe der Surrealisten, mit dem Titel »Le Paysan de Paris«, Pariser Bauer. Schon im Titel werden wir auf einen Gegensatz hingewiesen, der im Zentrum surrealistischen Denkens stand, nämlich den Gegensatz von Kultur und Natur. Nichts Geringeres als der Wunsch, eine neue Mythologie zu schaffen, wird in dieser Bewegung offenbar, eine Mythologie der Technik und des Fortschritts. Aragon hat die quasi-religiöse Fortschrittsbegeisterung halb ernst, halb iro-

ABBILDUNG SEITE 71 OBEN:
Vierspurige Schnellstraße, 1956
Four Lane Road
Öl auf Leinwand, 69,8 x 105,4 cm
Privatbesitz

Wieder kombiniert Hopper eine individuelle, aber nicht konkret zu benennende Situation, die Beziehung der beiden Personen mit dem öffentlichen Raum, Straße und Tankstelle.

ABBILDUNG SEITE 71 UNTEN:
Vorstudie zu ***Gas***, 1940
Study for *Gas*
Kreide und Kohle, weiß gehöht auf Papier, 38,1 x 56,2 cm
New York (NY), Collection of Whitney Museum of American Art. Josephine N. Hopper Bequest 70.349

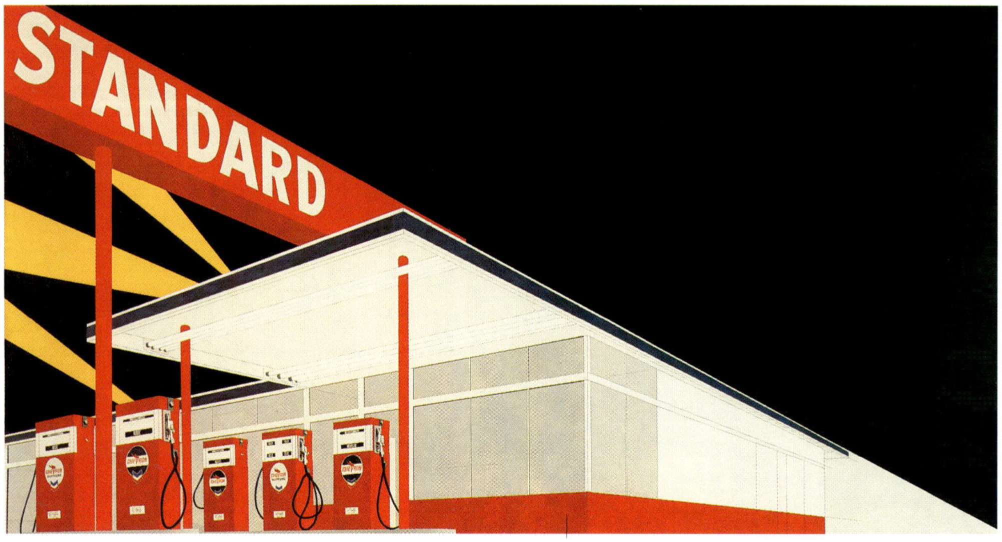

Edward Ruscha:
Standard Oil Tankstelle, Amarillo, Texas, 1963
Standard Oil Station, Amarillo, Texas
Öl auf Leinwand, 165,1 x 308,9 cm
Hanover (NH), Hood Museum of Art, Dartmouth College, Gift of James J. Meeker, Class of 1958, in memory of Lee English

Ruscha kam es im Kontext der Pop Art auf die Integration von Typographie und Schrift in seine Bilder an. In der Nachfolge von Hopper wurden als trivial geltende Motive wie Tankstellen bildwürdig.

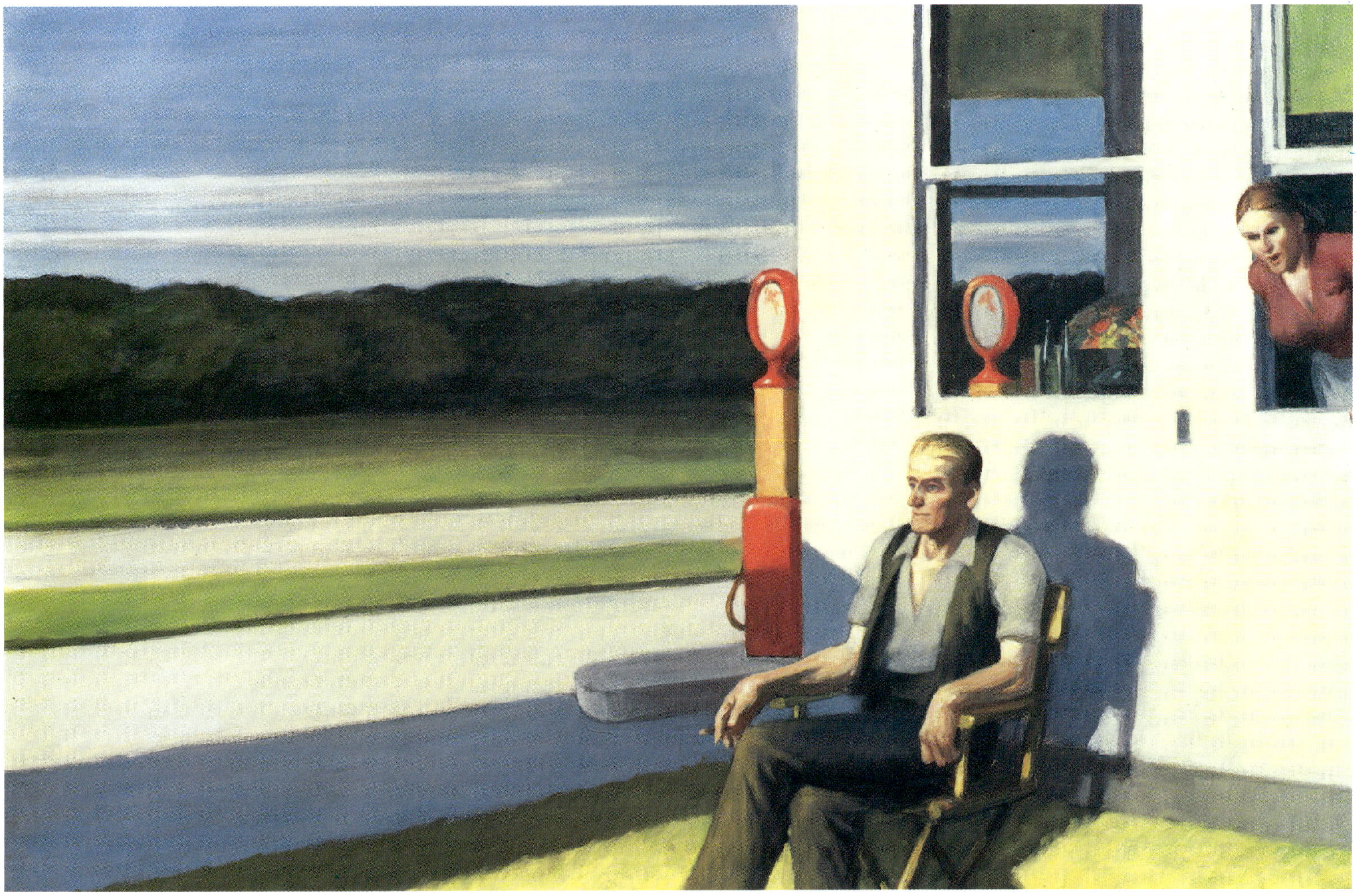

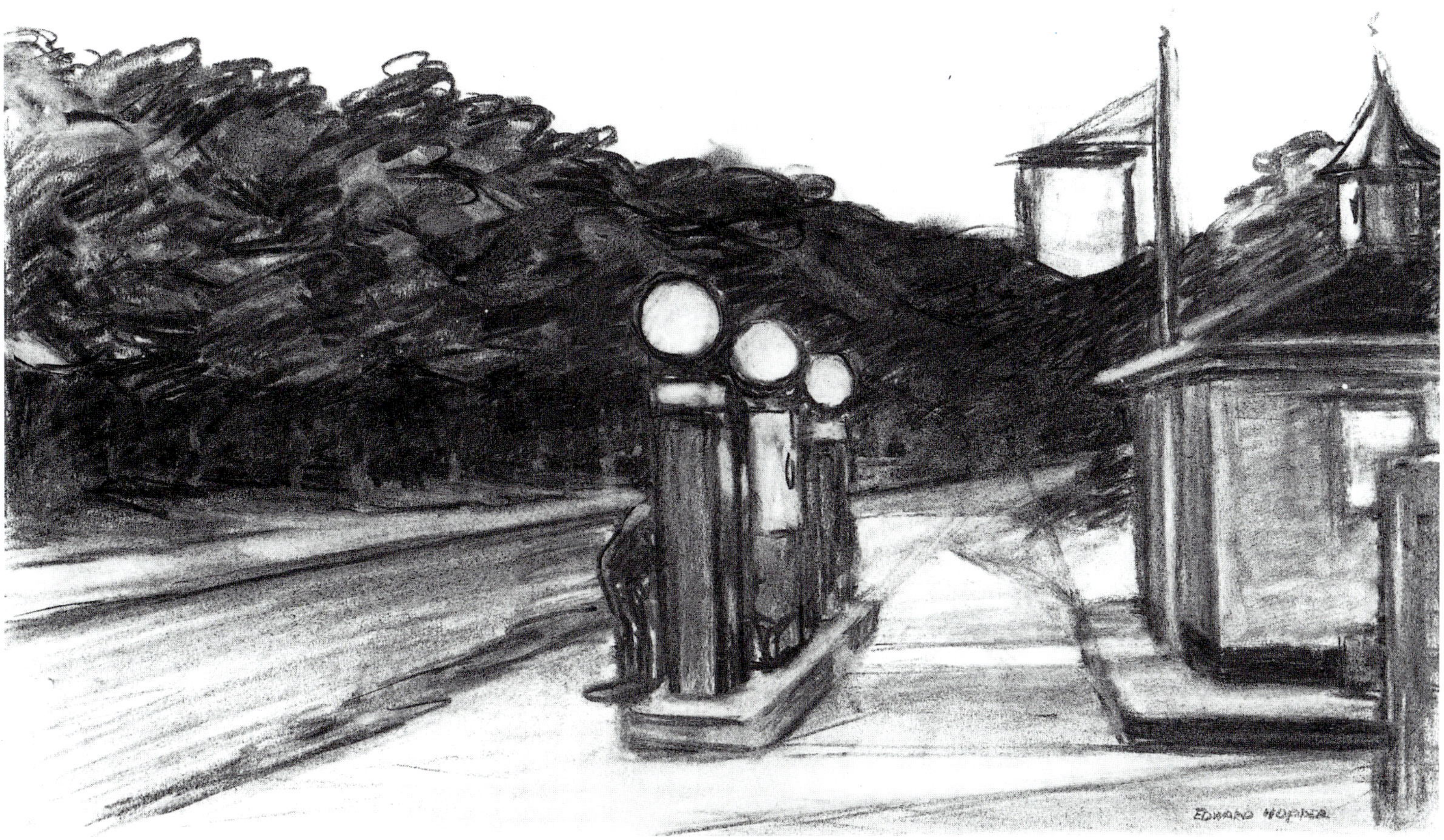
EDWARD HOPPER

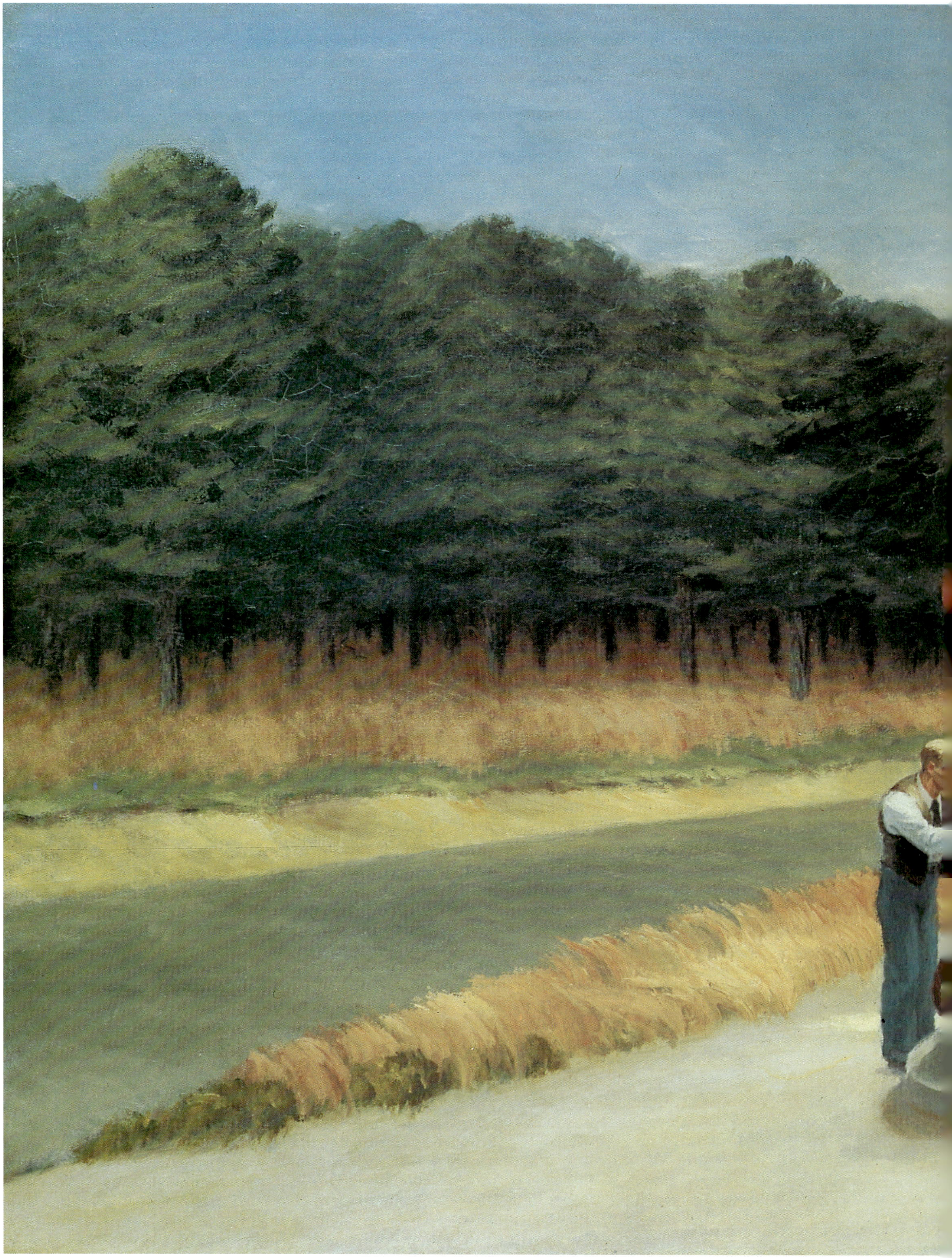

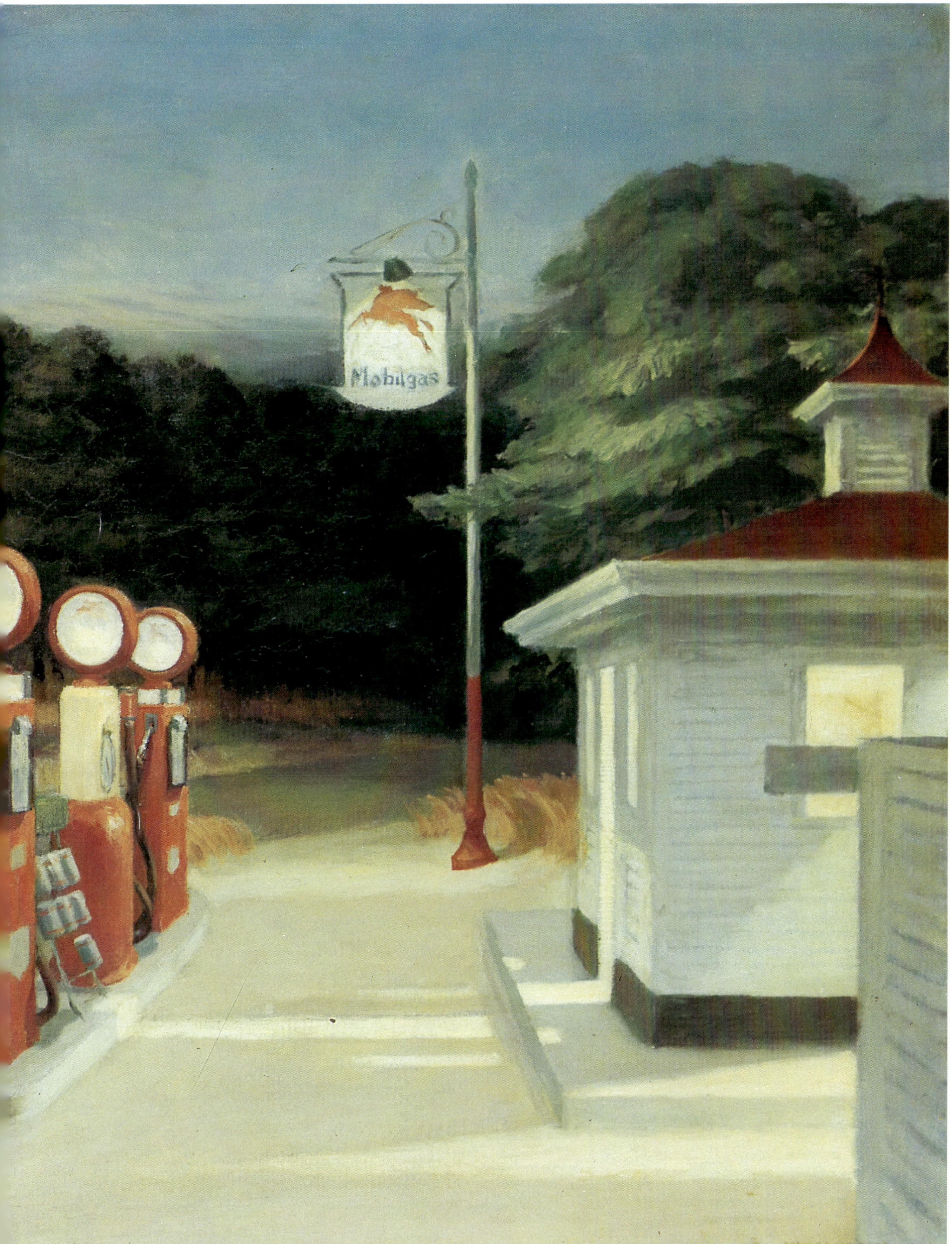
Mobilgas
EDWARD HOPPER

ABBILDUNG SEITE 72/73:
Gas, 1940
Öl auf Leinwand, 66,7 x 102,2 cm
New York (NY), The Museum of Modern Art.
Mrs. Simon Guggenheim Fund

nisch in literarische Form gegossen und dabei auch die Tankstellen nicht vergessen: »Große rote Götter, große gelbe Götter, große grüne Götter sind am Rand der waghalsigen Fahrbahnen aufgestellt, und der Geist auf seiner Jagd nach Vollendung bedient sich ihrer von Gefühl zu Gefühl, von einem Gedanken zu dessen Folgerung. Eine seltsame Bildhauerei hat beim Entstehen dieser Götzenbilder Pate gestanden. Kaum je zuvor hatten die Menschen an einem so barbarischen Aspekt des Schicksals und der Macht Gefallen gefunden. Die namenlosen Bildhauer, die diese metallischen Phantome errichtet haben, verschmähten es, sich einer so lebendigen Tradition zu beugen wie der, die die Kirchen in Form eines Kreuzes entwarf. Diese Idole sind einander derart ähnlich, daß sie bedrohlich wirken. Bunt bemalt mit englischen und neu geprägten Worten, mit nur einem langen und biegsamen Arm, ihrem leuchtenden Kopf ohne Gesicht, ihrem einzigen Fuß und ihrem Bauch mit dem Ziffernrad, haben die Tanksäulen manchmal etwas von den Gottheiten Ägyptens oder jener Kannibalenstämme an sich, die nur den Krieg anbeten. O Texaco motor oil, Eco, Shell, große Inschriften menschlichen Potentials! Bald schon werden wir uns vor euren Quellen bekreuzigen, und die Jüngsten unter uns werden umkommen, weil sie in dem Naphta ihre Nymphen erblickt haben.«[16]

In Hoppers Bild *Gas* (Abb. S. 72/73) hat die – wieder einmal verborgene – Tätigkeit des Mannes tatsächlich etwas Rituelles, etwas Priesterliches. Es herrscht offensichtlich Dämmerung, die Köpfe der Zapfsäulen und das Tankstellenschild sind beleuchtet, ebenso im Inneren das Häuschen, das mit seinem kleinen Turm die Assoziation an eine Kirche aufkommen läßt.

Ein weiteres Indiz dafür wäre die Beleuchtung von innen heraus. Der Mann, der für die Bedienung der Zapfsäulen verantwortlich ist, ist mit

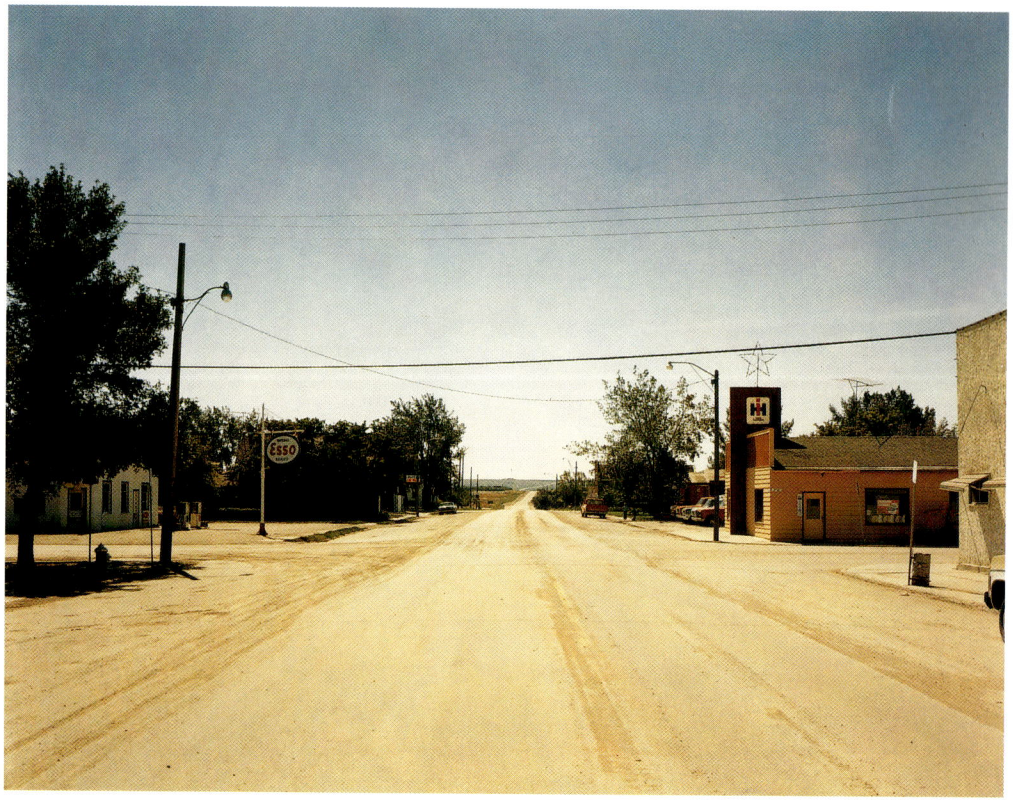

Stephen Shore:
Proton Avenue, Gull Lake, Saskatchewan, 1974
C-print, 19,6 x 24,6 cm
New York (NY), Stephen Shore, Courtesy
Pace/MacGill Gallery

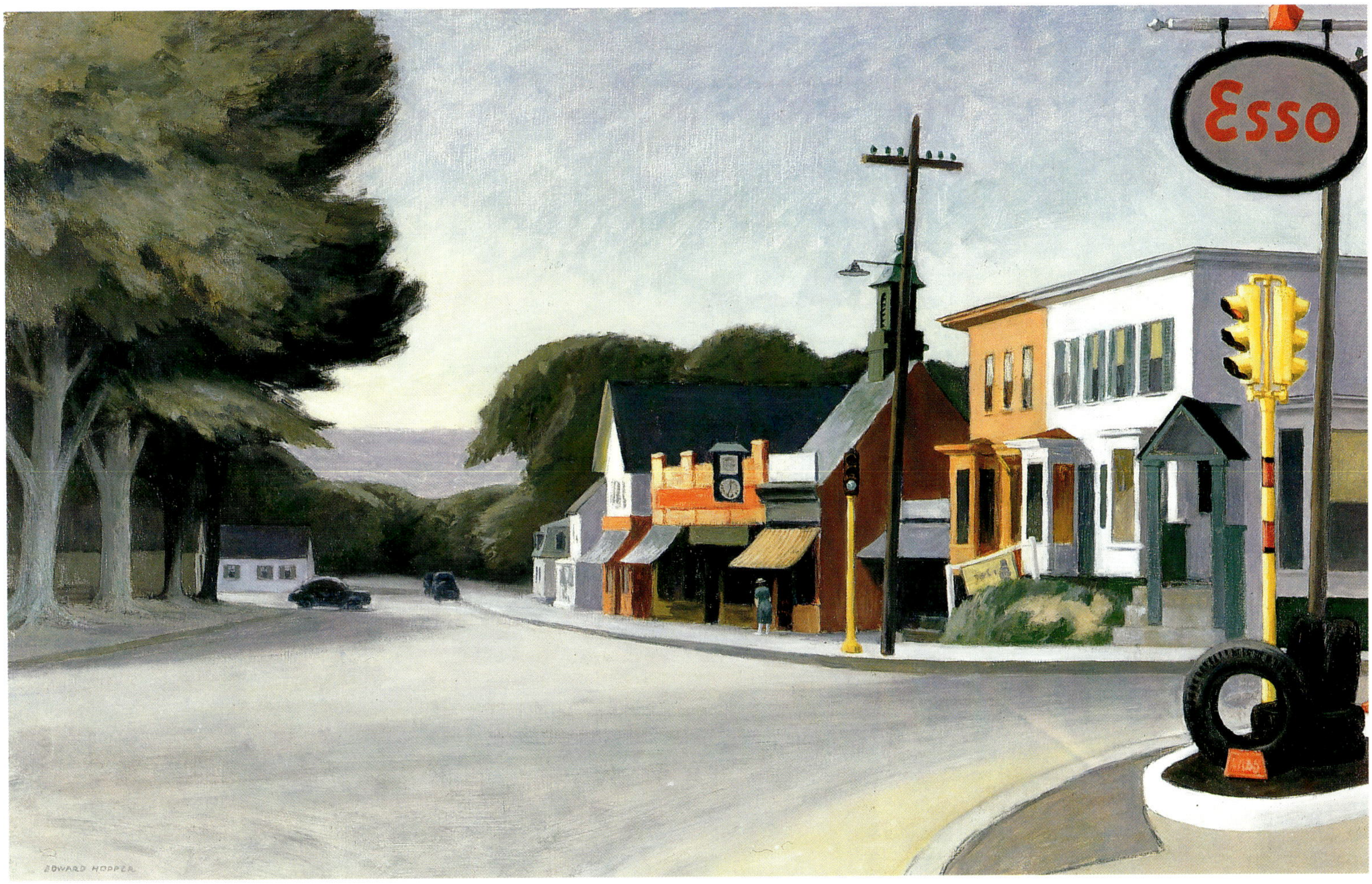

weißem Hemd, Krawatte und Weste bekleidet, nicht etwa mit einem Monteuranzug oder wenigstens einer Schürze. Die Tankstelle steht an der Grenze zwischen Tag und Nacht, zwischen Natur – dem Wald, der im Hintergrund, in der Dämmerung, immer bedrohlicher wird – und der Zivilisation – der Straße.

Hoppers Bilder sind in einem Zwischenbereich angesiedelt. Sie zeigen nicht mehr einen Zustand der Unschuld und noch nicht den Status der Selbstzerstörung des Menschen. Die Bilder markieren einen andauernden Schwebezustand, aber kein Gleichgewicht. Sie zeigen weder eine vorindustrielle Idylle, noch verherrlichen sie die Mechanisierung. Hopper zeigt eine Situation, wie sie kein anderer amerikanischer Künstler zum Thema gemacht hat. Er steht zwischen einer eher romantischen Malerei des 19. Jahrhunderts und der sozialkritischen Ashcan School einerseits sowie zwischen einer konzeptuell agierenden Avantgarde zu Beginn des 20. Jahrhunderts und einer affirmativen Malerei der Präzisionisten wie Sheeler andererseits. Diese Unentschiedenheit, ja Indifferenz, macht Hopper zum Ahnherrn der amerikanischen Pop Art. Weniger das Eingebundensein in die Tradition erweist ihn als amerikanischen Maler als vor allem die bewußte Verwendung von Versatzstücken seiner amerikanischen Umwelt. Nicht umsonst hat Hopper Amerika seit seinen frühen Paris-Aufenthalten nicht mehr verlassen und sich für mehr als 50 Jahre größtenteils in eine Umgebung zurückgezogen, nach Neuengland, die für Veränderungen so wenig anfällig war wie er selbst.

Orleans, ein Portrait, 1950
Portrait of Orleans
Öl auf Leinwand, 66 x 101,6 cm
San Francisco (LA),
The Fine Art Museums of San Francisco,
Fractional gift of Jerrold and June Kingsley,
1991.32

Das typisch Amerikanische an Hoppers Bildern besteht darin, die amerikanische Umwelt, wie sie sich ihm darbietet, ausschnitthaft und gleichzeitig exemplarisch ins Bild zu setzen. Die Fotografien eines Robert Frank oder Stephen Shore setzen dies fort.

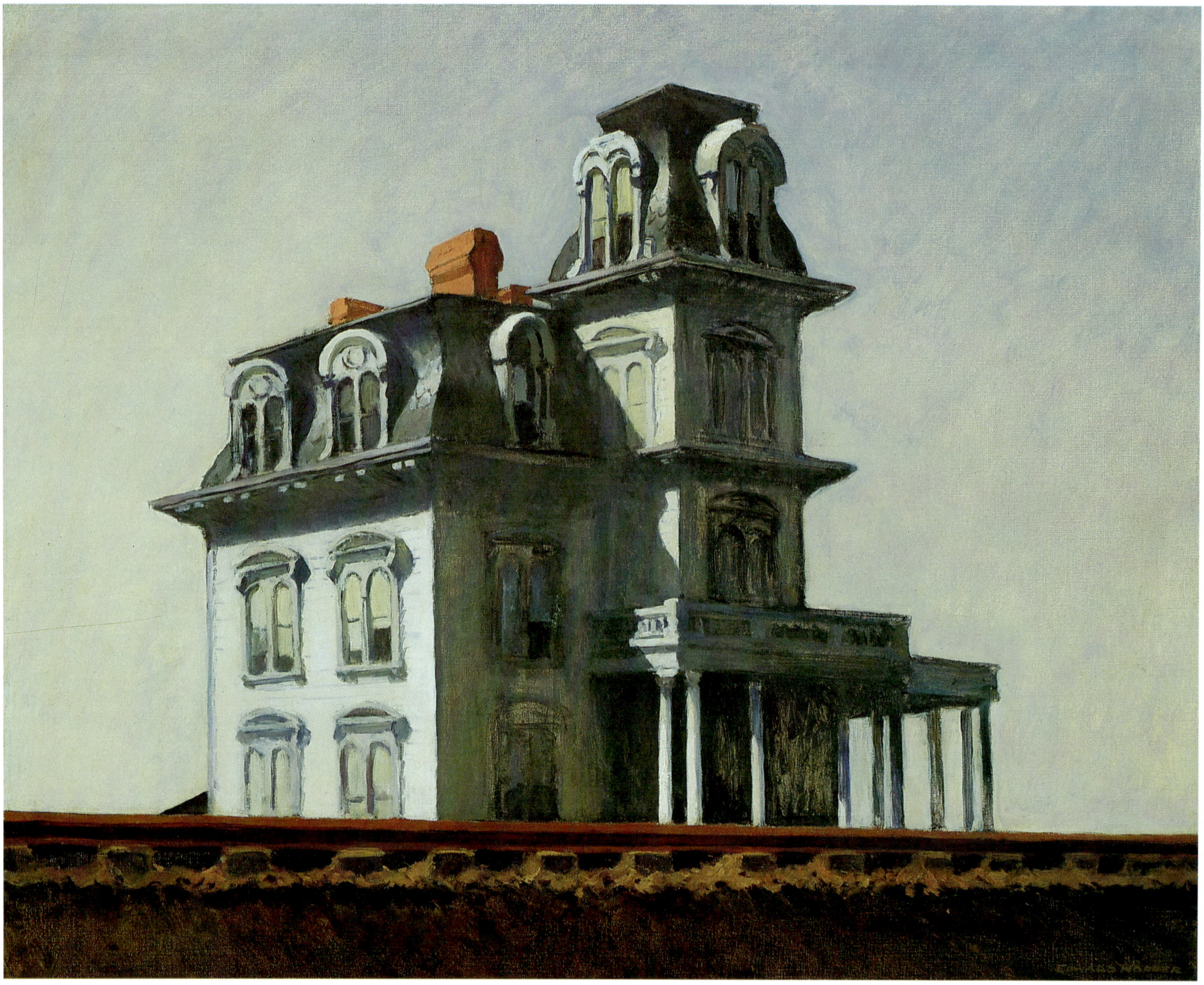

Das Haus am Bahndamm, 1925
House by the Railroad
Öl auf Leinwand, 60,7 x 73,7 cm
New York (NY), The Museum of Modern Art

1930 kaufte Alfred H. Barr jr., der Direktor des Museum of Modern Art in New York, dieses Bild, das zu einer Inkunabel der gegenständlichen amerikanischen Malerei geworden ist. Das Haus als Zeichen der Zivilisation trägt anthropomorphe Züge. Diesen sind die Bahngleise gegenübergestellt, die als vorgezogene Horizontlinie fungieren.

Natur und Zivilisation

»Man kann die Natur auffassen als ›Faktenaußenwelt‹, als einen Bereich von Dingen, von Eigenschaften und von gesetzmäßigen Veränderungen zwischen ihnen, die durch ihr bloßes Dasein und Sosein legitimiert sind. Die Welt voller Fakten mit ihren ebenso faktischen Erklärungsgründen bildet einen Zusammenhang, der, durch sein bloßes Dasein und seine tatsächlichen Eigenschaften legitimiert, sich selbst genügt.«[1] Diese Beschreibung aus der Feder des deutschen Kulturphilosophen Arnold Gehlen erfaßt auch eine Kunst, die nicht mehr in einer auftragsgebundenen Situation geschaffen wird und die weder die Magd der Theologie noch der Philosophie ist; diese Kunst stellt ein eigenes Bezugssystem dar, das sich ebenfalls »selbst genügt«. Die Autonomie der Kunst ist eine utopische Vorstellung, denn immer wird Kunst auch abhängig sein von Kapital, sei es Mäzenatentum, sei es Sponsoring, von Markt und Meinung. Hopper selbst ist auf dieser Gratwanderung zwischen Beharren und Kommerz immer seinen speziellen Weg gegangen, eigenwillig, manchmal starrköpfig. 1932 etwa lehnt er seine Nominierung zum Mitglied der National Academy of Design ab, schließlich seien seine Gemälde in früheren Jahren auch abgelehnt worden.

Die Natur, die »Faktenaußenwelt«, ruft, wie Immanuel Kant bemerkt hat, eine ästhetische Wirkung hervor. Dabei setzt er das, wie er es nennt, »Naturschöne« eindeutig vor das »Kunstschöne«. Für eine Ästhetik der modernen Kunst kann diese Trennung von natürlicher und artifizieller Schönheit bedeuten, daß alle möglichen Stoffe einer ästhetischen, einer speziell künstlerischen Bewertung offenstehen. Marcel Duchamp hat das exemplarisch mit seinem Urinoir vorgemacht, das er 1917 für eine juryfreie Ausstellung der Society of Independent Artists in New York einreichte. Er betitelte das Becken »Fountain« (»Brunnen«) und signierte es mit »R. Mutt«: Der Vorstand der Independents wurde den eigenen Prinzipien, nicht zu jurieren, untreu und lehnte die Arbeit ab. Duchamp protestierte dagegen in der von ihm mitherausgegebenen Zeitschrift »The Blind Man«: »Ob Herr Mutt den Brunnen mit seinen eigenen Händen hergestellt hat oder nicht, ist unwichtig. Er hat ihn AUSGEWÄHLT... Von Klempnerei zu sprechen ist absurd. Die einzigen Kunstwerke, die Ameri-

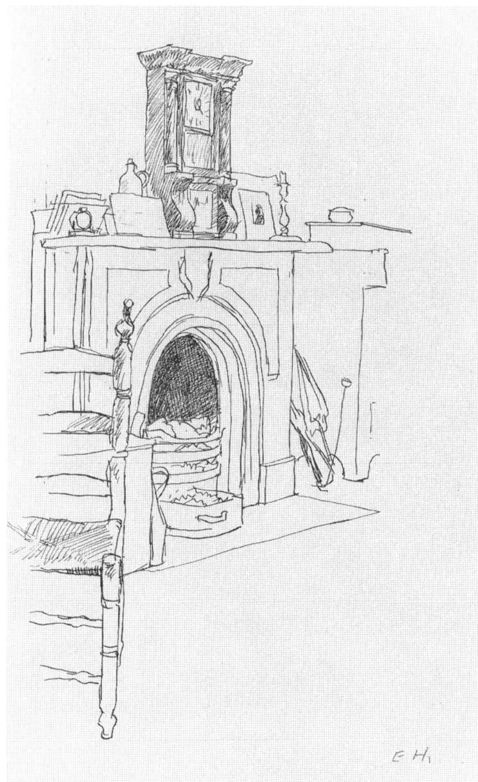

Kamin in Hoppers New Yorker Wohnung,
um 1925–30
Fireplace at Hopper's New York Apartment
Tusche auf Papier, 31 x 17,8 cm
New York (NY), Collection of Whitney Museum of American Art. Josephine N. Hopper Bequest

ka hervorgebracht hat, sind seine sanitären Anlagen und seine Brücken.«[2] Hopper schließlich hat sie gemalt, nicht sanitäre Anlagen selber, aber Tankstellen, Brücken und, immerhin, die Auslage einer *Apotheke* (1927, Abb. S. 132), dekoriert mit Abführmitteln. Schon Tocqueville hatte, darin Duchamp ähnlich, bemerkte: »Das Volk, das als Spuren seines Daseins nur einige Bleirohre in der Erde und einige Eisenstangen auf ihrer Oberfläche zurückließe, könnte mehr Herr der Natur gewesen sein als die Römer.«[3] Mit sanitären Anlagen läßt sich in die Natur einwirken, mit sanitären Anlagen läßt sich Kunst machen: Für die Wirklichkeitsauffassung des 20. Jahrhunderts stehen Natur und Kunst unvermittelt nebeneinander. Das ist auch Hoppers Voraussetzung.

Hoppers Bilder sind dabei immer auf zwei Ebenen zu verstehen: Die Form reflektiert den Inhalt bzw. das Thema mit. Die Radierung *Amerikanische Landschaft* (1920, Abb. S. 79) zeigt drei Kühe, vermutlich, da sich das meiste in Hoppers Bildern ja außerhalb ihrer selbst, im Kopf des Betrachters abzuspielen hat, die Vorhut einer ganzen Herde, die den Schienenstrang einer Eisenbahnlinie überquert. Kühe und Eisenbahn versinnbildlichen nun nicht einfach den Gegensatz von Natur und Zivilisation. Was auf den ersten Blick fast idyllisch aussieht, noch einen Hauch von Pioniergeist vermittelt, steht in einem ganz spezifischen Zusammenhang. Die Rinderherden des Mittleren Westens wurden seit der Mitte des 19. Jahrhunderts zur nächstgelegenen Eisenbahn getrieben und dort verladen, um in die Schlachthöfe, vor allem nach Chicago, transportiert zu werden. Der Unternehmer J. G. McCoy etwa hatte sich als Eisenbahnstützpunkt den Ort Abilene im nördlichen Texas ausgesucht. »Der Ort bestand aus zwölf Hütten. Man züchtete dort Prairiehunde. In sechzig Tagen hatte McCoy Unterkunft für über dreitausend Kühe geschaffen. Noch im Herbst desselben Jahres (1867) transportierte er 35 000 Stück Vieh.

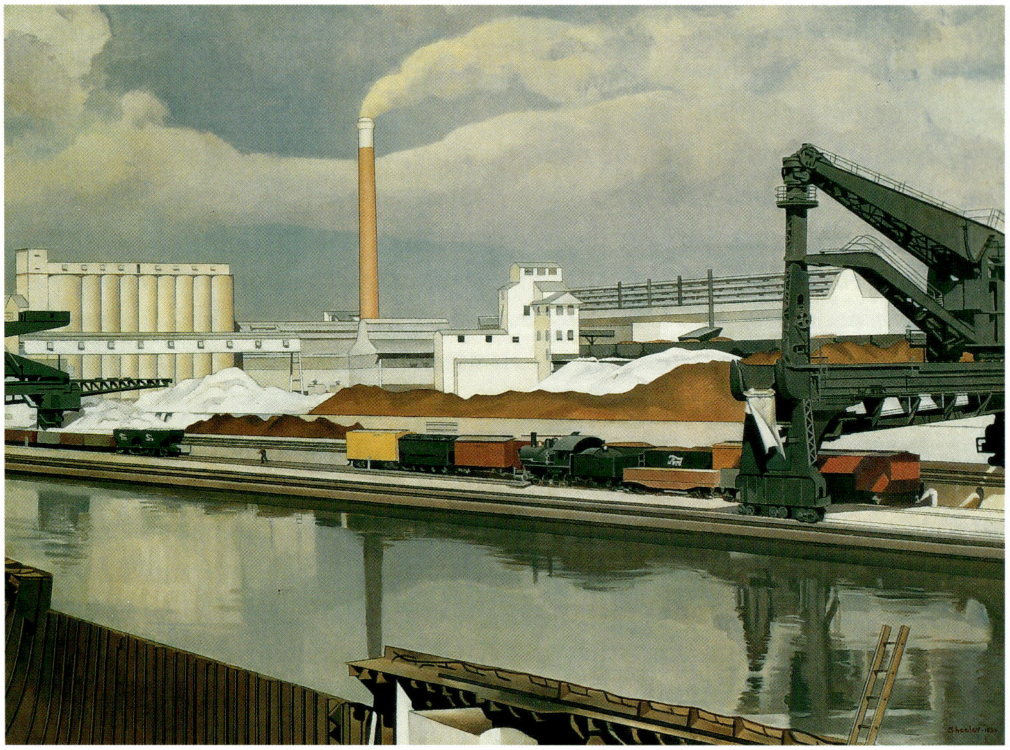

Charles Sheeler:
Amerikanische Landschaft, 1930
American Landscape
Öl auf Leinwand, 61 x 78,8 cm
New York (NY), The Museum of Modern Art
Gift of Abby Aldrich Rockefeller

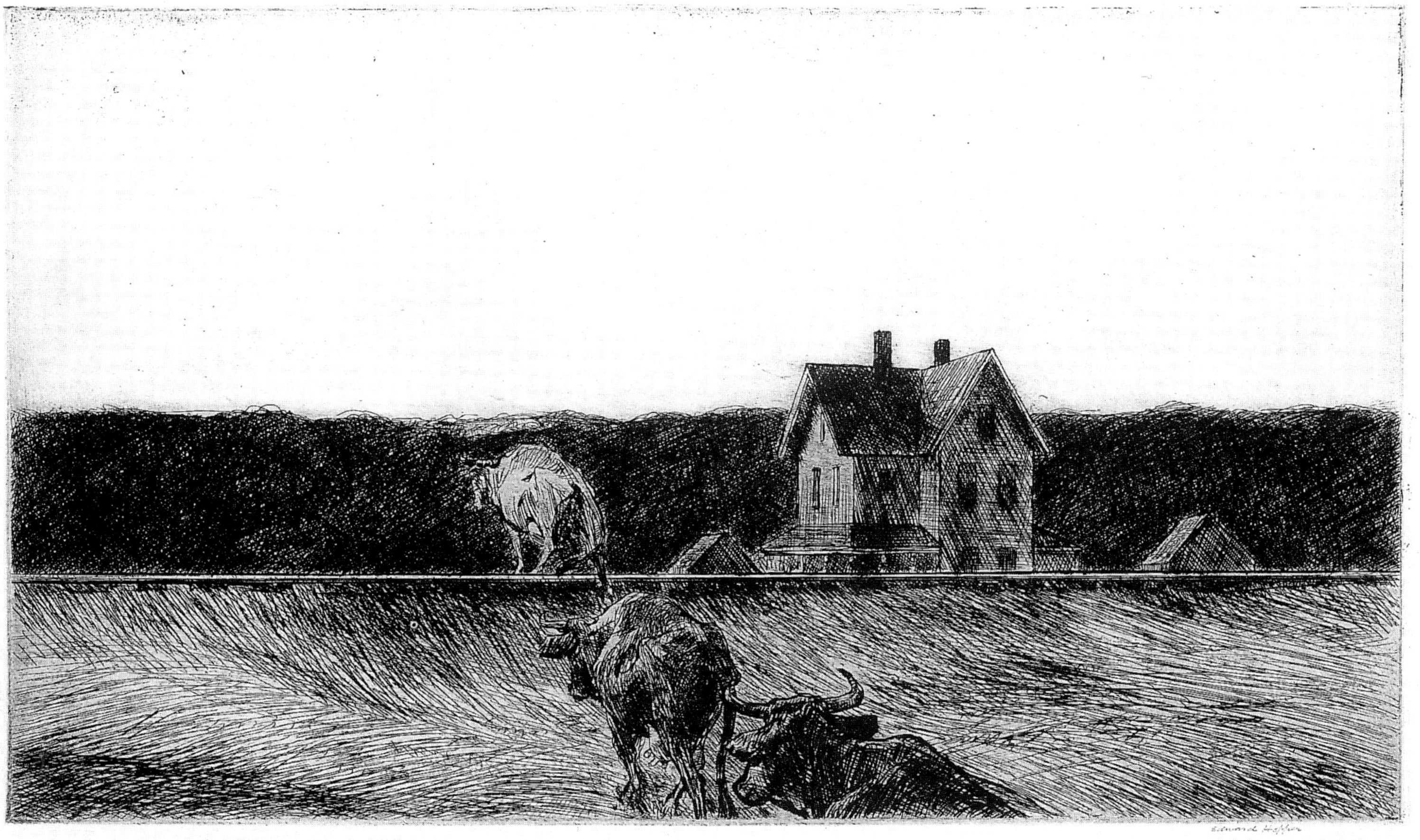

***Amerikanische Landschaft*, 1920**
American Landscape
Radierung, 18,4 x 31,8 cm
Blattgröße: 33 x 42,5 cm
Philadelphia (PA), Philadelphia Museum of Art, Purchased: Thomas Skelton Harrison Fund

Fast alle Züge endeten in Chicago. 1869 hatte sich die Zahl verzehnfacht, um 1871 waren es 700 000 Kühe, die in die Packerhäuser des Mittelwestens transportiert wurden.«[4] Hopper deutet diese Zusammenhänge nur an, wenn er die einzelnen Bestandteile aufs nötigste reduziert: Rinder, Eisenbahnschienen, Haus, nicht weiter differenzierte Landschaft. Charles Sheeler strebt demgegenüber in seinem Bild mit dem gleichen Titel (*Amerikanische Landschaft,* 1930, Abb. S. 78) unmißverständliche Eindeutigkeit an. Hoppers Standpunkt ist nicht kritisch, sondern emotionslos. Er zeigt, aber er wertet nicht.

Nun sind Zivilisation, Technisierung und Mechanisierung nicht Prozesse, die völlig abgetrennt von einer »unschuldigen Natur« verlaufen. Schließlich produziert der Mensch, wie Gehlen anmerkt, seit einer halben Million Jahren mit Hilfe von Techniken. Der Mensch ist als Teil der Natur in sie eingetreten, um sie zu verändern, er ist »nature artificielle«, so Gehlen: »Mechanisierung ist nicht aus freier, bewußter Vereinbarung, aus dem ethisch geläuterten Willen der Menschheit entstanden, sondern unbeabsichtigt, ja unbemerkt erwachsen. Trotz ihres rationalen und kasuistischen Aufbaus ist sie ein unwillkürlicher Prozeß, ein dumpfer Naturvorgang.«[5] Technisierung selbst gehört zur Natur. Ähnliche Gedanken legt Hoppers Bild dem Betrachter durch Bildperspektive und -aufbau nahe. Er sieht die Szene gewissermaßen aus der Perspektive der Rinder, sein Standpunkt liegt, etwas erhöht, in der Spur der nur als Andeutung im Bild präsenten Herde. Der Schienenstrang teilt das untere Drittel des Bildes vom Rest. Die Rinder übersteigen nun den Bahndamm und gelangen über diese Schwelle von der Weide in den vom Menschen gestalteten Raum, den das Haus versinnbildlicht. Wieder läßt Hopper durch das bewußte Miteinbeziehen des Betrachters eine dialektische Situation entstehen, die changiert zwischen Fiktion und Realität, Bild und Wirklichkeit, Innen und Außen. Vom Standpunkt der Natur aus beobachtet der Mensch die von ihm ins Werk gesetzten Manipulationen, wie sie sich an der Natur, an den Tieren auswirken. In diesem Sinne ist die Bezeichnung »mimetische Kunst« für das, was Hopper macht, zutreffend. Mimetisch heißt nicht einfach nachahmend, wie es immer wieder verkürzend und verfälschend gebraucht wird. Vielmehr bezeichnet der Begriff der Mimesis einen dialektischen Wirklichkeitsbezug: Das Bild selbst ist gleichzeitig Schein und Teil der Wirklichkeit. In ähnlicher Weise ist der Mensch Teil der Natur und übersteigt sie gleichzeitig, indem er sie verändert.

Bahnübergang (um 1922–23, Abb. S. 85) führt die Thematik von *Amerikanische Landschaft* (Abb. S. 79) weiter. Hopper knüpft ausgeprägter als in der Radierung *Bahnübergang* (1923, Abb. S. 85) ein Koordinatennetz. Der Schienenstrang durchschneidet das Bild etwas unterhalb der Mitte, von rechts nach links leicht ansteigend. In gegenläufiger Richtung tritt die Straße ins Bild. Schiene und Straße treffen sich am rechten Bildrand an einem Punkt, an dem sie beide in verschiedenen Richtungen aus dem Bild verschwinden. Im Zentrum des Bildes steht ein Haus, wohl das des

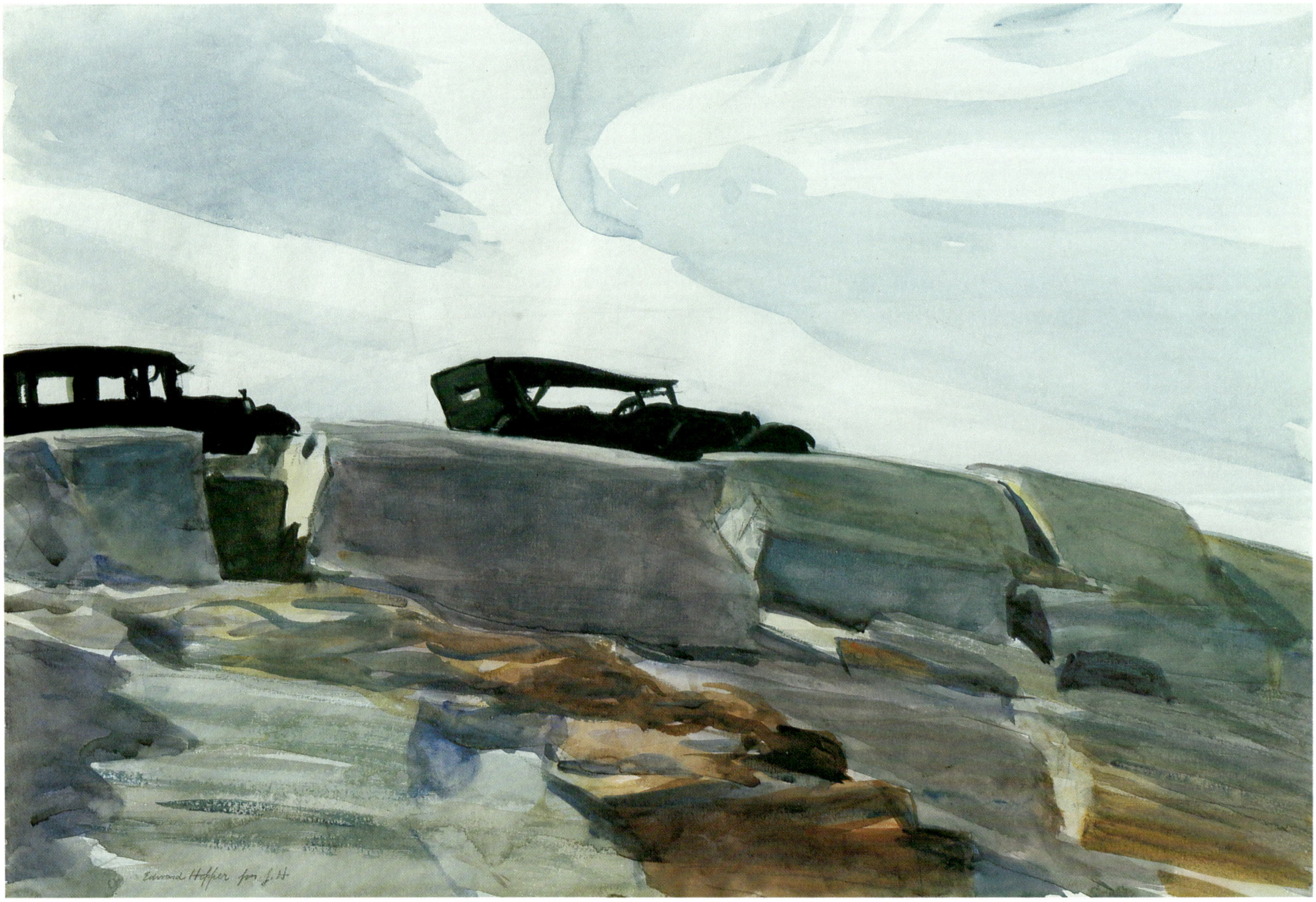

Felsen und Autos, 1927
Cars and Rocks
Aquarell auf Papier, 35,2 x 50,8 cm
New York (NY), Collection of Whitney Museum of American Art. Josephine N. Hopper Bequest 70.1104

Die von Hopper gewählte Perspektive läßt die Automobile als Silhouetten formal in die Nähe der Felsformationen treten. Er zeigt, wie die technischen Errungenschaften des Menschen zu einem Teil der Natur werden, ohne jedoch eine Versöhnung beider daraus abzuleiten.

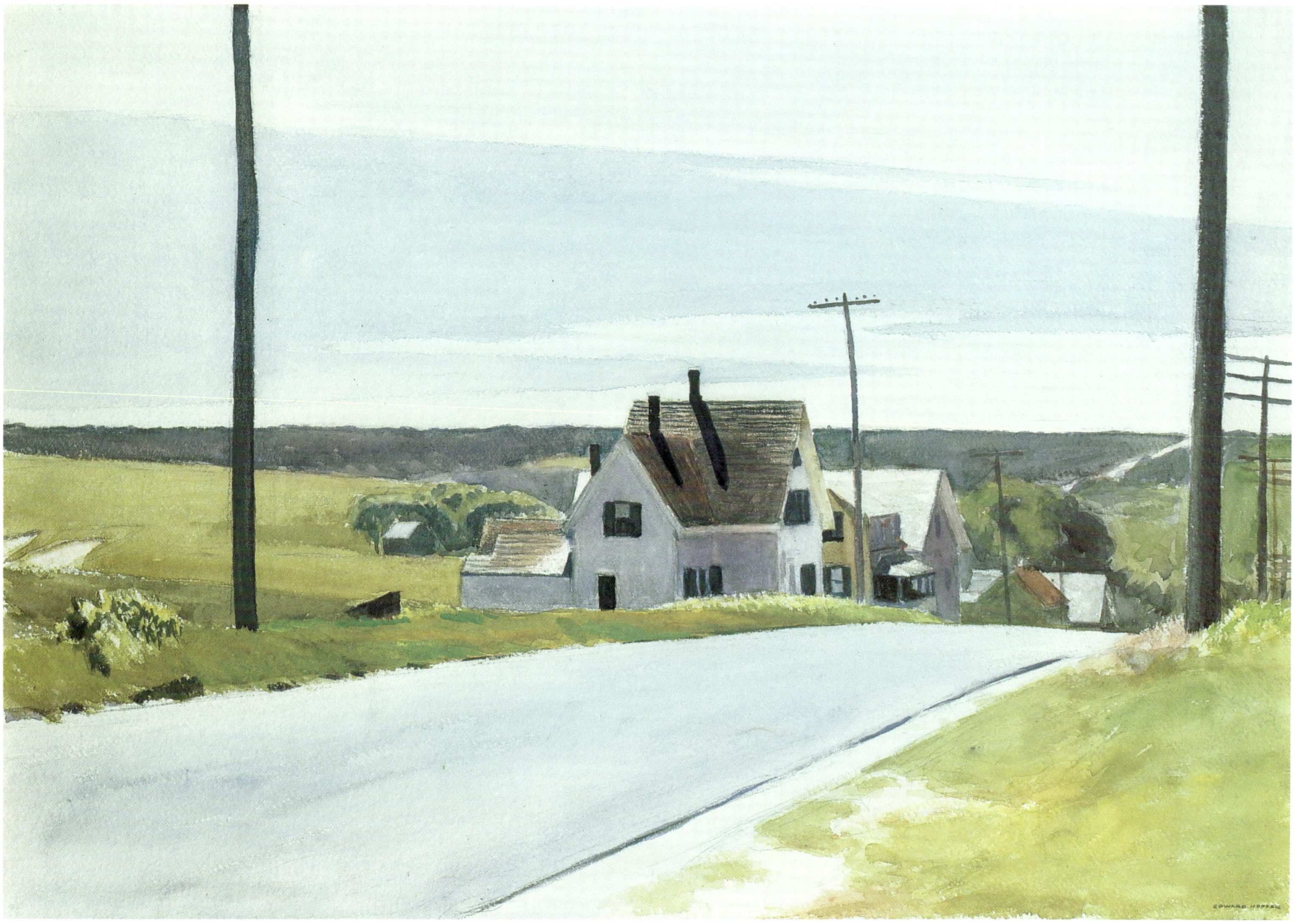

Bahnwärters, rechts daneben, zwischen Haus und Telegraphenmast, der aussieht, als wachse er aus einem Busch heraus, wird man, für Hopper eine Seltenheit, einer kleinen Figur gewahr, einer Frauengestalt. Sie nimmt sich winzig aus im Vergleich zu allen anderen Bildelementen, dem Haus, den Telegraphenmasten, dem Signal und dem Warnschild. Der farbige Grundton des Hauses ist in all seinen Schattierungen dem der Landschaft angepaßt. Das Blau des Daches korrespondiert mit dem Blau des Himmels, der Anstrich ist in denselben Tönen gehalten wie der Boden im Vorder- und wie der Wald im Hintergrund. Die Werke des Menschen, so läßt sich schlußfolgern, werden zu Natur, ein weiteres Indiz dafür wäre die Überlappung von Baum und Haus. Der Mensch aber, die winzige Figur, steht sowohl der Natur als auch seinen eigenen Erzeugnissen, die Eingriff und Erweiterung gleichzeitig bedeuten, klein und ohnmächtig gegenüber.

Eines der berühmtesten Bilder von Hopper ist *Das Haus am Bahndamm* (1925, Abb. S. 76). Wieder unterteilt ein Bahndamm mit Schienenstrang das Bild. Dahinter erhebt sich ein Haus in skurrilem viktorianischem Stil, ein Haus, dessen Fundamente durch den Bahndamm verdeckt sind. Der Standpunkt des Betrachters liegt tiefer als der Bahndamm: Das Haus müßte in Untersicht erscheinen, doch seine Veranda versagt sich die-

Landstraße, 1931
High Road
Aquarell auf Papier, 50,8 x 71,1 cm
New York (NY), Collection of Whitney Museum of American Art. Josephine N. Hopper Bequest 70.1163

ABBILDUNG SEITEN 82/83:
Bahndamm bei Sonnenuntergang, 1929
Railroad Sunset
Öl auf Leinwand, 71,8 x 121,3 cm
New York (NY), Collection of Whitney Museum of American Art. Josephine N. Hopper Bequest 70.1170

Hopper verbindet das romantische Motiv des Sonnenunterganges mit einer technisch-zivilisatorischen Errungenschaft, der Eisenbahn. In die größtenteils bildparallele Komposition ragen Stellwerk und Telegraphenmast hinein. Die Schienen bleiben demgegenüber im Rahmen der von der Natur vorgegebenen Ordnung.

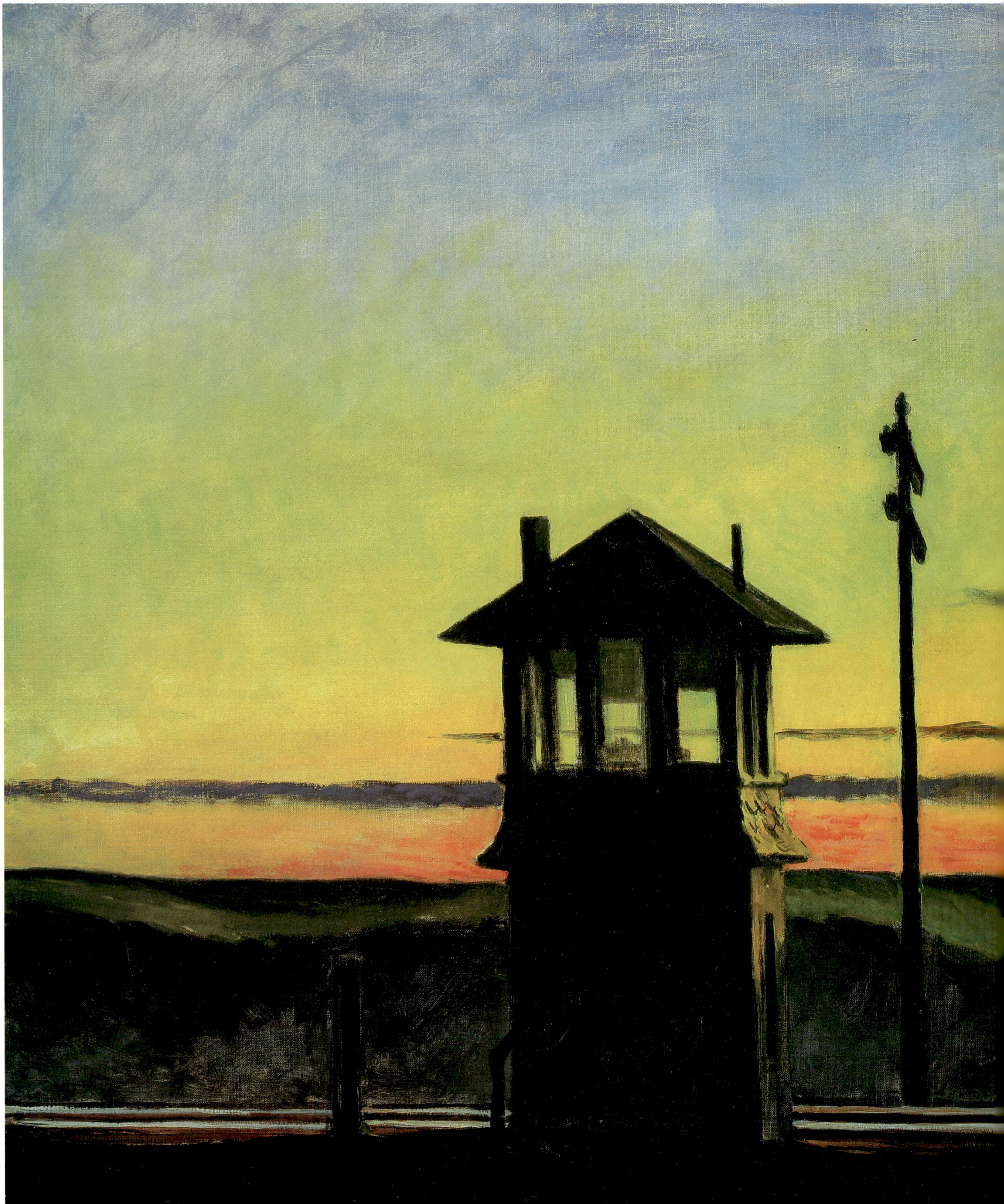

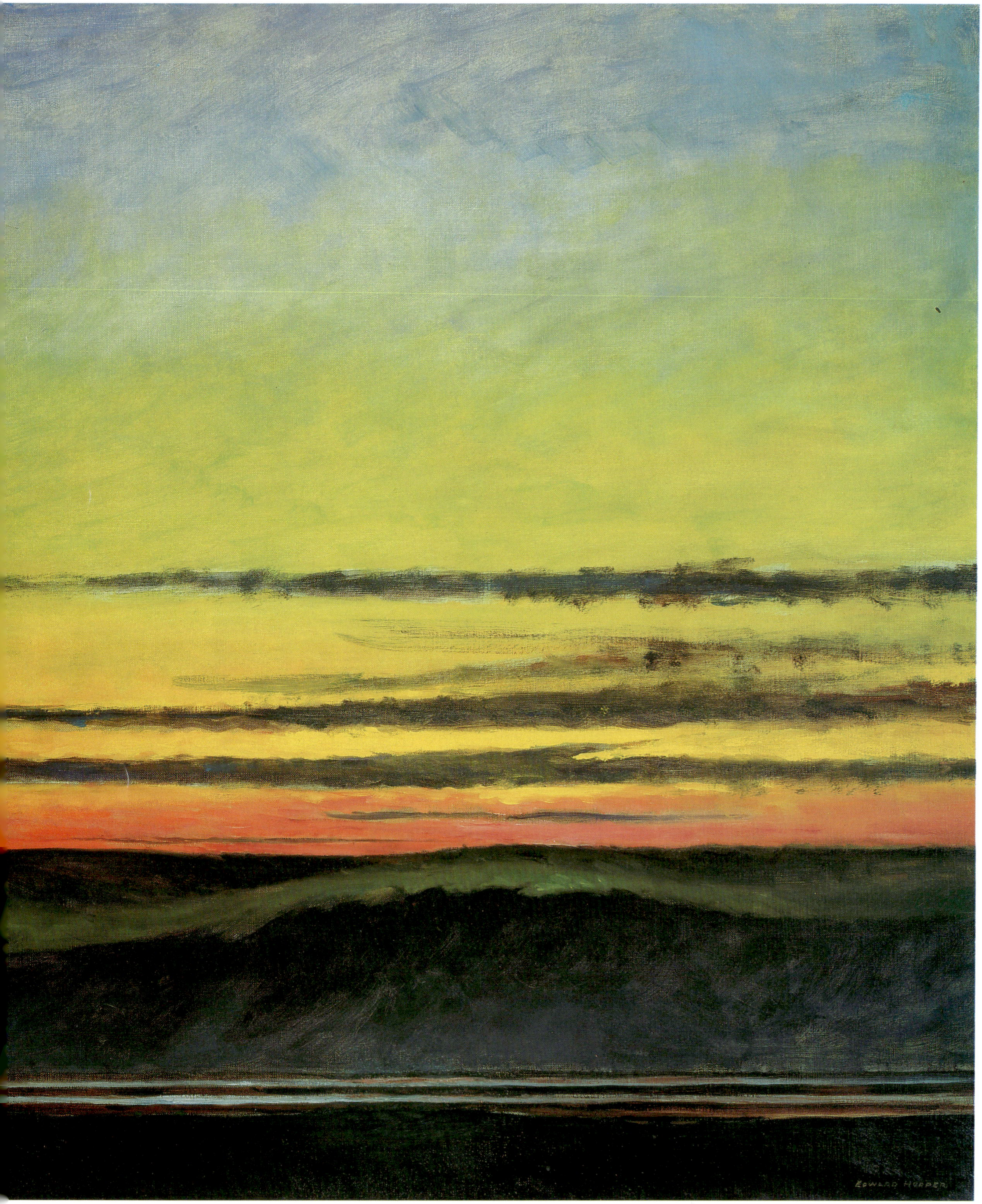
EDWARD HOPPER

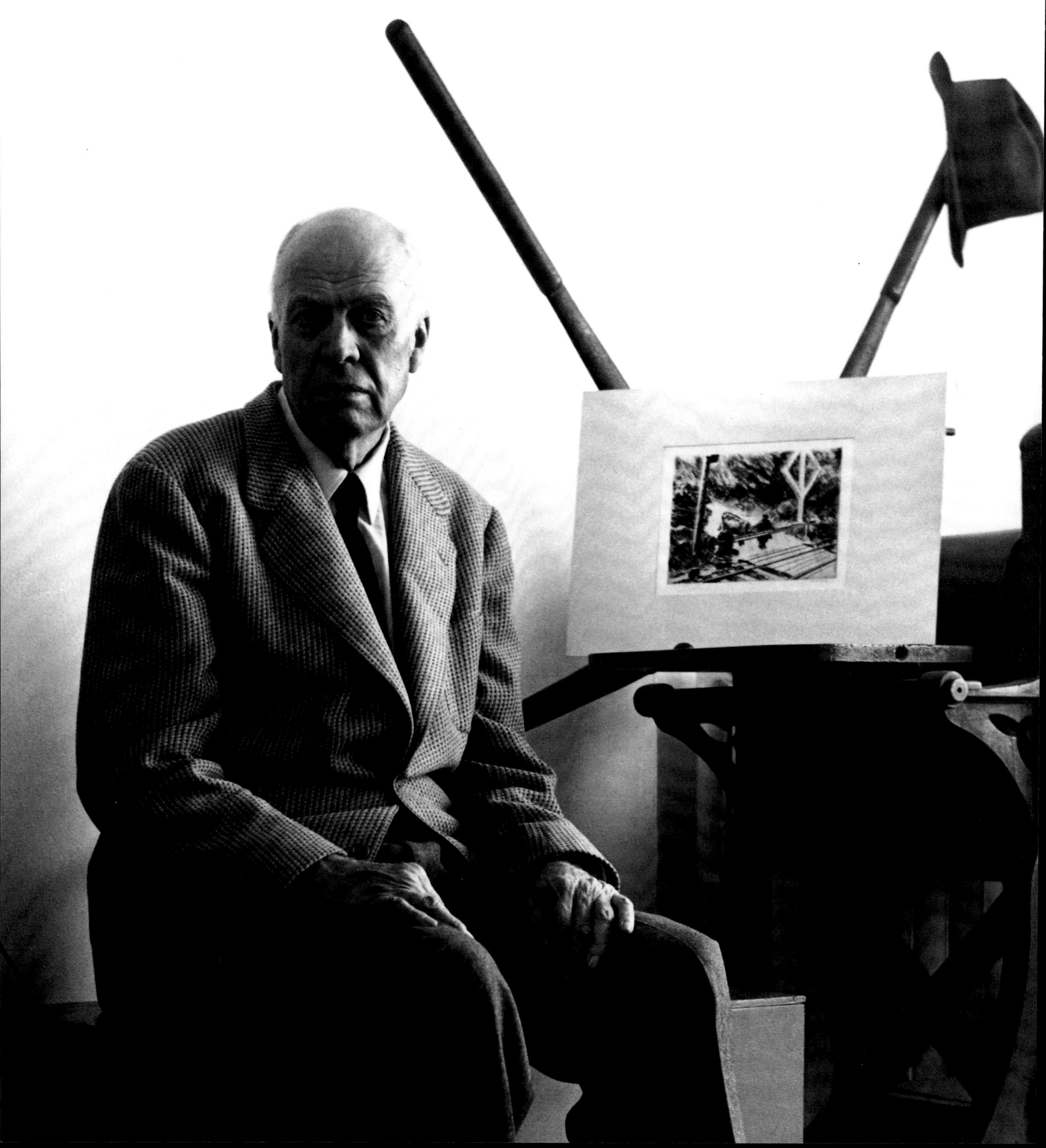

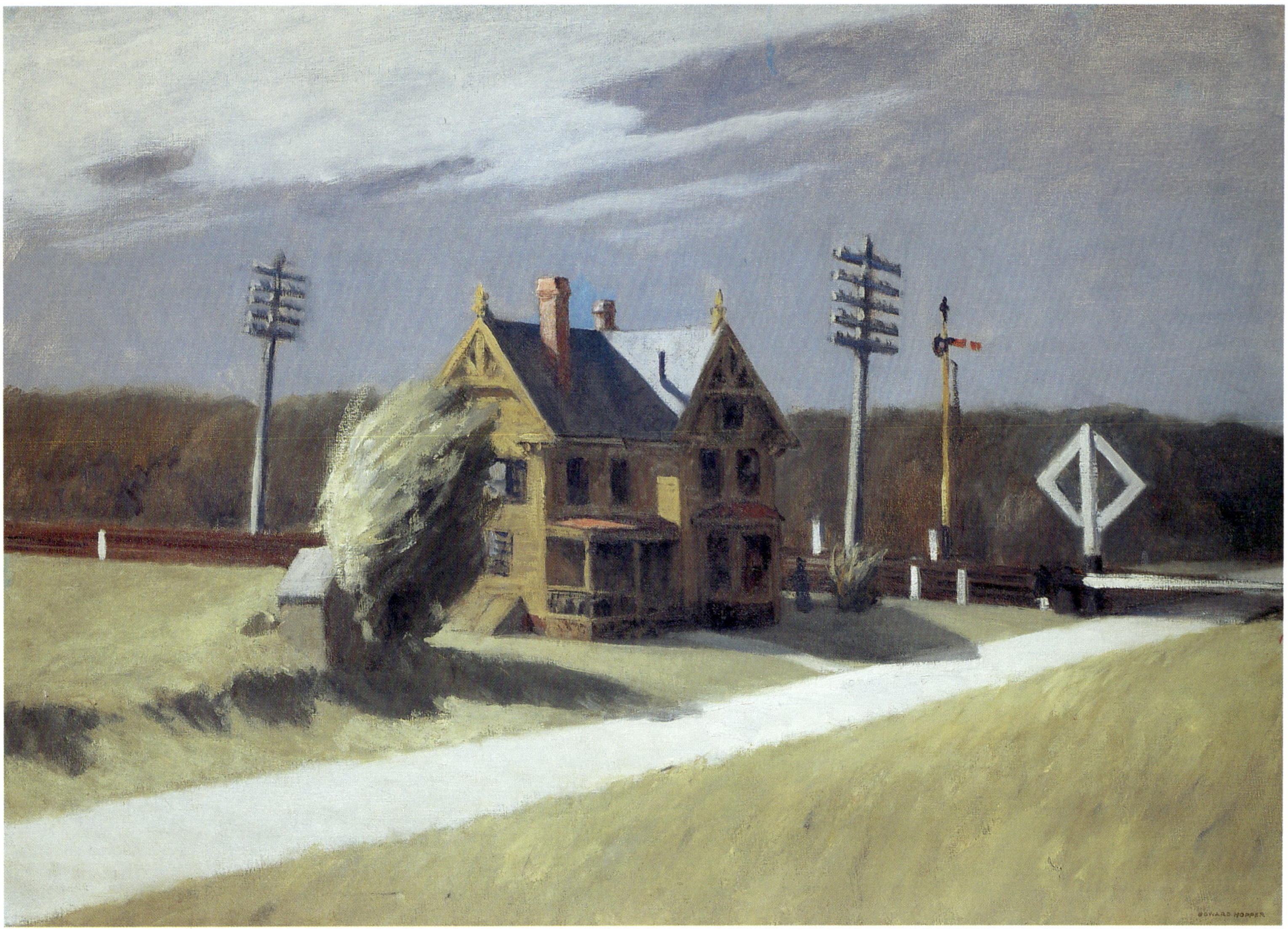

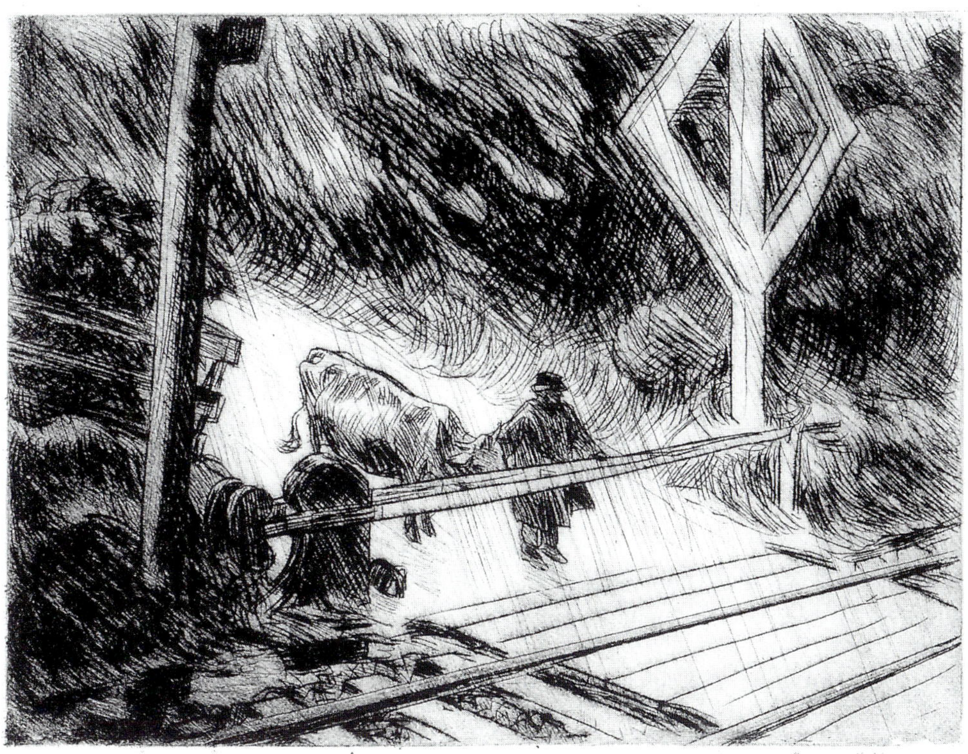

Bahnübergang, um 1922–23
Railroad Crossing
Öl auf Leinwand, 73,7 x 101 cm
New York (NY), Collection of Whitney Museum of American Art. Josephine N. Hopper Bequest 70.1189

Bahnübergang, 1923
Railroad Crossing
Kaltnadelradierung, 17,8 x 22,9 cm
Blattgröße: 32,9 x 39,7 cm
Philadelphia (PA), Philadelphia Museum of Art, Purchased: Thomas Skelton Harrison Fund

ABBILDUNG SEITE 84:
Sidney Waintrob:
Edward Hopper in seinem New Yorker Atelier, 20. November 1955
Edward Hopper in his New York studio
Photographie
New York (NY), Collection Sidney Waintrop

ser Logik. Ein Maßstab ist nicht gegeben, da der untere Teil des Hauses fehlt. Es hängt buchstäblich in der Luft. Der Turm und die Veranda kippen nach vorne, während von den Schienen nur die vordere zu sehen ist. Einmal mehr sind die Perspektive und mit ihr der Standpunkt des Betrachters verunklärt. »Darstellen bedeutet nicht Abbilden, sondern Zeichensetzen für etwas«, schrieb der österreichische Kunstwissenschaftler Dagobert Frey.[6] Das gilt selbstverständlich auch für die Anwendung der Perspektive, die speziell bei Hopper nie als Zufallserscheinung oder gar als Folge mangelnder Beherrschung der Technik ausgelegt werden darf. *Das Haus am Bahndamm* (Abb. S. 76) zeichnet sich durch das Fehlen eines Bezugssystems aus. Der Horizont ist mit den Gleisen vor das Objekt gelegt, dem er eigentlich zugeordnet gehört. Im Verhältnis zu diesem Ersatzhorizont steht das Haus nun in leichter Neigung da, obwohl alle Vertikalen parallel zu den Bildrändern sind. Horizontalen gibt es nicht, nur Schrägen. Durch den Eindruck, das Haus liege hinter einem angenommenen Horizont, bekommt es etwas Chimärenhaftes. Hoppers Technik der Untersicht und der Schrägen hat Alfred Hitchcock dann in seinem Film »Psycho« übernommen: Das Haus, in dem sich das unheimliche Geschehen abspielt, hat eine ähnliche Architektur wie jenes von Hopper. Doch gegenüber dem Film standen Hopper in der Malerei ganz andere Möglichkeiten offen. Mit der Perspektive, so Erwin Panofsky, »war eine Überführung des psychophysiologischen Raumes in den mathematischen erreicht, mit anderen Worten: eine Objektivierung des Subjektiven«.[7] Diese Objektivierung, die die Malerei seit dem 15. Jahrhundert nutzte, greift Hopper auf, um sie subtil zum Straucheln zu bringen. Er setzt die Perspektive nicht außer Kraft, er verändert sie nur ein bißchen, aber immerhin so, daß man selbst als Betrachter entwurzelt ist; man vertraut auf die Objektivität der Perspektive und findet sich, da das Bild sie bei aller Konventionalität der Darstellung eben gerade verweigert, in einem Vakuum wieder. *Das Haus*

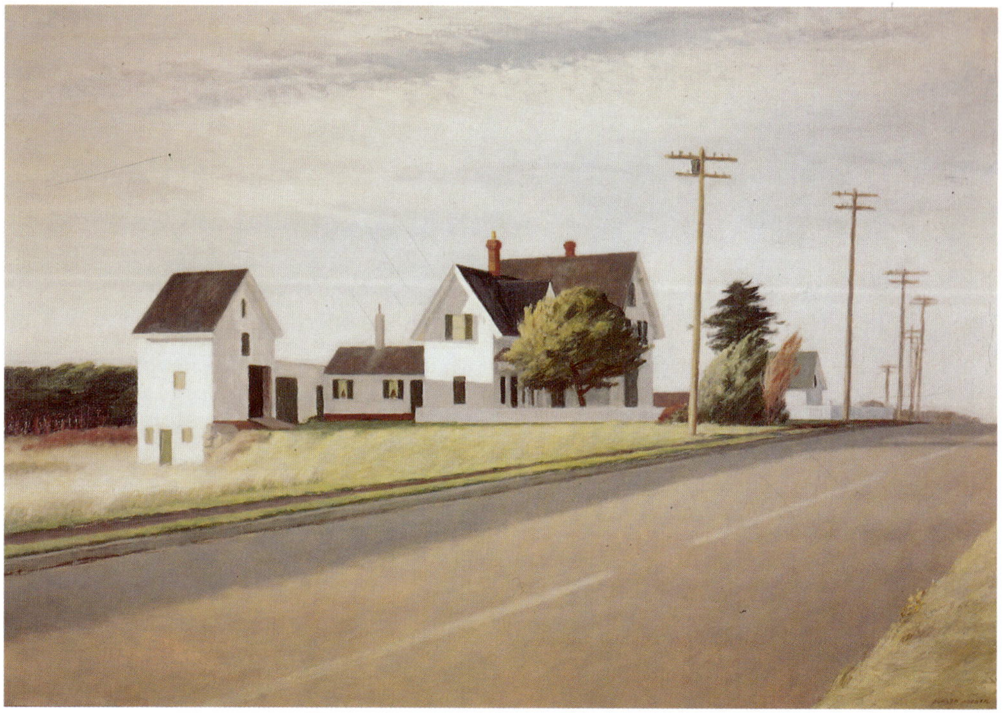

Route 6, Eastham, 1941
Öl auf Leinwand, 68,6 x 96,5 cm
Terre Haute (IN), Sheldon Swope Art Museum

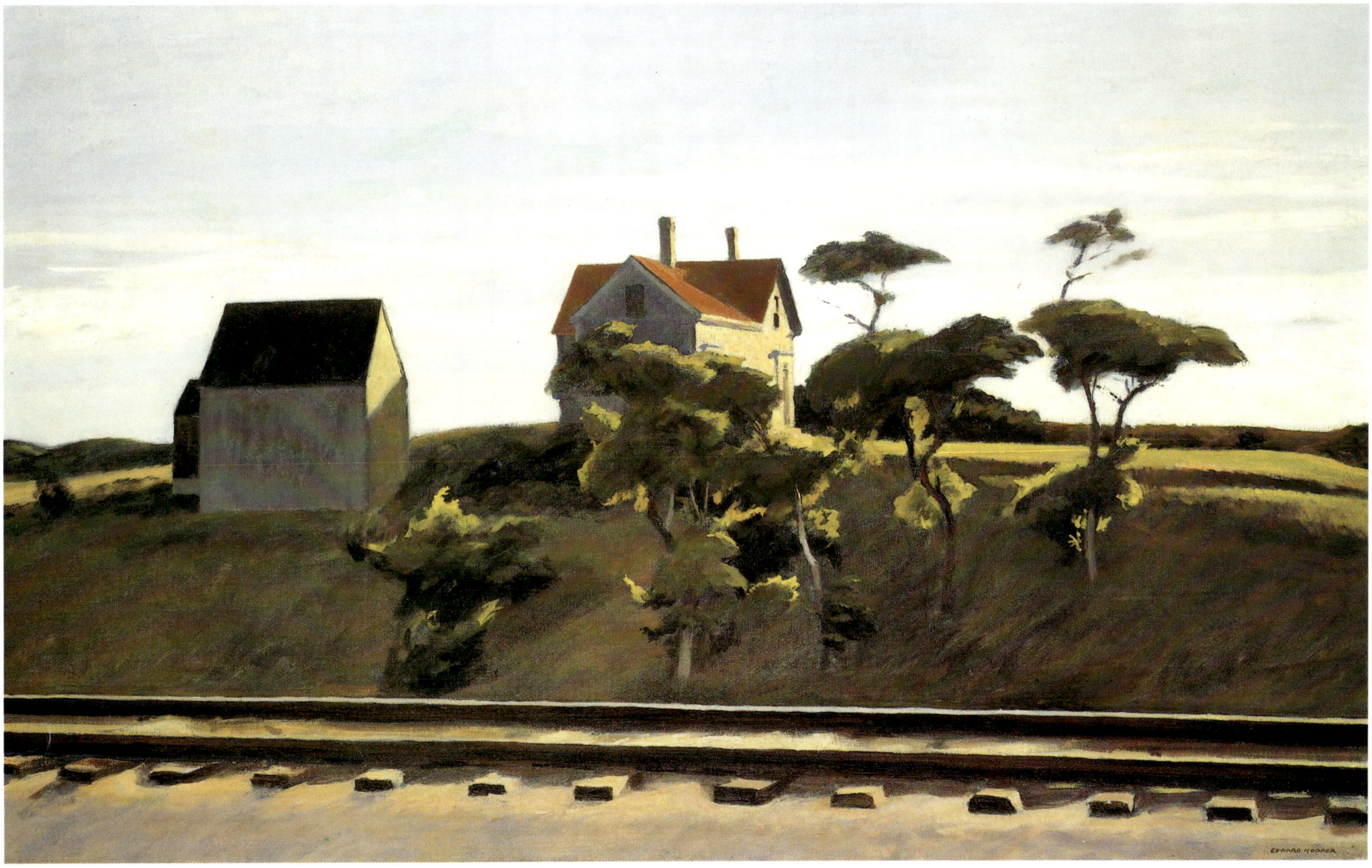

New York, New Haven und Hartford, 1931
New York, New Haven and Hartford
Öl auf Leinwand, 81,3 x 127 cm
Indianapolis (IN), © 1993 Indianapolis Museum of Art, Emma Harter Sweetser Fund

Der Titel des Bildes suggeriert die Stationen einer längeren Reise, die Hopper in einem einzigen Moment konzentriert. Was man sich als Folge von Bildern beispielsweise einen Film vorstellen kann, das bringt er in die Form des Einzelbildes.

am Bahndamm (Abb. S. 76) ist zudem jeglichem Zusammenhang entrissen. Das Gemälde wirkt wie eine Momentaufnahme aus einem fahrenden Zug, doch die Schienen, auf denen sich der Zug zu bewegen hätte, sie verlaufen im Bild. Die Bewegung wirkt eingefroren, doch innerhalb des Bildausschnitts, innerhalb der Realität des Bildes findet Bewegung überhaupt nicht statt. Man meint, wie beim Film an einer fahrbaren Kamera zu stehen: Die Landschaft als Ganzes zieht an einem vorbei. Im Jahr 1930 wurde das Bild vom New Yorker Museum of Modern Art (MOMA) angekauft; 1933 gab es hier eine große Retrospektive Hoppers. Vergleichbar mit *Das Haus am Bahndamm* ist vor allem *New York, New Haven und Hartford* (1931, Abb. S. 87). Auch hier meint man, einem Blick durch eine fahrende Kamera zu unterliegen, der Titel suggeriert dies schon. 1927 hatten sich die Hoppers ein Auto gekauft, und von da an wird Hopper viele seiner Motive vom fahrenden Auto aus skizzieren. Die Städte New Haven und Hartford liegen im nördlich an den Staat New York angrenzenden Staat Connecticut. Hopper mußte ihn durchqueren, um nach Massachusetts zu kommen, wo er 1930 jenes Haus gemietet hatte, in dem er und seine Frau die Sommermonate verbrachten. Der flüchtige, eingefrorene, stillgestellte Blick erfaßt, wie der Titel nahelegt, prototypisch die Landschaft entlang der Route, er konzentriert einen längeren Zeitraum auf ein einziges Bild.

Immer wieder wurde die Bedeutung der Schriften von Ralph Waldo Emerson, den Hopper nachweislich gelesen hat, auf seine Bilder betont.

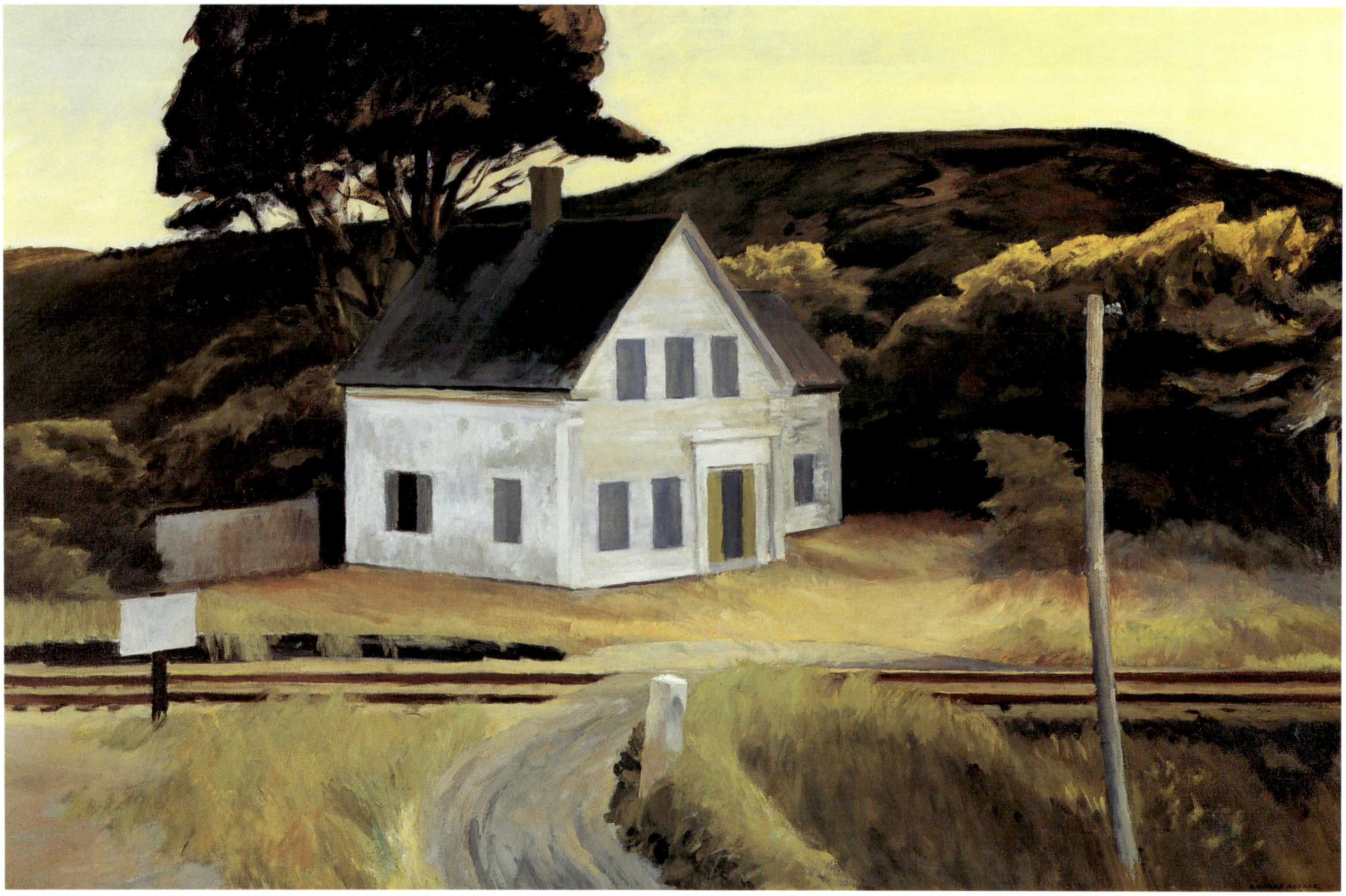

Cape Cod im Oktober, 1946
Cape Cod in October
Öl auf Leinwand, 66 x 106,7 cm
Privatbesitz

Emerson war einer der Hauptvertreter der amerikanischen »Transzendentalisten«, die sich auf Kant und den deutschen Idealismus beriefen. Er betonte den Anspruch einer kulturellen Eigenständigkeit Amerikas. Viele seiner Schriften zeichnet ein gewisser Hang zum Mystischen aus: In dem Essay »The Over-Soul« »hebt Emerson den Augenblick des mystischen Innewerdens von der Alltagswirklichkeit ab und betont seine durch nichts zu widerlegende Überzeugungskraft, den alle anderen Lebenserfahrungen übersteigenden Realitätsgrad, gegenüber dessen Glaubensstärke alle sonstigen Momente wie vom Laster beherrscht erscheinen«.[8] Hoppers Radierung *Abendwind* (1921, Abb. S. 41) ließe in der Tat einen solchen »Augenblick mystischen Innewerdens« assoziieren. In *New York, New Haven und Hartford* (Abb. S. 87) ist demgegenüber kein außergewöhnliches, mystisch oder religiös bedingtes Innehalten dingfest gemacht. An ihre Stelle ist eine beliebige Situation getreten, nicht ohne allerdings dabei eine gewisse mysteriöse Qualität zu bewahren: Eines der Häuser etwa ist gesichtslos, ohne Fenster. Was von der frühen religiösen Erfahrung geblieben ist, das ist die Aufhebung von Raum und Zeit und, von größter Bedeutung, der Wunsch, einer neuen Realität zu entsprechen, einer spirituellen Realität, die unter der Oberfläche liegt. Die Tatsachen, Landschaften, Personen usw. sind nach Emerson flüchtig, sie sind vergänglich. Doch die »Seele« (»soul«) steht über allem.

Hopper bleibt in seinen Bildern Realist, auch wenn er die Realität auf

Modelle reduziert, sie gewissermaßen wie im Laboratorium testet. Damit ist er ein Pragmatiker, der versucht, den Transzendentalismus eines Emerson auf Beweisbarkeit hin zu überprüfen. Hoppers Blick heftet sich an die Realität. Der Titel des Bildes *Route 6, Eastham* (1941, Abb. S. 86) suggeriert eine ganz konkrete, topographisch bestimmbare Straße. Ein anderes Bild, das Straße und Haus darbietet, heißt *Einsamkeit* (1944); sein Titel redet also einer Stimmung das Wort. Die beiden Arbeiten liegen drei Jahre auseinander. Beide Darstellungsweisen, die eine, die sich um topographische Exaktheit bemüht, und die andere, die einem Gemütszustand stattgibt, überlappen sich, greifen ineinander, ja sind oft unentschieden. Was sie prinzipiell charakterisiert, ist die eingefrorene Bewegung, und zwar eine Bewegung, die der Betrachter, gewissermaßen der Motor, auf sie überträgt. Hatten die Futuristen versucht, Bewegung im Bild selbst darzustellen – Hopper kannte zumindest Duchamps *Nu descendant un escalier* –, so verlegte sie Hopper in einen Bereich außerhalb des Bildes. Wir können nochmals den Film heranziehen: Hopper malt, als gälte es das Einzelbild eines Filmstreifens zu erfassen. Er zerlegt die Wahrnehmung in ihre distinkten Phasen: Die Chronofotografie eines Muybridge oder Marey war ihm geläufig. Daß Wahrnehmung auch ein kontinuierlicher Prozeß ist, darauf hinzuweisen verzichtet er. Wir finden das gleiche Prinzip wie bei der Reihe von Personendarstellungen in Innenräumen vor: Hier blieb ein Raum den Blicken des Betrachters verborgen. Nun wird eine andere Dimension wirksam: die Zeit. Auch hier stellt Hopper einen Gegensatz von außen und innen fest, den er überwinden möchte.

»Es läßt sich doch ernstlich nicht bestreiten… daß der moderne Subjektivismus ein Produkt der Kulturverhältnisse ist: Die Überschwemmung mit fremdgesetzten Reizen und die Affektüberlastung werden durch eine Innenverarbeitung und ›Psychisierung‹ bewältigt, die außenprovoziert ist, ohne es zu wissen.«[9] Hopper sucht die Wahrnehmung in einen Urzustand zurückzuversetzen, in ein simples Gewahrwerden ohne Reflexion; die Reduzierung aber setzt selbst ein hohes Maß an Reflexion voraus. Hier trifft er sich abermals mit Emerson, speziell seinem Begriff der antiken Tragö-

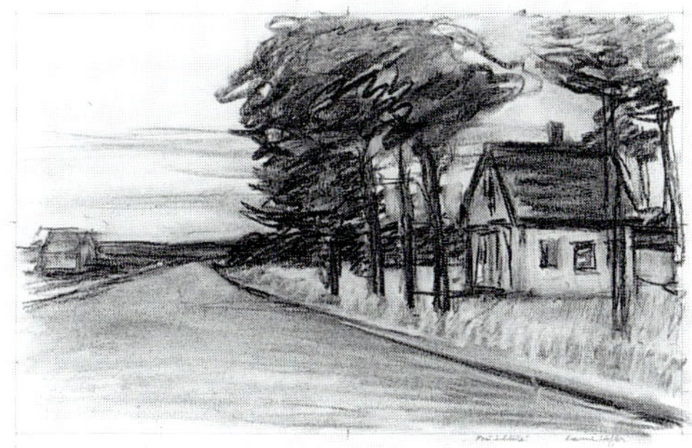

Vorstudie für ***Einsamkeit***, 1944
Study for *Solitude*
Kreide auf Papier, 38,3 x 56,2 cm
New York (NY), Collection of Whitney Museum of American Art. Josephine N. Hopper Bequest 70.855

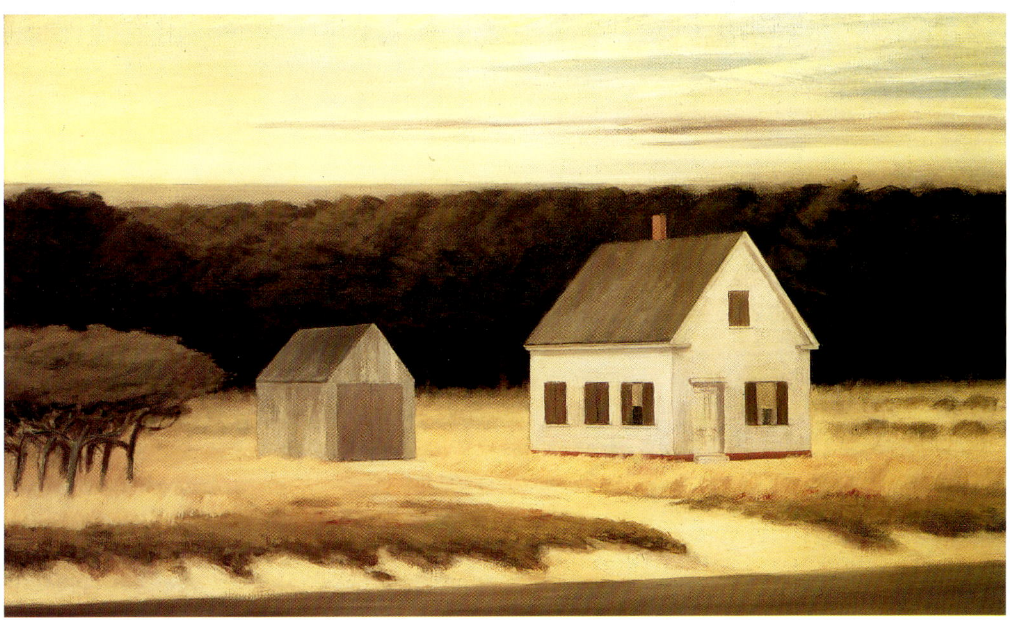

Dauphinée House, 1932
Öl auf Leinwand, 86,4 x 127,6 cm
New York (NY), Courtesy of ACA Galleries, New York/Munich

Das Verhältnis von Architektur und Natur hielt Hopper in verschiedenen Zuständen fest. Die Bandbreite reicht vom Haus als Fremdkörper in der Natur bis hin zu seiner Integration, besonders durch entsprechende Materialien wie Holz oder Lehm.

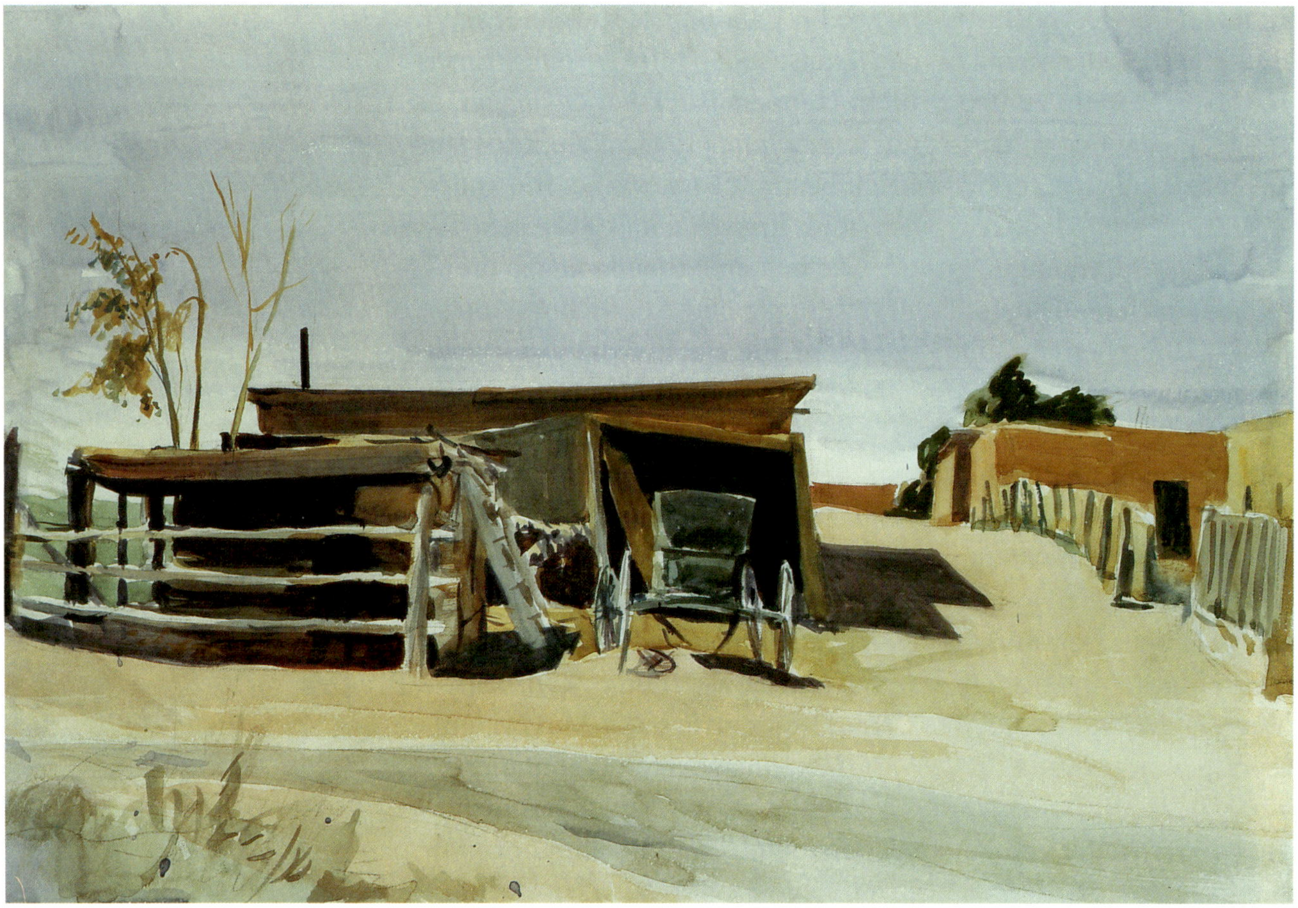

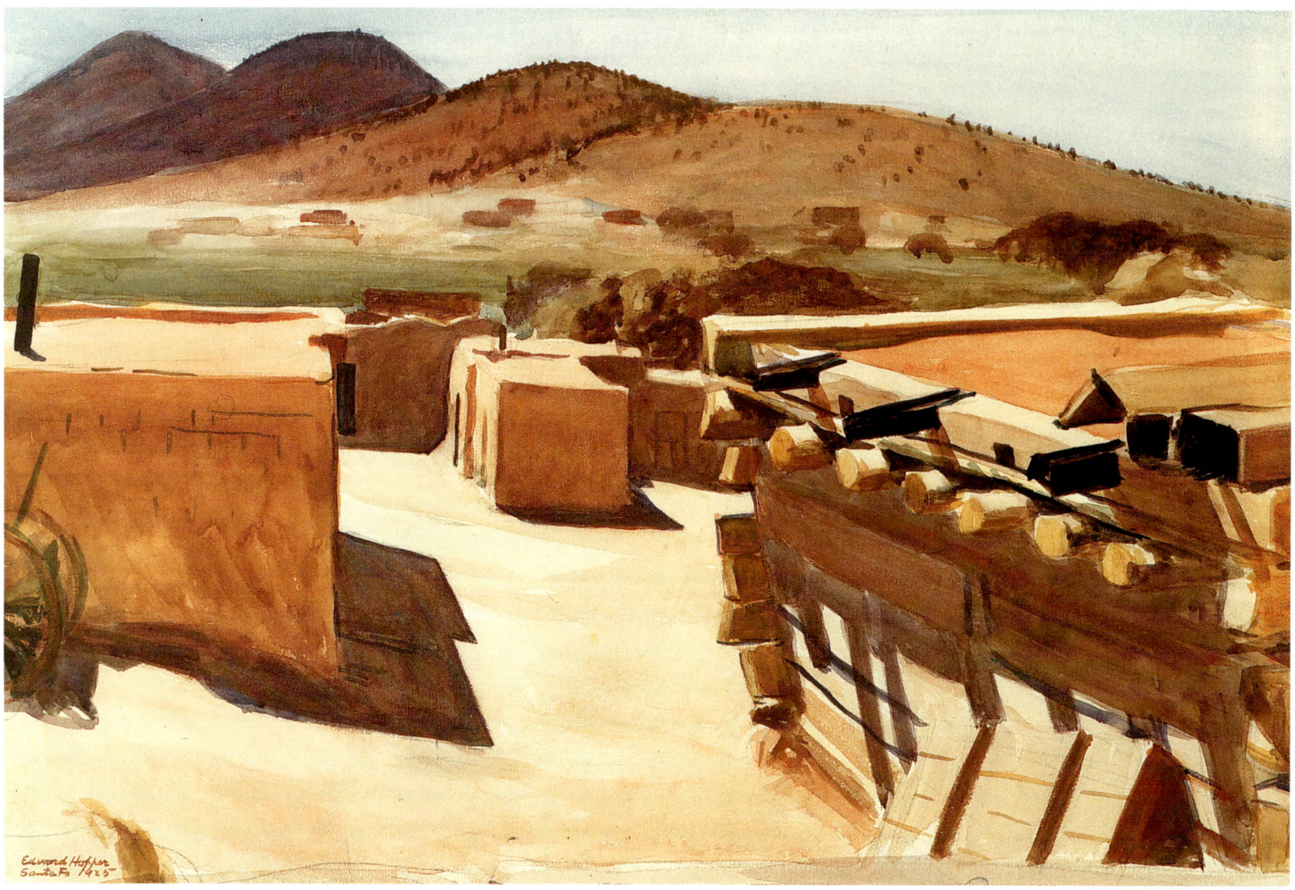
Edward Hopper
Santa Fe 1925

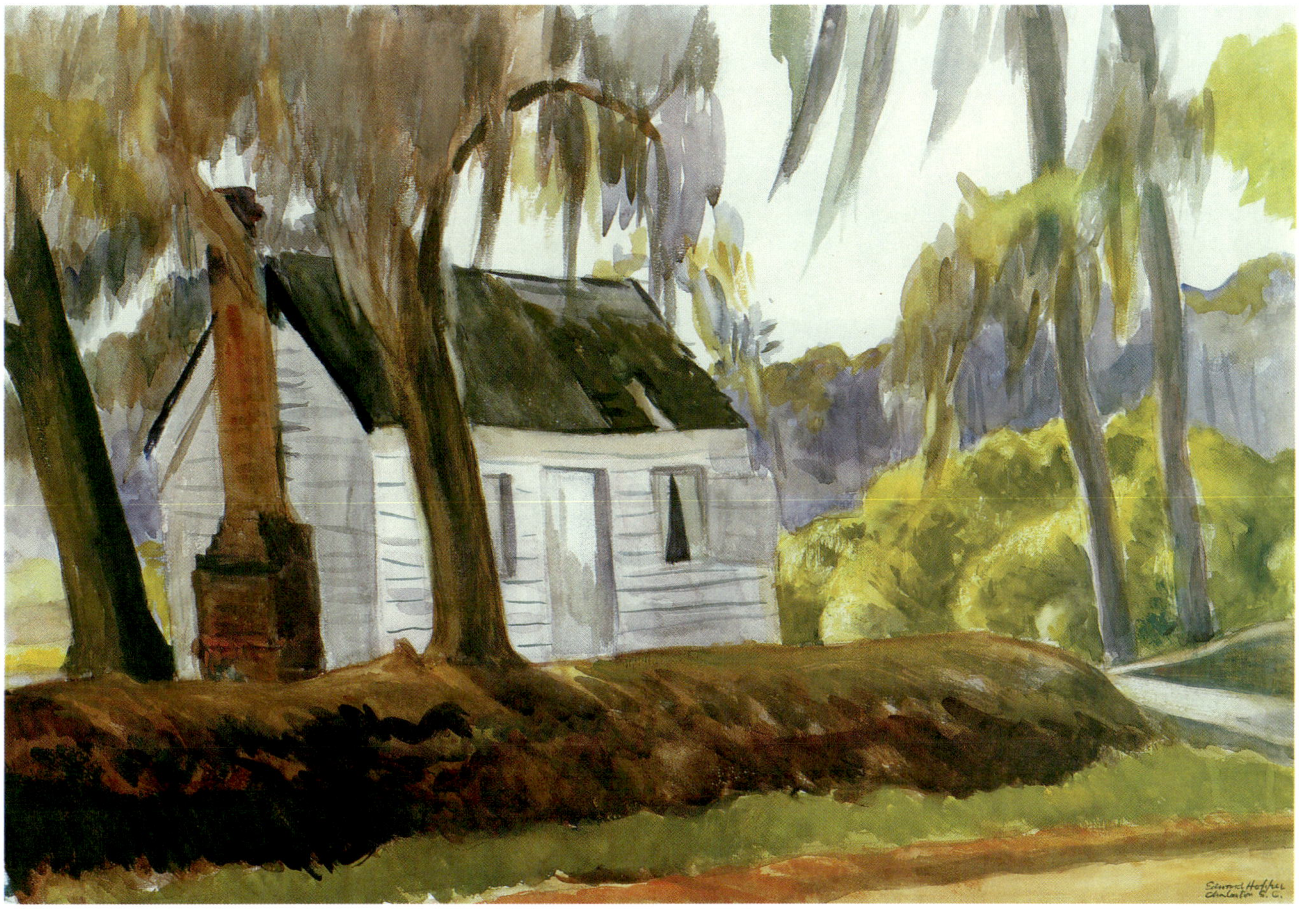

ABBILDUNG SEITE 90 OBEN:
Lehmhütten und Schuppen, New Mexico, 1925
Adobes and Shed, New Mexico
Aquarell auf Papier, 35,2 x 50,6 cm
New York (NY), Collection of Whitney Museum
of American Art. Josephine N.
Hopper Bequest 70.1121

ABBILDUNG SEITE 90 UNTEN:
Lehmhütten, 1925
Adobe Houses
Aquarell auf Papier, 34,5 x 49,8 cm
Privatbesitz

ABBILDUNG SEITE 91 OBEN:
Holzhütte, Charleston, S.C., um 1927
Cabin, Charleston, S.C.
Aquarell auf Papier, 35,4 x 50,6 cm
New York (NY), Collection of Whitney
Museum of American Art. Josephine N.
Hopper Bequest 70.1147

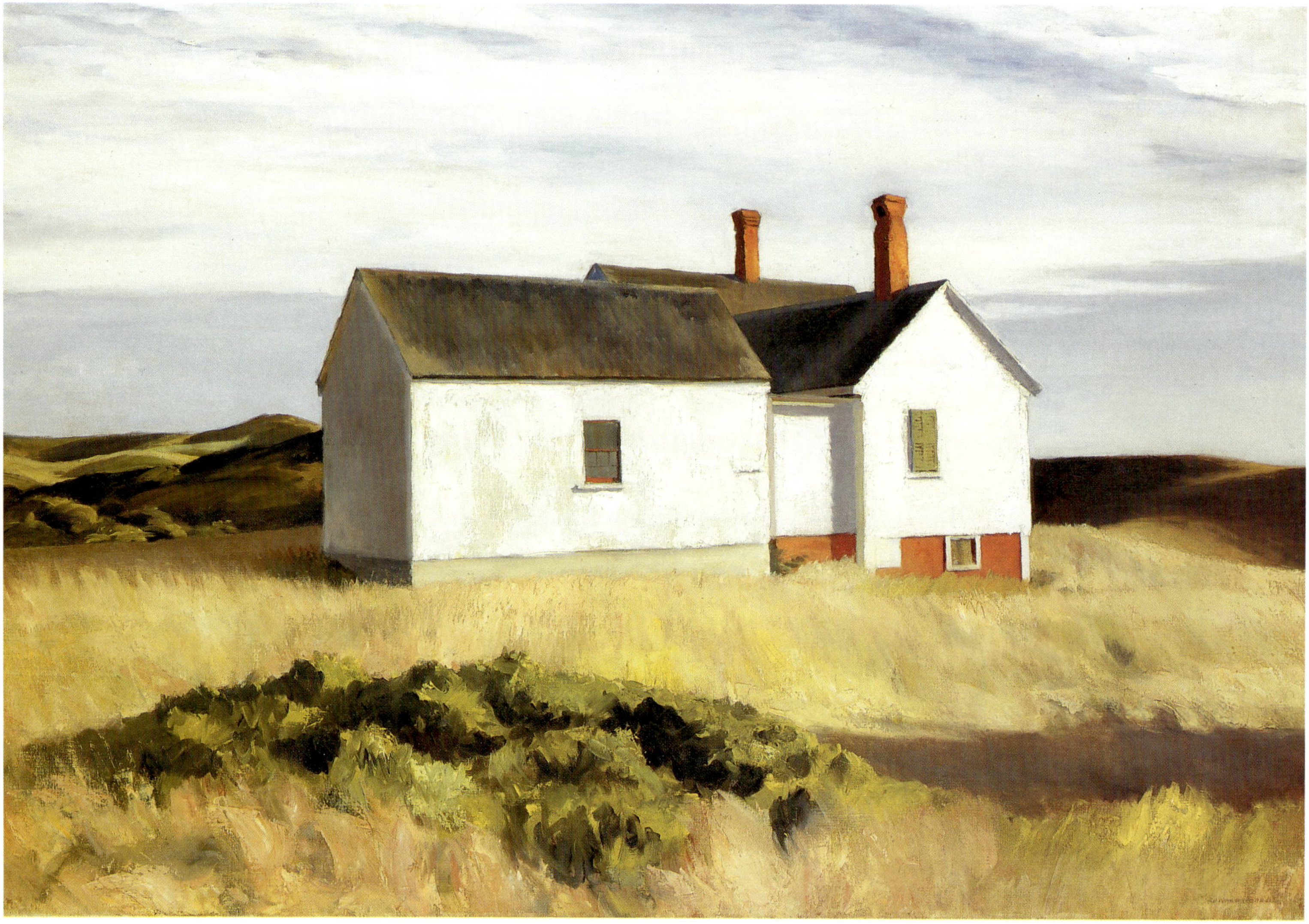

Ryders House, 1933
Öl auf Leinwand, 91,4 x 127 cm
Washington (DC), National Museum of American Art/Art Resource, New York (NY)

die: Ihr Reiz und überhaupt die Faszination der ganzen antiken Literatur habe darin bestanden, daß sie den Zeitfaktor aus ihren Überlegungen ausgeklammert hätte. Damit sind wir beim Begriff des Mythos angelangt: »Die Wurzel des Wortes Mythos benennt also den Raum, in dem Sprechen, Reden, Tun und Denken noch nicht geschieden sind, und zwar nicht nur im eigentlichen Sprechen – nämlich im Anrufen des Gottes –, sondern auch im Sprachraum des Alltags. Erst später trennt sich die Bedeutung des Redens und Sprechens von Wirklichkeit und Tat.«[10] Er habe nie das malen können, was er sich vorgenommen habe zu malen, so Hopper. Das Problem, das er formuliert, liegt in einer Reflexion, in der Denken und Handeln getrennt sind, und es war nicht allein Hoppers Problem. Duchamp etwa gab 1925 seine künstlerische Tätigkeit bis auf wenige Ausnahmen auf und spielte nur noch Schach. Arthur Rimbaud verzichtete im Alter von 20 Jahren auf die Dichtung und begann ein Wanderleben; Paul Valery schrieb 20 Jahre lang kein Wort: Geist und Sprache würden beinahe identisch funktionieren, so Valery, doch Sprache und Literatur, alltägliche und artifizielle Form des Sprechens, seien gänzlich verschieden. Und das war auch eines der Probleme Hoppers: Sein Ideal, von dem er wußte, daß er es nie erreichen würde, bestand darin, seine Bilder »mit einer solchen einfachen Ehrlichkeit und der Eliminierung von künstlerischer Technik« auszustatten, daß sie »fast den Schock der Realität selbst« auslösen sollten.[11] Seine Bilder sollten kein Moment der Reflexivität enthalten; um sich dieser gleichsam mythischen Unschuld aber zumindest anzunähern, bedurfte es vielfältigster Reflexion.

Das Verhältnis von Natur und Zivilisation, von Natur und Mensch oder von Natur und Artefakt machte Hopper in immer neuen Variationen zu seinem Thema. Die Spannweite reicht von konzeptuell angelegten Arbeiten wie *Amerikanische Landschaft* (Abb. S. 79) oder *Das Haus am Bahndamm* (Abb. S. 76) bis hin zu tatsächlich »realistischen« Bildern wie *Lehmhütten und Schuppen, New Mexico* (1925, Abb. S. 90) oder *Holzhütte, Charleston, S. C.* (um 1925, Abb. S. 90 unten). Das realistische Element dieser Arbeiten tritt nicht zuletzt in ihrer Technik zutage. Ein Aquarell erfordert relativ zügiges Arbeiten, da auf nasses Papier gemalt wird und die Lichter nicht wie bei einem Ölbild als Weißhöhungen aufgesetzt, sondern als Weiß des Papiers ausgespart, stehengelassen werden. Das Aquarell begünstigt also die direkte Umsetzung des Eindrucks auf die Fläche. In der Malerei hat

Sonnenuntergang in Cape Cod, 1934
Cape Cod Sunset
Öl auf Leinwand, 73,3 x 91,1 cm
New York (NY), Collection of Whitney Museum of American Art. Josephine N. Hopper Bequest 70.1166

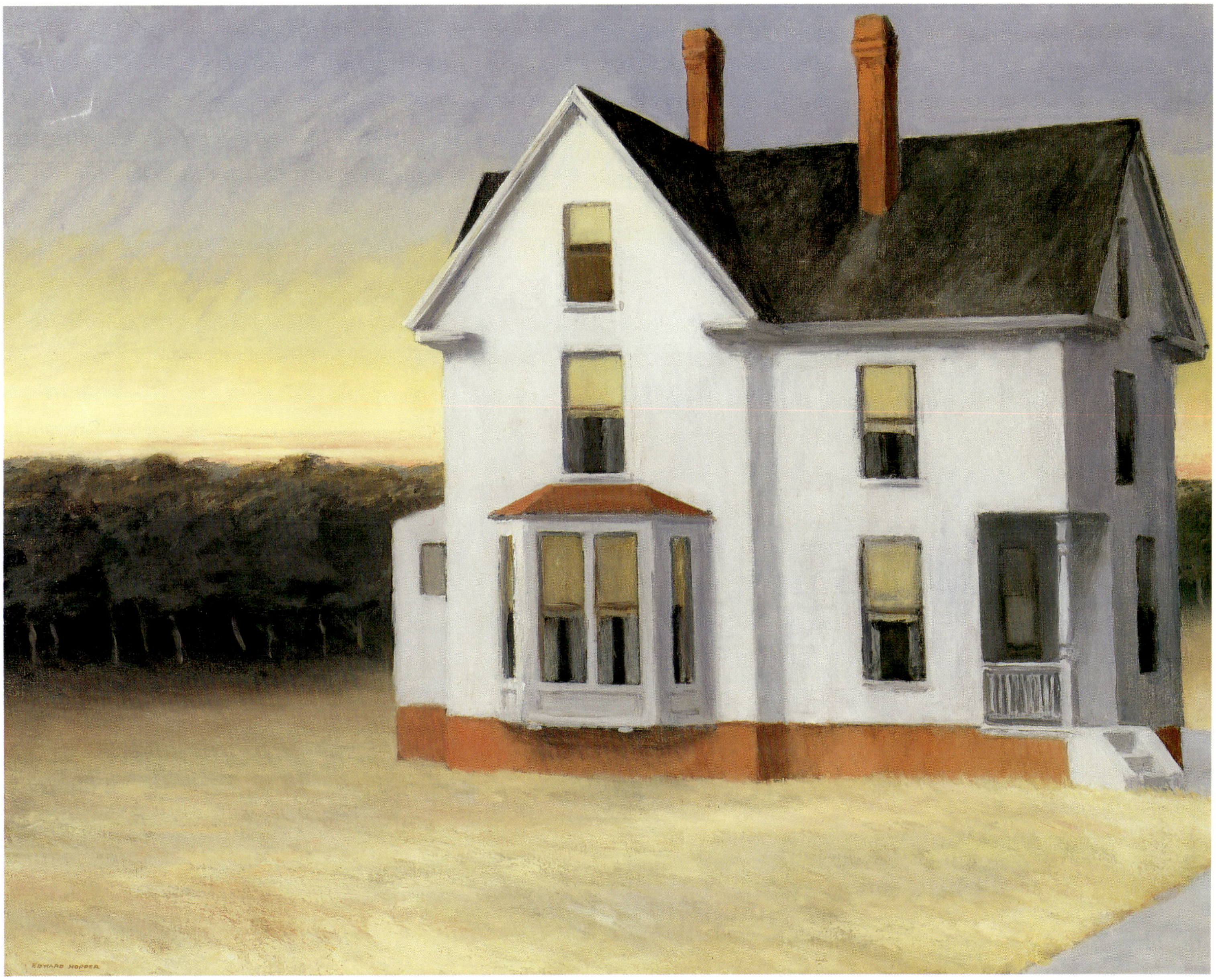

Hopper vom Natureindruck auszugehen, ihn gedanklich zu abstrahieren und ihn in gewisser Bedächtigkeit in Öl auf Leinwand umzusetzen. *Zimmer am Meer* (1951, Abb. S. 176) hat das exemplarisch vorgeführt. Bilder wie *Dämmerung über einem Haus* (1935, Abb. S. 95), *Sieben Uhr morgens* (1948, Abb. S. 94) oder *Morgen in South Carolina* (1955, Abb. S. 100/101) sind weitere Beispiele. Das erstgenannte zeigt abermals zwei auch perspektivisch getrennte Bereiche, den des Hauses und den des Waldes, der Natur. Die Gegensätze sind offensichtlich: Das Haus ist ein städtisches Gebäude, ein Wohnblock mit Appartements, von dem wir das oberste Stockwerk ganz, das darunterliegende nur angedeutet sehen. Manche Fenster sind beleuchtet, aus einem blickt eine Frau nach draußen, eine Situation, der wir schon vielfältig begegnet sind. Abermals ist nicht klar, was ihre Aufmerksamkeit erregt. Der Blickpunkt des Betrachters ist undefiniert, es könnte der aus einem Fenster eines anderen, höheren Hauses sein. Außer dem Haus deutet nichts auf eine städtische Umgebung hin, vielleicht noch die Straßenlaterne, die die Größenverhältnisse in etwa ahnen läßt. Wie ein Schiff schiebt sich das Haus mit seinen Kaminen ins Bild hinein. Eine Treppe führt zu einem Wald oder Park hinauf, der Weg verschwindet im Dunkel zwischen den Bäumen, die wie eine dunkle Wand, massiv und un-

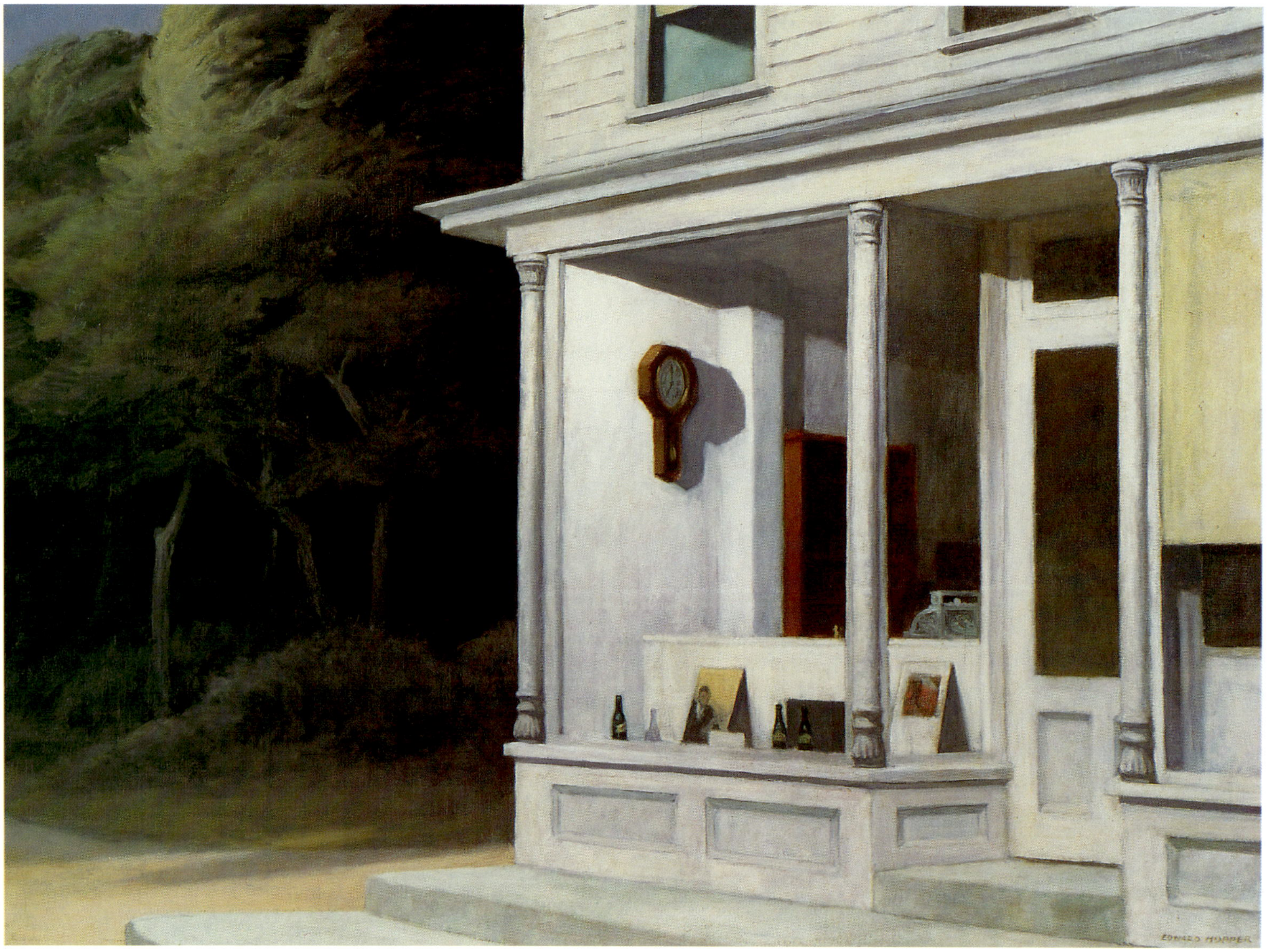

Sieben Uhr morgens, 1948
Seven a. m.
Öl auf Leinwand, 76,2 x 101,6 cm
New York (NY), Collection of Whitney Museum of American Art. Purchase and Exchange 50.8

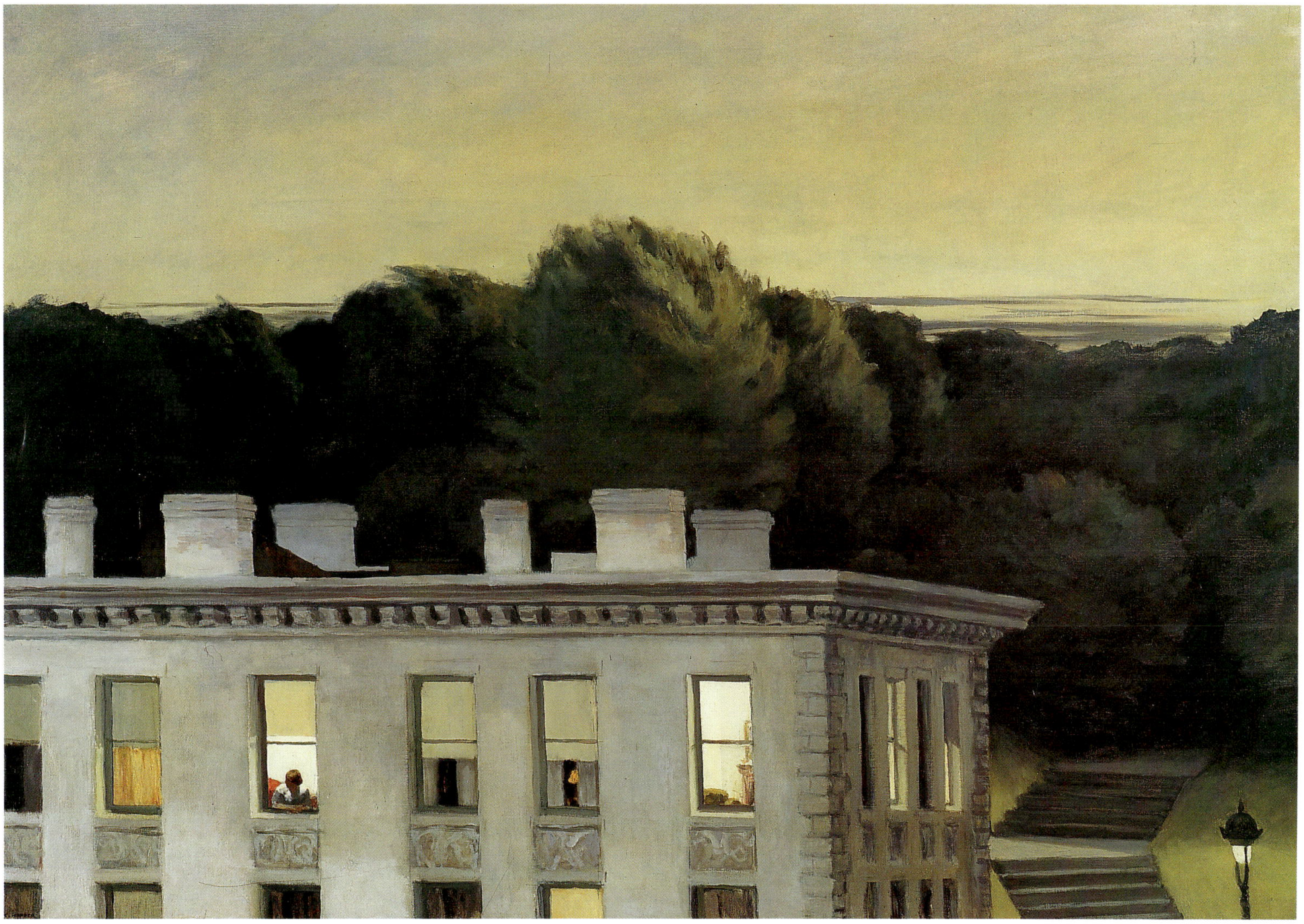

durchdringlich, dastehen, nur die obersten Wipfel werden von den letzten Strahlen der untergehenden Sonne beleuchtet.

Ähnlich in ihrer Anlage sind *Sieben Uhr morgens* (Abb. S. 94) und *Abend in Cape Cod* (1939, Abb. S. 96/97). Beide Male ragt die Ecke eines Hauses ins Bild, links davon beginnt Wald. Einmal sieht man die Auslage eines noch geschlossenen Ladens, von dem nicht mitgeteilt wird, welche Waren er anbietet. Das andere Bild zeigt die Ecke eines Einfamilienhauses und ist bevölkert von einem auf der Stufe des Eingangs sitzenden Mann, einer neben ihm stehenden Frau und einem Hund, der im Gras liegt und nach links aus dem Bild blickt. Hopper berichtete über dieses Bild: »Es ist nicht die exakte Übertragung eines Ortes, vielmehr setzt es sich aus Skizzen und eher gedanklichen Reminiszenzen aus der näheren Umgebung zusammen. Der Akazienhain geht auf Skizzen von Bäumen zurück, die in der Nähe wuchsen. Den Hauseingang habe ich etwa 20 Meilen entfernt in Orleans entdeckt. Die Figuren sind fast gänzlich ohne Modell entstanden, und das trockene, wogende Gras sieht man im Spätsommer oder Herbst von meinem Atelierfenster aus. Der Hund spitzt die Ohren, vielleicht hört er eine Bachstelze oder sonst ein Geräusch des Abends.«[12] Hier ragt der Wald in den Bereich des Menschen hinein, ein weit vorne stehender Baum überwogt mit seinem Laub den Erker des

Dämmerung über einem Haus, 1935
House at Dusk
Öl auf Leinwand, 92,1 x 127 cm
Richmond (VA), Virginia Museum of Fine Arts, The John Barton Payne Fund

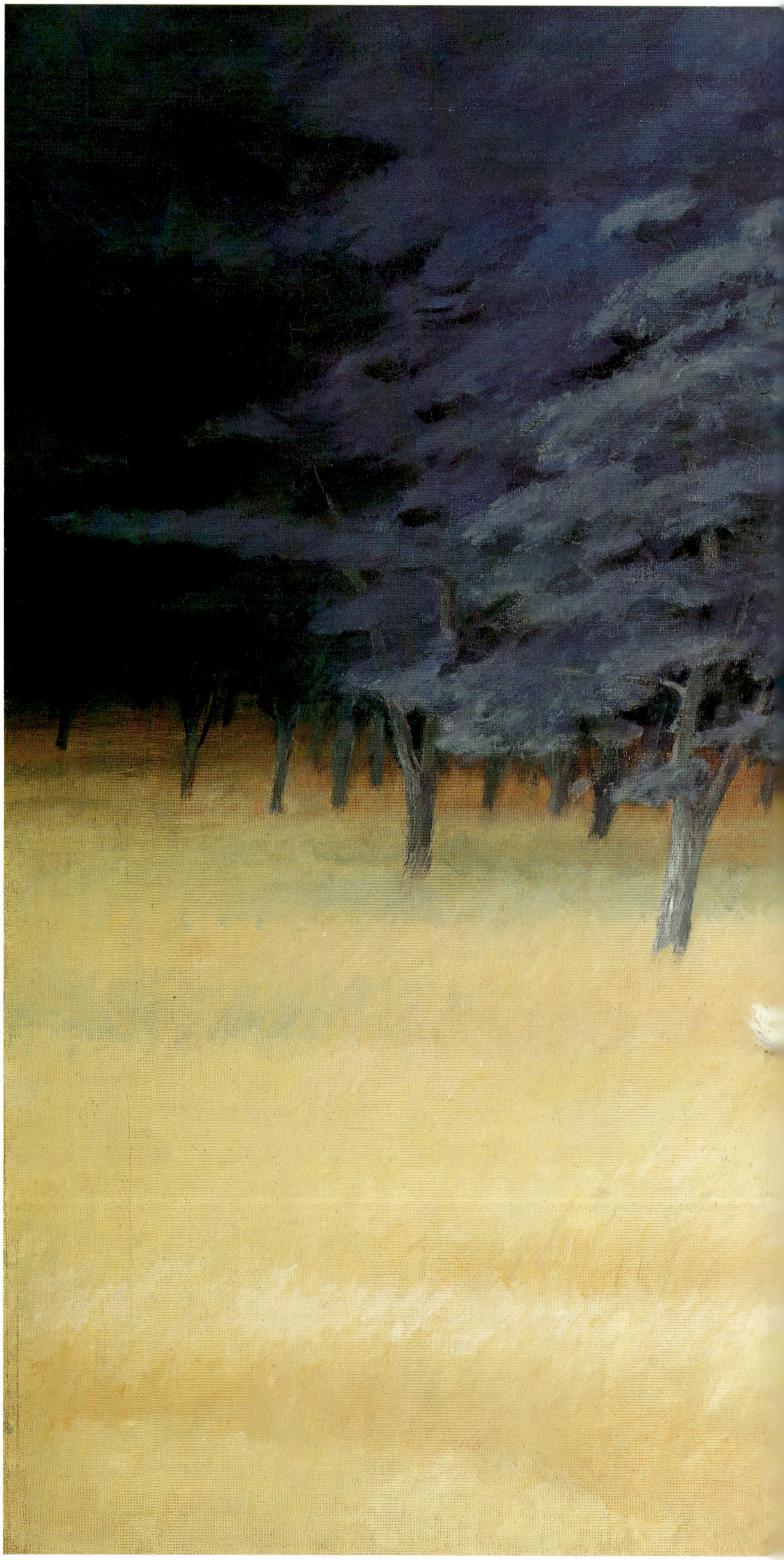

Abend in Cape Cod, 1939
Cape Cod Evening
Öl auf Leinwand, 76,8 x 102,2 cm
Washington (DC), National Gallery of Art, John Hay Whitney Collection

Wieder lebt das Bild von Gegensätzen: Architektur – Wald, Mensch – Tier. Die Beziehungen sind vielfältig. Auffällig ist die völlig fehlende Interaktion zwischen den beiden Personen, selbst zwischen Mann und Hund. Im wahrsten Sinne des Wortes ist die Natur bewußtlos.

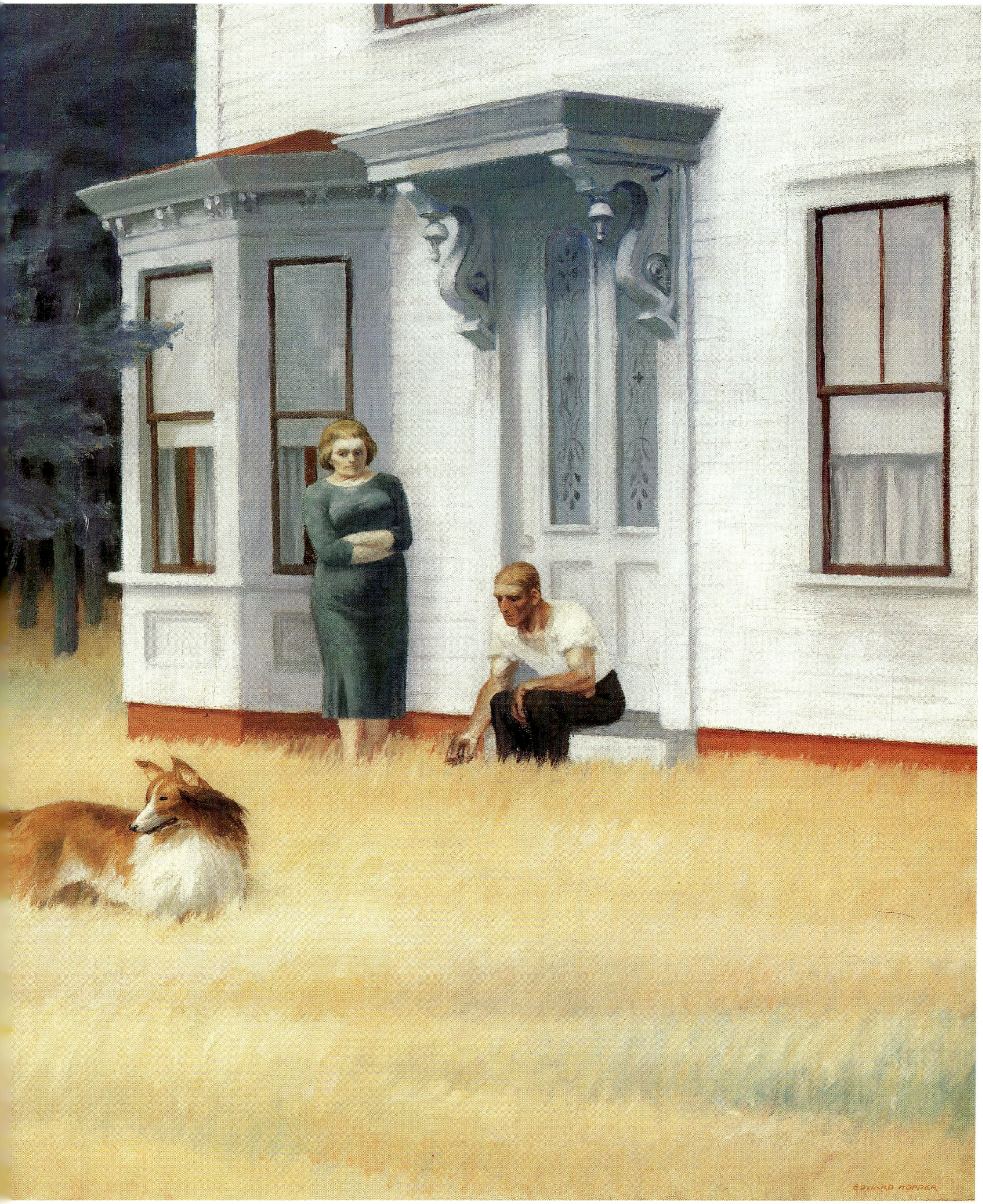
EDWARD HOPPER

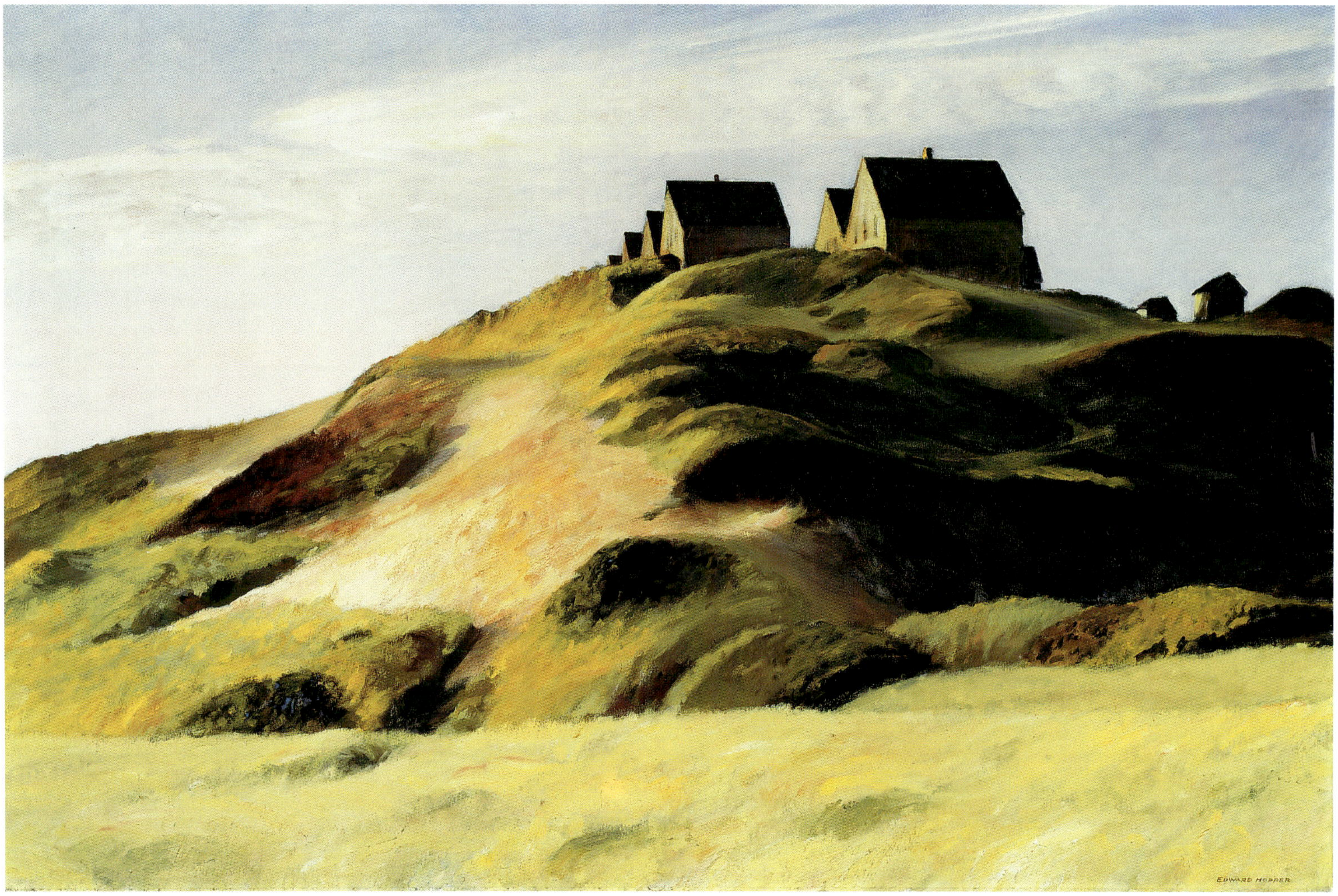

Corn Hill, Truro, Cape Cod, 1930
Öl auf Leinwand, 73,7 x 109,2 cm
San Antonio (TX), The Mary and Sylvan Lang Collection, McNay Art Museum

ABBILDUNG SEITE 99 OBEN:
Kamelhöcker, 1931
The Camel's Hump
Öl auf Leinwand, 81,9 x 127,6 cm
Utica (NY), Munson-Williams-Proctor Institute, Museum of Art, Edward W. Root Bequest

ABBILDUNG SEITE 99 UNTEN:
Straße und Häuser, South Truro, 1930–33
Road and Houses, South Truro
Öl auf Leinwand, 68,6 x 109,2 cm
New York (NY), Collection of Whitney Museum of American Art. Josephine N. Hopper Bequest 70.1212

Hauses, obwohl dies, zieht man den Standpunkt des Baumes in Betracht, nicht ganz nachvollziehbar ist. Die Lebewesen stehen in keinerlei Interaktion miteinander, die Frau starrt ins Leere, der Mann versucht den Hund zu locken, der sich aber in die entgegengesetzte Richtung orientiert: ein weiteres Beispiel für die extreme Artifizialität, die Künstlichkeit, die Hoppers Bilder ausstrahlen. *Mittag* (1949, Abb. S. 102) kann dafür einen Grund liefern. Lloyd Goodrich erzählt, Hopper habe für dieses Bild ein Modell aus Karton gebaut und es in die Sonne gestellt, um die Effekte von Licht und Schatten zu studieren. Das Motiv selbst ist also künstlich, es ist im Wortsinn eine Bastelei. Im Gemälde wirkt das Haus in eine unwirkliche Landschaft gestellt: Raffiniert sind die Beziehungen zwischen den Schlitzen in den Vorhängen und dem geöffneten Morgenmantel der Frau, der trotz des angedeuteten Schamgestus den Blick auf ihre Brüste freigibt. Kaum jemals hat Hopper deutlicher das Thema des Voyeurismus sowohl im Zusammenhang mit seinen Bildern als auch im Zusammenhang mit Sexualität zum Ausdruck gebracht.

An solchen Bildern kann man den experimentellen Charakter der Arbeit Hoppers ablesen. Die Wirklichkeit ist dazu da, um sie auf verschiedenste Aspekte hin im Laboratorium der Malerei zu überprüfen. Auch die Figuren Hoppers sind durchgängig eher hölzern, weniger Individuen als Exemplare einer Gattung, die in bestimmte Situationen hineingestellt wer-

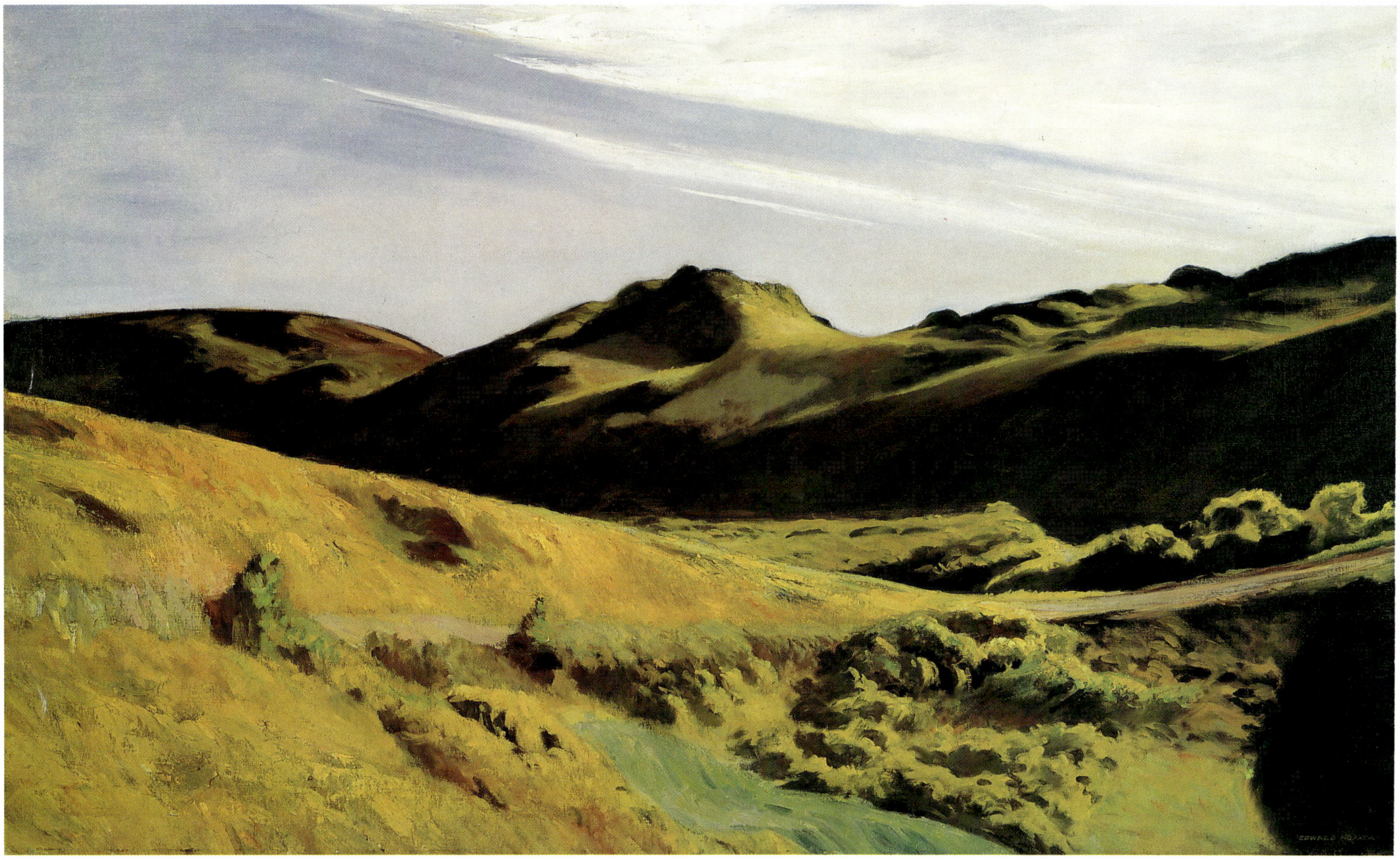

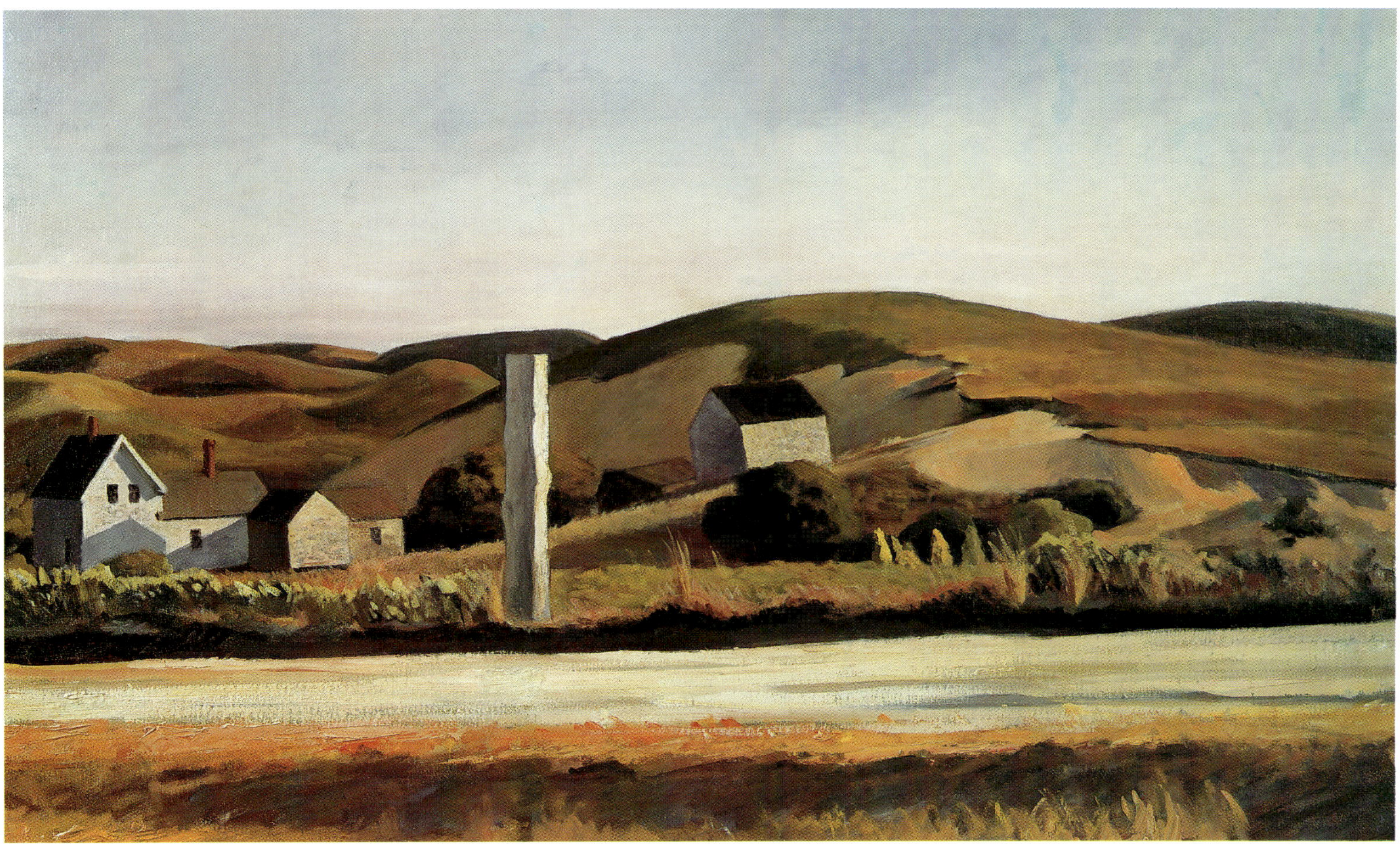

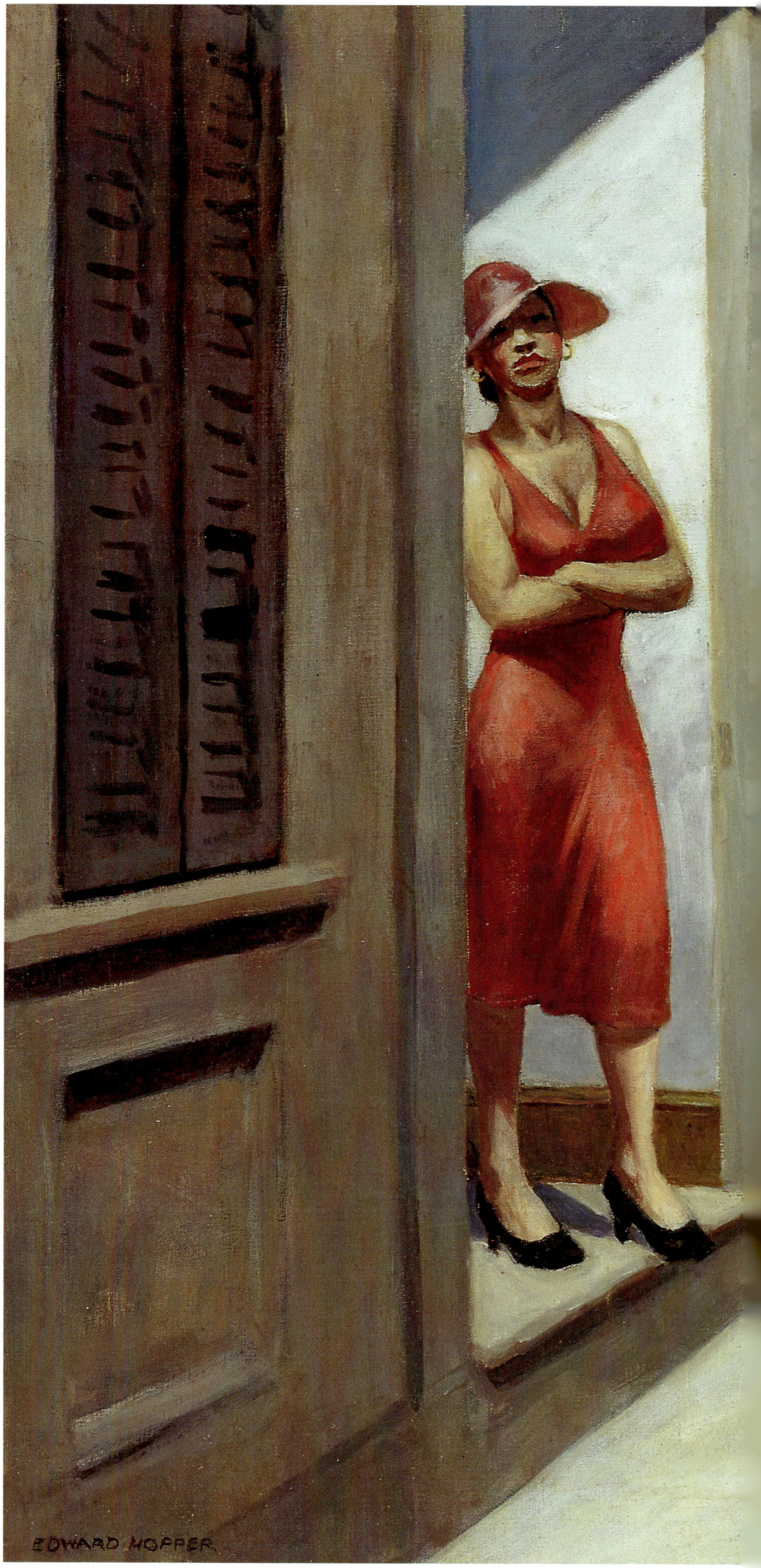

Morgen in South Carolina, 1955
South Carolina Morning
Öl auf Leinwand, 76,2 x 101,6 cm
New York (NY), Collection of Whitney Museum of American Art. Given in memory of Otto L. Spaeth by his family 67.13

Die Kombination der offenen Landschaft mit dem Haus, dessen Fensterläden geschlossen sind, sowie das Heraustreten der Frau von einem Bereich in den anderen nimmt Hoppers Lieblingsthema, das Verhältnis von außen und innen, wieder auf.

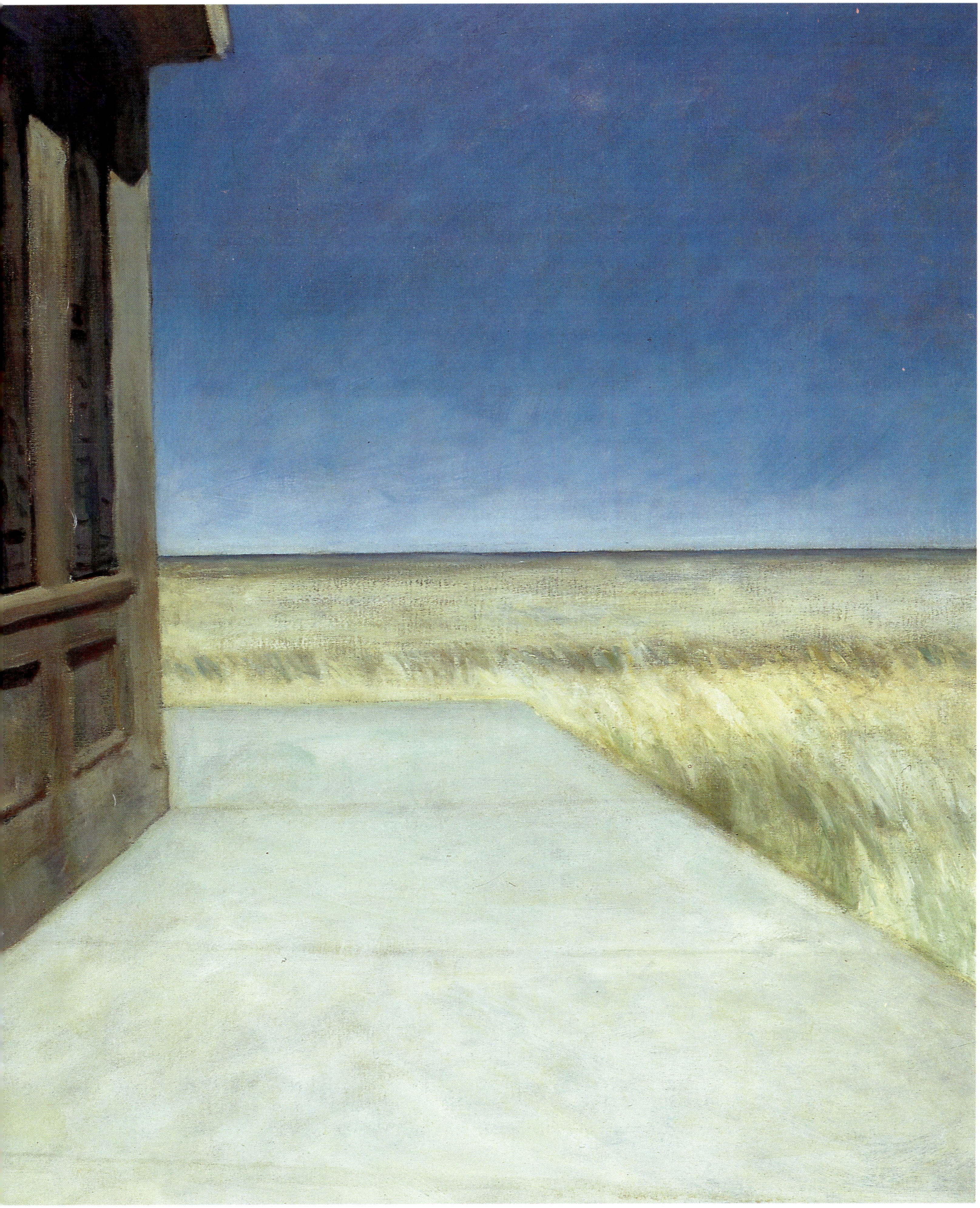

den, um zu testen, wie sie sich verhalten. Dieses Verfahren ist im Grunde literarisch. Man weiß, daß Hopper ein Verehrer von Ernest Hemingway war. Als 1927 in »Scribner's Magazine«, für das er als Illustrator arbeitete, eine Kurzgeschichte von Hemingway, »The Killers«, abgedruckt wurde, schrieb Hopper 1927 an die Herausgeber: »Es ist erfrischend, in einer amerikanischen Zeitschrift auf eine so ehrliche Arbeit zu stoßen, nachdem man durch den endlosen, zuckerüberzogenen Brei gewatet ist, aus dem unsere heutige Belletristik überwiegend besteht. In dieser Geschichte gibt es keinerlei Konzessionen an den Massengeschmack, kein Abweichen von der Wahrheit und keine Scheinlösungen am Ende.«[13] Hoppers Malerei ähnelt in der Tat Hemingways Schreibstil. So ist der Protagonist der Hemingway-Geschichte ein Außenseiter, der die Situation, die er beobachtet, und hier gleicht er dem Betrachter von Hoppers Bildern, nicht versteht. Passsend dazu hat Arnold Gehlen zu jener von ihm beschriebenen »Entsinnlichung der künstlerischen und wissenschaftlichen Disziplinen« im Laufe zunehmender Technisierung eine »gegenläufige Primitivisierung« diagnostiziert. Wo man sich, wie in den geschichtlichen und philologischen Wissenschaften, nicht so sehr vom Anschaulichen lösen könne, verhalte man sich traditionalistischer. »Ähnlich liest nach wie vor«, so Gehlen weiter, »der wohl bei weitem überwiegende Teil des Pu-

Mittag, 1949
High Noon
Öl auf Leinwand, 69,9 x 100,3 cm
Dayton (OH), The Dayton Art Institute, Gift of Mr. and Mrs. Anthony Haswell

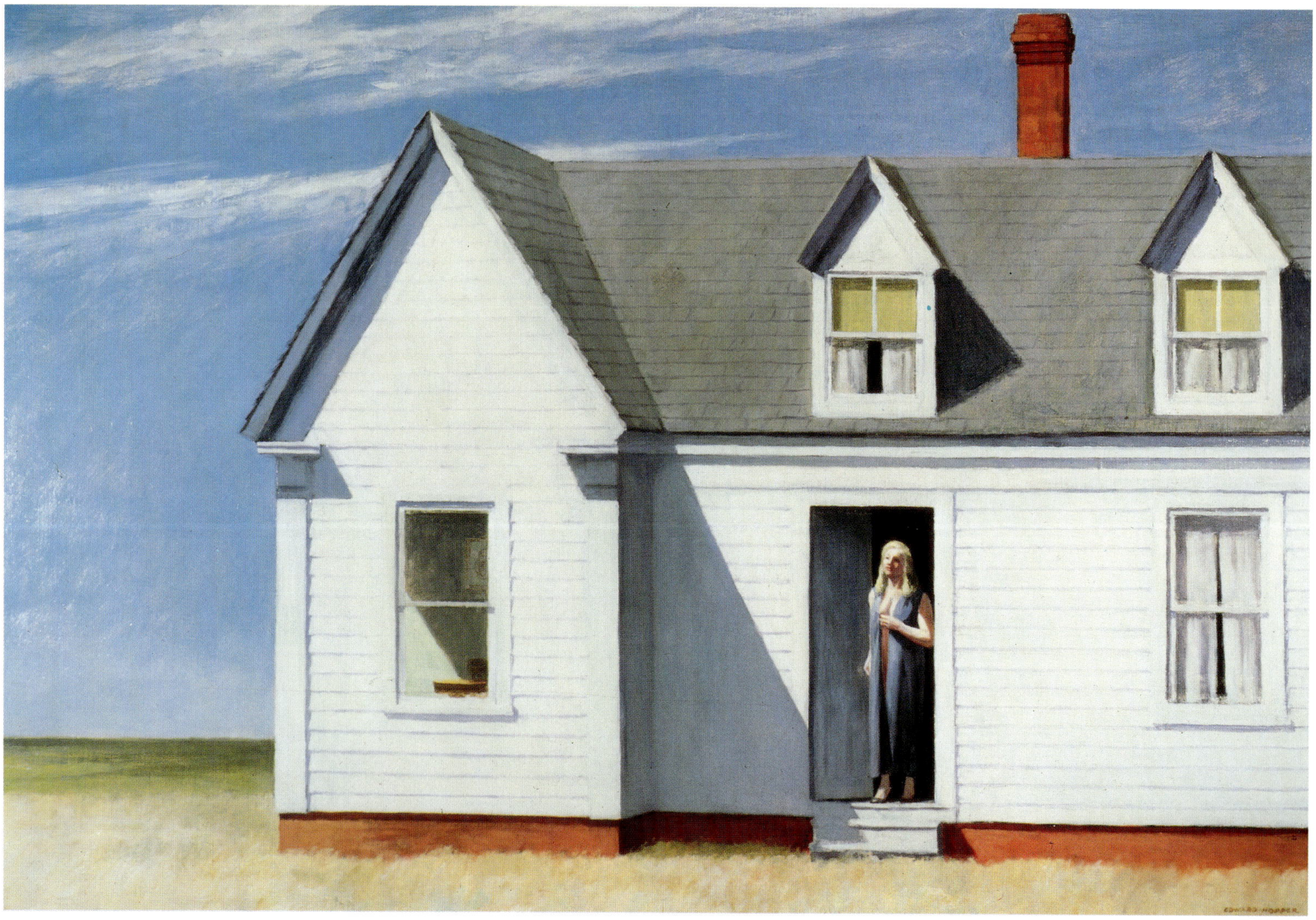

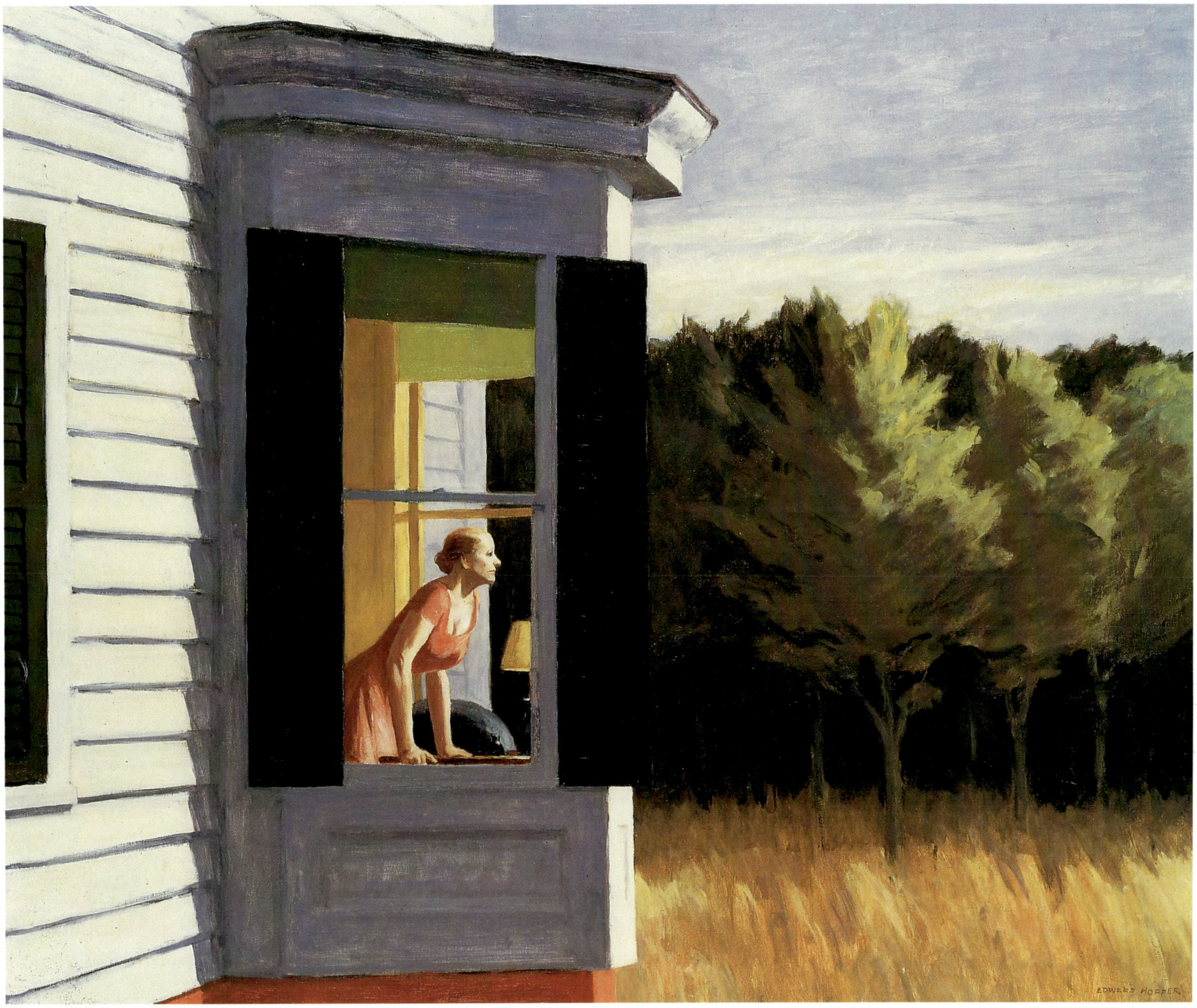

blikums Fontane, Rilke oder Hemingway lieber als James Joyce, Ezra Pound oder Benn.« Er zieht daraus folgenden interessanten Schluß: »Dieses Nebeneinander eines kulturellen Konservativismus mit einer *praktischen* Fortschrittlichkeit in denselben Kreisen, die keine technisch-industrielle Neuerung so leicht vernachlässigen, ist sehr bemerkenswert. Es bedeutet nämlich eine Ästhetisierung der Bildung, ihre Übersetzung ins Folgenlose und auch moralisch Unverbindliche – man verhält sich praktisch innerhalb eines völlig anderen Bezugssystems, als man es in seinen Bildungsinteressen tut.«[14] Hopper und Hemingway, so ließe sich schließen, geben einem Faible für Modernisierung mit konservativen Mitteln statt. Darin liegt ein Teil ihres Erfolges begründet. Zu weit sollte man die Gemeinsamkeiten zwischen Hopper und Hemingway allerdings nicht treiben. Den Stierkampf zum Beispiel schätzte Hopper im Gegensatz zu Hemingway nicht besonders. 1910 hatte er in Spanien einen besucht und darüber an seine Schwester geschrieben: »Letzten Sonntag bin ich zu einem

Morgen in Cape Cod**, 1950**
Cape Cod Morning
Öl auf Leinwand, 86,7 x 101,9 cm
Washington (DC), National Museum of American Art/Art Resource, New York

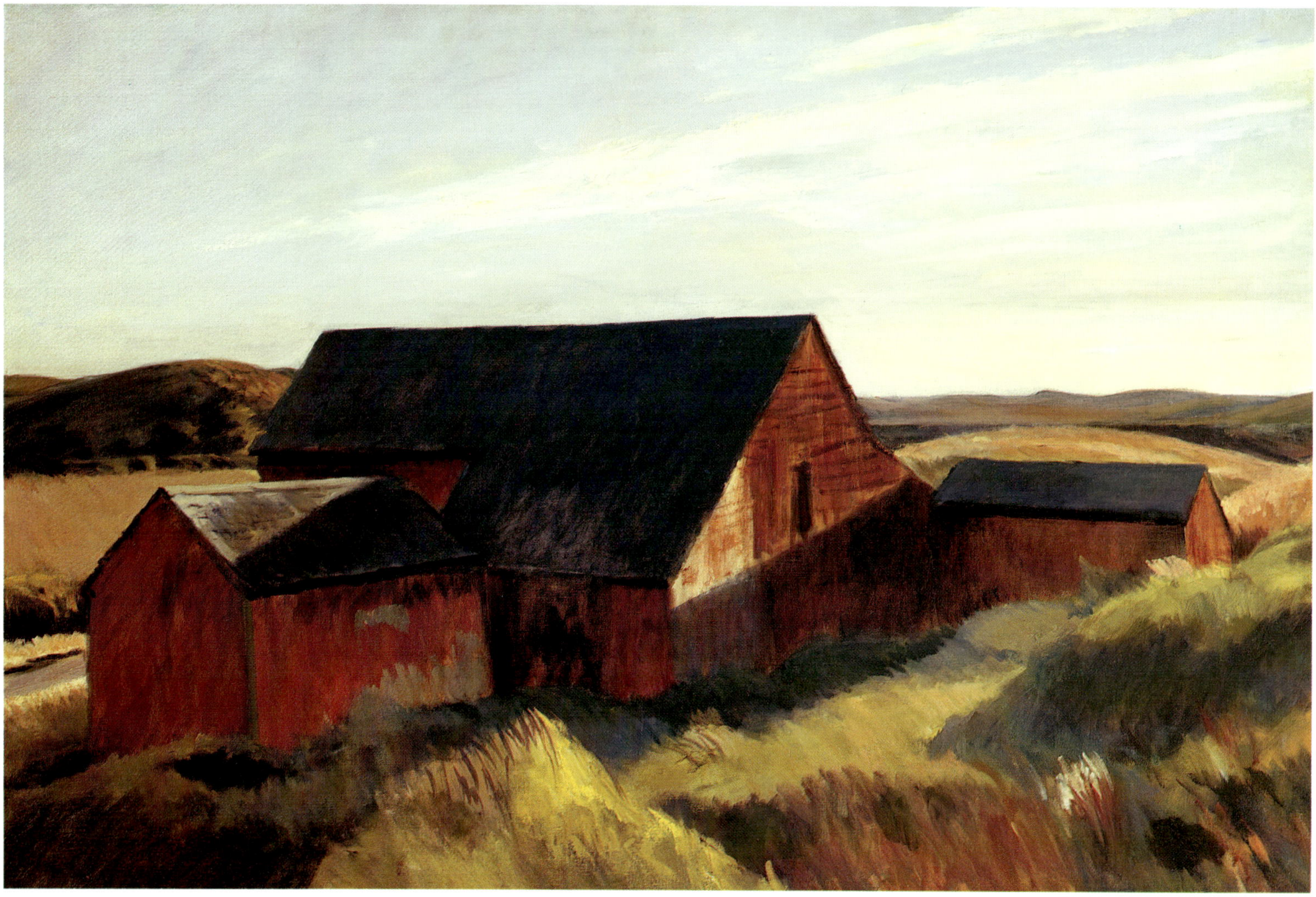

Cobbs Scheune, South Truro, 1930–33
Cobb's Barns, South Truro
Öl auf Leinwand, 86,4 x 126,4 cm
New York (NY), Collection of Whitney Museum of American Art. Josephine N. Hopper Bequest 70.1207

ABBILDUNG SEITE 105:
Hans Namuth:
Edward Hopper, 1963
Hans Namuth © 1990

Stierkampf gegangen, und ich fand es noch viel schlimmer, als ich erwartet hatte.«[15] Beider Technik mag ihrem Medium entsprechend ähnlich sein, Hemingway kam vom Journalismus, Hopper von der Illustration. Doch ist Hopper weit entfernt vom Heroismus eines Hemingway: Männlichkeit, Mut, Triebbefriedigung, Jagen, Fischen, Boxen, Trinken usw. waren nicht seine Sache. In Hoppers Bildern lebt niemand sein Ungestüm aus, im Gegenteil, bei ihm kommt gerade Triebverzicht als kulturelle bzw. kulturerzeugende Leistung zum Tragen. Wenn Hopper etwa Leuchttürme malt, dann ist meistens das Meer nicht im Bild. Oft werden sie monumentalisierend aus der Untersicht gezeigt. »Leuchtturm« impliziert gerade »Meer«: Ein Phänomen, das aus dem Versuch, die Natur zu beherrschen, entstanden ist, weist auf die Natur selbst hin. Außerdem – das noch im Zusammenhang mit Hemingway – ist ein Leuchtturm, und besonders trifft das für solche, wie Hopper sie gemalt hat, zu, ein Phallussymbol par excellence. Der Mensch errichtete sie an besonders signifikanten und gefährlichen Stellen des Aufeinandertreffens von Land und Meer. Während es einige Aquarelle gibt, die ausschließlich Landschaft, Natur, darstellen, existieren nur wenige Ölbilder, die auf den Gegensatz von Natur und Zivilisation verzichten, eines davon ist *Kamelhöcker* (1931, Abb. S. 99) aus dem Jahr 1931. Für Hoppers Ziele war eine Malerei, die sich ausschließlich der Landschaft widmete, wenig geeignet. Im nächsten Kapitel wird

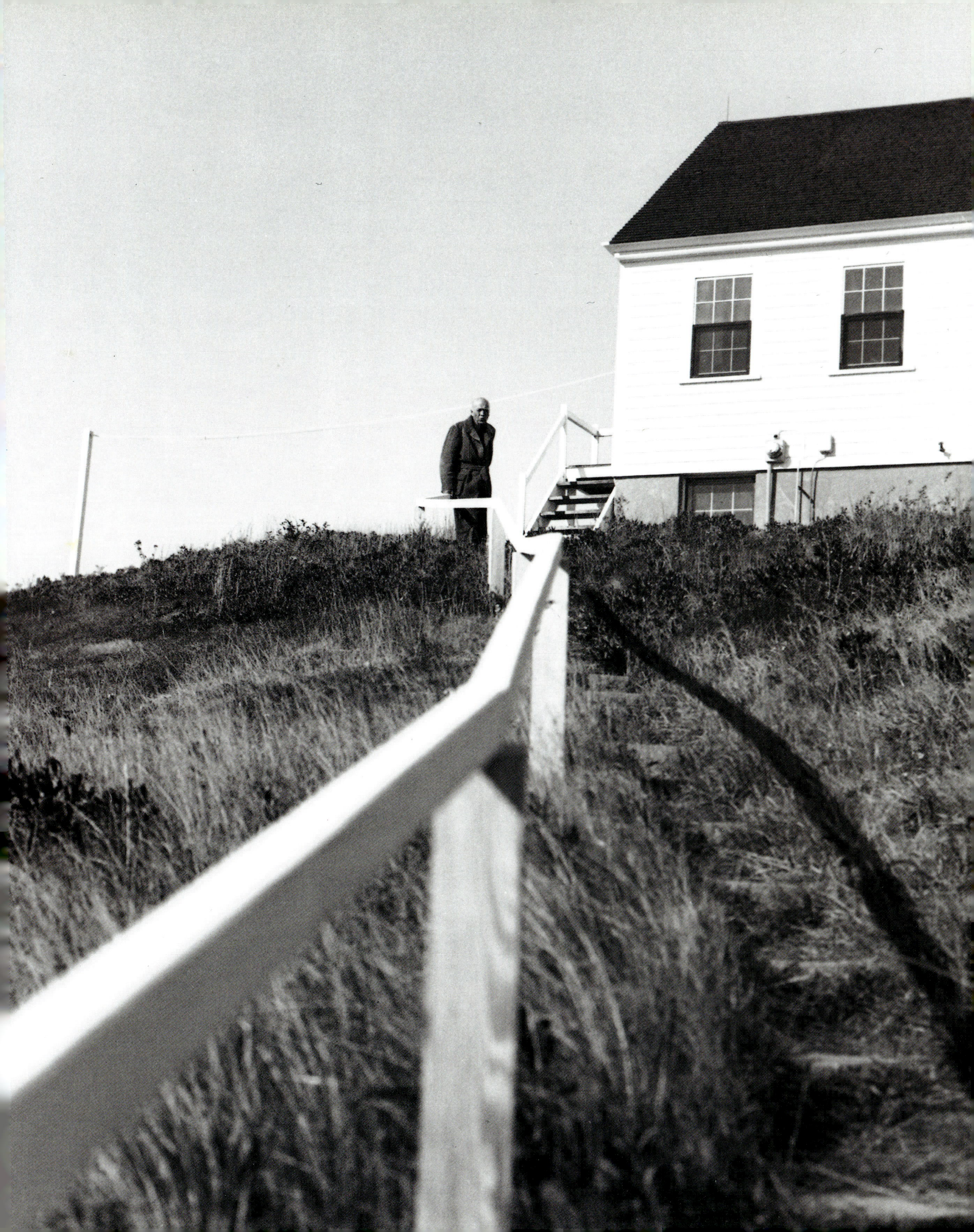

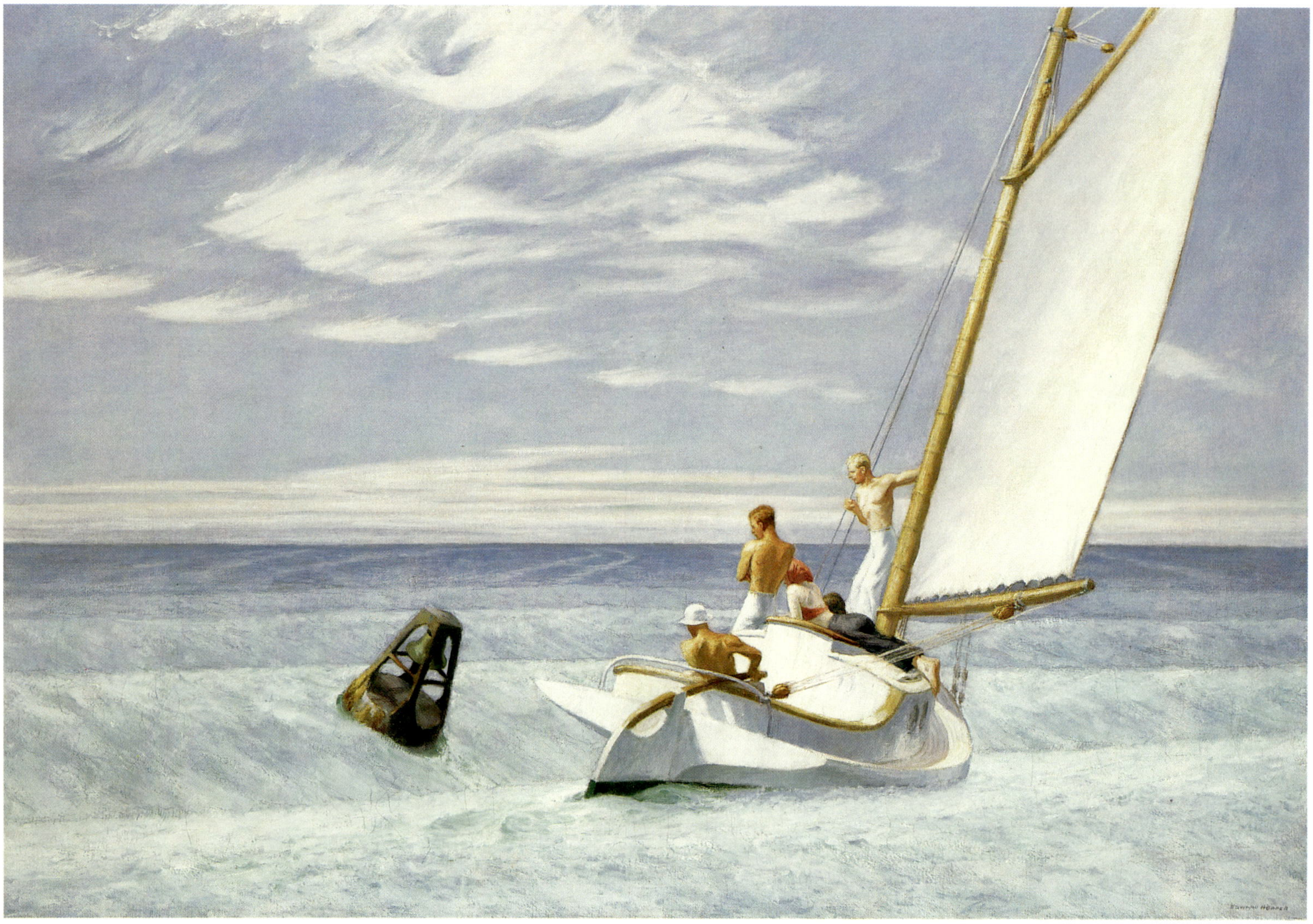

Dünung, 1939
Ground Swell
Öl auf Leinwand, 92,7 x 127,6 cm
Washington (DC), In the Collection of the Corcoran Gallery of Art, Museum Purchase, William A. Clark Fund

Motive, die Hopper schon in seinen kommerziellen Illustrationen entwickelt hat, setzen sich bei ihm oft fort. Die bildnerischen Probleme bleiben bestehen, konsequent sucht er eine Lösung, die er, glaubt er sie gefunden zu haben, immer wieder variiert.

uns nun das Verhältnis von Zentrum und Peripherie beschäftigen, von Stadt und Land, von Metropole und Kleinstadt, die eng mit dem Thema Natur – Zivilisation zusammenhängen.

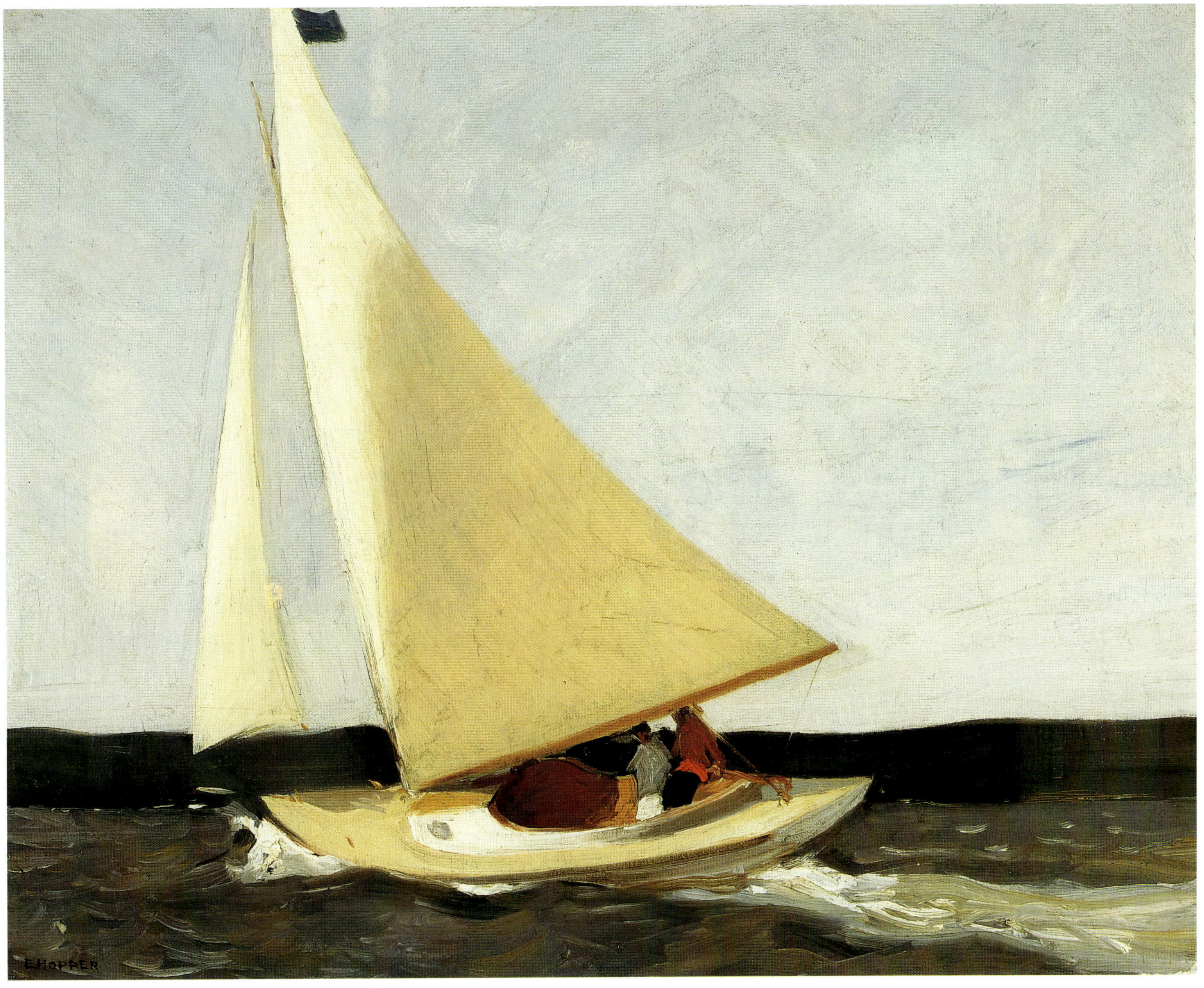

Segeln, 1911
Sailing
Öl auf Leinwand, 61 x 73,7 cm
Pittsburgh (PA), The Carnegie Museum of Art, Gift of Mr. and Mrs. James H. Beal in honor of the Sarah Scaife Gallery, 72.43

Ursprünglich segelte das Schiff in die andere Richtung, Hopper übermalte die erste Fassung und ließ es nach links aus dem Bild segeln. *Sailing* war auf der Armory Show 1913 in New York ausgestellt und das erste Bild, das Hopper verkaufte.

ABBILDUNG SEITEN 108/109:
Leuchtturm in Two Lights, 1929
The Lighthouse at Two Lights
Öl auf Leinwand, 74,9 x 109,9 cm
New York (NY), The Metropolitan Museum of Art,
Hugo Kastor Fund, 1962 (62.95)

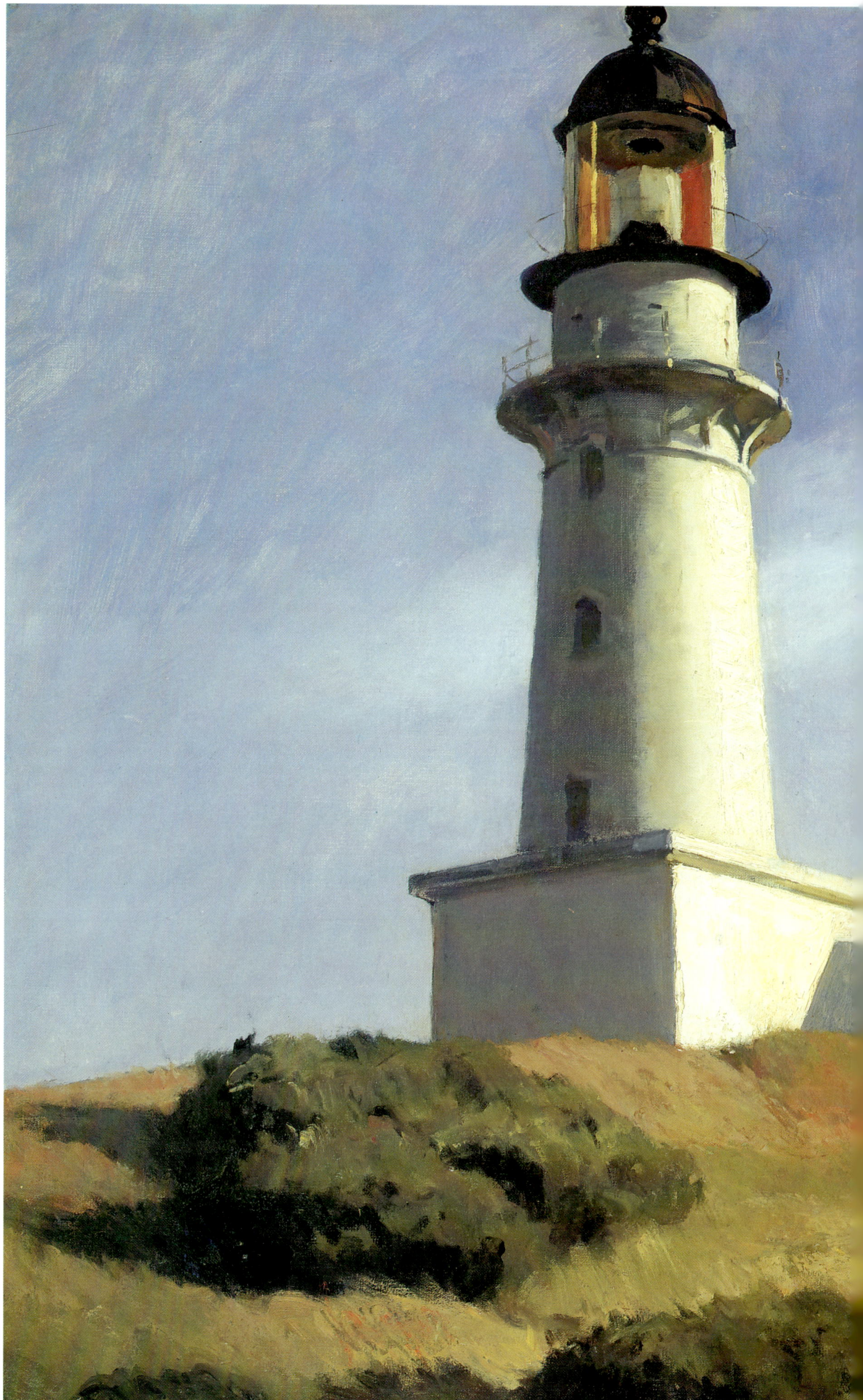

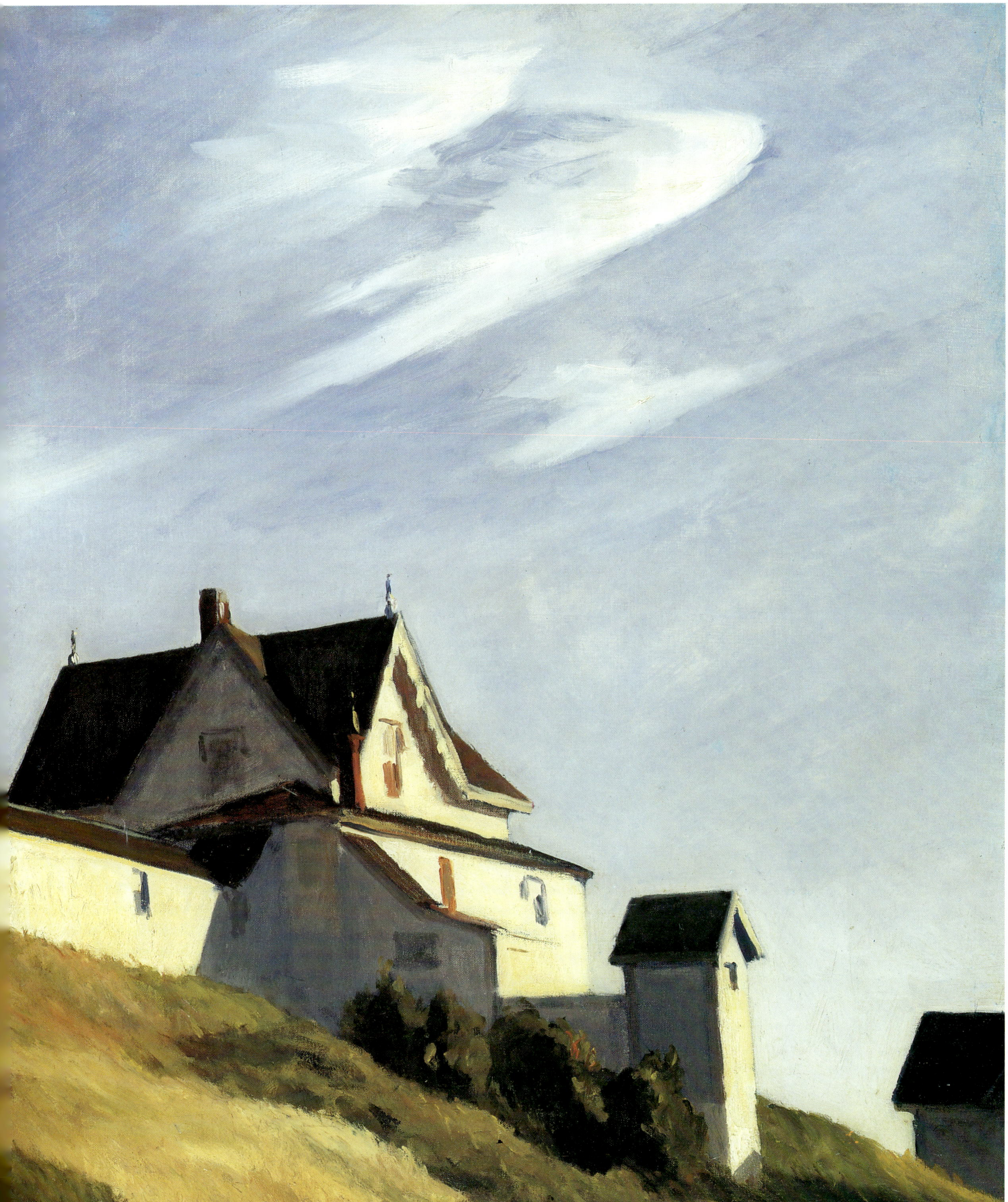

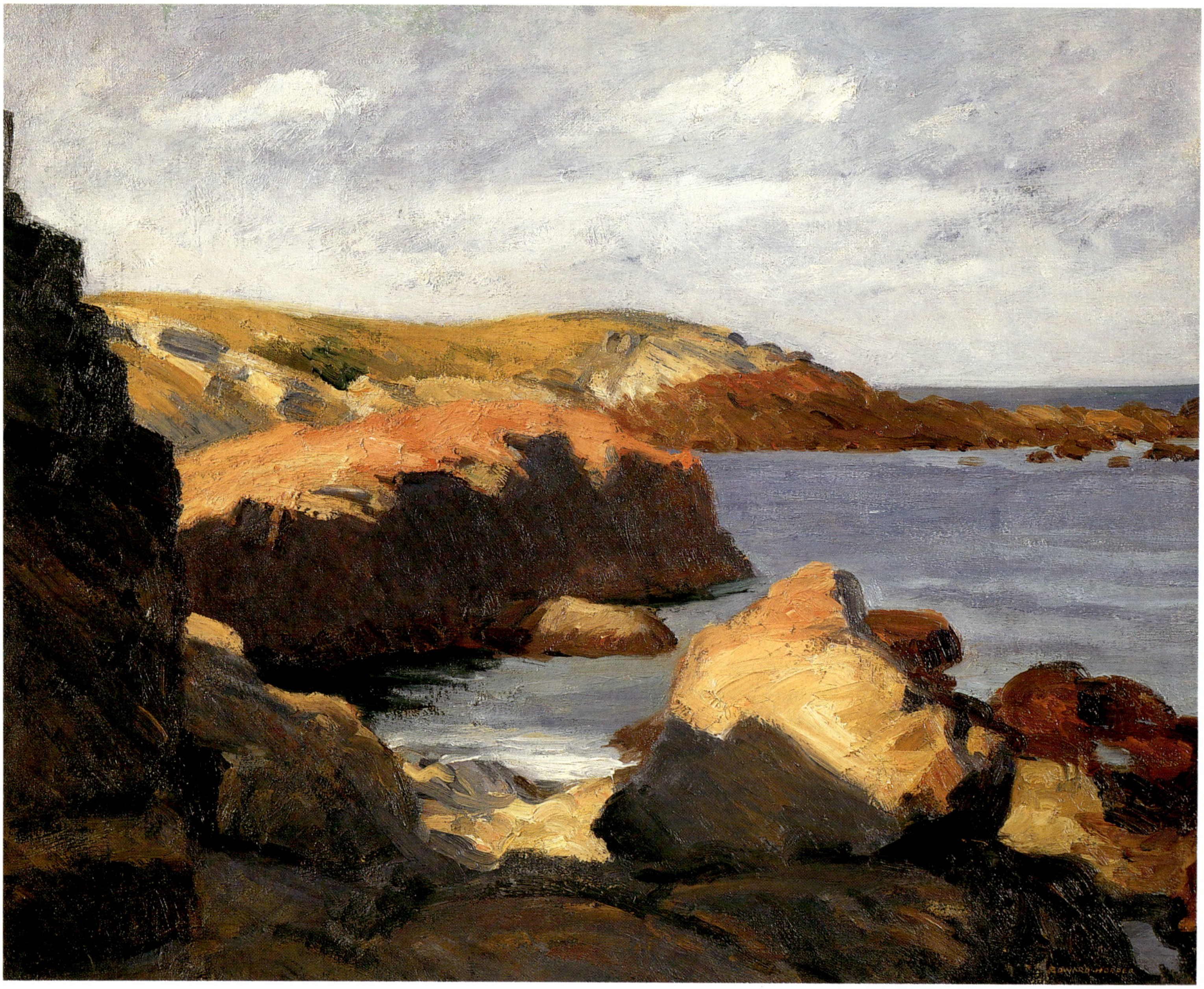

Das Meer bei Ogunquit, 1914
Sea at Ogunquit
Öl auf Leinwand, 61,6 x 74 cm
New York (NY), Collection of Whitney
Museum of American Art. Josephine N.
Hopper Bequest 70.1195

Das Aufeinandertreffen von Land und Meer beschäftigte Hopper seit seiner Frühzeit. Man kann eine Entwicklung nachvollziehen, innerhalb deren er an die Stelle des Meeres den Leuchtturm setzt, ein vom Menschen errichtetes Warnzeichen. Er begreift ihn als ein Zeichen der kulturellen Leistung des Menschen, das die Darstellung des Meeres überflüssig macht. Der Leuchtturm impliziert die Anwesenheit von Meer.

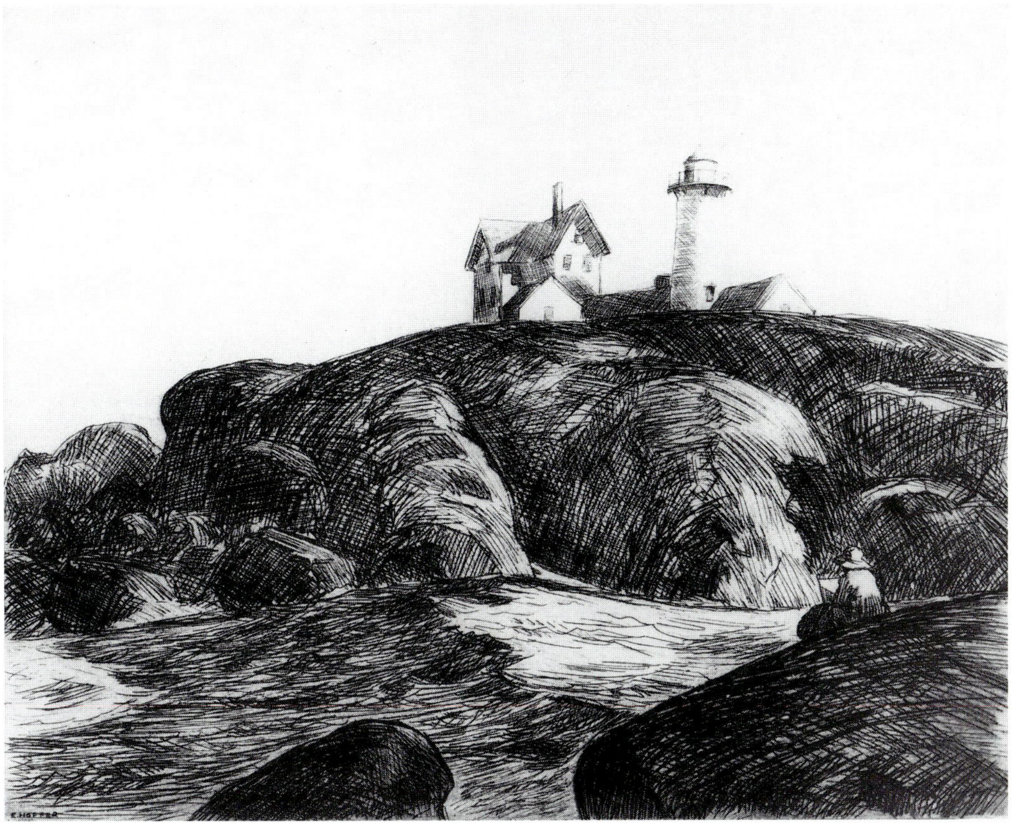

Der Leuchtturm (Main Coast), 1921
The Lighthouse (Main Coast)
Radierung, 39,4 x 43,7 cm
Blattgröße: 25,1 x 30 cm
New York (NY), Collection of Whitney Museum of American Art. Josephine N. Hopper Bequest 70.1032

UNTEN:
Hügel mit Leuchtturm, 1927
Lighthouse Hill
Öl auf Leinwand, 71,8 x 100,3 cm
Dallas (TX), Dallas Museum of Fine Arts, Gift of Mr. and Mrs. Maurice Purnell

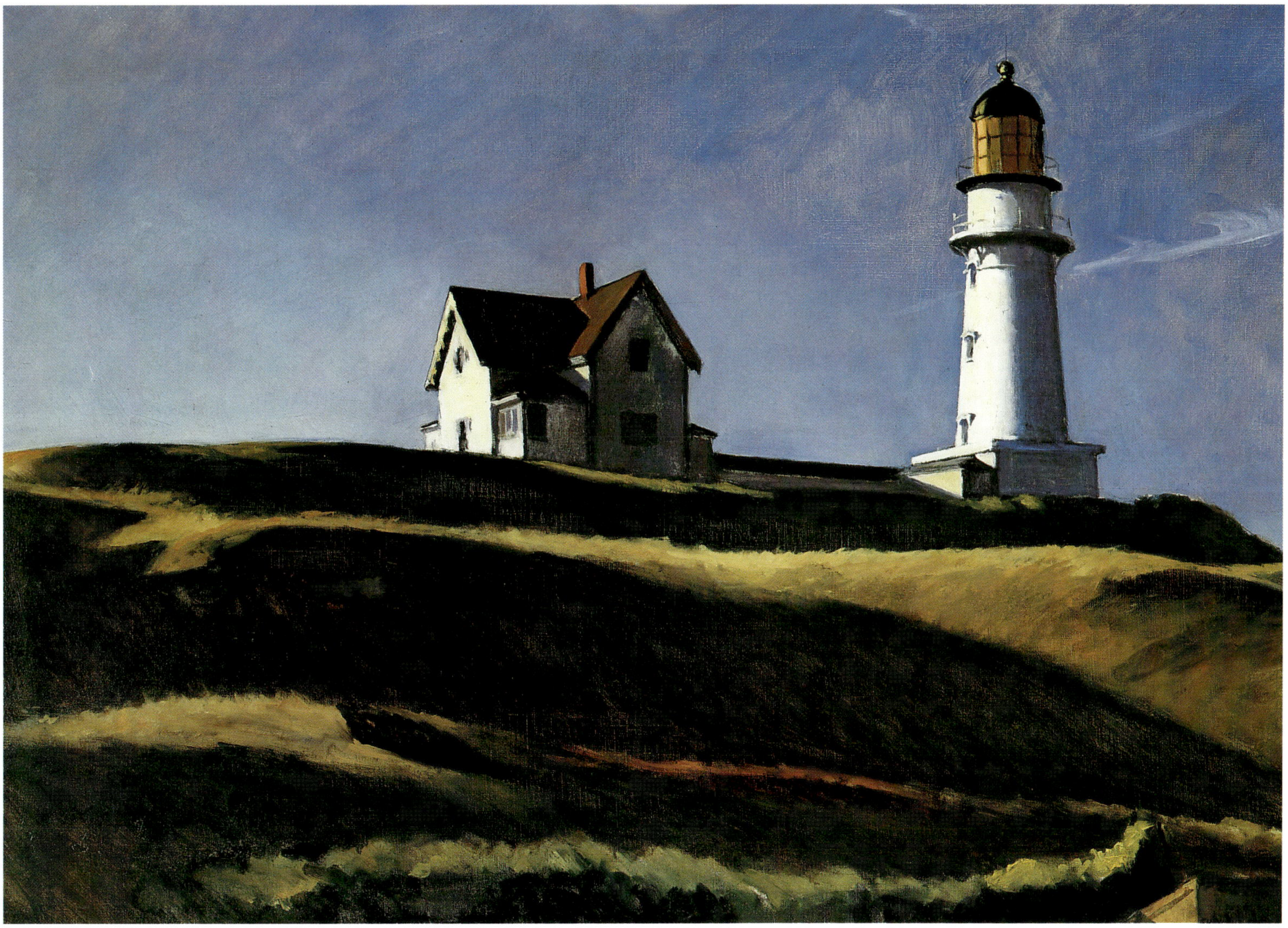

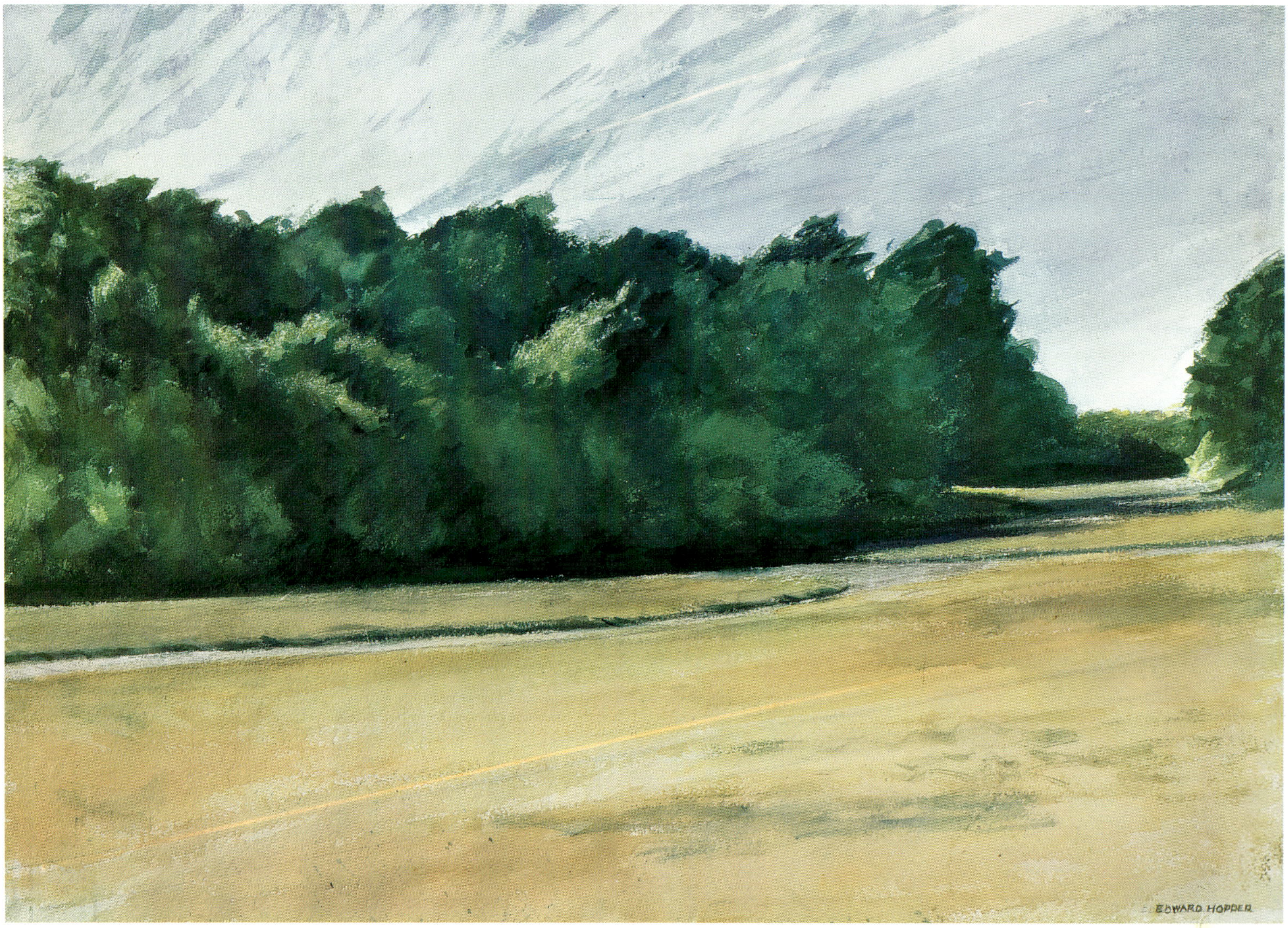

Baumgruppe in Eastham, 1962
Mass of Trees at Eastham
Aquarell auf Papier, 53,3 x 73 cm
New York (NY), Collection of Whitney
Museum of American Art. Josephine N.
Hopper Bequest 70.1164

In seinen Aquarellen setzt Hopper, bedingt auch durch die Technik, in brillanter, schneller und lockerer Arbeitsweise direkt Natureindrücke um. Die Auswahl der Sujets deutet auf die sorgfältige Kombination von Motiven in seinen Ölbildern hin.

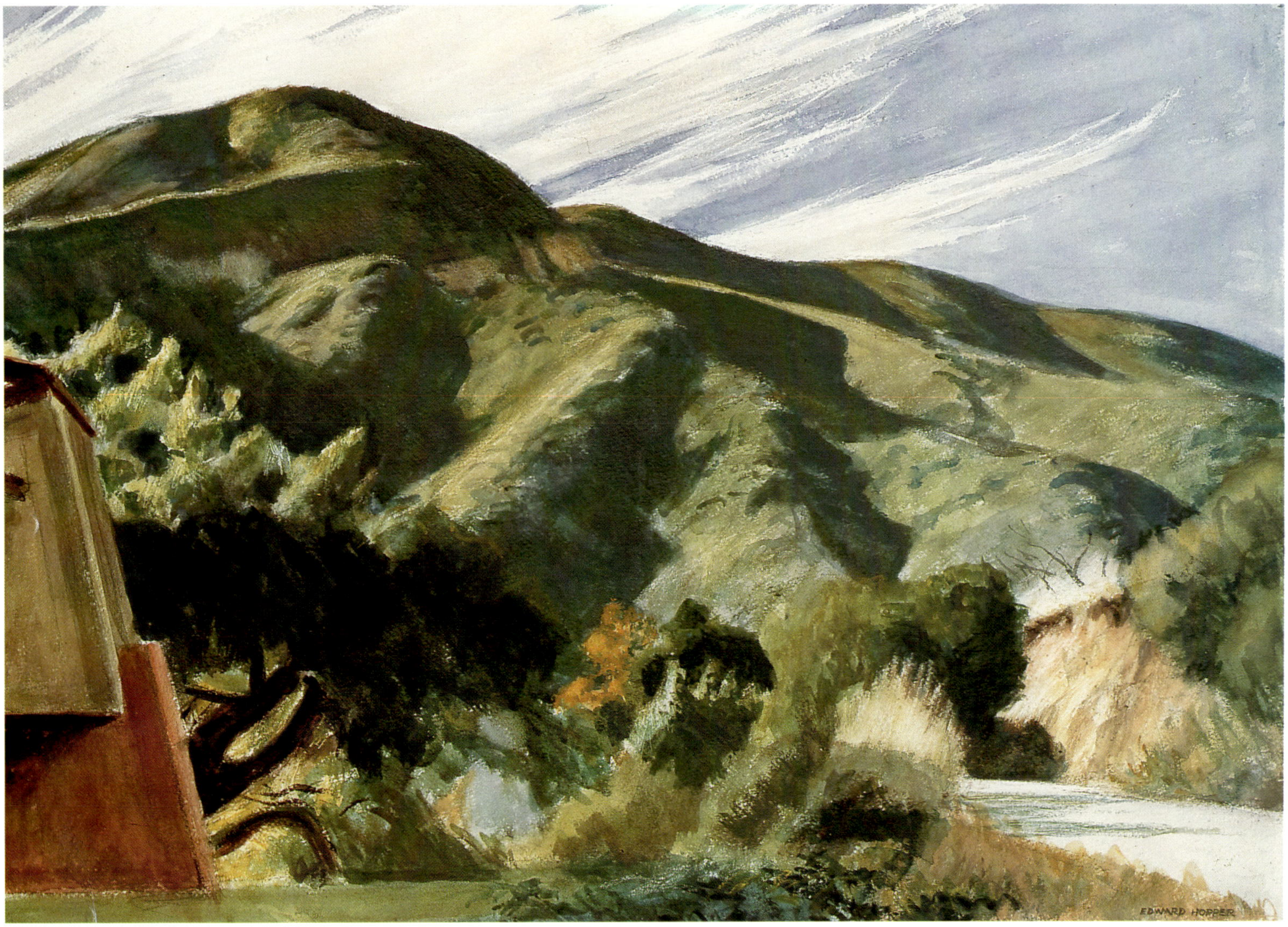

Hügel in Kalifornien, 1957
California Hills
Aquarell auf Papier, 54,6 x 74,3 cm
Kansas City (MO), Reproduction Courtesy Hallmark Fine Arts Programs,
Hallmark Cards, Inc.

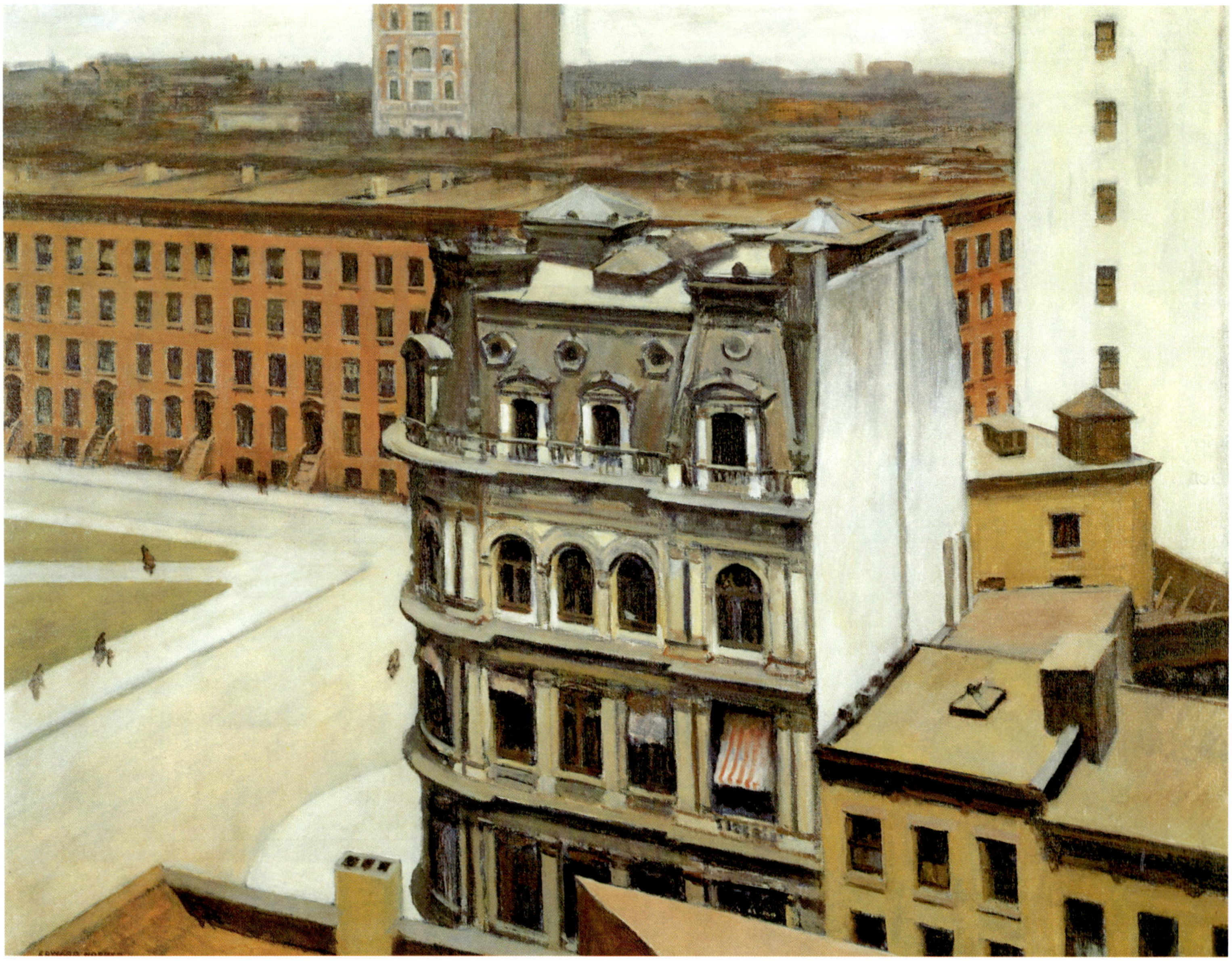

Großstadt, 1927
The City
Öl auf Leinwand, 70 x 90,4 cm
Tucson (AZ), Collection of The University of Arizona Museum of Art, Gift of C. Leonard Pfeiffer

Die Stadt ist für Hopper Schauplatz widerstreitender Philosophien. Er beschreibt den Gegensatz von gesichtslosen Wohnblocks und Häusern, die durch ihren Formenreichtum so etwas wie »Charakter« besitzen.

Zentrum und Peripherie

Edward Hopper verbrachte die eine Hälfte des Jahres in New York, die andere in South Truro in Massachusetts. Sein Atelierhaus, in dem die Hoppers fortan an fast jeden Sommer verbrachten, war 1934 fertiggestellt worden. Der Gegensatz von Stadt und Land ist eine fixe Formel geworden, auf der einen Seite steht das idyllische Landleben, auf der anderen der Moloch Großstadt. Wir kommen in diesem Zusammenhang fast automatisch auf Hoppers Pariser Zeit und den Einfluß, den der Impressionismus auf ihn ausübte, zurück. »Das Großstadtbild des 19. Jahrhunderts wurde zur Welt gebracht, als Claude Monet im Frühjahr des Jahres 1873 oben aus dem Studiofenster des Pariser Fotografen Félix Nadar den Blick hinunter auf den Boulevard des Capucines malte.«[1] Zwar hatte es den Impressionisten die moderne technisierte Großstadt, besonders die Architektur mit ihren Eisenkonstruktionen durchaus angetan – erwähnenswert ist hier besonders Gustave Caillebotte –, aber es zog die Maler doch stets mehr in die Vorstadt, aufs Land oder ans Meer. Die Surrealisten bewegten sich später ebenfalls lieber an der Peripherie von Paris, in den Vorstädten, um dort über die Flohmärkte zu flanieren oder in den unscheinbaren Straßen die Wunder des Alltäglichen neu zu entdecken.

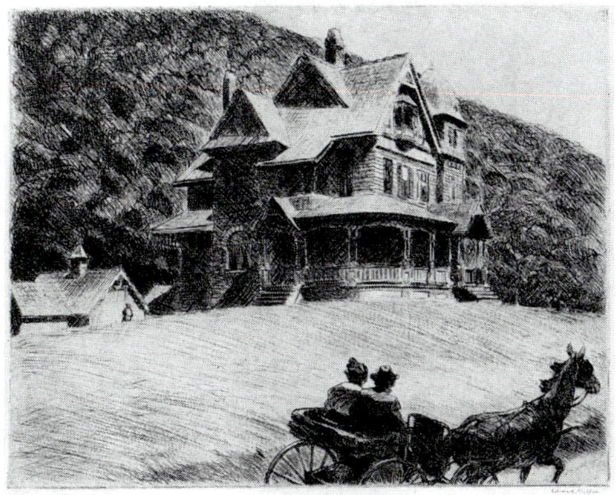

House on a Hill or The Buggy, 1920
Radierung, 20,3 x 25,4 cm
Philadelphia, Philadelphia Museum of Art,
Purchased, The Harrison Fund

Hoppers Vorgehensweise wurde einmal als »Mythisierung des Banalen« bezeichnet, und tatsächlich liegt über der Banalität seiner Alltagsszenen eine geheimnisvolle, fast surreale Poesie. Der Hinweis auf den Surrealismus ist also so abwegig nicht. Es wurden bereits die Bilder von Tankstellen einem Zitat von Louis Aragon gegenübergestellt. Das Prinzip surrealistischer Tätigkeit bestand nicht zuletzt darin, scheinbar vollkommen inkommensurable, nicht zusammengehörige Gegenstände auf einer wie auch immer gearteten Fläche, die damit zu einer Projektionsfläche wurde, zu einer neuen, überraschenden Wirklichkeit zusammenzuführen. So wäre ein der surrealistischen Bewegung und Hopper gemeinsames Merkmal der besondere Blick auf das Alltägliche, auf das vermeintlich Unscheinbare. Auch im Hang zum Voyeurismus sind sie miteinander verwandt, wenngleich die Surrealisten viel direkter Erotik und Sexualität zum Thema machten. Aufschlußreicher sind die Unterschiede, die aus dieser in manchem verwandten Methode resultieren. Hopper blieb lapidarer:

Nicht die Sensation ist das Endergebnis, sondern das Normale. Zerlegt man dieses in seine Einzelteile und setzt es anders wieder zusammen, sind die Unterschiede gering. Die Kombination disparater Elemente führt bei Hopper zur Realität, nicht zur Surrealität.

Die Nachahmung dessen, was auf der Oberfläche liegt, hatte schon Tocqueville in seinem Buch über die Demokratie in Amerika beschrieben: »Man kann den Diamanten bereits so vollkommen nachahmen, daß man sich leicht täuschen läßt. Sobald die Kunst, falsche Diamanten herzustellen, erfunden sein wird, so daß man sie nicht mehr von echten unterscheiden kann, wird man wahrscheinlich die einen wie die andern fallen lassen, und sie werden wieder einfache Kiesel sein.«[2] Das Problem, das Tocqueville schildert, liegt in der Nivellierung, und es hat seine Wurzeln sicherlich in der Vielgestaltigkeit Amerikas. Hoppers Bild *Großstadt* (1927, Abb. S. 114) zeigt von einem Standpunkt über den Dächern aus eine Stadtarchitektur. Der Platz, den es vorführt, wird nach hinten begrenzt durch gleichförmige Wohnblocks. Das auffälligste Gebäude, das ins Bild hineinragt, paßt nicht in die eher triste architektonische Landschaft. Es hat einen ganz anderen Charakter als alle umliegenden und überhaupt auf dem Bild sichtbaren Häuser; es könnte mit seinem Mansarddach auch aus Paris stammen. Die gleichförmigen Wohnblocks, die es umgeben, dürften zeitlich nach ihm entstanden sein. Als Hopper sein Bild malte, gab es in Amerika schon seit 40 Jahren Wolkenkratzer, Architekturen etwa von Louis H. Sullivan oder, aufsehenerregend in dem Jahr 1927, als Hoppers Gemälde entstand, William van Alens Chrysler Building in New York. Die neue amerikanische Architektur interessierte Hopper offensichtlich nicht. Er beschrieb Gegensätze wie rund/eckig, individuell/gleichförmig oder alt/neu. Die Formen des Hauses sind zwar nicht

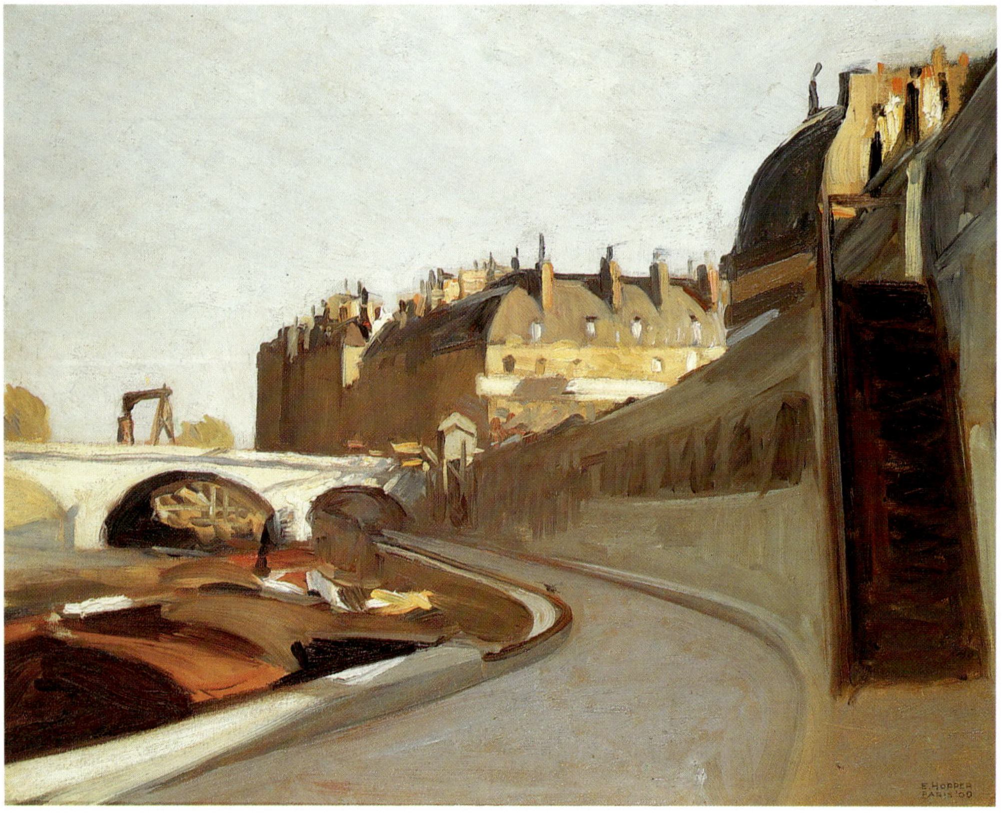

Le Quai des Grands Augustins, 1909
Öl auf Leinwand, 59,7 x 72,4 cm
New York (NY), Collection of Whitney Museum of American Art. Josephine N. Hopper Bequest 70.1173

Hopper bemerkte einmal, zu seiner Zeit habe man nach Paris gehen müssen, jetzt könne man nach Hoboken gehen, das sei genauso gut.

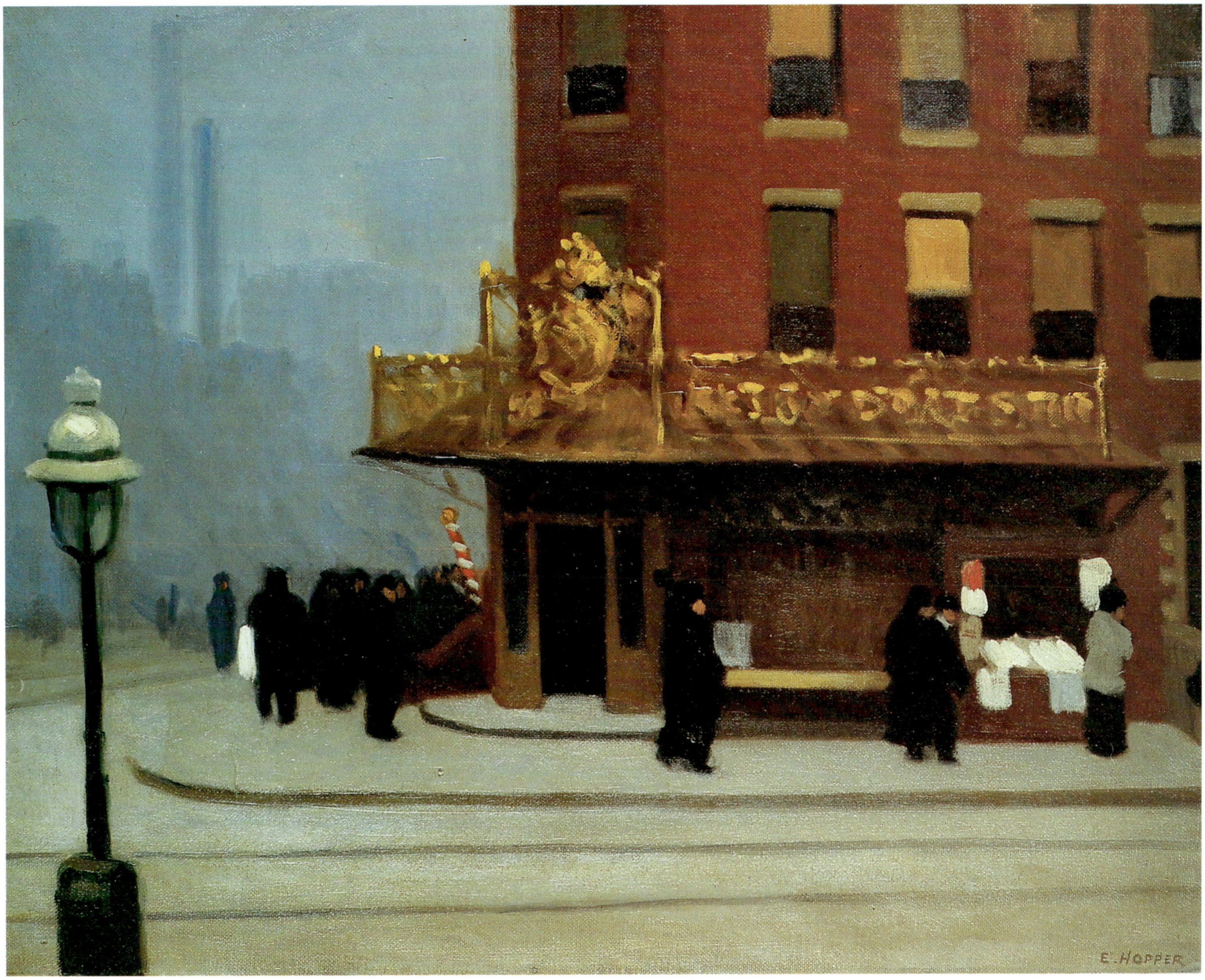

New Yorker Eckkneipe, 1913
New York Corner (Corner Saloon)
Öl auf Leinwand, 61 x 73,7 cm
New York (NY), The Museum of Modern Art.
Abby Aldrich Rockefeller Fund

so rundlich-biomorph wie die der viktorianischen Villa bei *Das Haus am Bahndamm* (1925, Abb. S. 76), aber sie sind immer noch ausgeprägt mit Säulen, Pilastern und anderen Gliederungselementen bestückt. Zwei Gebäude sind auf dem Bild zu sehen, die wesentlich höher sind als die sie umgebenden. Hopper hat sie einfach abgeschnitten. Das setzt einen besonderen Blick voraus, der sich zum einen auf das im Ambiente etwas altertümlich wirkende Haus konzentriert und sich zum anderen schlicht weigert, bestimmte andersgeartete Dinge wahrzunehmen. Auch hier obliegt es dem Betrachter, das Bild außerhalb seiner Grenzen in Gedanken fortzusetzen. Der Gegensatz zwischen Natur und Zivilisation wird hier auf einer anderen Ebene, einem Niveau innerhalb zivilisatorischer Entwicklungen, wiederaufgegriffen. Dabei läßt sich auch Hoppers Standpunkt zwischen verschiedenen, sich verfestigenden Strömungen der Zeit herauspräparieren. Walter Gropius, Architekt und Begründer des Bauhauses, der Deutschland kurz nach der Machtergreifung Hitlers verlassen hatte und nach Amerika gegangen war, schrieb über seine Erfahrungen im Land der unbegrenzten Möglichkeiten: »Aus meiner eigenen Erfahrung

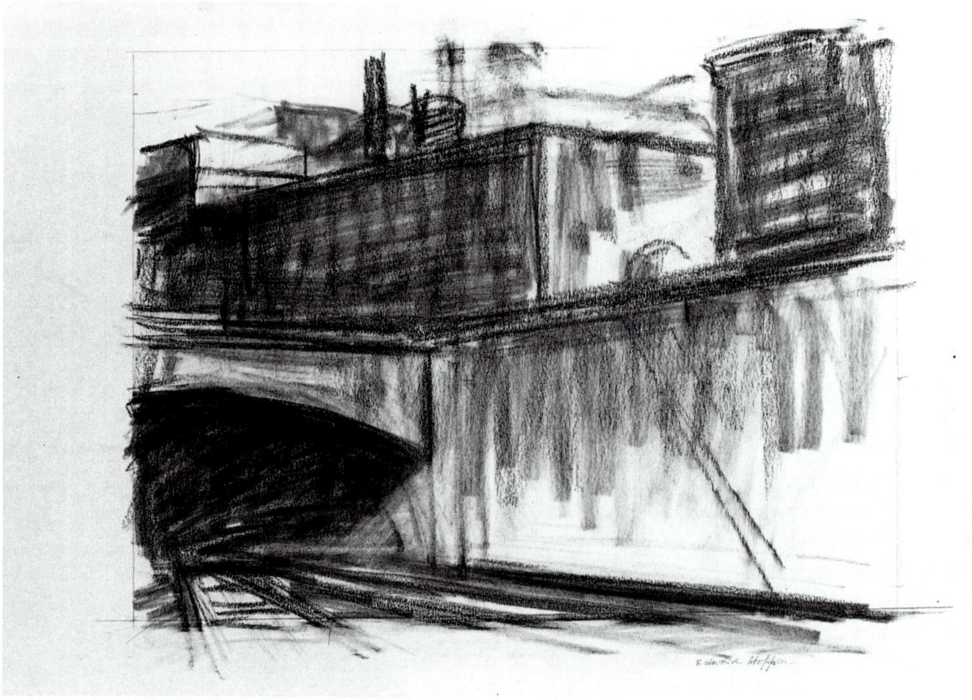

Vorstudie zu ***Einfahrt in die Stadt***, 1946
Study for *Aproaching a City*
Kreide auf Papier, 38,3 x 56,2 cm
New York (NY), Collection of Whitney Museum of American Art. Josephine N. Hopper Bequest 70.869

kann ich sagen, daß ich es mir beim Bau meines ersten Hauses in den Vereinigten Staaten – es war mein eigenes – zur Aufgabe machte, Charakteristiken der architektonischen Tradition Neu-Englands, die ich als noch lebendig und adäquat empfand, meiner persönlichen Konzeption einzuverleiben. Diese Verschmelzung des genius loci mit meiner modernen Bauauffassung ließ ein Haus entstehen, das ich in Europa mit seinen klimatisch, technisch und psychologisch völlig andersartigen Bedingungen niemals so gebaut haben würde.«[3]

Zwei für unseren Zusammenhang wichtige Dinge stellen diese Sätze heraus: Einmal geben sie, indem sie auf die Architektur Neuenglands anspielen, einen Hinweis darauf, daß und warum Hopper ein amerikanischer Maler ist; zum zweiten liefern sie eine Begründung für eine unterschiedliche Architektur unter verschiedenartigen Bedingungen, ein Thema, das Hopper durchaus interessiert hat. Auch die Stadt ist für Hopper, wie *Großstadt* (Abb. S. 114) zeigt, ein Ort der Auseinandersetzung widerstreitender Philosophien. In *Einfahrt in die Stadt* (1946, Abb. S. 119) wollte Hopper nach eigenen Worten »Erwartung, Neugier, Furcht« ausdrücken, Gefühle, die man hat, wenn man mit dem Zug in eine fremde Stadt einfährt. Das Bild zeigt, im Rückgriff auf die Radierung *Die Lokomotive* (1923, Abb. S. 66), gleichzeitig die Einfahrt in die Stadt und in einen Tunnel. Der Grundton der Begrenzungsmauer der Bahnlinie, der Schienen und der Gebäude ist ockerfarben, versetzt mit schmutzigen Blau- und Grüntönen. Diese Gebäude sind, so ist anzunehmen, kommerziell genutzt, sie zeigen kaum Leben, ganz im Gegensatz zu den beiden Wohnhäusern, von denen das rote den einzigen farbigen Punkt des Bildes darstellt. So ist eine Richtung vorgegeben, die von einem noch individuellen, bewohnten Bereich in jenen anonymen, unpersönlich-bürokratischen führt, der durch die Dunkelheit in der Unterführung noch ungewisser und bedrohlicher erscheint. Der kleine Fetzen Himmel und ein Bildrand, der die Häuser nach oben abschneidet, machen die Szenerie im Wortsinn bedrückend.

Hopper ist der Stadt gegenüber mißtrauisch, sie wird für ihn nur dort lebendig, wo sie in Großaufnahme erscheint, und dort ist sie prinzipiell mit der Provinz vergleichbar. *Großstadt* (Abb. S. 114) und *Einfahrt in die Stadt* (Abb. S. 119) sind zwei eher seltene Beispiele für Bilder, die die Großstadt selbst zum Thema machen. In Reaktion auf die große Depression wurde während des New Deal unter der Präsidentschaft Franklin Delano Roosevelts ein ehrgeiziges Städtebauprogramm entwickelt, das den ursprünglich englischen Gedanken der Gartenstadt propagierte. Einer der daran maßgeblich beteiligten Städteplaner war Lewis Mumford. Man folgte der Idee der auch bei Gropius angesprochenen ›New England Town‹: Ländliche Idylle sollte sich in den Städten breitmachen. Das Projekt scheiterte schließlich am Einspruch der republikanischen Fraktion im Kongreß. Die Gartenstadt-Bewegung fällt zeitlich zusammen mit dem schon genannten Federal-Arts-Project und wird ebenfalls von einem gesteigerten Nationalbewußtsein getragen. Hopper paßt insoweit ins Bild, als ihn die provinzielle Umgebung immer mehr interessiert hat als die Großstadt. Zwar ist der Schauplatz vieler seiner Bilder, darunter die bekanntesten, ausgewiesenermaßen die Stadt, aber die Situationen gleichen sich, ob nun Stadt oder Land, einander an: Man verglei-

Einfahrt in die Stadt, 1946
Approaching a City
Öl auf Leinwand, 68,6 x 91,4 cm
Washington (DC), The Phillips Collection

Nach eigenen Worten wollte Hopper mit diesem Bild »Erwartung, Neugier, Furcht« ausdrücken, Gefühle, die man hat, wenn man mit dem Zug in eine fremde Stadt einfährt. Auffällig ist die farbliche Akzentuierung der beiden Häuser am rechten Bildrand.

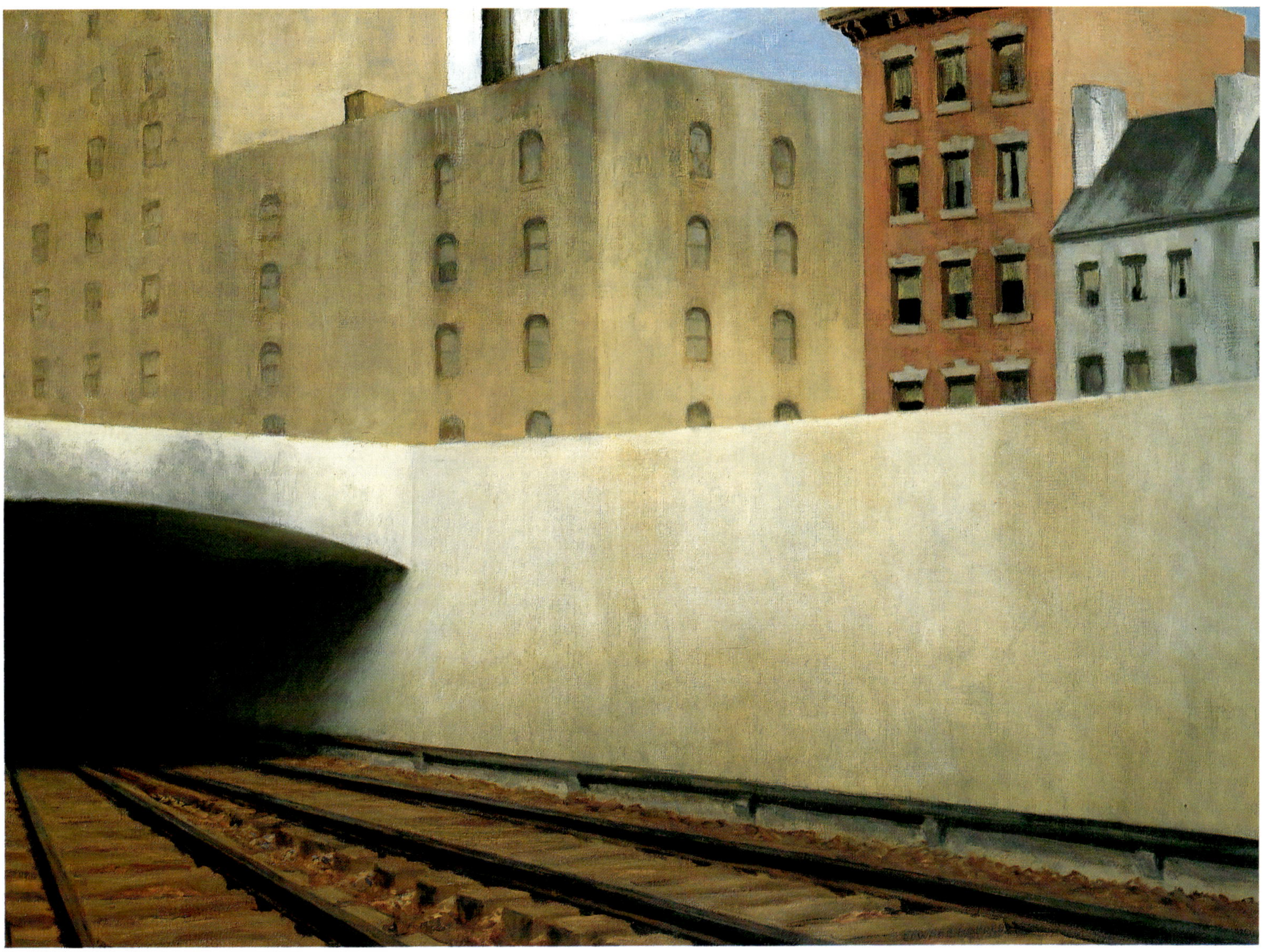

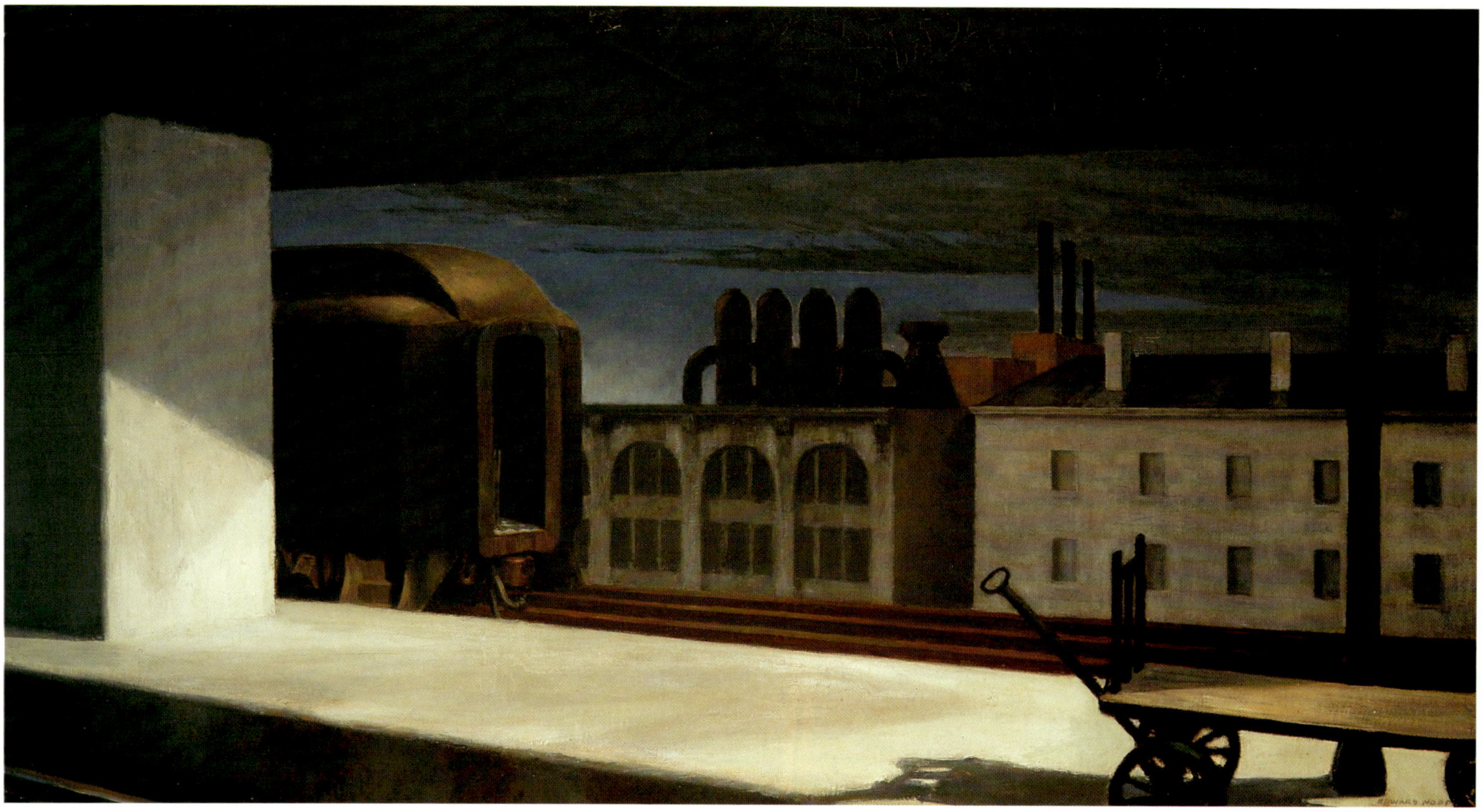

Dämmerung in Pennsylvania, 1942
Dawn in Pennsylvania
Öl auf Leinwand, 61,9 x 112,4
Chicago (IL), Courtesy of Terra Museum of American Art, Daniel J. Terra Collection, 18.1986.

ABBILDUNG SEITE 121 OBEN:
Vorstudie zu ***Sommer***, 1943
Study for *Summertime*
Kreide auf Papier, 22,5 x 30,2 cm
New York (NY), Collection of Whitney Museum of American Art. Josephine N. Hopper Bequest 70.460

ABBILDUNG SEITE 121 UNTEN:
Vorstudie zu ***Sommer***, 1943
Study for *Summertime*
Kreide auf Papier, 21,6 x 27,9 cm
New York (NY), Collection of Whitney Museum of American Art, Josephine N. Hopper Bequest 70.458

che nur etwa *Sommer* (1943, Abb. S. 122/123) und *Morgen in South Carolina* (1955, Abb. S. 100/101). Mit Stadt assoziiert man Menschenmassen, die bei Hopper nie vorkommen. *Sommer* (Abb. S. 122/123) ist eine weitere Variante des Themas »Blick aus dem Fenster«, das schon besprochen wurde. Eines der beiden Fenster des Hauses ist geschlossen, das andere offen, der Vorhang weht nach innen. Dem Betrachter ist diesmal nicht nur der Blick nach draußen versperrt, sondern auch der nach drinnen. Am Körper der Frau wiederholt Hopper dieses Motiv noch einmal. Das weiße Kleid der Frau ist fast durchsichtig, es zeichnen sich deutlich Brüste und Schenkel ab, auch die Haut scheint durch. Doch auch hier, gemalt ein Jahr vor *Morgen in einer Großstadt* (1944, Abb. S. 51 unten), kommt keine Erotik auf, trotz einiger Bedingungen, die die Möglichkeit dafür schaffen könnten. Den Gegensatz Verbergen/Enthüllen etwa, von anderen Künstlern für subtile Erotik oder auch offene Sexualität genutzt, handelt Hopper nur ab. Er ist in diesen Dingen nicht weniger emotionslos als sonst auch. Dabei sind die Bezüge des Bildes durchaus raffiniert, etwa der wehende Vorhang, der korrespondiert mit dem Kleid, aber dem Blick ins Gebäude hinein nichts zuläßt, während der Stoff des Kleides das Darunterliegende andeutet. Wie schon in *Morgen in einer Großstadt* (Abb. S. 51 unten) ist auch diesmal die Verlagerung von im weiteren Sinne religiösen auf handfeste, profane, greifbare Dinge geschildert. Einen Zusammenhang mit der Stadt stellt dieses Bild dadurch her, daß die Profanisierung, um die es Hopper zu tun ist, hauptsächlich in urbanen Situationen auftritt. Zeigt sich hier vielleicht ein moralisierender Zug bei Hopper? 1939 entstand im Auftrag einer Gruppe von Städteplanern ein Dokumentarfilm nach dem Buch »The Culture of Cities« von Lewis

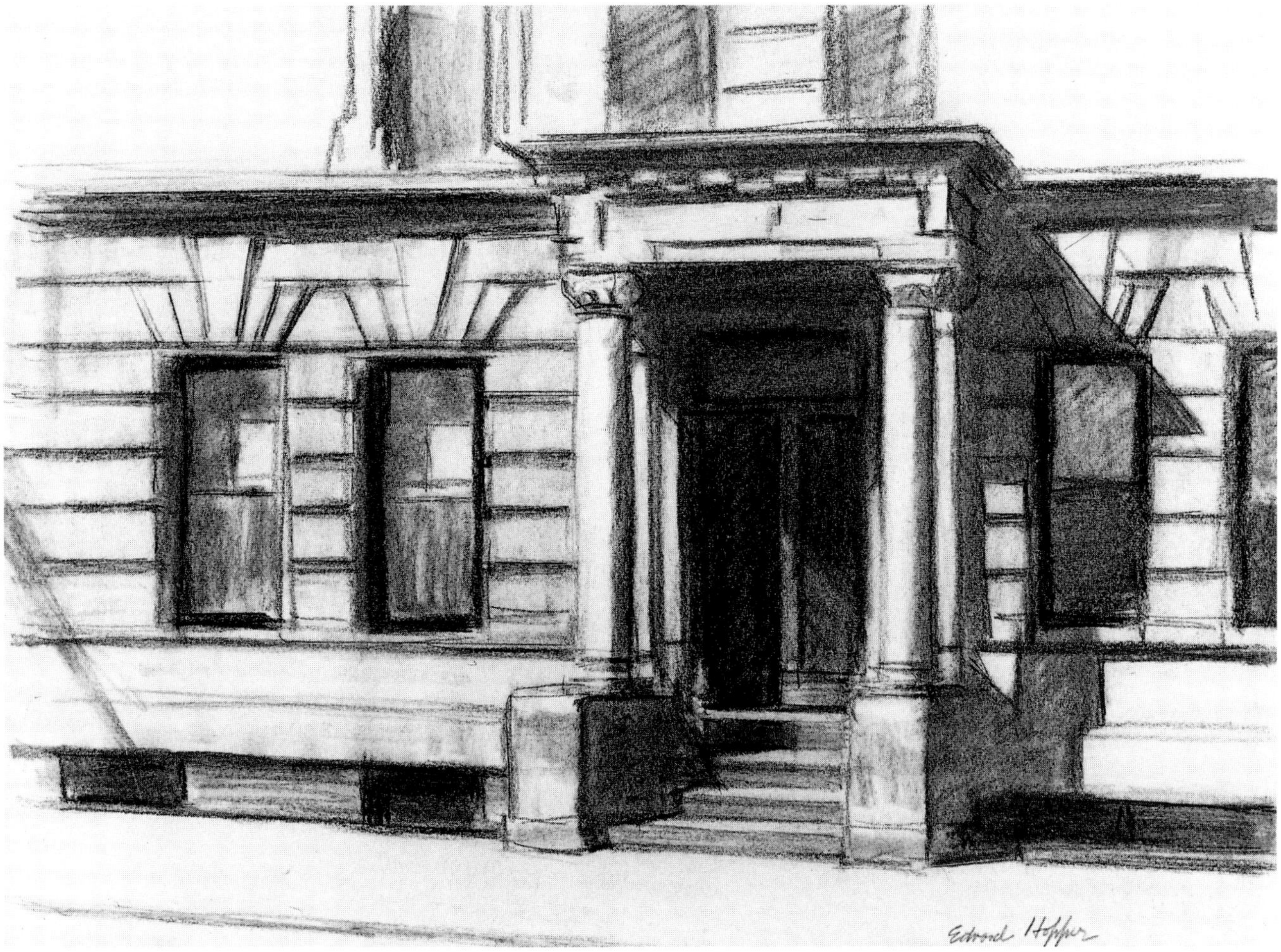
Edward Hopper

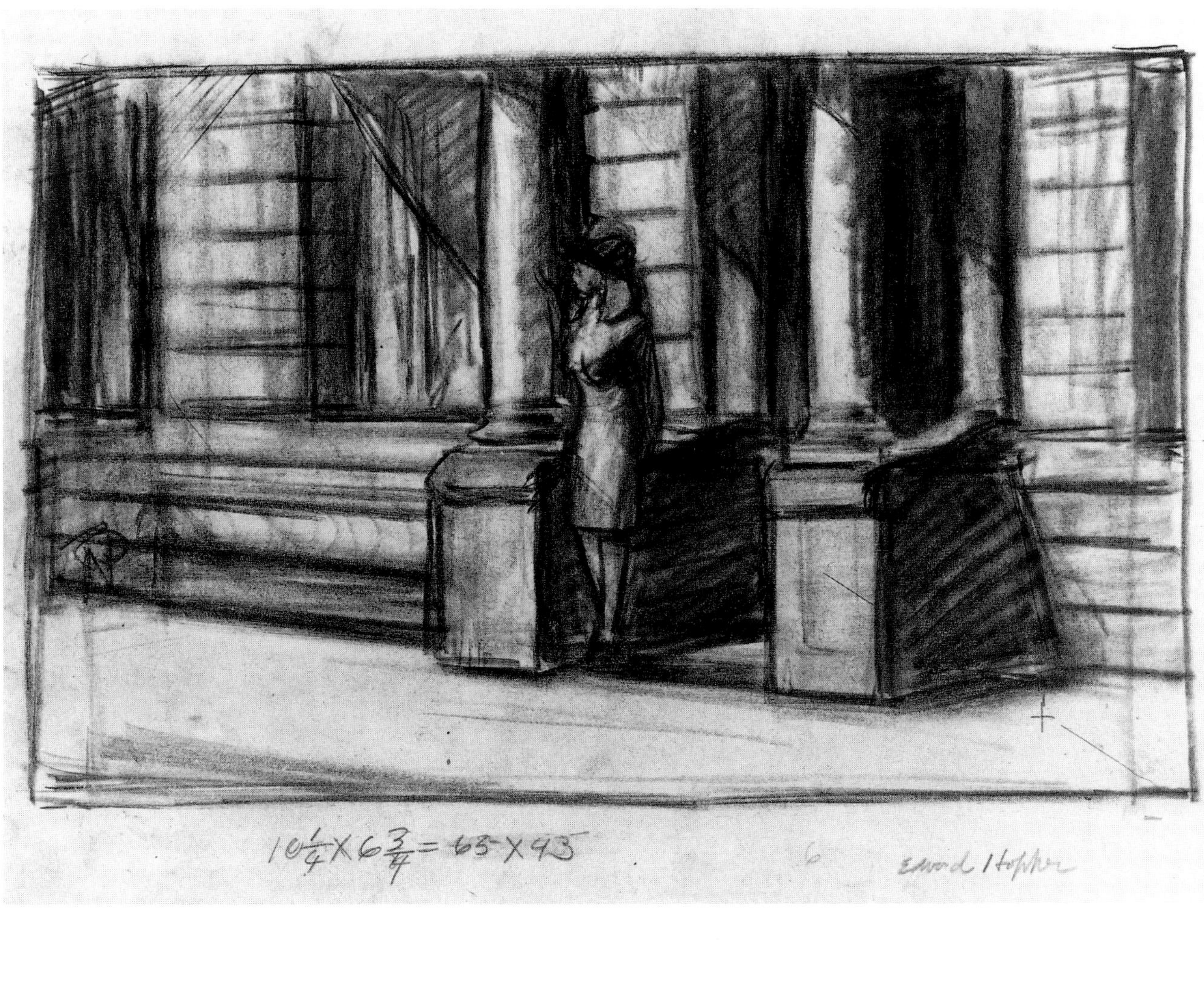
10 1/4 X 6 3/4 = 65 X 43
6
Edward Hopper

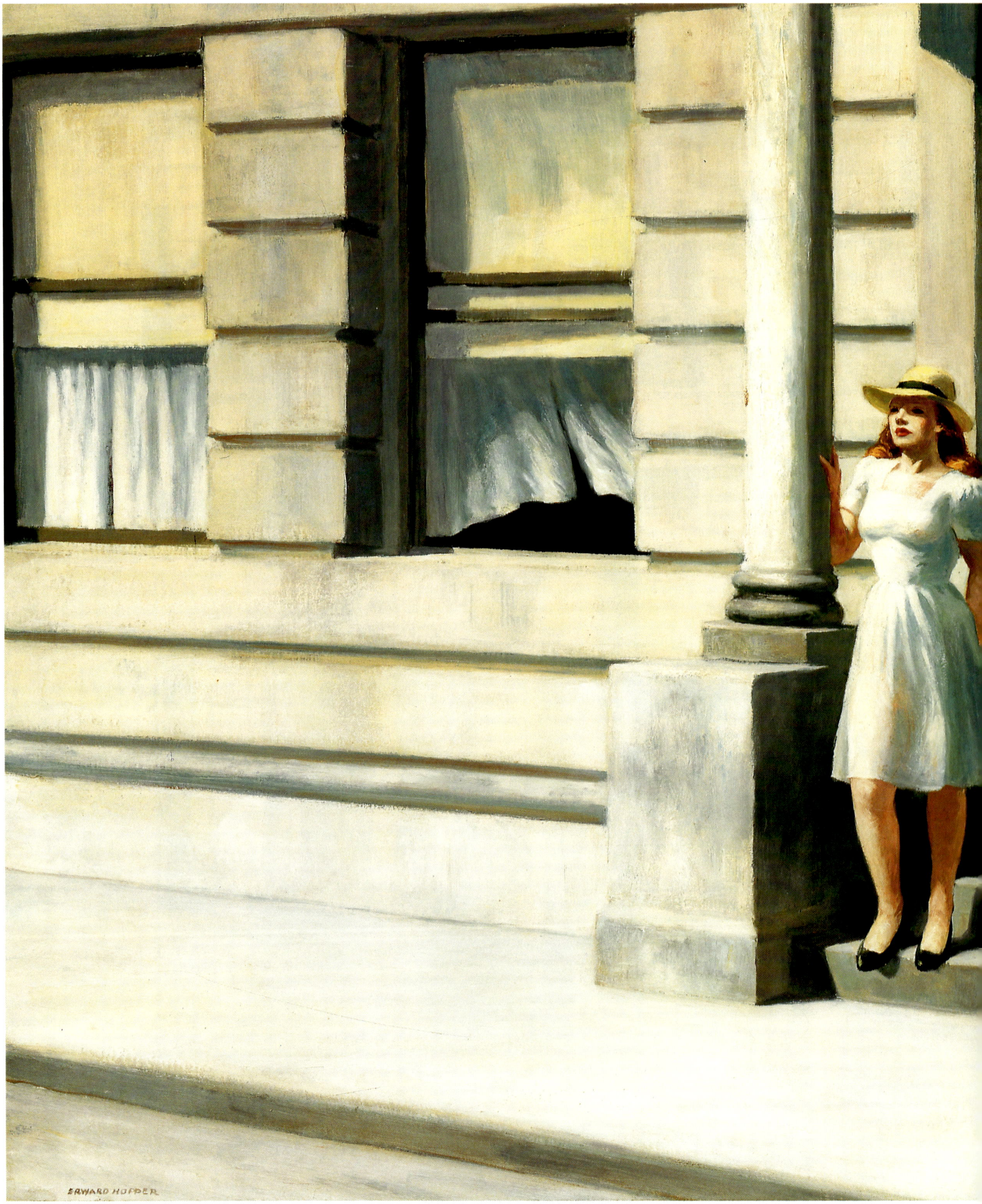
EDWARD HOPPER

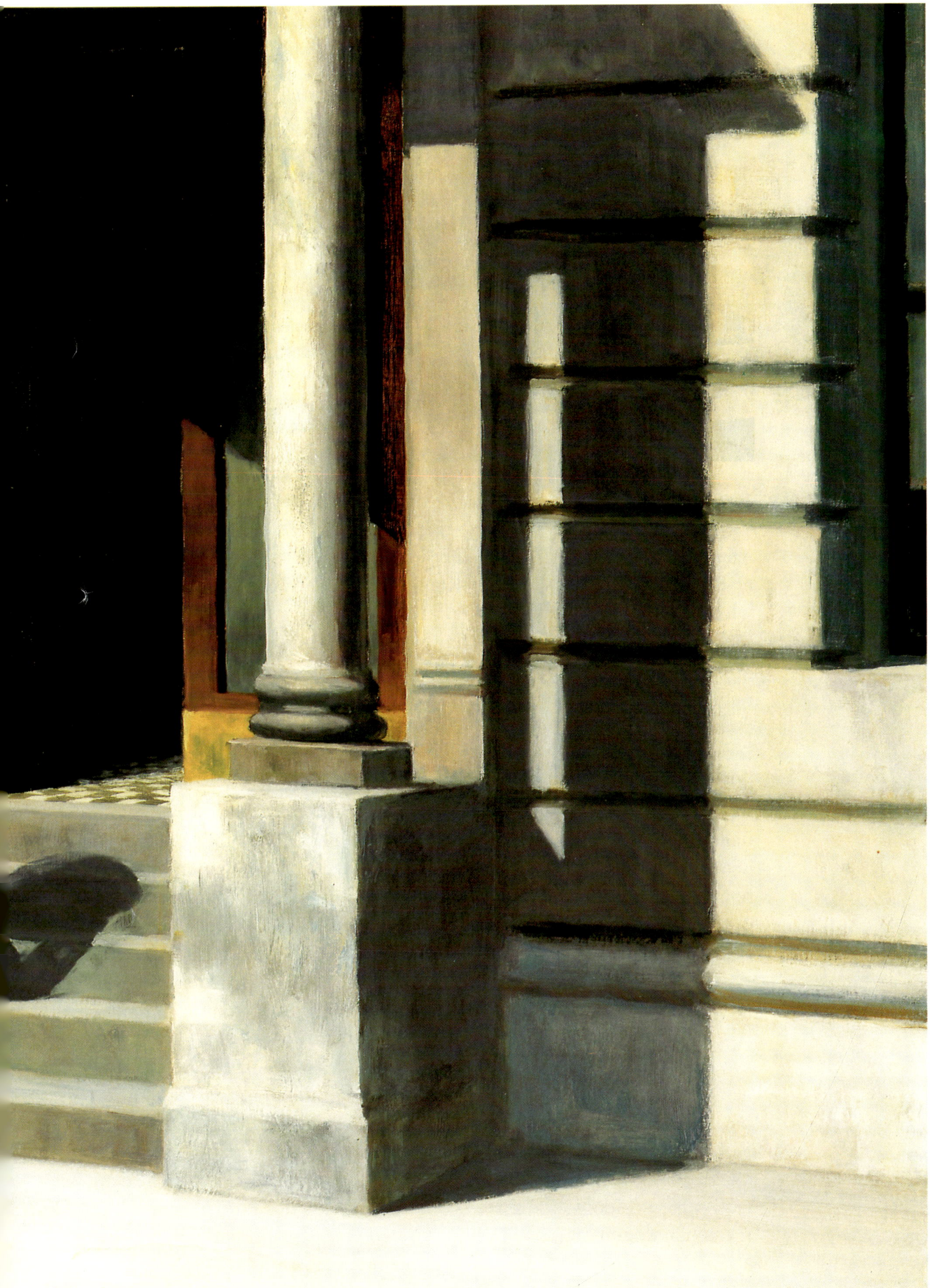

Skyline, Near Washington Square, 1925
Aquarell auf Karton, 38,3 x 54,8 cm
Utica (NY), Munson-Williams-Proctor Institute, Museum of Art, Edward W. Root Bequest

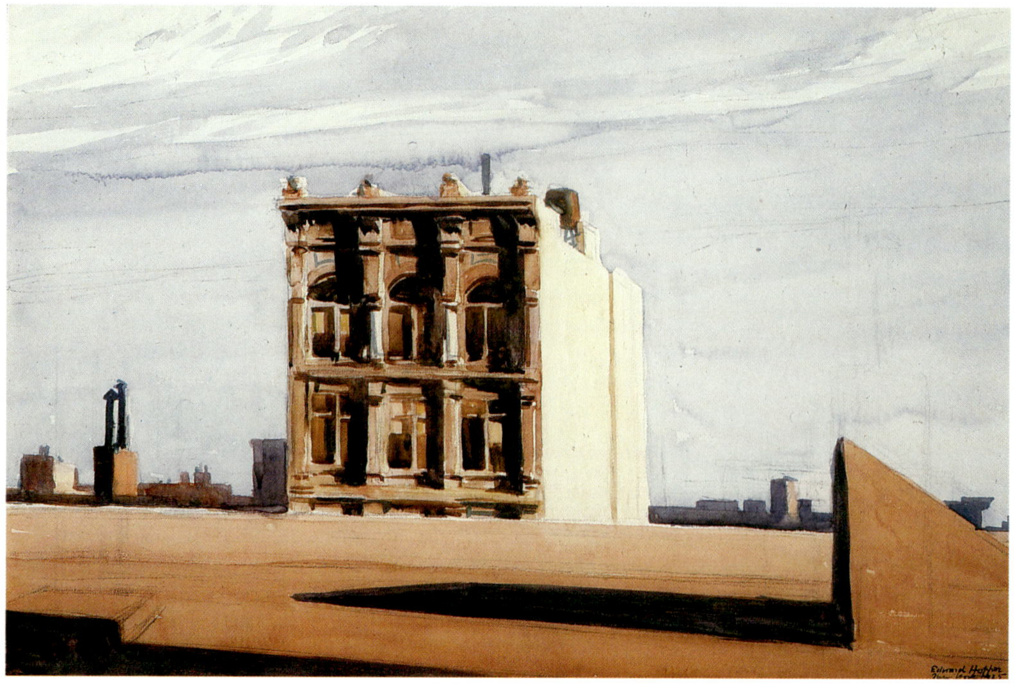

Mumford, betitelt »The City«. Der Film propagierte die Vorzüge einer Gartenstadt gegenüber der Großstadt: »Im Dienste dieser Ideologie entwickelt ›The City‹ eine Schwarzweiß-Rhetorik, die die Kontraste bewußt überzeichnet. Hier die scharfen geometrischen Linien und Winkel der Wolkenkratzer, Fabrikgebäude und Straßenschluchten, dort die sanften natürlichen Rundungen der ländlichen Hügel. Teich, Mühlrad und Bach: von hymnischen Melodien begleitet, erscheint die sonnendurchflutete Idylle Neuenglands.«[4] Neuengland ist der Ausgangspunkt, gewissermaßen die Brutstätte des amerikanischen Puritanismus. Der Engländer Geoffrey Gorer beschrieb in seiner kenntnisreichen und amüsanten Studie über die Amerikaner das Neuengland vor allem des 17. und 18. Jahrhunderts und traf einen Punkt, der prinzipiell für die Zeit Hoppers immer noch gegolten haben dürfte: »Der Puritanismus stellte sehr schwere psychologische Anforderungen mit seiner Abkehr vom Wohlleben und seiner übergroßen Einschränkung der Lebensfreude; aber solange der Menschen Gesetze und Gottes Gebote Gehorsam fanden, wurde die Integrität des Individuums respektiert, und die Entwicklung von idiosynkratischen Charakteren und kleiner Exzentritäten war erlaubt, ja gern gesehen.«[5] Der Boden des Landes sei mager gewesen, es hätte, um den Lebensunterhalt zu verdienen, Begabung, Verstandes und Fleißes bedurft. Neuengland habe sich am schnellsten die Fortschritte der industriellen Revolution zunutze gemacht, und viele Leute von dort hätten Schlüsselstellungen in der Industrie erobert. Nach und nach jedoch habe Neuengland seine Position verloren: »Die Nachkommen der Puritaner und Intellektuellen dominieren noch immer in den Oberklassen der ›guten Gesellschaft‹, sind noch einflußreich in den Universitäten und geben in den Kleinstädten und Dörfern den Ton an; aber sie beherrschen nicht mehr die Politik und das Erziehungswesen ihrer eigenen Großstädte.«[6]

Sommer (Abb. S. 122/123) ist, wenn man so will, der profane Nachfol-

ABBILDUNG SEITEN 122/123:
Sommer, 1943
Summertime
Öl auf Leinwand, 74 x 111,8 cm
Wilmington (DE), Delaware Art Museum, Gift of Dora Sexton Brown, 1962

An den Vorstudien wie an dem fertigen Bild selbst kann man die sorgfältige Planung und Ausarbeitung der Motive Hoppers erkennen. Er spielt in diesem Bild mit dem Verhältnis von Verbergen und Enthüllen. Eine deutliche Korrespondenz ist gegeben zwischen der Frau mit ihrem fast durchsichtigen Kleid und den Vorhängen an den Fenstern.

ger von *Bürgersteige in New York* (1924, Abb. S. 125). Die Situation ist ganz ähnlich, wenn auch sozusagen seitenverkehrt und in stärkerer Aufsicht wiedergegeben. Während *Sommer* (Abb. S. 122/123) das Motiv des durchsichtigen Kleides in Lichtverhältnissen und Farbigkeit unterstützt, ist *Bürgersteige in New York* diffus beleuchtet, ohne harte Schatten und helles Licht. Eine Nonne ist im Begriff, in einer Bewegung von links nach rechts einen Kinderwagen an einem Hauseingang vorbeizuschieben. Wieder ist ein Fenster geschlossen, das andere geöffnet, ein Vorhang flattert nach innen. Auch die Haube der Nonne weht im Wind, Dynamik und Richtung betonend. Die Figur ist stark angeschnitten und hebt so die Momenthaftigkeit der Szene hervor. Im späteren der beiden Bilder hilft die Richtung des Windes mit, die Körperkonturen der Frau zu betonen, im früheren bleibt die Nonne demgegenüber schamhaft eingehüllt in die wallenden Gewänder, mit denen der Wind spielt. Selten taucht in Hoppers Œuvre jener Anflug von Humor auf, den man hier zu greifen meint. Auf jeden Fall aber stellt das Bild die Stadt als einen nüchternen Ort dar; bei

Bürgersteige in New York, 1924
New York Pavements
Öl auf Leinwand, 61 x 73,7 cm
Norfolk (VA), The Chrysler Museum, Gift of Walter P. Chrysler Jr., 83.591

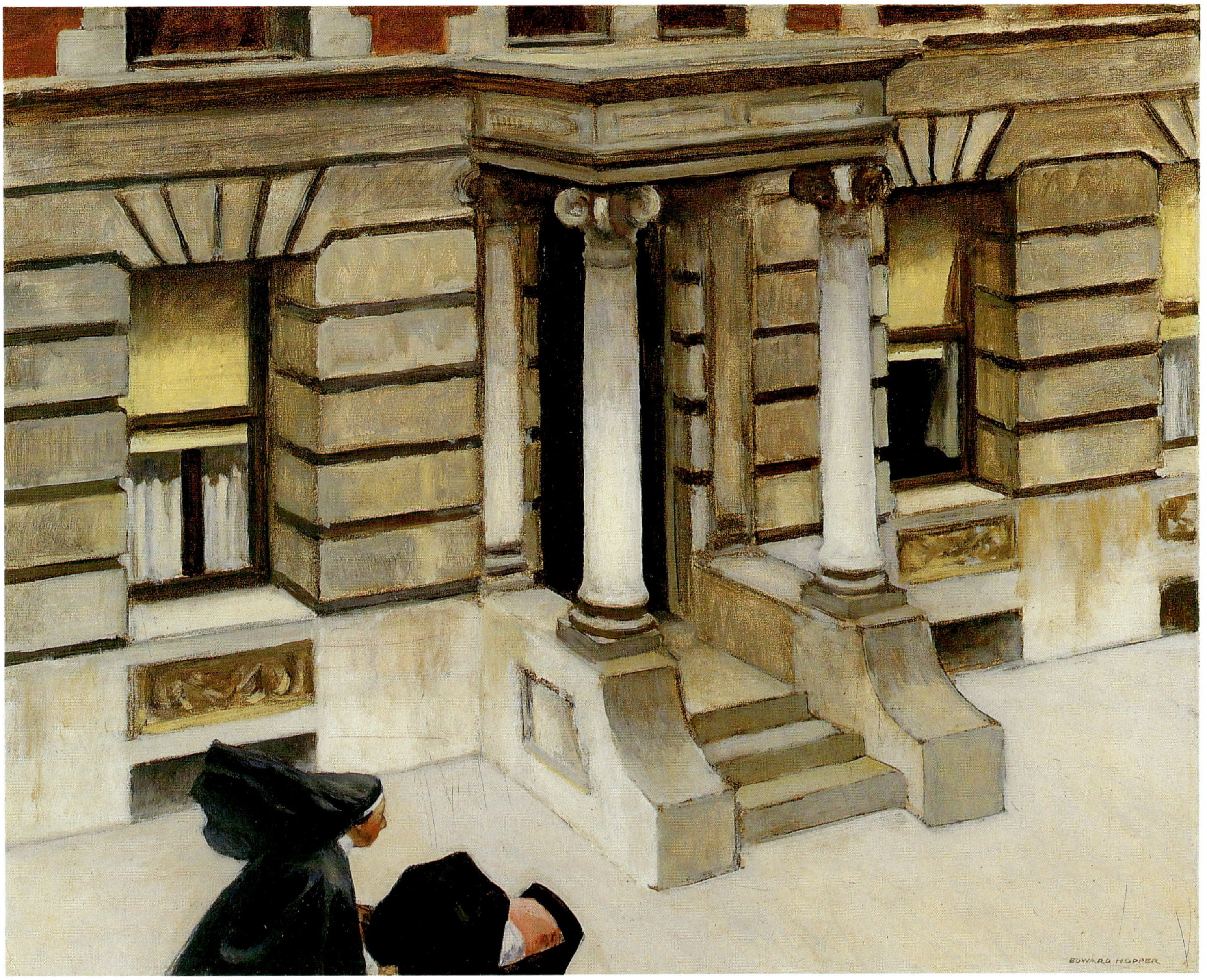

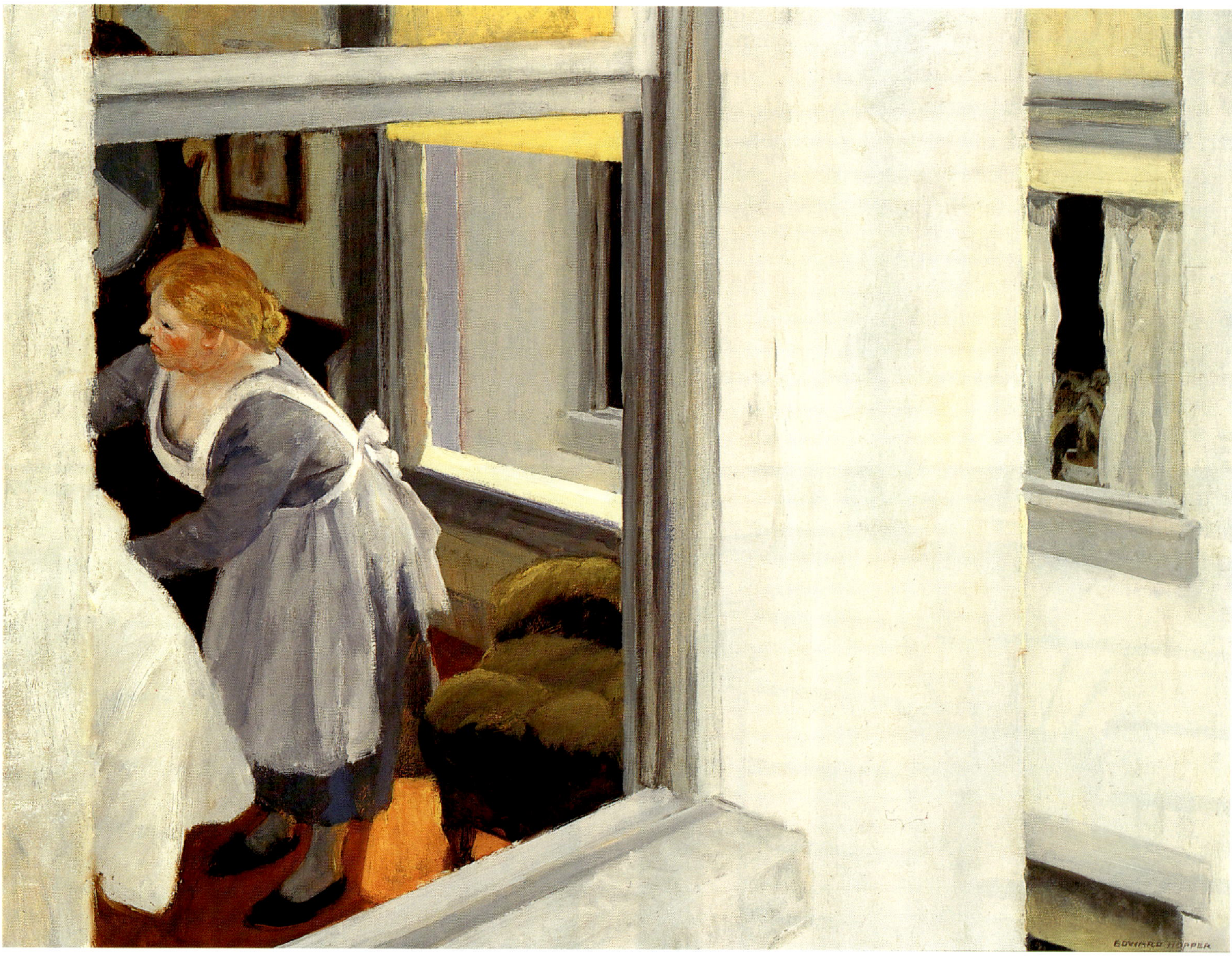

Mietshäuser, 1923
Apartment Houses
Öl auf Leinwand, 61 x 73,5 cm
Philadelphia (PA), Courtesy of the Pennsylvania Academy of the Fine Arts,
John Lambert Fund

Prototypisch zeigt sich der Blick in eine Wohnung aus einer Perspektive, wie man sie vom Film her kennt. Wie so oft bei Hopper wird der Betrachter zum Voyeur, aber es gibt nichts Besonderes zu sehen außer der alltäglichen Verrichtung einer Hausfrau oder Hausangestellten. Hopper nobilitiert das Einzelbild oder, um im Jargon des Films zu bleiben, das Standbild.

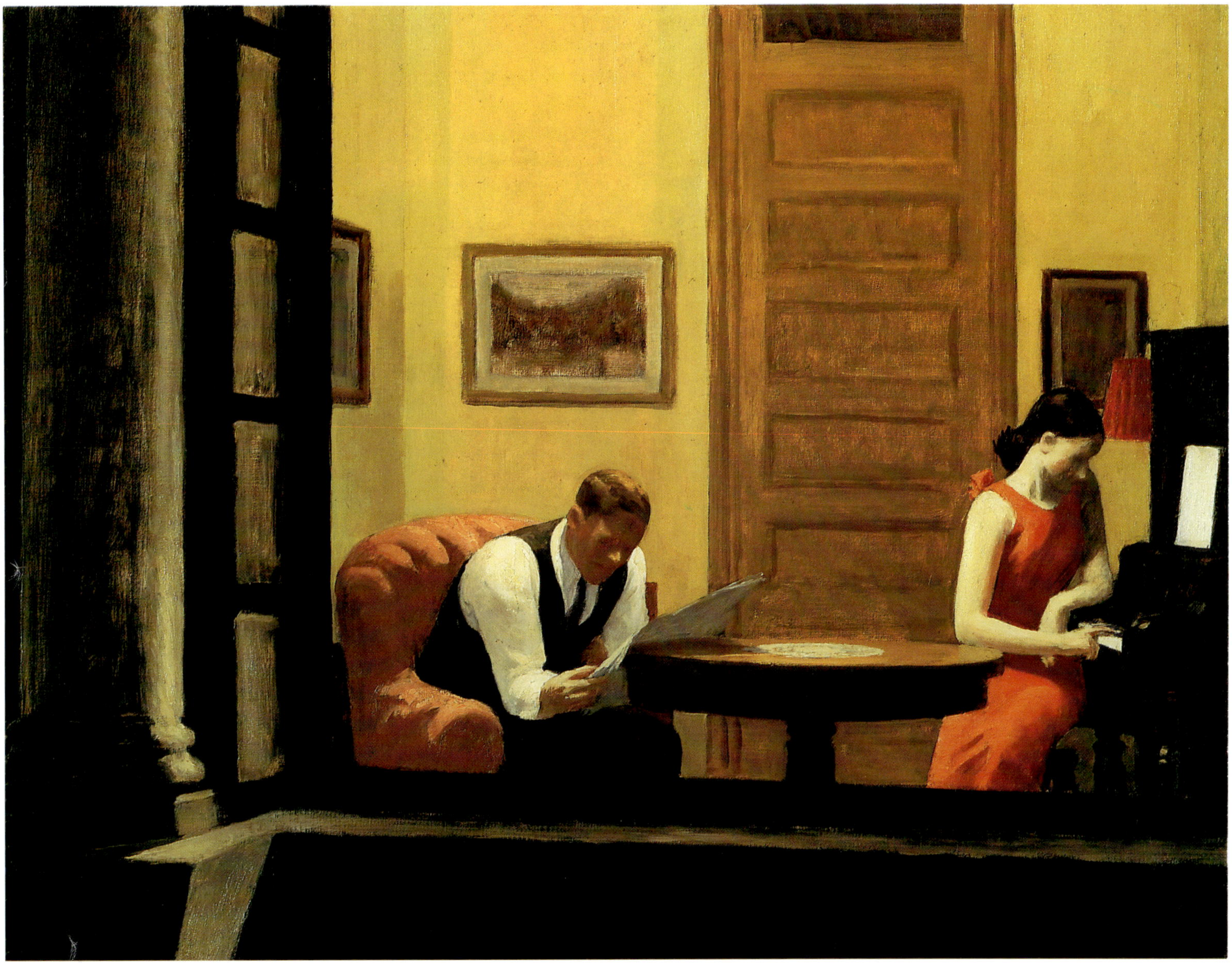

Zimmer in New York, 1932
Room in New York
Öl auf Leinwand, 73,7 x 91,4 cm
Lincoln (NE), UNL-F.M. Hall Collection, Sheldon Memorial Art Gallery, University of Nebraska-Lincoln, 1936.H-166

Der Einfluß, den Hopper der Stadt, was zwischenmenschliche Beziehungen anbetrifft, zuschreibt, ist nicht gerade positiv. Die Szene ist in ihrer Vertrautheit und Alltäglichkeit bedrückend. Dargestellt ist »ennui«, Langeweile, deren, so könnte man sagen, moderne Allegorie Hopper hier abbildet.

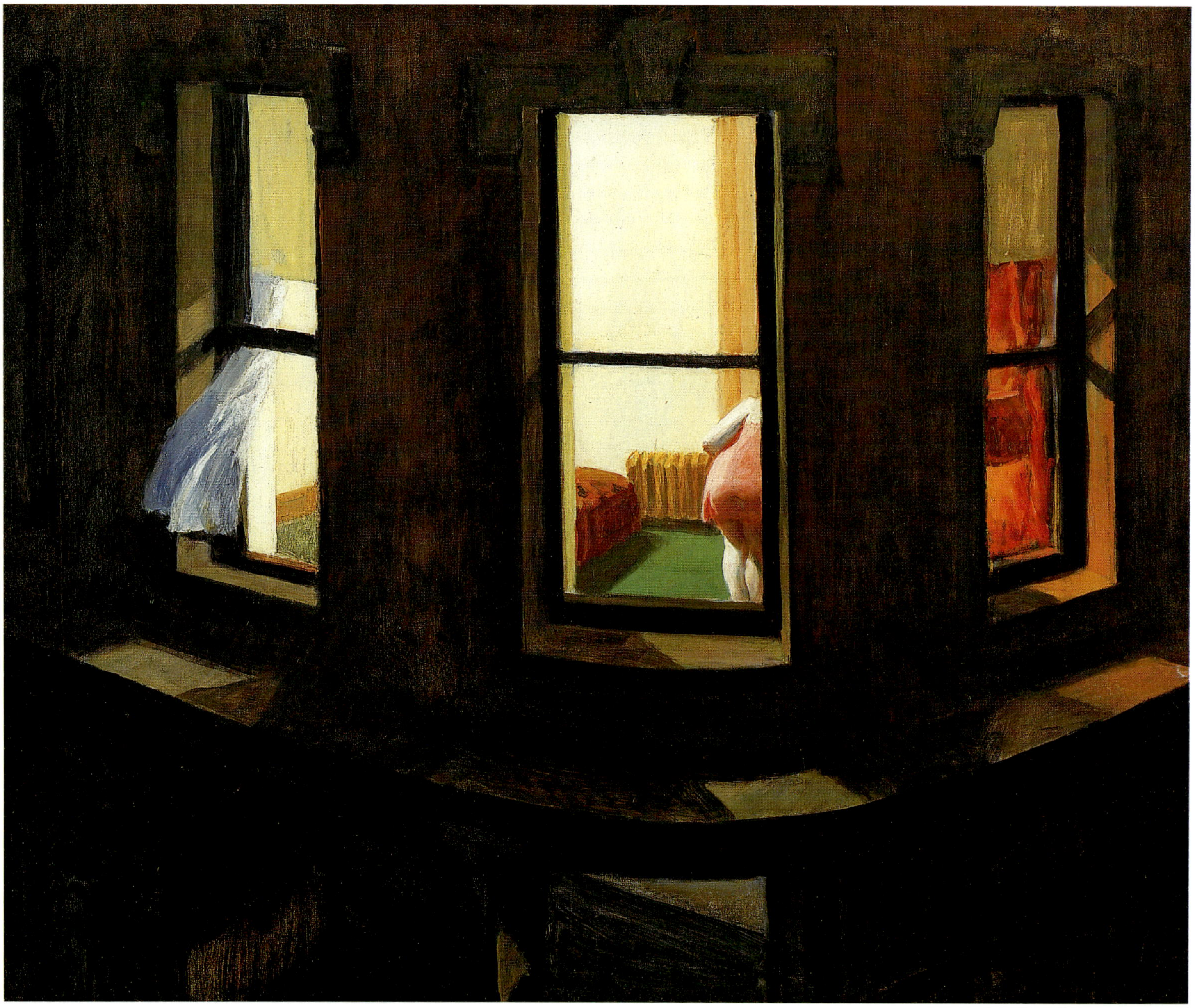

Fenster bei Nacht, 1928
Night Windows
Öl auf Leinwand, 73,7 x 86,4 cm
New York (NY), The Museum of Modern Art
Gift of John Hay Whitney

Die Beleuchtung im Inneren des Hauses und die Bewegung des nach außen wehenden Vorhangs deuten darauf hin, daß das Bildgeschehen sich im Inneren des Hauses abspielt. Wie so oft, läßt Hopper den Betrachter im Ungewissen, was sich eigentlich abspielt. Man bekommt nur Fragmente zu sehen.

Sommer (Abb. S. 122/123) wirkt die Szenerie schon eher etwas lasziver und verwegener.

In Hoppers Bildern scheint immer wieder die Überzeugung durch, daß die Großstadt einer Beziehung zwischen Mann und Frau nicht zuträglich sei; man betrachte nur zwei markante Beispiele: *Zimmer in New York* (1932, Abb. S. 127) und *Sommer in der Großstadt* (1949). Hoppers Figuren sind untereinander meist ohne Beziehung, aber gerade *Sommer in der Großstadt* bildet einen Höhepunkt an Tristesse: Nicht nur, daß, wie in seinen Bildern üblich, die Beziehung der beiden Protagonisten gestört ist; in einer generalisierenden Formulierung verknüpft Hopper zudem die Niedergeschlagenheit, die Verzweiflung des Paares mit der Tatsache, daß sich diese Katastrophe in einer Stadt abspielt. Die beiden kleinen Ausblicke aus den Fenstern deuten Wohnblocks an, anonym, gesichtslos, offensichtlich der Schauplatz des Geschehens. Indem Hopper den Betrachter in eine außer dem einfachen Bett völlig leere Wohnung stellt, beteiligt er ihn. Der Mann, der auf dem Bauch liegt, den Kopf ins Kissen vergraben, ist nackt, die Frau, die in einem roten, sommerlichen Trägerkleid auf dem Bett sitzt, starrt ausdruckslos zu Boden.

Ausdruck und Stimmung teilen sich in Hoppers Bildern nie durch eine bestimmte Physiognomie mit, sie sind hauptsächlich durch das Ambiente oder durch Körperhaltungen bestimmt. Das menschliche Gesicht – es gibt nur wenige Porträts, etwas mehr Selbstporträts – spielt bei ihm keine Rolle. *Zimmer in New York* (Abb. S. 127) liefert einen voyeuristischen Einblick durch ein Fenster. Im Zimmer sitzt ein Mann auf einem Polstersessel, über eine Zeitung gebeugt. Am rechten Bildrand schlägt eine Frau auf einem Klavier eine Taste an, ihr linker Arm ist aufgestützt, verträumt schaut sie auf die Tastatur. Hopper hat offensichtlich Degas' Bild »Bouderie« zum Vorbild genommen, dieses aber umgedeutet. Nicht Mißstimmung ist nunmehr der Tenor des Bildes, sondern Langeweile, »ennui«. »Langeweile haben wir, wenn wir nicht wissen, worauf wir warten. Daß wir es wissen oder zu wissen glauben, das ist fast immer nichts als der Ausdruck unserer Seichtheit oder Zerfahrenheit.«[7] Malt Hopper sonst beliebige, austauschbare, aber immerhin erkennbare Gesichter, so ist hier die Physiognomie zusätzlich verunklärt. Individualität ist noch stärker

Sonne auf Brownstones, 1956
Sunlight on Brownstones
Öl auf Leinwand, 75,6 x 101 cm
Wichita (KS), Wichita Art Museum, The Roland P. Murdock Collection

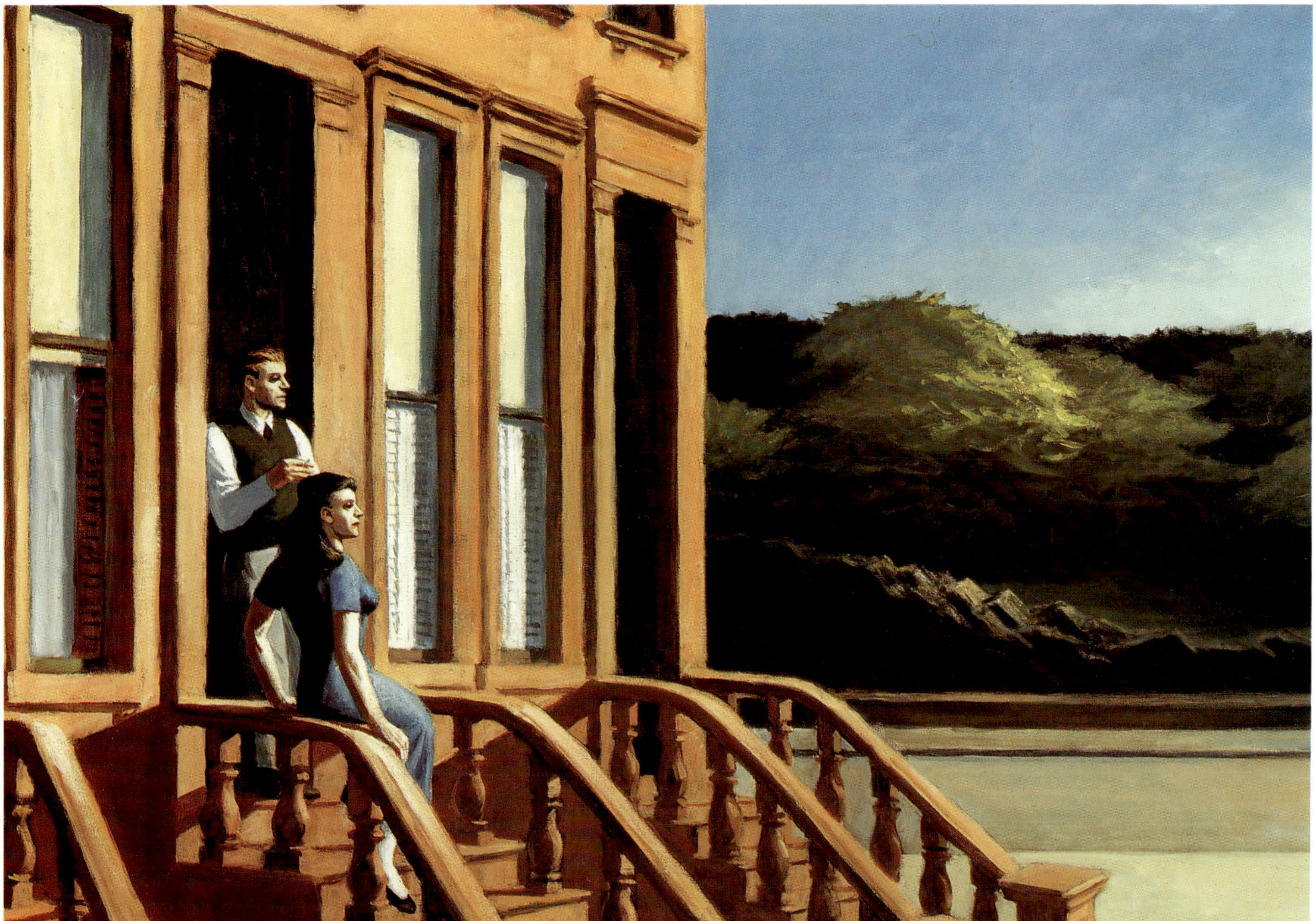

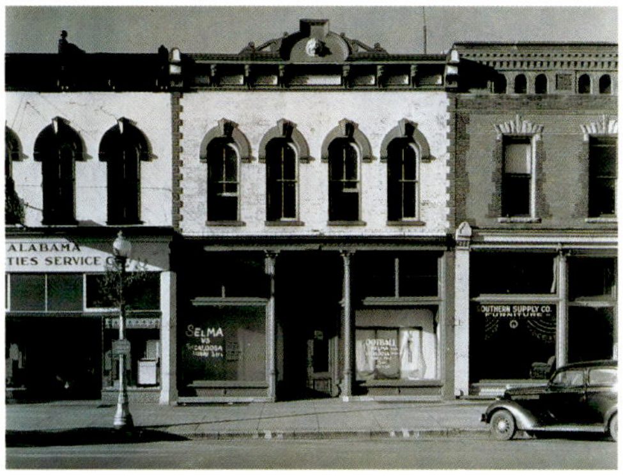

Walker Evans:
Hauptstraßen-Architektur, Selma, Alabama, 1935
Main Street Architecture, Selma, Alabama
Bromsilbergelatine, 21,6, x 26,6 cm
New York (NY), Romana Javitz Collection, Miriam and Ira D. Wallach Division of Art, Prints and Photographs; The New York Public Library; Astor, Lenox and Tilden Foundations

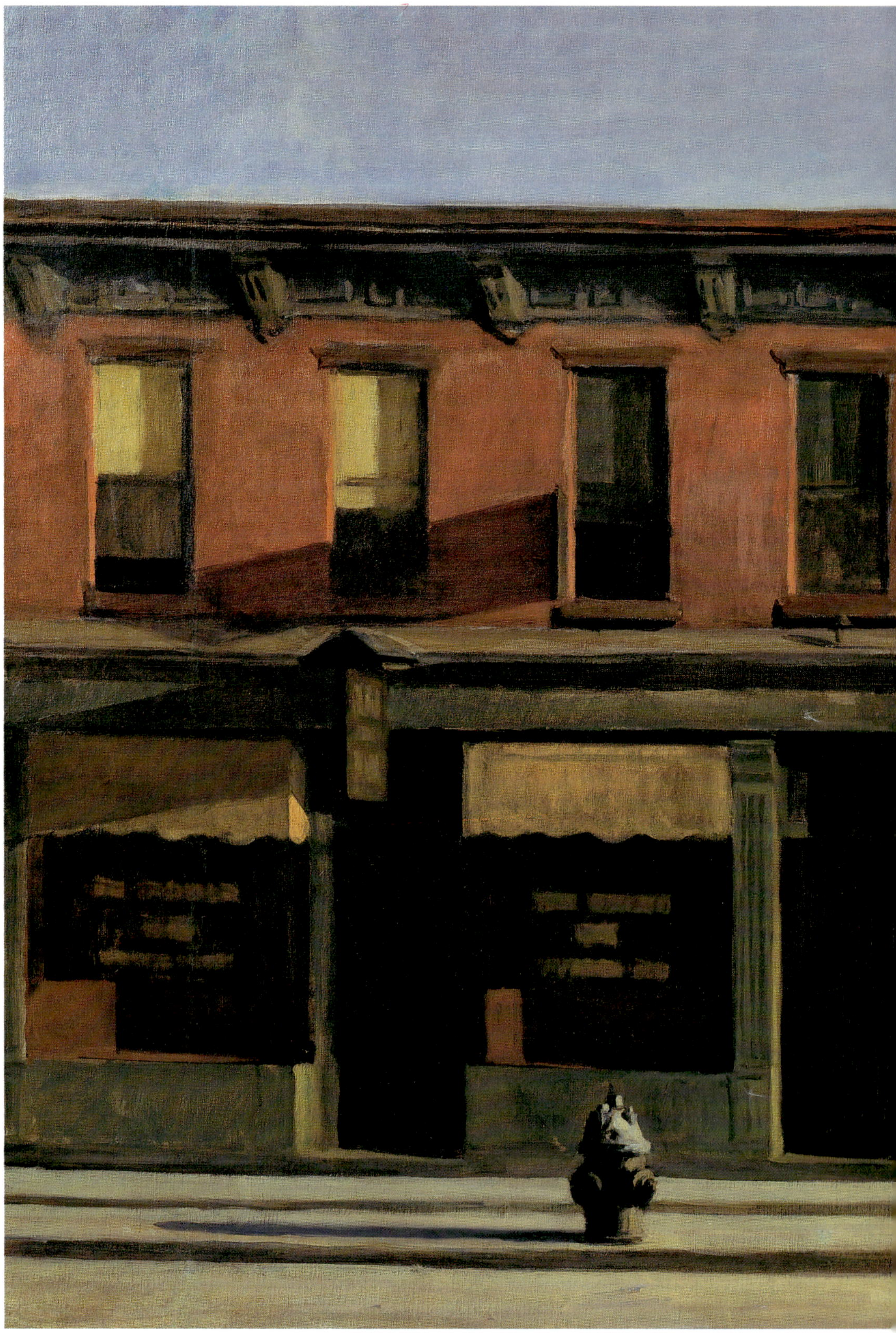

Früh am Sonntagmorgen, 1939
Early Sunday Morning
Öl auf Leinwand, 88,9 x 152,4 cm
New York (NY), Collection of Whitney Museum of American Art. Purchase with funds from Gertrude Vanderbilt Whitney 31.426

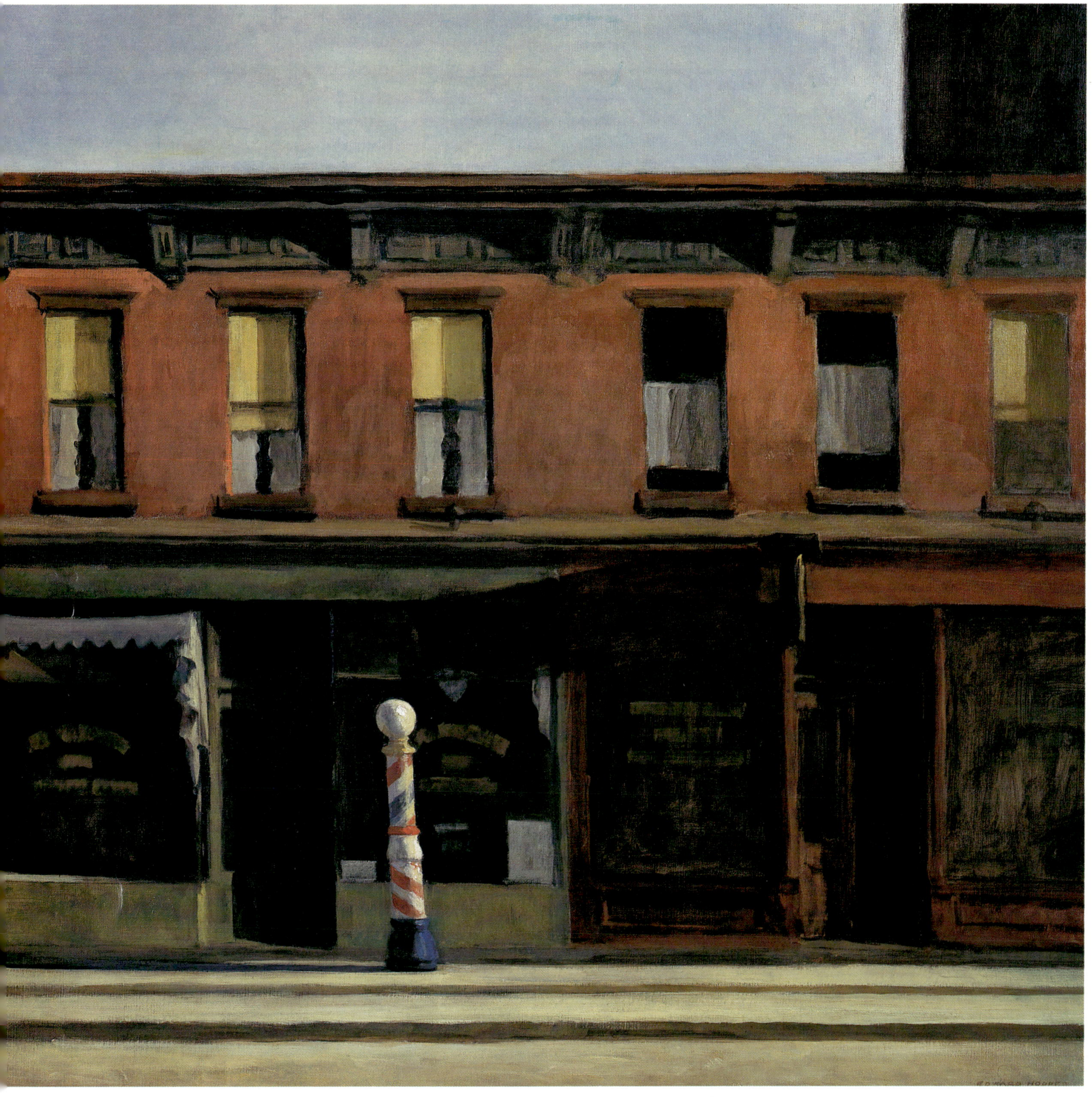

Wie eine Fahrt mit der Filmkamera an den Häuserfassaden vorbei mutet dieses Bild auch durch sein extremes Querformat an. Der Ausschnitt, den Hopper darbietet, hat keinen Anfang und kein Ende, der starken Betonung der Horizontalen steht eine vertikale Gliederung entgegen, die sich ihr unterordnet. Die Unwirklichkeit dieser Potemkinschen Fassade wird durch die langen Schatten der tiefstehenden Morgensonne, die offensichtlich ohne Hindernisse einfallen kann, noch verstärkt. So entsteht der Eindruck einer Kulisse.

ausgeschaltet als in anderen Bildern Hoppers. Der Literaturwissenschaftler Gert Mattenklott spricht vom »Verblassen der Charaktere« und deren Nivellierung besonders in den Großstädten. Er konzentriert sich auf jene Zeit im »besten Alter«, in dem sich auch der Mann auf Hoppers Bild befindet, »das vitalste, tüchtigste, am stärksten vergesellschaftete… Die Absorption durch die Erfordernisse der alltäglichen Lebensbewältigung steht dann im Zenit. Wenn die Leistungsfähigkeit am größten ist, geht das Charakterliche gegen Null, wirkt allenfalls noch als Aura, die irgendwann einmal in der Aufstiegsphase erworben wurde. Wer sich in diesem Alter in die Brust wirft, mit Eigensinn prahlt und seine Allüren pflegt, muß schon ein gerüttelt Maß Dummheit sein eigen nennen, oder er verkennt sich selbst. Die mittleren Lebensjahre in der Großstadt sind die Zeit einer absoluten charakterlichen Indifferenz.«[8]

Nun wäre Hopper nicht der Pessimist, als den er sich selbst bezeichnet hat, wenn er im Gegensatz zur Großstadt die Provinz als Idylle dargestellt hätte. Prinzipiell sind in der Kleinstadt dieselben Mechanismen wirksam wie in der Metropole, nur daß sie hier weniger potenziert auftreten. Aufschlußreich ist es zu beobachten, daß Hopper uns in kein explizit kleinstädtisches Ambiente hineinblicken läßt, sondern es fast nur von

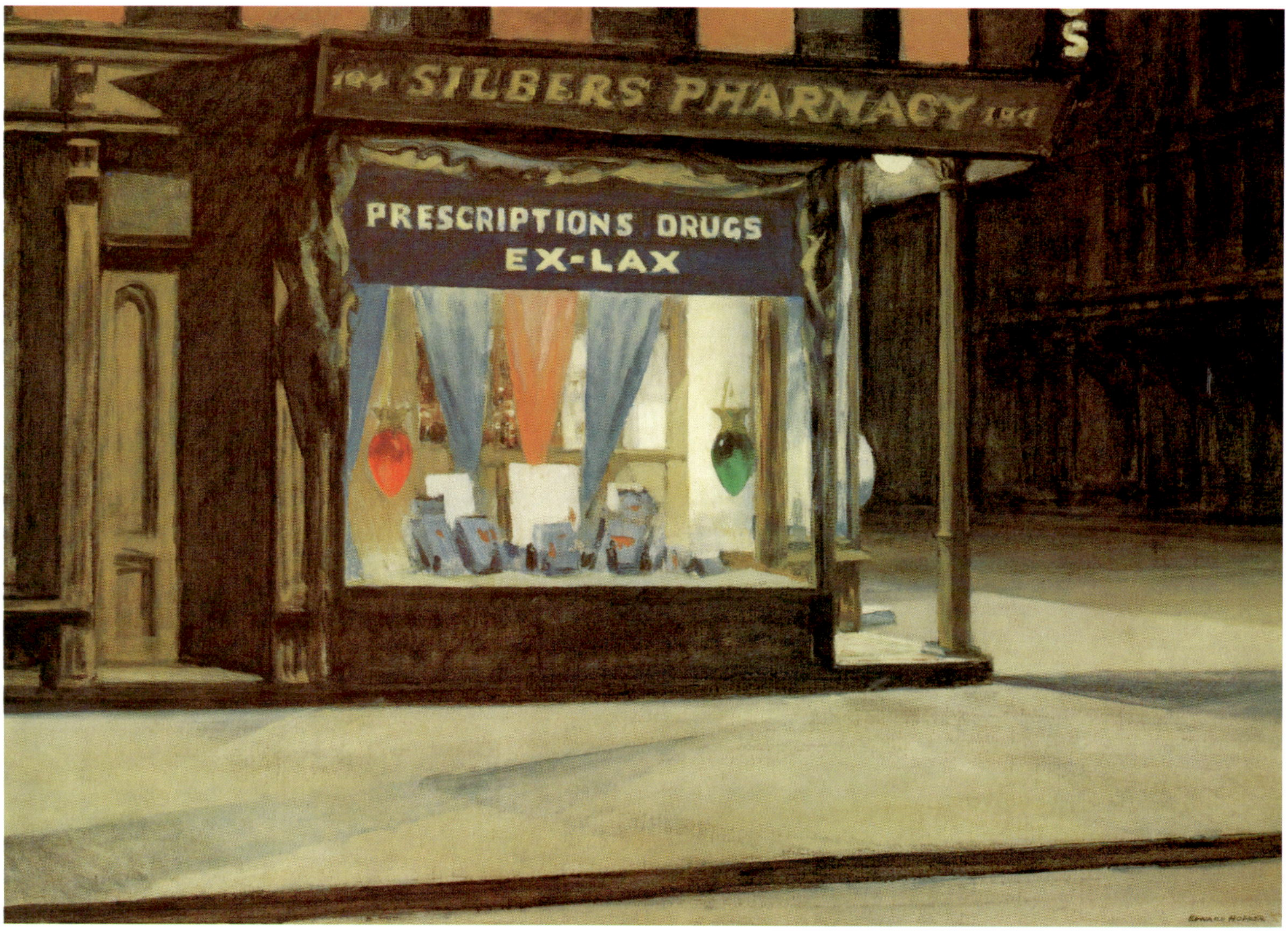

Apotheke, 1927
Drug Store
Öl auf Leinwand, 73,6 x 101,6 cm
Boston (MA), Courtesy, Museum of Fine Arts,
Bequest of John T. Spaulding

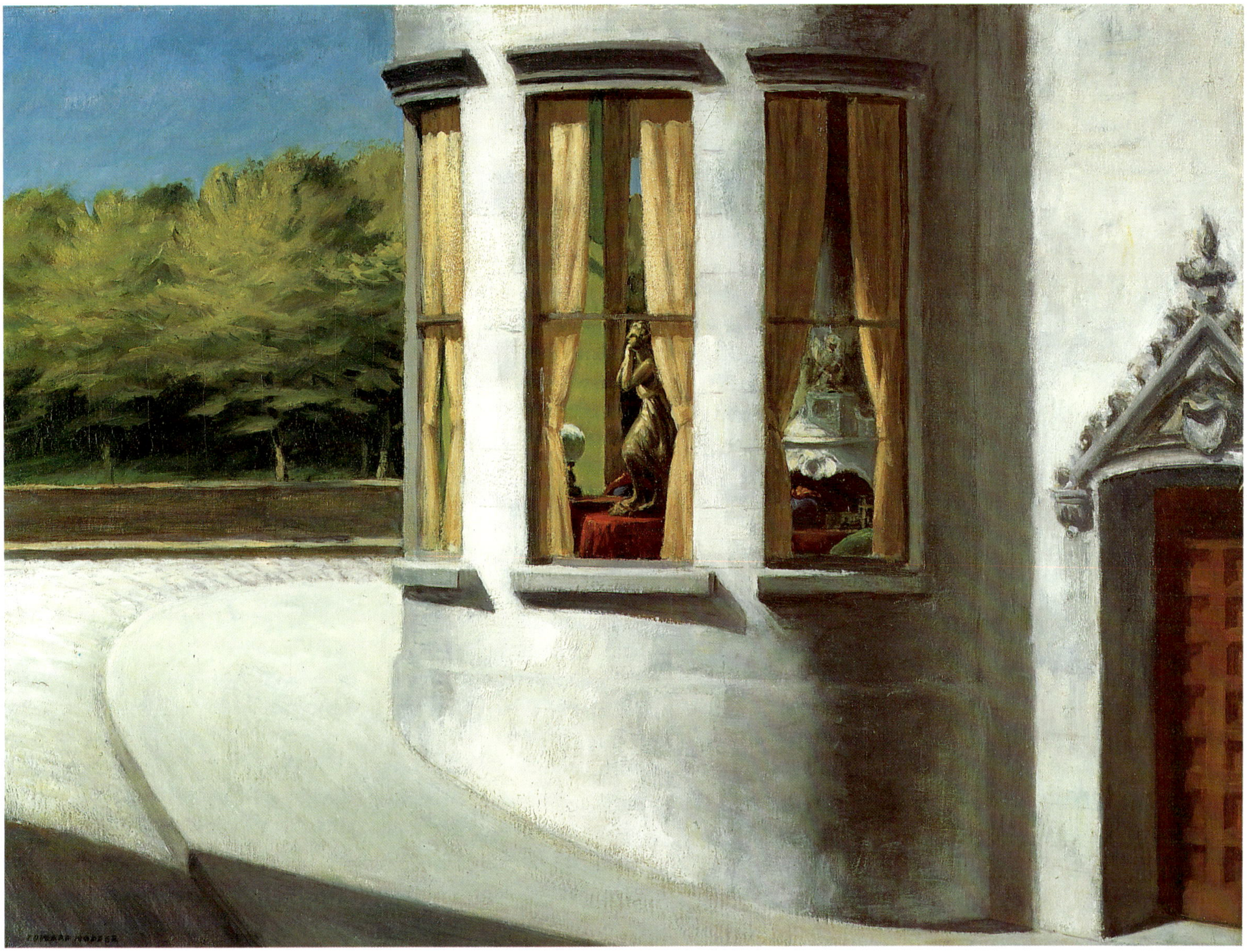

außen zeigt. Ist die Großstadt als solche in vielen Bildern in eine kausale Beziehung zum Bildgeschehen gebracht, so spielen sich ähnliche Situationen, die offensichtlich in der Kleinstadt handeln, weniger vor der Folie einer architektonischen Szenerie ab: Sie bleiben auf sich selbst beschränkt. Innenräume, und das heißt auch innere Zustände, oder Detailaufnahmen der Provinz setzt Hopper nicht in dem Maße ins Bild, wie er das beim Thema Großstadt tut. *Sonntag* (1926, Abb. S. 136) ähnelt in der Komposition dem zwei Jahre zuvor entstandenen *Bürgersteige in New York* (Abb. S. 125). Die Häuser sind aus Holz, der Mann mit Zigarre, weißem Hemd und Ärmelhaltern sitzt auf einem Randstein, der ebenfalls aussieht, als sei er aus Holz. Der Laden ist leer, beim benachbarten sind die Rollos heruntergelassen. Daß der Laden leer ist, muß hier kein Hinweis auf die große Depression sein, muß nicht heißen, es sei kein Angebot vorhanden und es ginge dem Land wirtschaftlich schlecht. Vielmehr ist Sonntag, die Läden sind einfach geschlossen; schließlich ist der Schauplatz eine Kleinstadt. Hopper wollte nicht (und sollte auch nicht) im Sinne der sozial engagierten Ashcan-School gedeutet werden, seine Aussagen sind allgemeiner. Sonntag bedeutet Ruhe, Rast vom geschäfti-

August in der Großstadt, 1945
August in the City
Öl auf Leinwand, 58,4 x 76,2 cm
West Palm Beach (FL), Collection of the Norton Gallery of Art

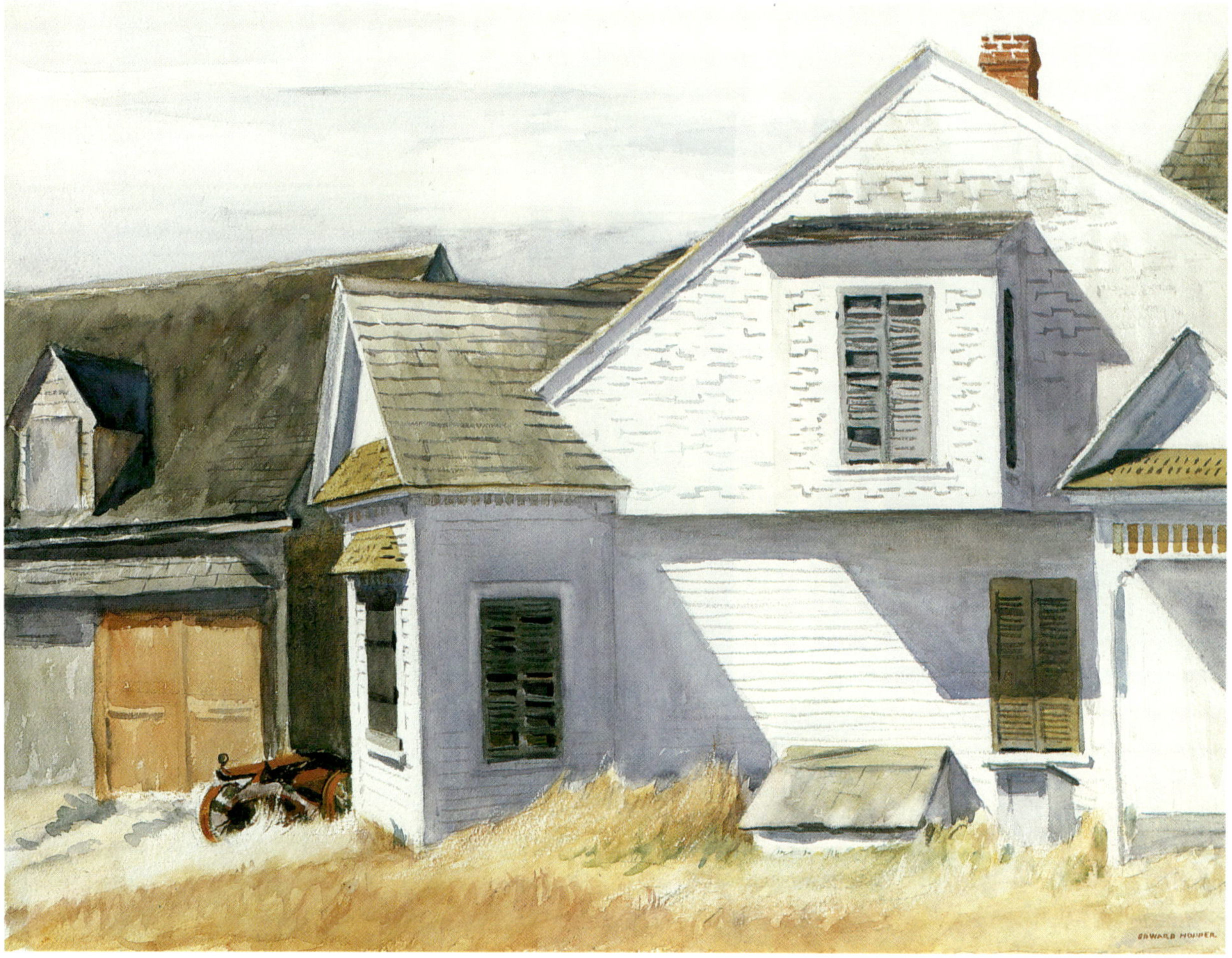

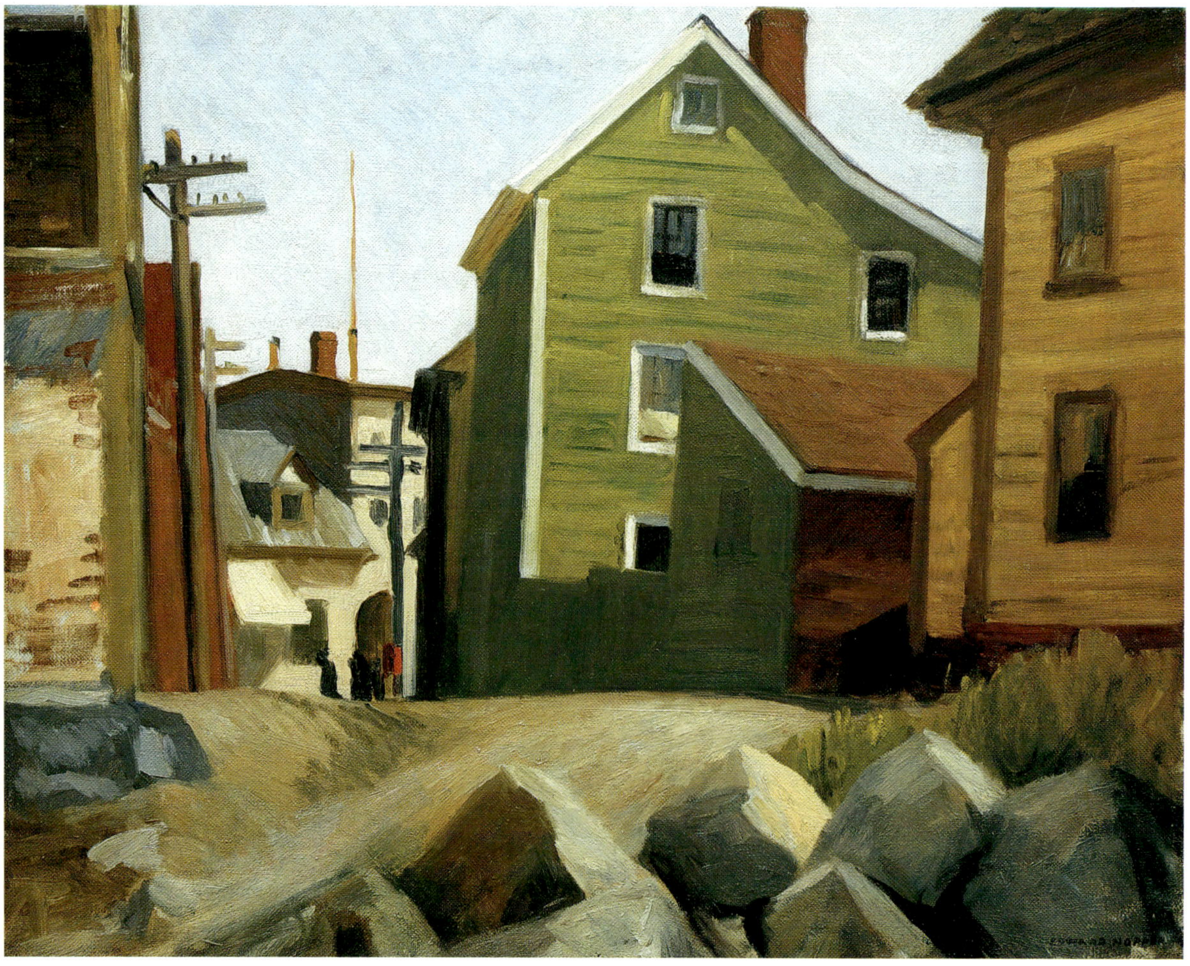

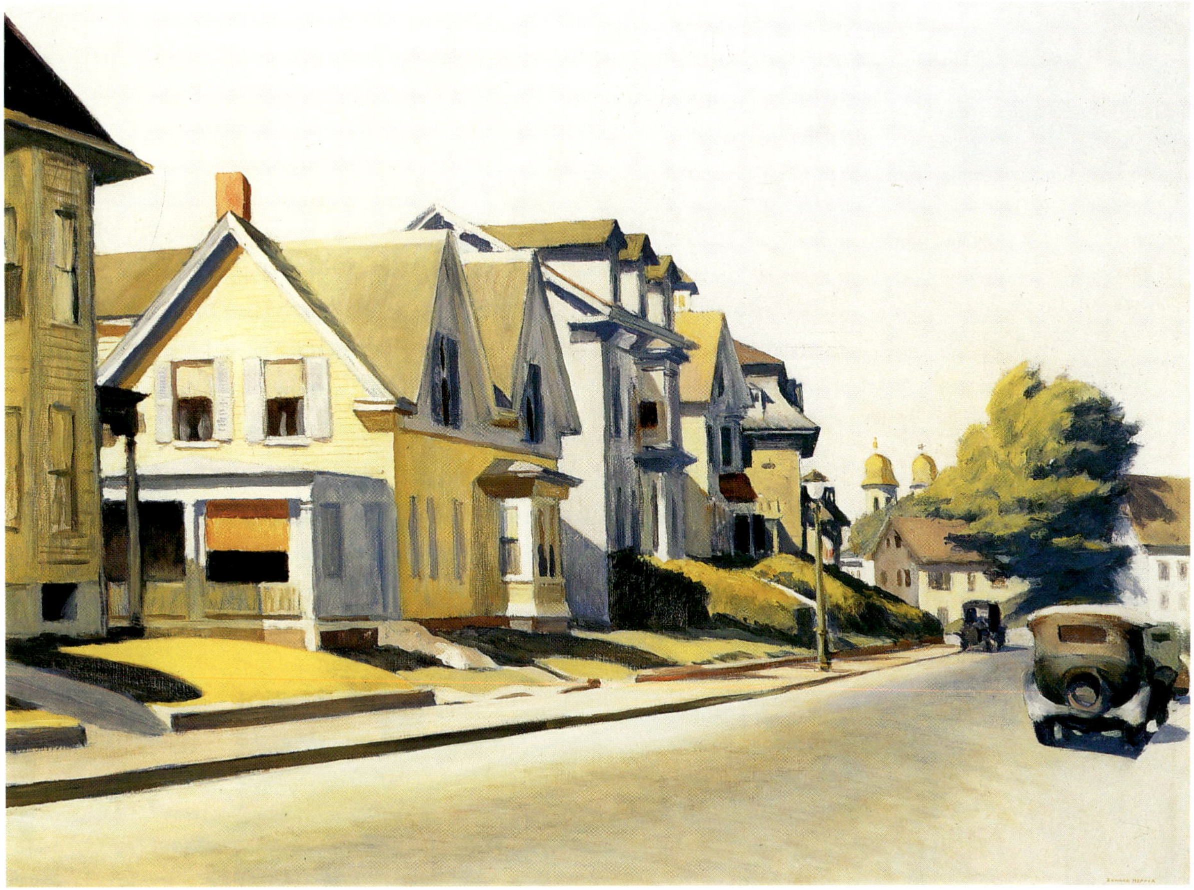

ABBILDUNG SEITE 135 OBEN:
Prospect Street bei Sonne, 1934
Street Scene, Gloucester
Öl auf Leinwand, 71,7 x 91,4 cm
Cincinnati (OH), Cincinnati Art Museum, The
Edwin and Virginia Irwin Memorial, 1959.49

SEITE 134 OBEN:
Haus am Pamet River, 1934
House on Pamet River
Aquarell auf Papier, 50,2 x 63,5 cm
Blattgröße: 55,4 x 68,1 cm
New York (NY), Collection of Whitney
Museum of American Art. Purchase 36.20

SEITE 134 UNTEN:
Italienisches Viertel, Gloucester, 1912
Italian Quarter, Gloucester
Öl auf Leinwand, 59,4 x 72,4 cm
New York (NY), Collection of Whitney
Museum of American Art. Josephine N.
Hopper Bequest 70.1214

Sonntag, 1926
Sunday
Öl auf Leinwand, 73,7 x 86,3 cm
Washington (DC), The Phillips Collection

Die Holzhäuser lassen vermuten, daß es sich hier um eine Provinzstadt handelt. Der Titel suggeriert Ruhe vom Treiben des Werktags, Muße. Sie könnte, von Hoppers protestantischem Standpunkt aus gesehen, zwiespältig sein, da sie den Menschen dazu verleitet, seinen natürlichen Leidenschaften nachzugeben.

gen Leben während der Woche. In dem Mann einen Verzweifelten sehen zu wollen findet keinen Anhaltspunkt im Bild. Verzweiflung war das Thema in *Sommer in der Großstadt*, dieser Mann aber sitzt vor einem Laden, vielleicht sogar dem eigenen, in der Sonne. Er hat nichts zu tun. Hopper spekuliert einmal mehr mit der Erwartungshaltung des Betrachters: Für manchen nämlich mochte diese Untätigkeit provozierend wirken, etwa für den Protestanten in seiner puritanischen Ausprägung. »Der Protestantismus ist der Ansicht, daß der Mensch, der Muße hat und den keine Pflichten bedrücken, seinen natürlichen Leidenschaften nachgibt, die böse und sündhaft sind.«[9]

»Es gab keine Stimmung, die gewöhnlich genug war, um nicht gedeutet zu werden. Der Anblick einer Asphaltstraße in der glühenden Mittagshitze, Autos und Lokomotiven auf längst verlassenen Bahnhöfen, der dampfende Regen, der in uns eine gähnende Langeweile hinterläßt ... das

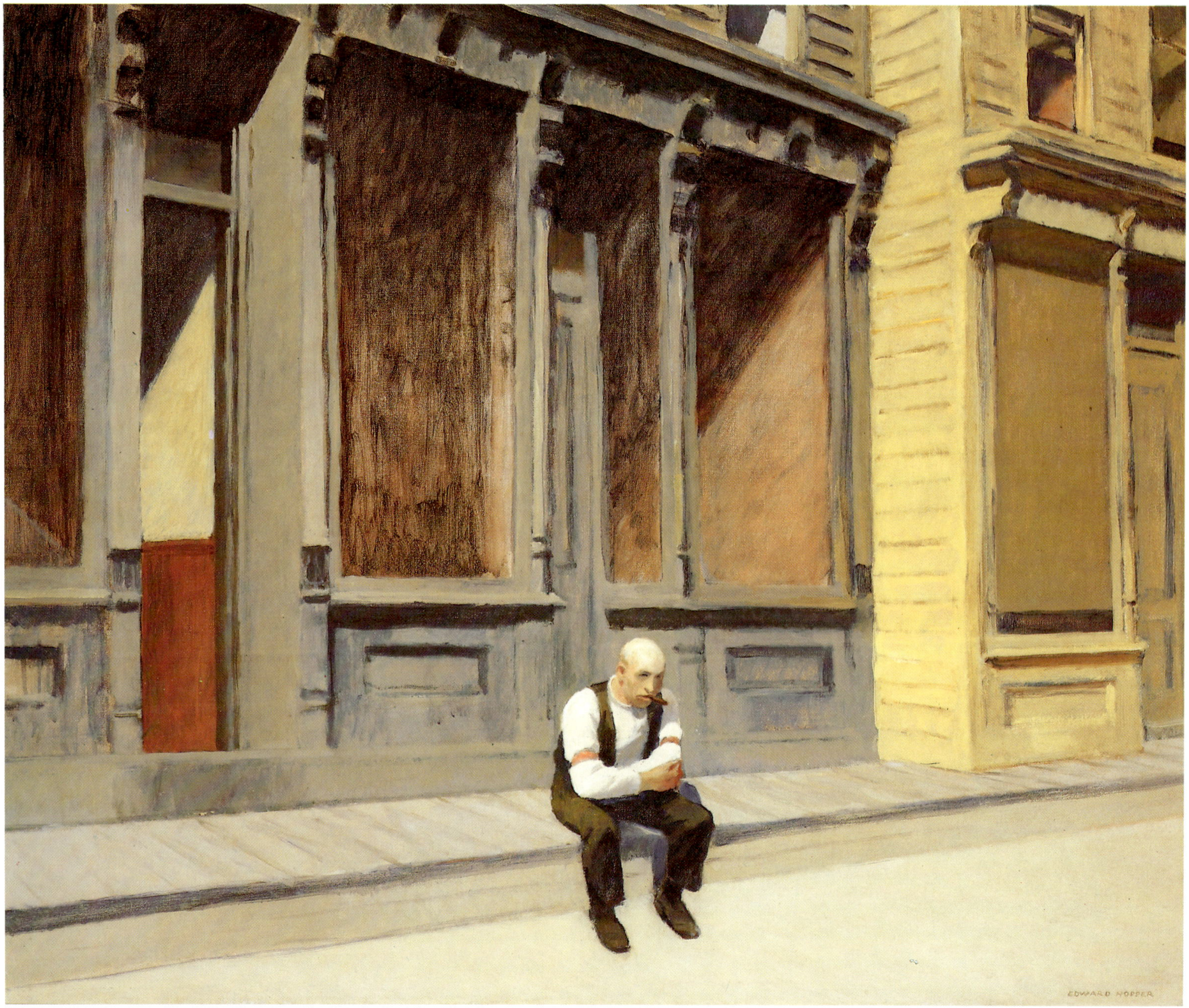

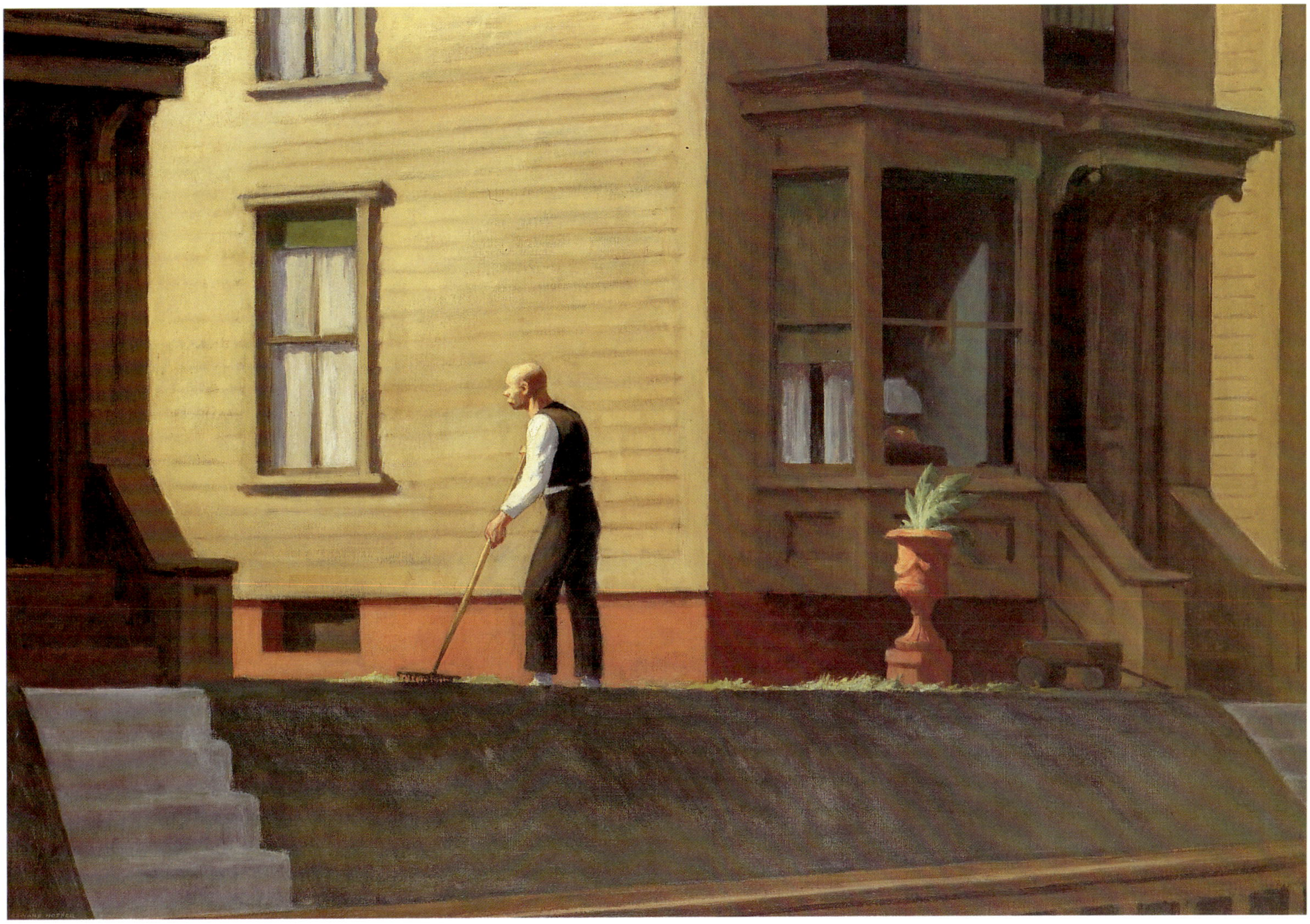

ganze schmachtende, aufgebauschte tagtägliche Leben der amerikanischen Kleinstadt und dahinter die traurige Verzweiflung unserer Vorstadtlandschaft. Dem, wovor andere fliehen, oder was sie beiläufig übergehen, entnimmt er seine Inspiration.«[10] Hopper hat dies über die Bilder seines Kollegen Charles Burchfield gesagt, und es trifft auch auf seine eigenen zu: In der ganzen Langeweile der Kleinstadt findet er seine Inspiration. Und er findet sie auch in der Monotonie der Großstadt.

Pennsylvania Coal Town, 1947
Öl auf Leinwand, 71,1 x 101,6 cm
Youngstown (OH), The Butler Institute of American Art

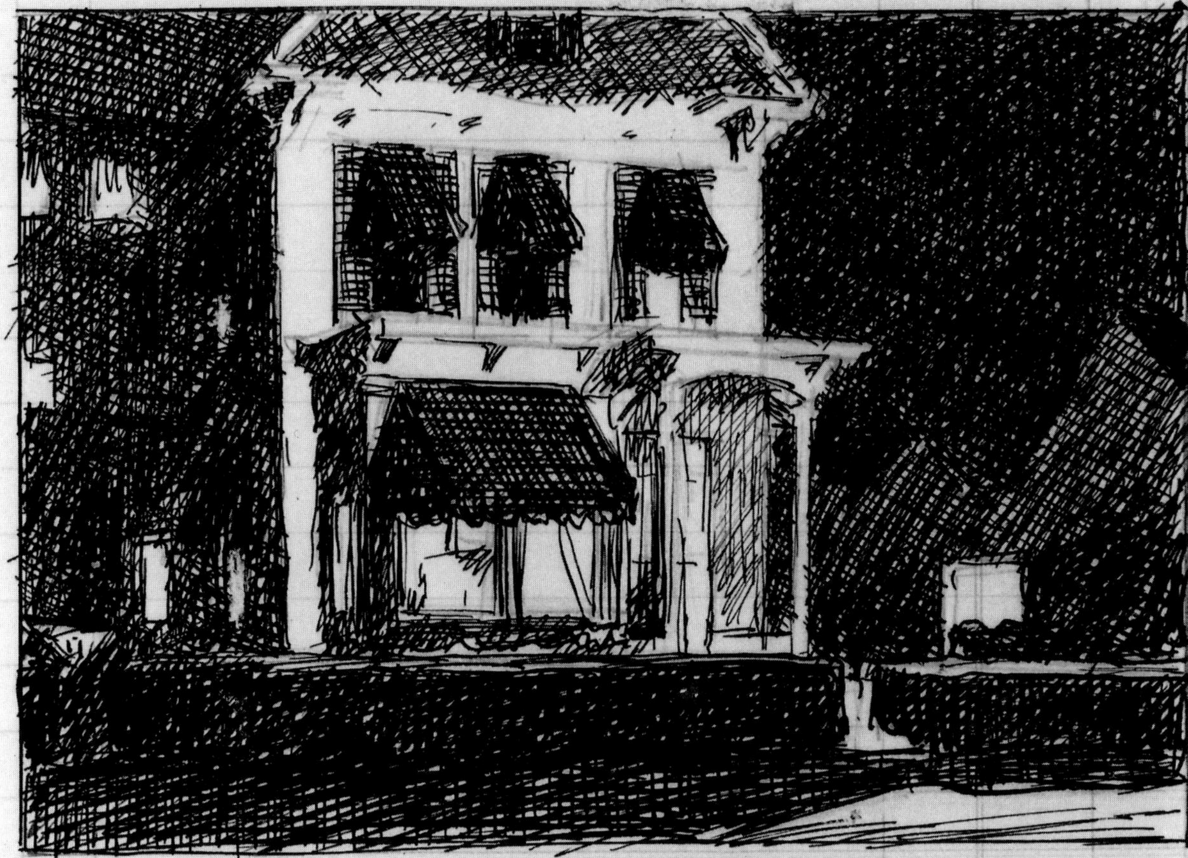

<u>Rooms for Tourists</u>   To Rehn Gallery Nov. 8th 1945

30 x 42 Finished in S. Truro studio, Sept. 1945.

Windsor + Newton colors, flake white, linseed oil, turpentine.

Linen canvas double prime, prepared by Taimet.

White house (grey) in black night, seen by electric street lamps (9/5 stage R.)
Sign "Rooms," lower shafts of door stoop, bit of railing extreme lower L. bright white.
Top of hedge under sign, bit of lawn inside hedge bright green. Lit windows yellow.
Blue black sky, side of house blue black, hedge greenish black. Dark green awnings,
green shutters, frame of screen door + little post light R. side of door blue green. Inside
room back, case curtain pink, white window curtain flowing, bright pale yellow shade of floor lamps

Stephen Clark – Nov. '45. 3000

Stephen Clark. Check from Rehn Gal. Ap. 4th, 46. $3000 – 1/3 com. = 2000

Now owned by Griswold of Yale

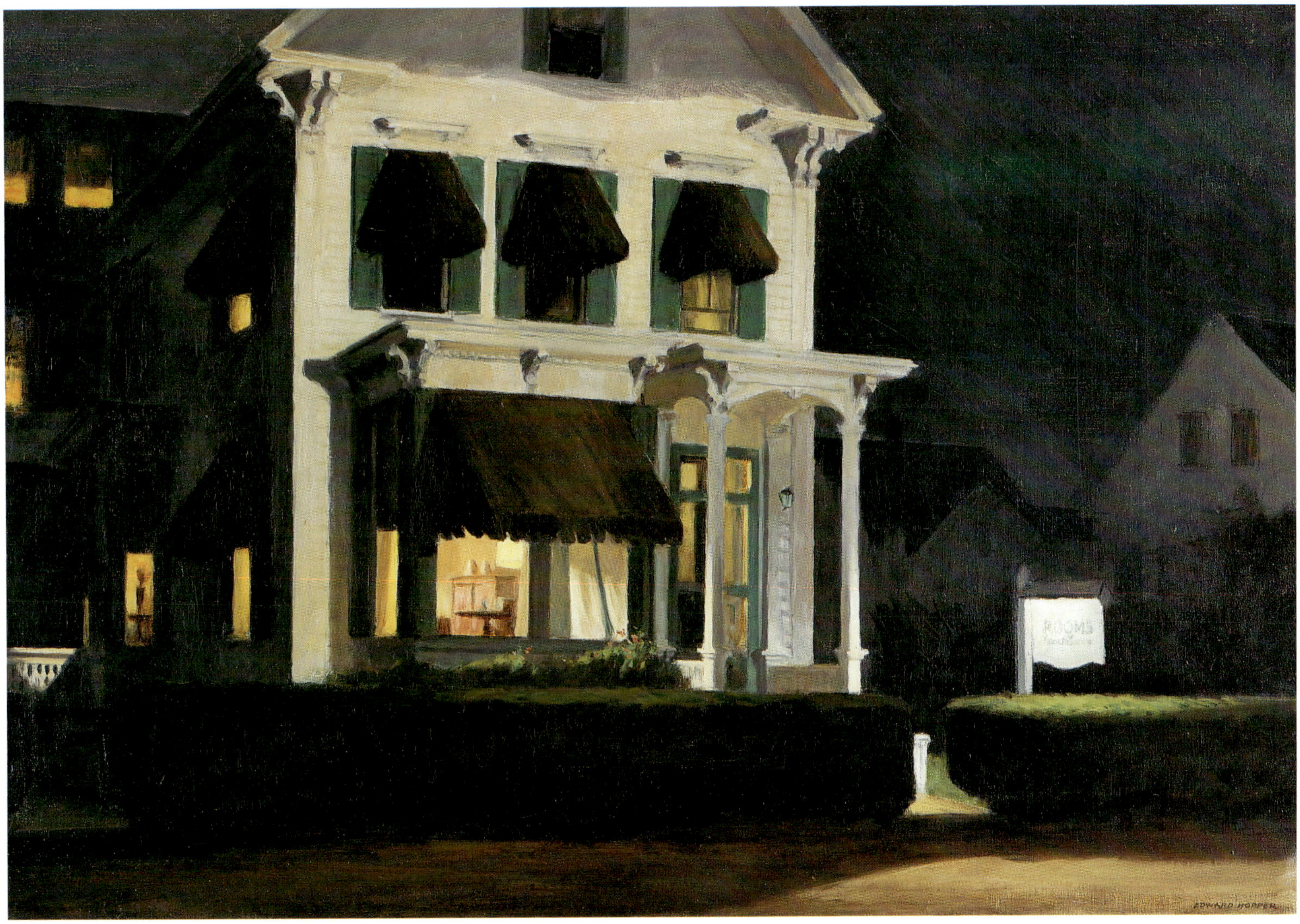

Fremdenzimmer, 1945
Rooms for Tourists
Öl auf Leinwand, 76,8 x 107 cm
New Haven (CT), Yale University Art Gallery, Bequest of Stephen Carlton Clark, B. A. 1903

Zwei Aspekte sind in diesem Bild angesprochen. Zum einen ist es wieder der Blick ähnlich dem aus einem fahrenden Auto, betont durch die Perspektive und den angeschnittenen Giebel des Hauses, zum anderen kann man in dem Bild die Einladung sehen, in einem eher provinziellen Ambiente die Ruhe und Rast zu genießen, die einem in der Stadt versagt ist.

ABBILDUNG SEITE 138:
Record Book, Band III, Seite 13, für Rooms for Tourists, September 1945
Page for Rooms for Tourists, September 1945 from Edward Hopper's record books, Volume III, page 13
Tusche und Bleistift auf Papier, 30,2 x 18,4 cm
New York (NY), Collection of Whitney Museum of American Art. Special Collection, Library; Gift of Lloyd Goodrich

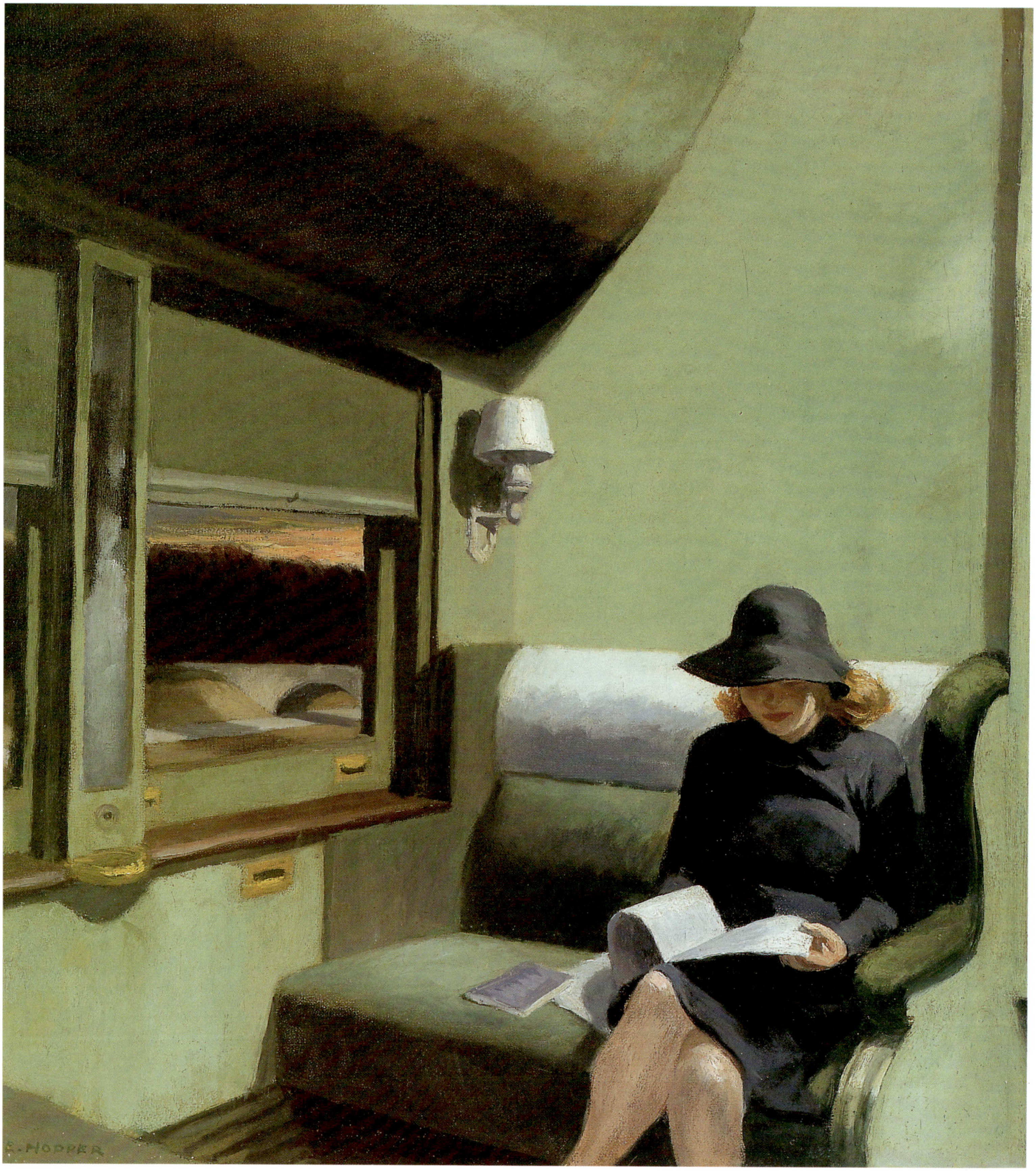
E. HOPPER

Die Tyrannei der Intimität

Der amerikanische Sozialwissenschaftler Richard Sennett hat Mitte der siebziger Jahre eine Untersuchung herausgebracht, die, ihrem Titel »Verfall und Ende des öffentlichen Lebens« gemäß, konstatiert: »Es war die nach dem Zweiten Weltkrieg geborene Generation, die sich in dem Maße, wie sie sich von sexuellen Zwängen befreite, auch nach innen kehrte, und in der Epoche dieser Generation ist es zur Zerstörung der öffentlichen Sphäre gekommen. Die These dieses Buches jedoch lautet, daß diese augenfälligen Anzeichen für ein aus dem Gleichgewicht geratenes Privatleben und ein öffentliches Leben, das leer ist, das Ende eines langen Prozesses markieren. Sie sind das Ergebnis eines Wandels, der mit dem Niedergang des Ancien régime und mit der Herausbildung einer neuen, kapitalistischen, säkularen städtischen Kultur einsetzte.«[1] Edward Hopper ist jener Maler des 20. Jahrhunderts, der in jenem Land, in dem dieser Wandel am deutlichsten wird, dem »Ende des öffentlichen Lebens« gültigen Ausdruck verliehen hat. Das Buch Sennetts mutet wie das wissenschaftliche Pendant zu Hoppers Bildern an. Was Hopper eher unbewußt in seine Bilder hineinlegte, das analysiert Sennett. Beide gehen dabei sowohl von der historischen als auch von der jeweils zeitgenössischen Realität aus. Wir werden im folgenden einige Beispiele anführen, um auf die durchaus merkwürdige, aber höchst anregende Verwandtschaft beider hinzuweisen. Merkwürdig ist diese Verwandtschaft auch deshalb, weil berichtet wird, daß Richard Sennett, geboren 1943, in New York am Washington Square in Hoppers ehemaligem Atelier gewohnt haben soll. In Sennetts Buch ist von Hopper selbst nicht die Rede. »Heute dominiert«, so Sennett, »die Anschauung, Nähe sei ein moralischer Wert an sich. Es dominiert das Bestreben, die Individualität im Erlebnis menschlicher Wärme und in der Nähe zu anderen zu entfalten. Es dominiert ein Mythos, demzufolge sich sämtliche Mißstände der Gesellschaft auf deren Anonymität, Entfremdung, Kälte zurückführen lassen. Aus diesen drei Momenten erwächst eine Ideologie der Intimität: Soziale Beziehungen jeder Art sind um so realer, glaubhafter und authentischer, je näher sie den inneren psychischen Bedürfnissen der einzelnen kommen. Diese Ideologie der Intimität verwandelt alle politischen Kategorien in psychologische. Sie definiert

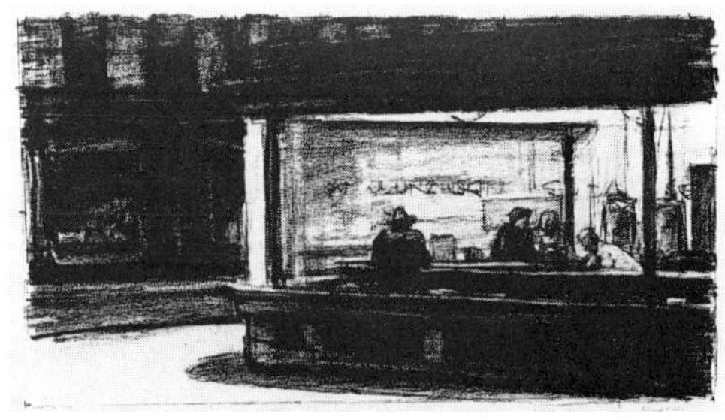

Studie zu ***Nachtschwärmer***, 1942
Study for *Nighthawks*
Kreide auf Papier, 19,7 x 35,6 cm
Collection Mr. and Mrs. R. Blum

ABBILDUNG SEITE 140:
Abteil C, Waggon 193, 1938
Compartment C, Car 293
Öl auf Leinwand, 50,8 x 45,7 cm
Armonk (NY), Collection IBM Corporation

Die Trennung des abgeschlossenen, intimen Innenraumes des Eisenbahnabteils von der draußen vorbeiziehenden »Welt« ist hier das Thema. Erleben findet nicht mehr in einer ursprünglichen Form statt, sondern gewissermaßen nur noch aus zweiter Hand, durch Illustrierte oder ähnliches vermittelt. Die Frau sitzt auch nicht am Fenster, sondern auf dem Außenplatz. Die Abschottung wird verstärkt durch den Hut, der ihre Augen verdeckt.

Allein im Theater, um 1902–04
Solitary Figure in a Theater
Öl auf Karton, 31,8 x 23,3 cm
New York (NY), Collection of Whitney Museum of American Art. Josephine N. Hopper Bequest 70.1418

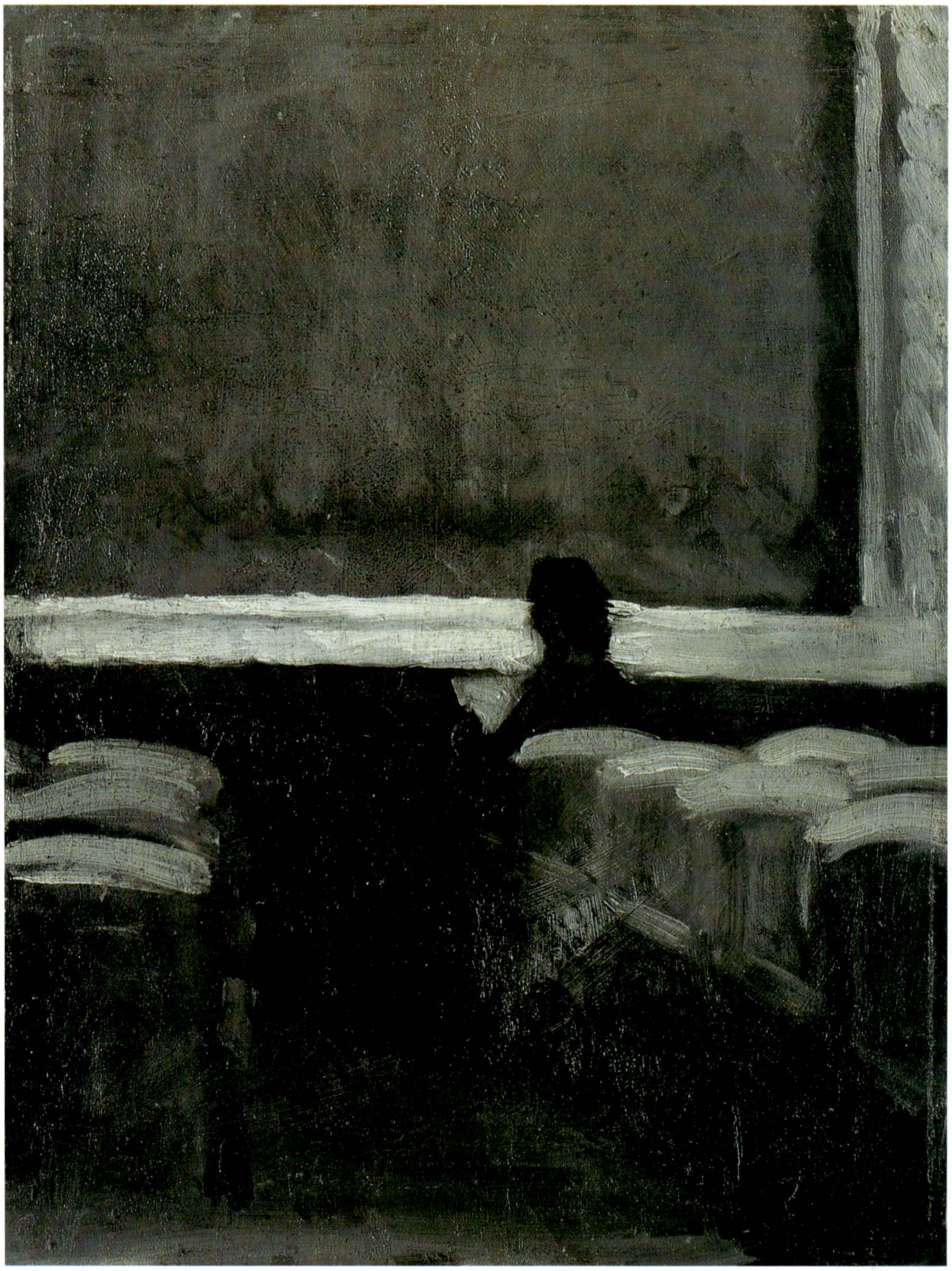

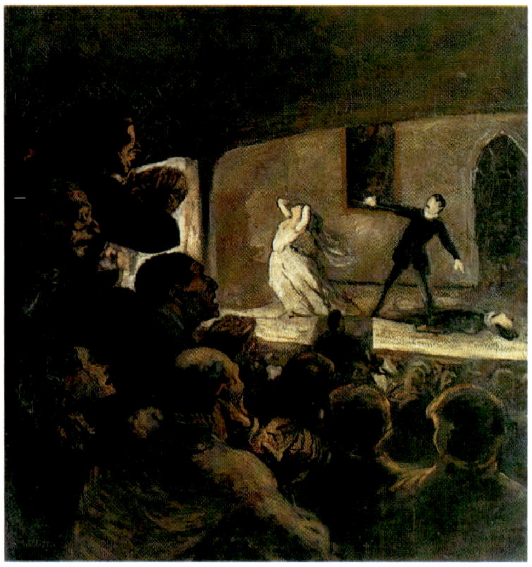

Honoré Daumier:
Das Drama, um 1860
Öl auf Leinwand, 97,5 x 90,4 cm
München, Neue Pinakothek

Daumier zeigt sowohl die Szene auf der Bühne als auch die mitgerissenen Zuschauer. Hopper verlagert demgegenüber das Geschehen in den Zuschauerraum, die Bühne ist leer bzw. der Vorhang geschlossen.

die Menschenfreundlichkeit einer Gesellschaft ohne Götter: Menschliche Wärme ist unser Gott. Aber die Geschichte von Aufstieg und Fall der öffentlichen Kultur stellt diese Menschenfreundlichkeit in Frage.«[2] Menschliche Wärme, das konnten wir bisher schon feststellen und dürfen darin eine erste Parallele zu Sennett ziehen, ist nicht das Thema Hoppers. Sennett vergleicht die Gesellschaft mit dem Theater. Ein wesentlicher Punkt besteht für Sennett dabei darin, das, wie er es ausdrückt, »innere Wesen« des Menschen von seinem sozialen Handeln abzutrennen, zwei weitere Aspekte sind die Einführung von Illusion und Täuschung als Grundprobleme gesellschaftlichen Lebens und schließlich die Vorstellung von menschlichem Verhalten als Rollenspiel. Das Gleichnis des »theatrum mundi«, des Welttheaters, läßt sich in vielen Bildern Hoppers erkennen. Ein besonderer Komplex sind die Bilder, die sich direkt mit Theater oder auch Kino beschäftigen. *Allein im Theater* (um 1902–04, Abb. S. 142), noch aus der Studienzeit, bereitet die späteren darin schon vor. Der Vorhang ist geschlossen, die Farbigkeit differenziert nicht zwischen Bühne und Zuschauerraum, das heißt, auch der Zuschauer, das Publikum ist Teil des Ganzen. Sein allerspätestes Pendant hat dieses Bild in *Pause* (1963, Abb. S. 146). Hier ist nun offensichtlich ein Kino dargestellt. Während im früheren Bild die schemenhafte Person etwas liest, ein Programm oder gar ein Stück, und damit noch ein literarisches Element hinzukommt – die Arbeit zeigt die Verbindung zwischen geschriebenem Stück, Bühne und Zuschauer –, ist *Intermission* ausgeklügelter. Indem das Bild eine Pause vorführt, der Vorhang also geschlossen ist, wird der Zuschauerraum selbst zum Schauplatz. Hoppers Standpunkt und damit gleichzeitig der des Betrachters liegt außerhalb, die Sichtweise ist unbeteiligt. Wenn Theater mit dem Leben gleichgesetzt wird und der Mensch darin seine Rollen spielt, dann sind wir in Hoppers Bildern endlich dem vielzitierten »Gefühl« auf der Spur. Wie bei anderen Bildern auch, gaben Hopper und seine Frau den Personen Namen – die Frau in *Pause* (Abb. S. 146) nannten sie Norah – und erfanden Situationen um sie herum.

Kino in New York, 1939
New York Movie
Öl auf Leinwand, 81,9 x 101,9 cm
New York (NY), The Museum of Modern Art

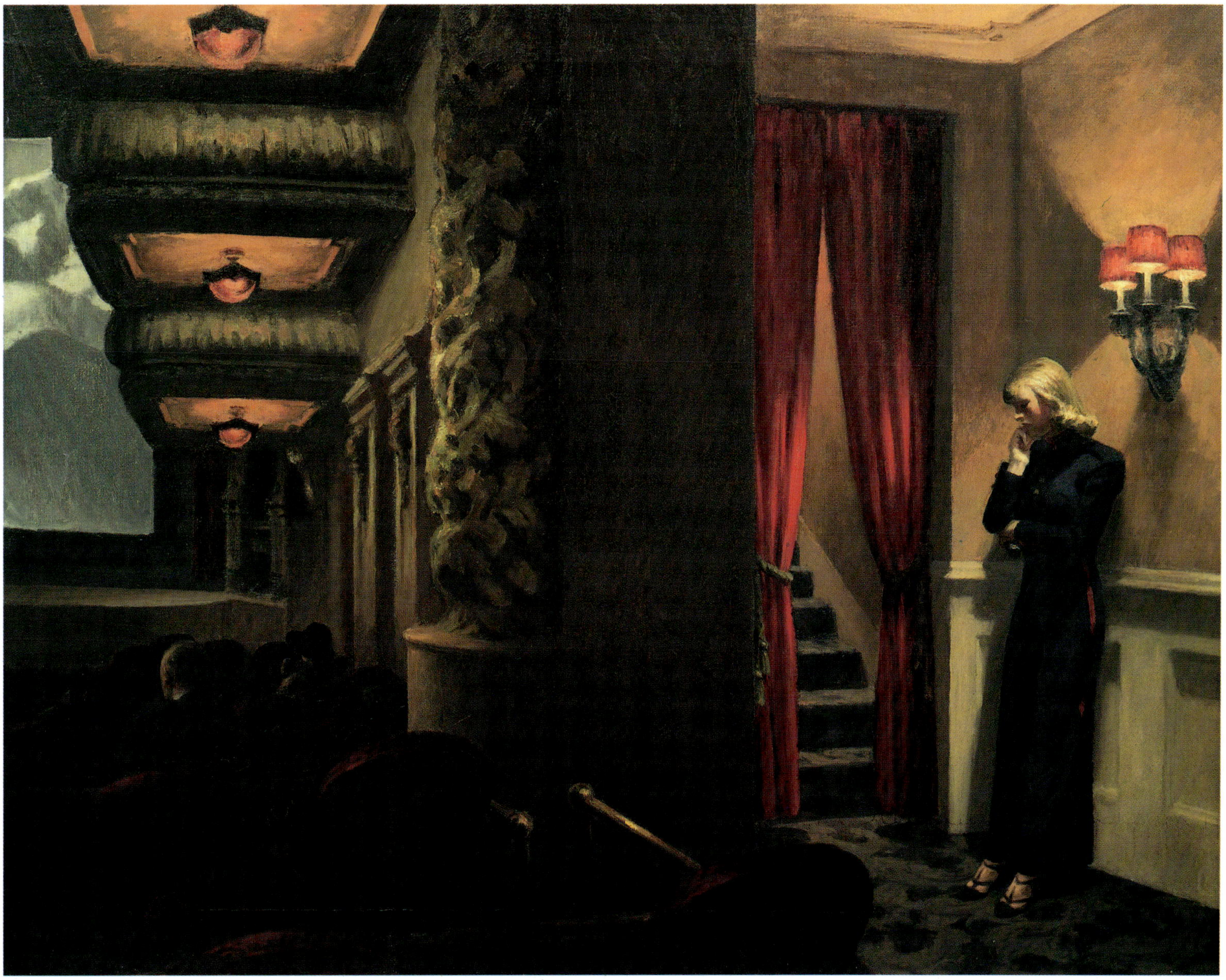

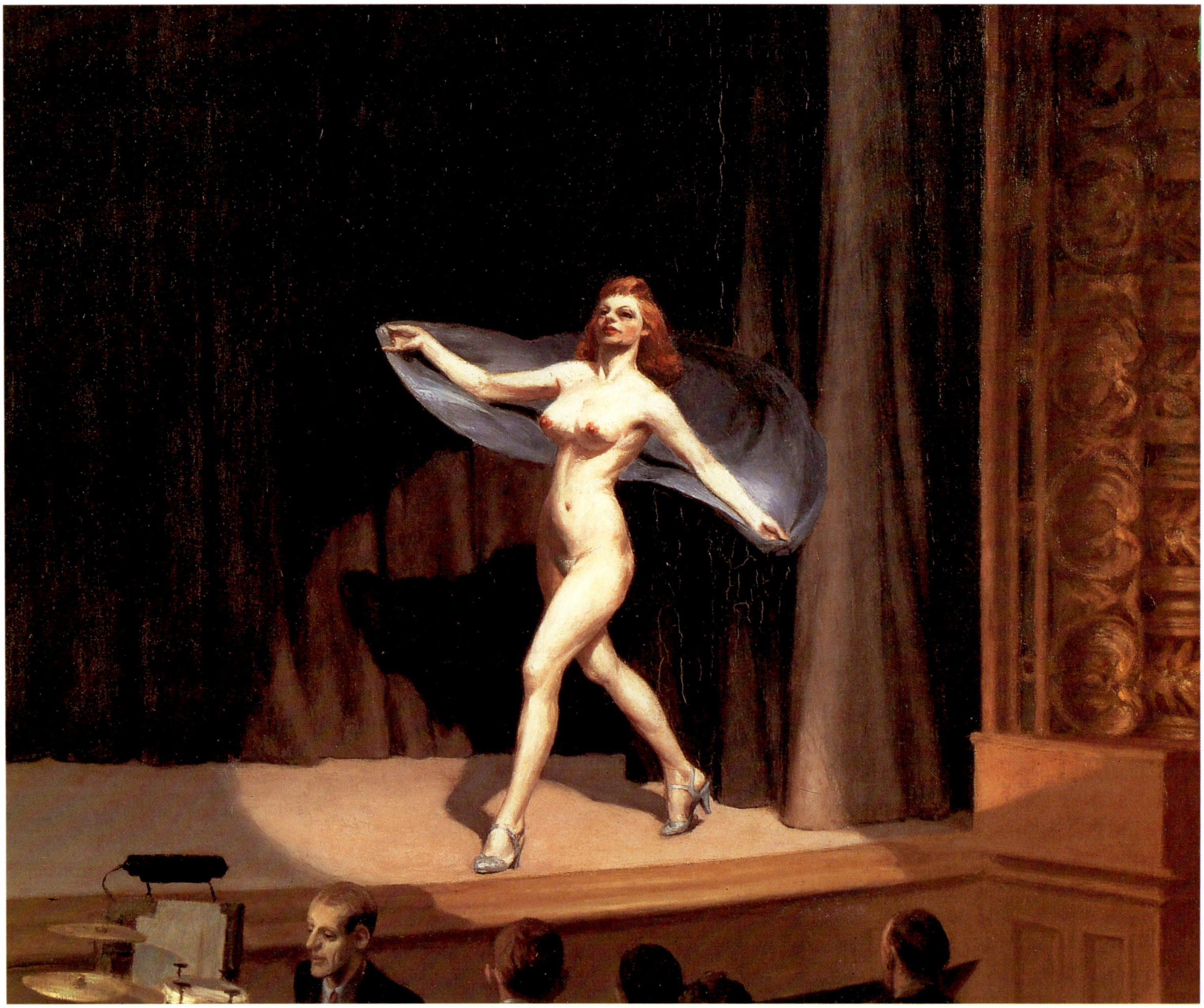

Girlie Show, 1941
Öl auf Leinwand, 81,3 x 96,5 cm
Privatbesitz

Dies ist die direkteste Thematisierung des Voyeurismus bei Hopper überhaupt. Das Bild ist nun eindeutig zur Bühne geworden, der Striptease findet ausschließlich für der Betrachter des Bildes statt, der aufgefordert wird, sich über sein Rezeptionsverhalten Gedanken zu machen.

Das Bild hat Ähnlichkeit mit *Sonntag* (1926, Abb. S. 136). Damit kehren wir zu Sennett und seiner Argumentation zurück. Der Soziologe führt Jean-Jacques Rousseau und seine Kritik an der Großstadt an: »Rousseau hatte mit dem Gegensatz Tugend/Arbeit versus Laster/Muße begonnen. Die große Stadt ist voller Geschäftigkeit, es herrscht ein pulsierendes Leben, das mit dem Alltag des schläfrigen Genf nichts zu tun hat. Mitten in seinem Brief lenkt Rousseau nun den Blick auf einen anderen Zug des menschlichen Handelns: Ein hektisches Kommen und Gehen, Handlungen scheinbar ohne Bedeutung kennzeichnen die Großstadt, weil sich der vom Druck der Lebenserhaltung befreite Mensch nur wie verrückt im Kreise dreht. In der kleinen Stadt dagegen geht das Handeln langsamer vonstatten, so bleibt Muße, um über das eigene Tun und das eigene Selbst nachzudenken.«[3] So läßt sich eine Brücke zu der Radierung *Abendwind* (1921, Abb. S. 41) schlagen: Mit Verweis auf Tocqueville konnten wir hier schon Hoppers Ansicht erhellen, daß der Alltagsbetrieb die Menschen von der Reflexion abhielte. Nun sieht Rousseau die Großstadt als Theater, die Menschen werden zu Schauspielern, das öffentliche Leben zu einer Inszenierung. Der Schauspieler fühlt nicht selbst, sondern täuscht Gefühle vor. In ebendiesem Sinn sind die Gefühle, die Hoppers Bilder auszulösen scheinen, reine Fiktion; weder die Gefühle der Personen in den Bildern noch die der Betrachter vor den Bildern sind echt. Denis Diderot hat im 18. Jahrhundert gefragt, worin der Unterschied bestehe zwischen Tränen, die durch ein tragisches Ereignis, und solchen, die durch eine traurige Erzählung hervorgerufen würden. Seine Antwort lautete, daß Tränen im wirklichen Leben direkt, die von der Kunst bewirkten demgegenüber allmählich und vor allem bewußt herbeigeführt kämen.Nun fällt an Hoppers Bildern auf, daß sie seltsam ausdrucksleer erscheinen. Mit Sennett ließe sich dies einerseits als eine Folge verstärkter Introspektion und andererseits als Ergebnis nachlassender sozialer Anteilnahme deuten. Beide Phänomene gehörten zusammen: Mit einer zunehmenden Intimisierung ginge das Absterben der öffentlichen Sphäre einher. Bei Hoppers *Pause* (Abb. S. 146) ist in der Tat der öffentliche Raum des Kinos zu einem ganz privaten geworden, seine Funktion, Bilder vorzuführen, ist durch den geschlossenen Vorhang außer Kraft gesetzt, die Türe nach draußen ist zu,

Parkett, 1. Reihe, 1951
First Row Orchestra
Öl auf Leinwand, 79,1 x 101,9 cm
Washington (DC), Hirshhorn Museum and Sculpture Garden, Smithsonian Institution, Gift of the Joseph H. Hirshhorn Foundation, 1966

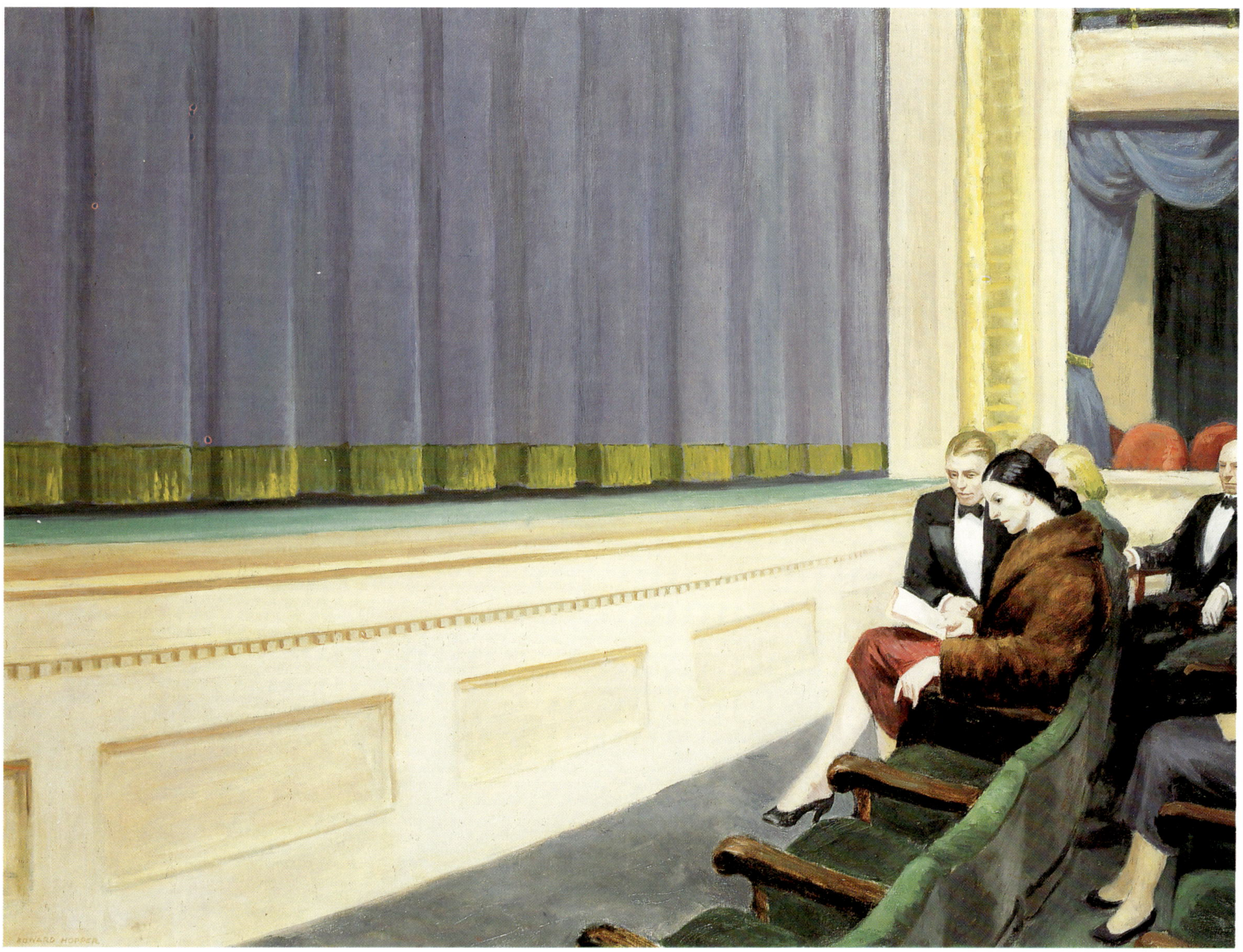

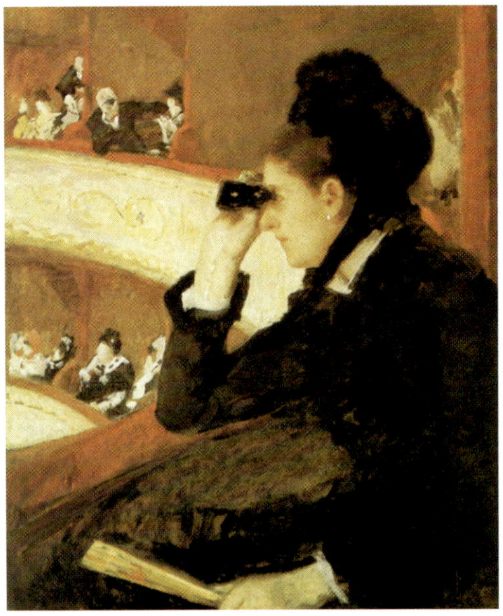

Mary Cassatt:
Frau in Schwarz in der Oper, 1879
At the Opera
Öl auf Leinwand, 80 x 64,8 cm
Boston (MA) Courtesy, Museum of Fine Arts, The Hayden Collection

Cassatt erklärt wie andere Impressionisten auch den Blick des Zuschauers zum Thema. Hoppers Kunstgriff besteht in Weiterführung des Impressionsimus darin, den Betrachter zum Zuschauer und das Bild zur Bühne, zur Kulisse zu machen.

der Ort hermetisch. Potentiell, das deuten die restlichen leeren Kinosessel an, wäre diese Privatheit auch bei einer größeren Ansammlung von Menschen möglich.

Das gilt in ähnlicher Weise für Hoppers Bilder aus Lokalen oder Restaurants. Es war ein Anliegen der Impressionisten, die Isolierung der einzelnen Person in der Großstadt zu zeigen, man denke an Degas (*Der Pflaumenschnaps*, Abb. S. 150) oder Manet (*Absinthe*, Abb. S. 150). Hopper nahm dieses Motiv auf und bezog es auf seine amerikanische Umwelt. *New York Restaurant* (um 1922, Abb. S. 153) zeigt noch einen eher zufällig wirkenden Ausschnitt, das spätere *Automat* (1927, Abb. S. 151) konzentriert sich auf eine Person. Es geht hier weniger um das Thema der Einsamkeit in der Großstadt, Hopper selbst meinte zu diesem gerade bei seinen Bildern oft und gern bemühten Aspekt: »Die Sache mit der Einsamkeit ist überstrapaziert.«[4] Wieder ist das allgemeinere Thema das Absterben des öffentlichen Raumes. Dieser öffentliche Raum ist zwar dargestellt, aber er wirkt nicht so: Zu ausdruckslos sitzt die Frau in einem Raum, der doch soziale Kontakte herstellen sollte; ihre Isolation wird verstärkt durch die Andeutungen von Flüchtigkeit, durch den Mantel, den sie noch anhat, und den linken Handschuh, den sie nicht abgestreift hat.

Sonne in einem Café (1958, Abb. S. 160), 31 Jahre später entstanden, ist noch künstlicher und gibt eine Kommunikation vor, die nur aus leeren, nichtssagenden Gesten besteht. Eine große Glasscheibe trennt den Gastronomieraum von der Straße, auf der gegenüberliegenden Straßenseite erhebt sich eine Häuserwand mit Laden, über ihm sind noch die Fenster des ersten Stocks zu sehen. Es herrscht ein deutlicher Gegensatz zwischen der hellen Fensterfläche und der dunklen Hausfassade. Eine Frau spielt versonnen mit einem Gegenstand in ihren Händen, der Mann wendet sich nicht eigentlich der Frau, sondern der Straße zu. Die beiden stehen im selben Raum, doch in keiner Beziehung zueinander. Die Gesten sind künstlich, sie sind Ausdruck aus zweiter Hand.

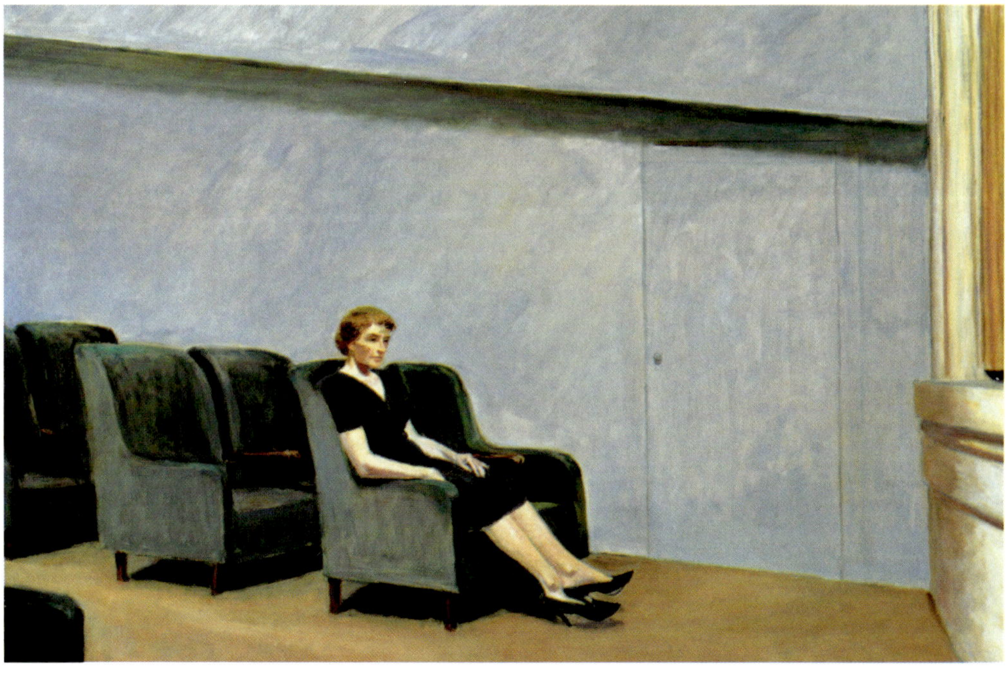

Pause, 1963
Intermission
Öl auf Leinwand, 101,6 x 152,4 cm
Mr. und Mrs. R. Crosby Kemper

Noch einmal, in einem der vier letzten Bilder, die er gemalt hat, betont Hopper, worauf es ihm ankommt. Ihn interessieren nicht die spektakulären Ereignisse, sondern die Pausen, das, was dazwischenliegt und normalerweise nicht wahrgenommen wird.

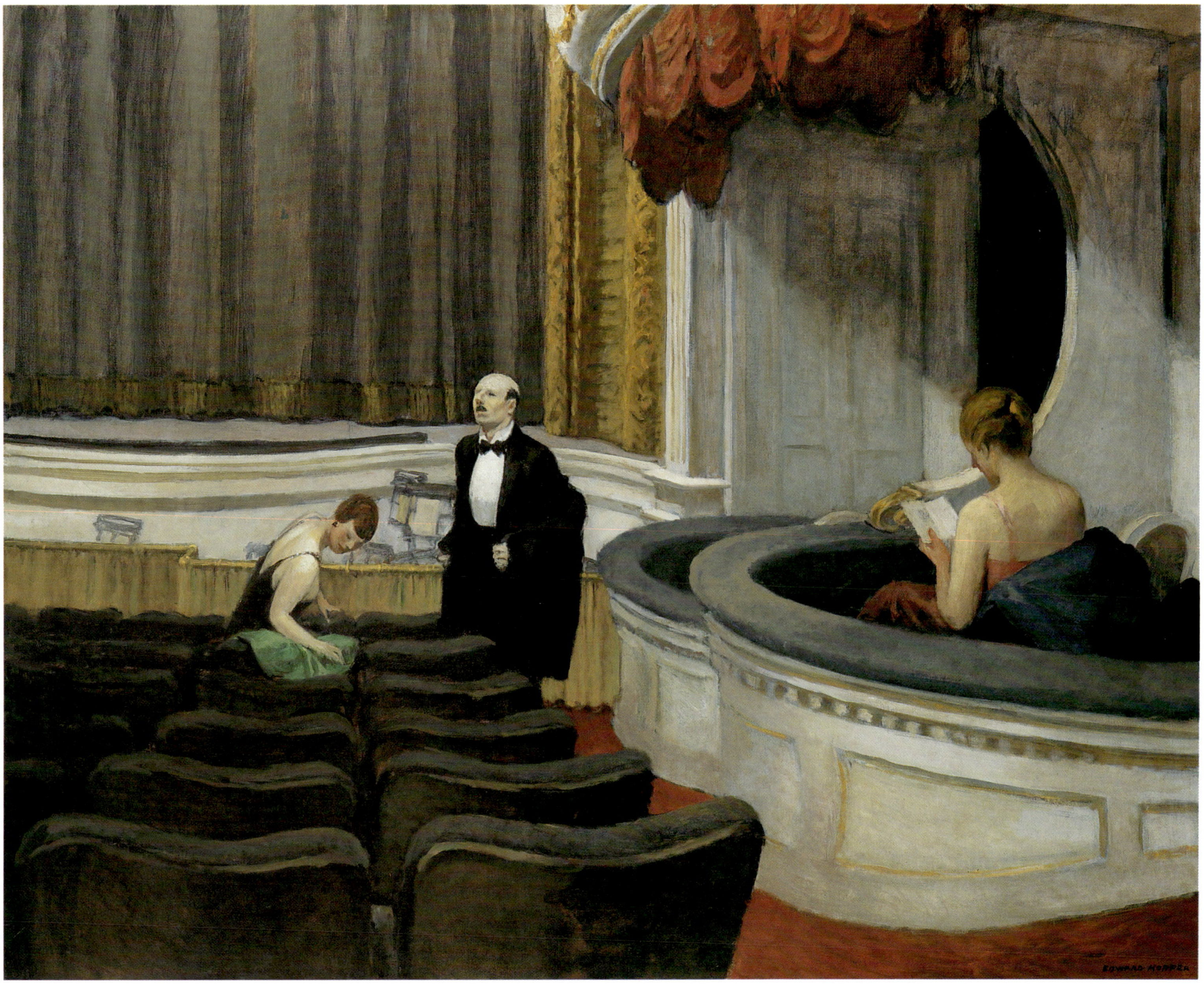

Gesten, Ausdruck, Expressivität: Das ist eigentlich der Bereich der Kunst. In *Nachtschwärmer* (1942, Abb. S. 148/149), einem der bekanntesten und in Reproduktionen am weitesten verbreiteten Bilder Hoppers, finden wir eine Situation vor, wie sie grundsätzlich schon in *Sonne in einem Café* (Abb. S. 160) zu sehen war. Nur schauen wir nicht durch die Glasscheibe nach draußen, auf die Straße, sondern umgekehrt von der Straße aus auf eine Häuserfront und durch eines der Fenster in ein billiges Nachtlokal. Der Blick in das Restaurant hat etwas vom Blick in eine Vitrine oder ein Aquarium. Dadurch wird der Modellcharakter der ganzen Szenerie forciert. Tatsächlich ist das Glas in *Nachtschwärmer* (Abb. S. 148/149) dominant. Trotz Durchsichtigkeit trennt es, es verbindet optisch und sperrt gleichzeitig ab; es ist bestens geeignet, Hoppers Ausspruch, es sei sehr schwierig, gleichzeitig ein Innen und ein Außen zu malen, im Medium der Malerei zu realisieren. »Die ganz aus Glas bestehenden, nur von dünnen Stahlstreben unterbrochenen Wände gestatten es, Innen und Außen eines Gebäudes fast bis zur Ununterscheidbarkeit zu ver-

Parkett, 2. Reihe rechts, 1927
Two on the Aisle
Öl auf Leinwand, 101,9 x 122,6 cm
Toledo (OH), The Toledo Museum of Art, Purchased with funds from the Libbey Endowment, Gift of Edward Drummond Libbey

ABBILDUNG SEITEN 148/149:
Nachtschwärmer, 1942
Nighthawks
Öl auf Leinwand, 76,2 x 144 cm
Chicago (IL), The Art Institute of Chicago, Friends of American Art Collection, 1942.51.

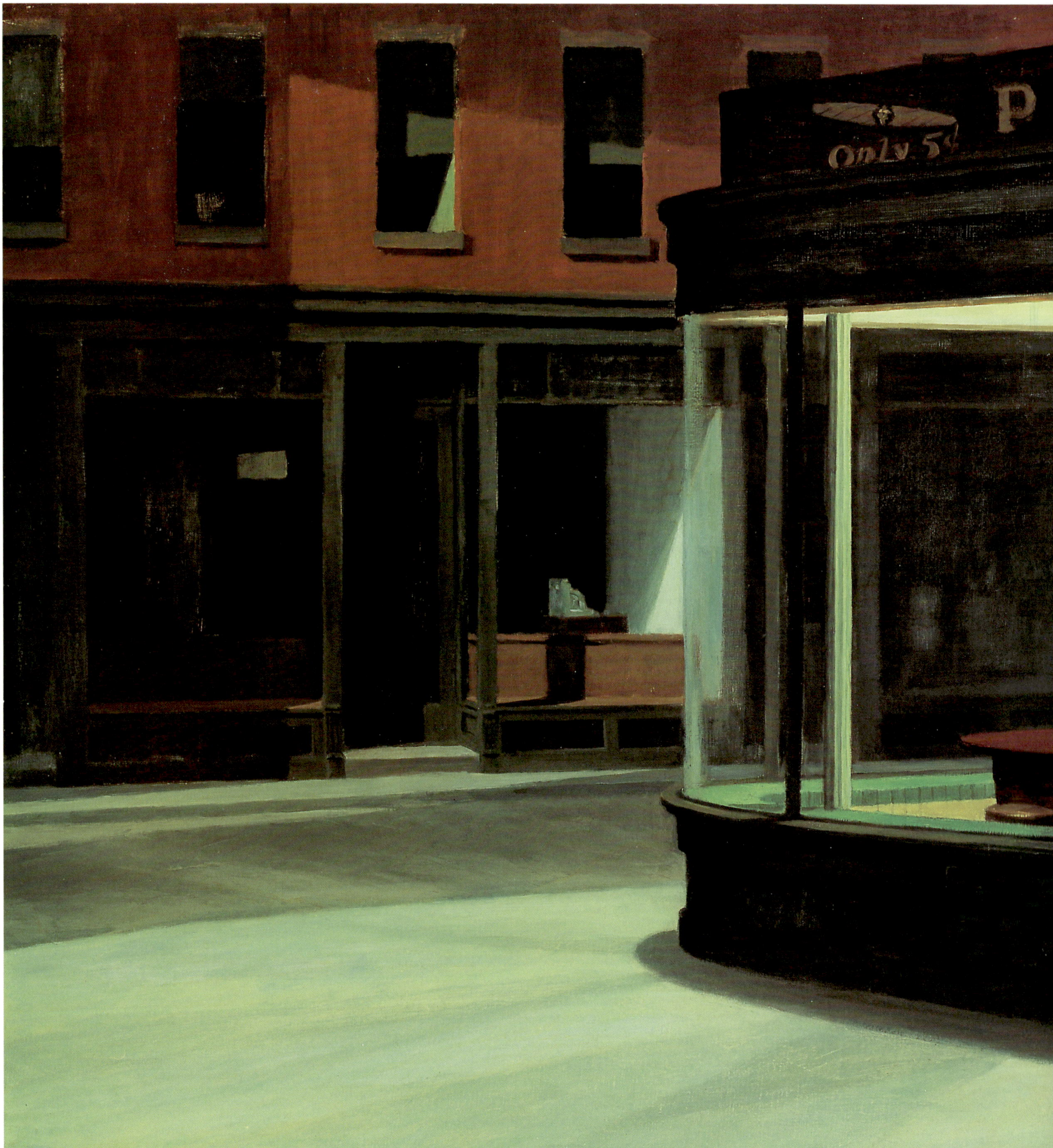
Only 5¢

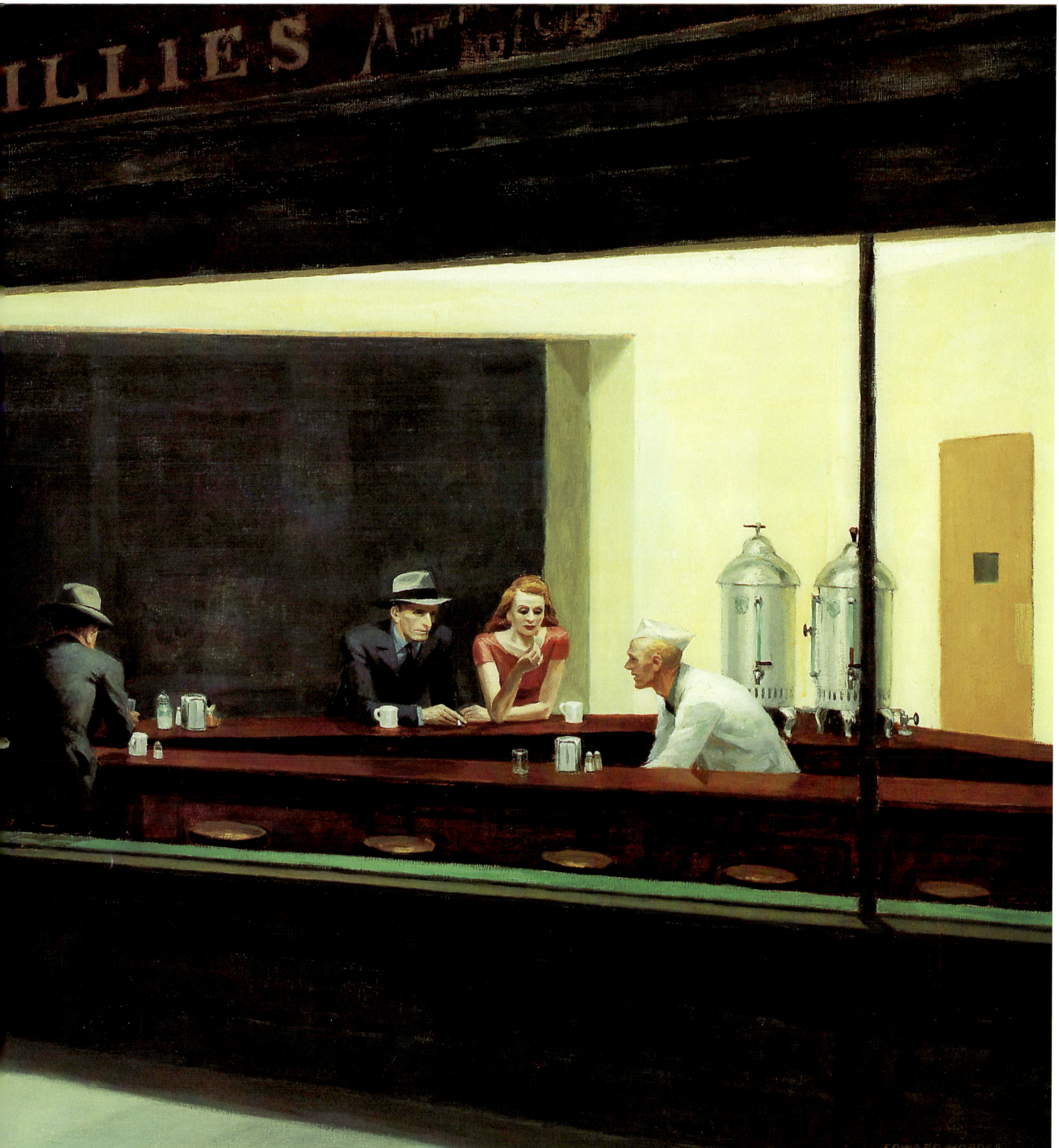
ILLIES
EDWARD HOPPER

wischen.«[5] Das Glas der Restaurantfenster findet seine Entsprechung in den Scheiben der gegenüberliegenden Schaufensterfront. Durch das hintere Fenster scheint dunkel eine andere Ladenzeile durch, Innen und Außen bieten sich simultan dar. Der Durchlässigkeit des Glases hat Hopper nun die halb geschlossenen Rollos der Fenster entgegengesetzt. Das Restaurant selbst ist in einer auffälligen Liebe zum Detail in Szene gesetzt: Salz- und Pfefferstreuer, Serviettenspender, Tassen, Kessel, alles ist akribisch ausgeführt. Die Außenstehenden, die Passanten und der Betrachter, können diese Versuchsanordnung genau studieren. Es gibt wieder einmal keine Handlung, nur eine Situation, eine Momentaufnahme. Die Personen sind vollständig voneinander isoliert, sowohl von außen nach innen, wie ebenso innerhalb seines Glaskäfigs das Paar nicht in Kommunikation tritt.

In der Anlage vergleichbar ist *Büro in New York* (1962, Abb. S. 159), vor allem was den Gegensatz zwischen dem verglasten Büro, das einen Einblick gestattet, und den anonymen, dunklen Fensteröffnungen des Wohnhauses betrifft. Der öffentliche Raum stirbt, so Sennett, auch dadurch ab, daß die Räume optisch durchlässig werden, es gleichzeitig aber nach wie vor eine Barriere gibt: Er nennt es das »Paradoxon der Isolation inmitten von Sichtbarkeit«.[6] Privatheit, ja Anonymität, hat Hopper mittels der Fenster des Wohnhauses ins Bild gesetzt; ihr steht die transparente öffentliche Sphäre gegenüber: Sie ist sowohl von außen als auch von innen beleuchtet, während das Wohnhaus im Dunkel, im Schatten liegt. Die Frauenfigur ist wiederum mit jener von *Sommer* (1943, Abb. S. 122/123) vergleichbar, auch sie zeigt und verhüllt gleichzeitig und dadurch zeigt sie durch Verhüllen; ins Auge sticht besonders das ausgeprägte Gesäß. Mit einem kleinen Kunstgriff hat Hopper diese Bildaussage vom Großen bis ins Detail hinein fortgesetzt. Das Öffnen des Briefes bedeutet noch einmal jenes Enthüllen, wie es an der großen Fensterscheibe schon vorgeführt ist.

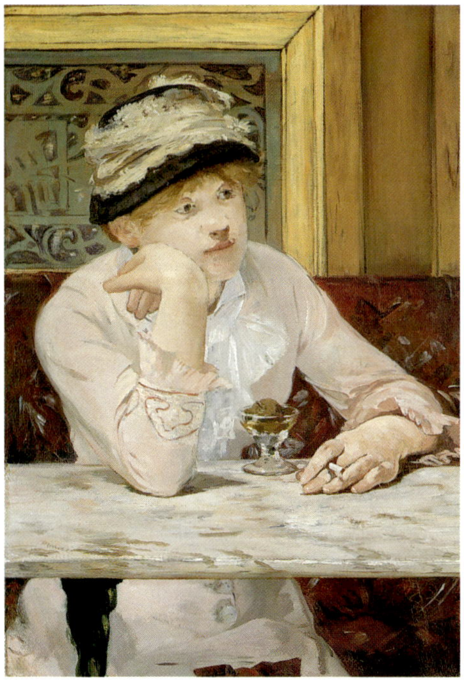

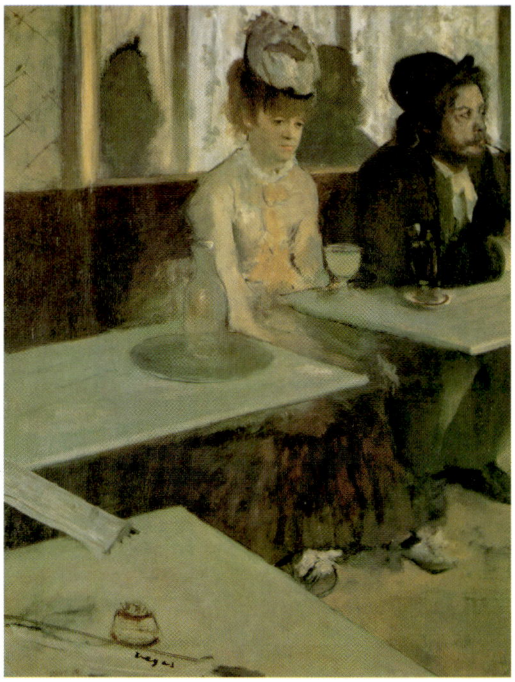

ABBILDUNG SEITE 150 LINKS:
Edouard Manet:
Der Pflaumenschnaps, um 1877
La prune
Öl auf Leinwand, 73,6 x 50,2 cm
Washington (DC), National Gallery of Art, Collection of Mr. and Mrs. Paul Mellon.

Der Einfluß des Impressionismus auf Hopper ist bekannt und in vielen seiner Bilder kaum zu übersehen. Degas und Manet haben ihm die Vorbilder für einsame Personen in Restaurants geliefert. Hopper hat diese Situation in seine amerikanische Umwelt transponiert.

ABBILDUNG SEITE 150 RECHTS:
Edgar Degas:
Absinth, 1875–76
L'Absinth
Öl auf Leinwand, 92 x 68 cm
Paris, Musée d'Orsay

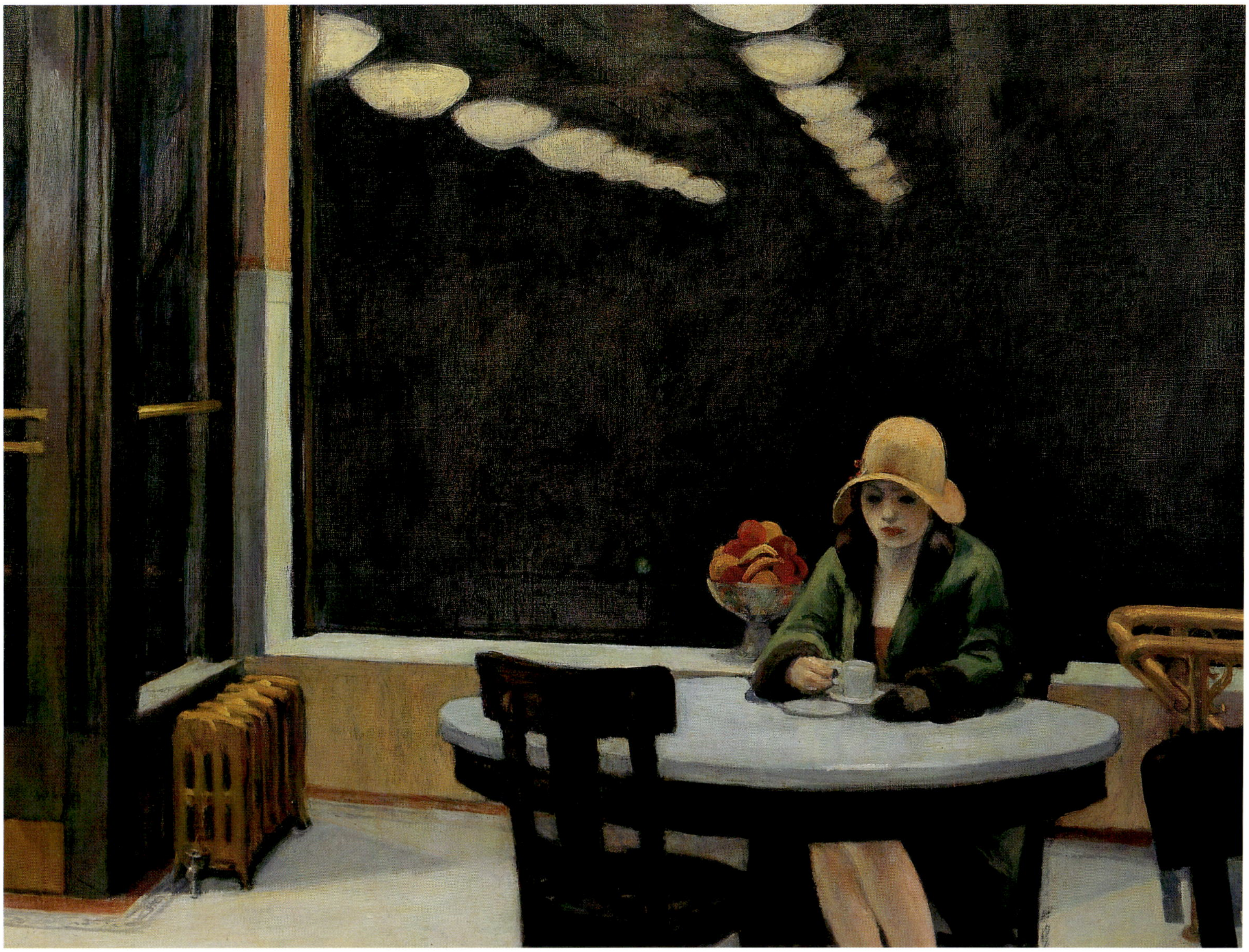

Automat, 1927
Öl auf Leinwand, 72,4 x 91,4 cm
Des Moines (IA), Des Moines Art Center Permanent Collection, 1958.2

Nochmals Sennett: »Das Konzept der ›durchlässigen Wand‹ wird von vielen Architekten nicht nur an der Außenhaut der Gebäude, sondern auch in ihrem Innern angewendet. Mit der Abschaffung der Bürowände verschwindet alles, was die Sicht versperrt; die ganze Etage wird zu einem einzigen offenen Raum, oder ein großer Raum in der Mitte wird von einem Kranz abgeschlossener Büros umgeben. Die Niederlegung der Wände, so versichern uns die Planer, erhöht die Büroeffizienz; denn wenn die Leute den ganzen Tag den Blicken der anderen ausgesetzt sind, wird die Neigung, gelegentlich ein Schwätzchen einzulegen, geringer, und ihre Konzentration nimmt zu. Wenn jeder vom anderen überwacht wird, nimmt die Geselligkeit ab, denn das Schweigen ist dann die einzige Möglichkeit, sich zu schützen.«[7] Bei Hoppers *Nachts im Büro* (1940, Abb. S. 163) wendet sich eine Frau an einem Aktenschrank dem am Schreibtisch sitzenden und in seine Arbeit vertieften Mann zu. Wieder fällt auf, wie die weiblichen Formen, vor allem durch die extreme Drehung des Körpers, betont sind. Spannung entsteht durch die Lichtführung: Der Mann hat eine Schreibtischlampe eingeschaltet, zusätzlich fällt Licht von draußen herein. Der helle Fleck an der Wand berührt beide Fi-

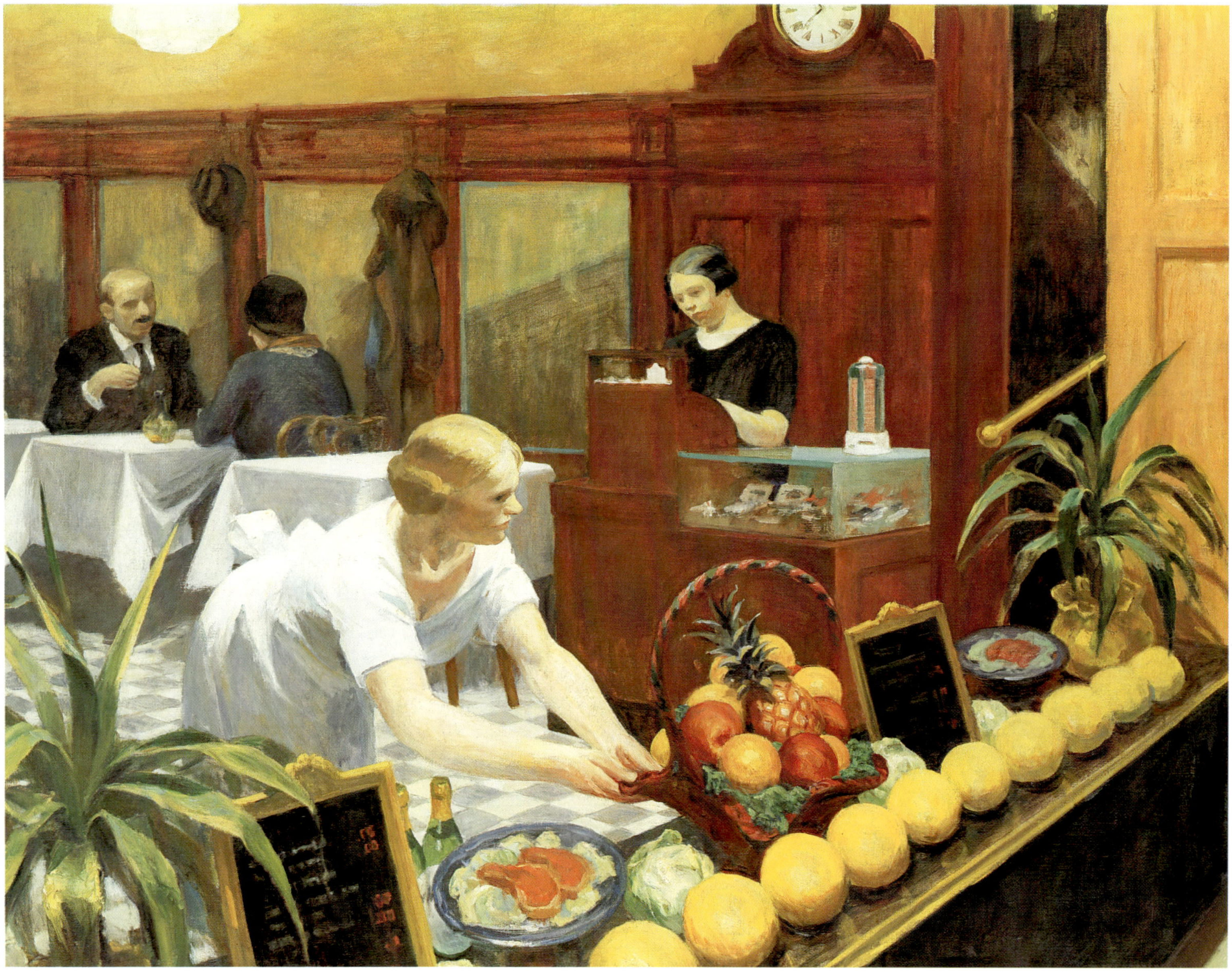

Tables for Ladies, 1930
Öl auf Leinwand, 122,5 x 153 cm
New York (NY), The Metropolitan Museum of Art, George A. Hearn Fund, 1931 (31.62)

Erst wenn man genau hinsieht, bemerkt man, daß ein Blick von außen durch eine Schaufensterscheibe in das Restaurant gegeben ist. *Nighthawks* ähnlich erscheint die Szene insgesamt wie in einer Vitrine dem Beschauer dargeboten, abgeschottet und trotzdem dem Blick zugänglich. Glas ist das Motiv, das Hopper die Ununterscheidbarkeit von Innen und Außen im Medium der Malerei möglich macht.

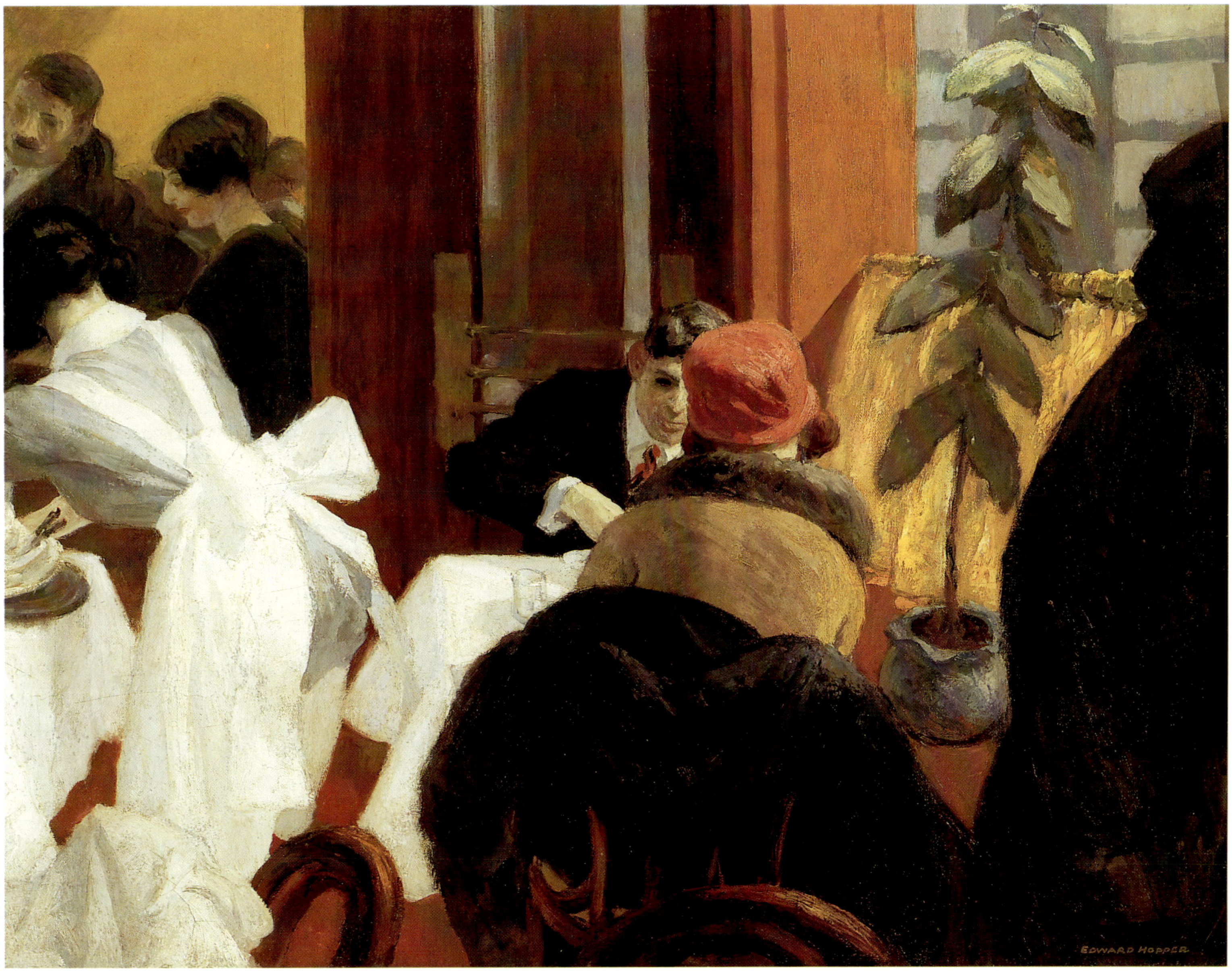

New York Restaurant, um 1922
Öl auf Leinwand, 61 x 76,2 cm
Muskegon (MI), Muskegon Museum of Art, Hackley Picture Fund

Man sieht eine für Hopper untypische Lebhaftigkeit und ungewöhnlich viele Personen. Es stellt sich jedoch heraus, daß zwischen den Personen keine Kommunikation stattfindet. Wie in anderen Bildern auch liegt hier eine für den Ort des Geschehens ungewöhnliche Stille über der Szenerie, ausgelöst durch den Blickwinkel, der durch die starken Anschnitte eine subjektive, introvertierte Sicht anbietet.

guren und stellt optisch eine Verbindung her, die im Verhalten selbst erst angedeutet, aber noch nicht ausgesprochen ist, und greift also vor. Die Hinwendung der Frau zum Mann, der noch unbeteiligt erscheint, und die Darbietung von Gesäß und Brüsten bauen ein unterschwelliges sexuelles Spannungsfeld auf. Wind weht durch das Fenster. Wir können den Wandel der Bedeutung des Windes verfolgen, wenn wir zum Vergleich *Abendwind* (1921, Abb. S. 41) heranziehen. Jetzt nämlich, im späteren Bild, wird ein privater, intimer Vorgang in den öffentlichen Bereich, in den Bereich einer Sichtbarkeit hinein verlagert, eine Tatsache, die heute, über 50 Jahre nach Entstehung des Bildes, gar nicht mehr auffällt. »In einer Gesellschaft, in der intimes Erleben zu einem Allzweckmaßstab für die Beurteilung der Wirklichkeit geworden ist, wird das Erleben in zwei Formen organisiert, die zu dieser unbeabsichigten Destruktivität (nämlich der Sexualität ihre soziale Dimension zu nehmen; I.K.) führen. In einer solchen Gesellschaft werden die grundlegenden narzißtischen Energien des Menschen derart mobilisiert, daß sie alle menschlichen Interaktionen durchdringen. In einer solchen Gesellschaft wird die Prüfung der Frage, ob die Menschen authentisch und ›offen‹ miteinander umgehen, zum entschei-

Friseur, 1931
The Barber Shop
Öl auf Leinwand, 152,4 x 198,1 cm
Purchase (NY), Collection of Neuberger Museum, State University of New York at Purchase, gift of Roy R. Neuberger

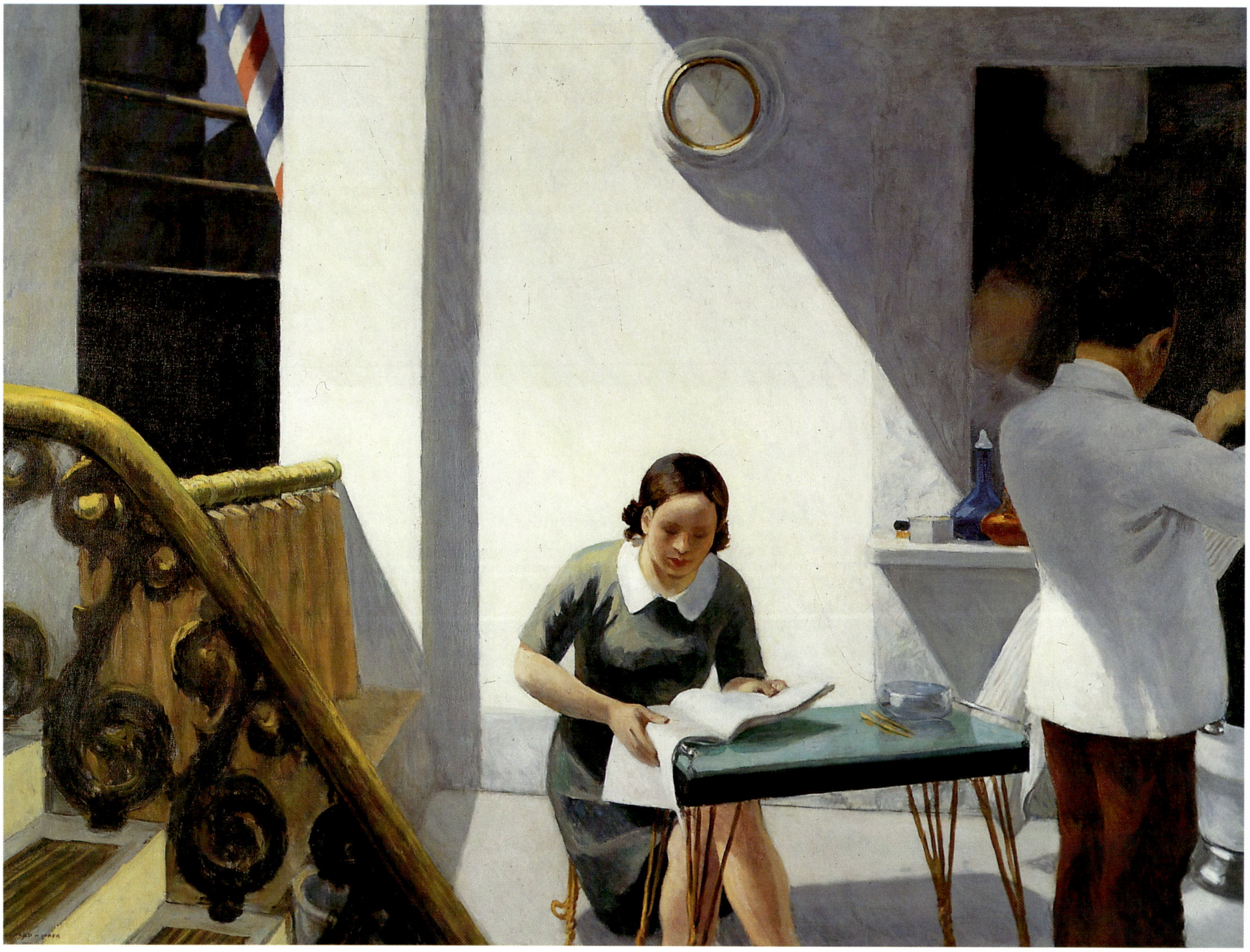

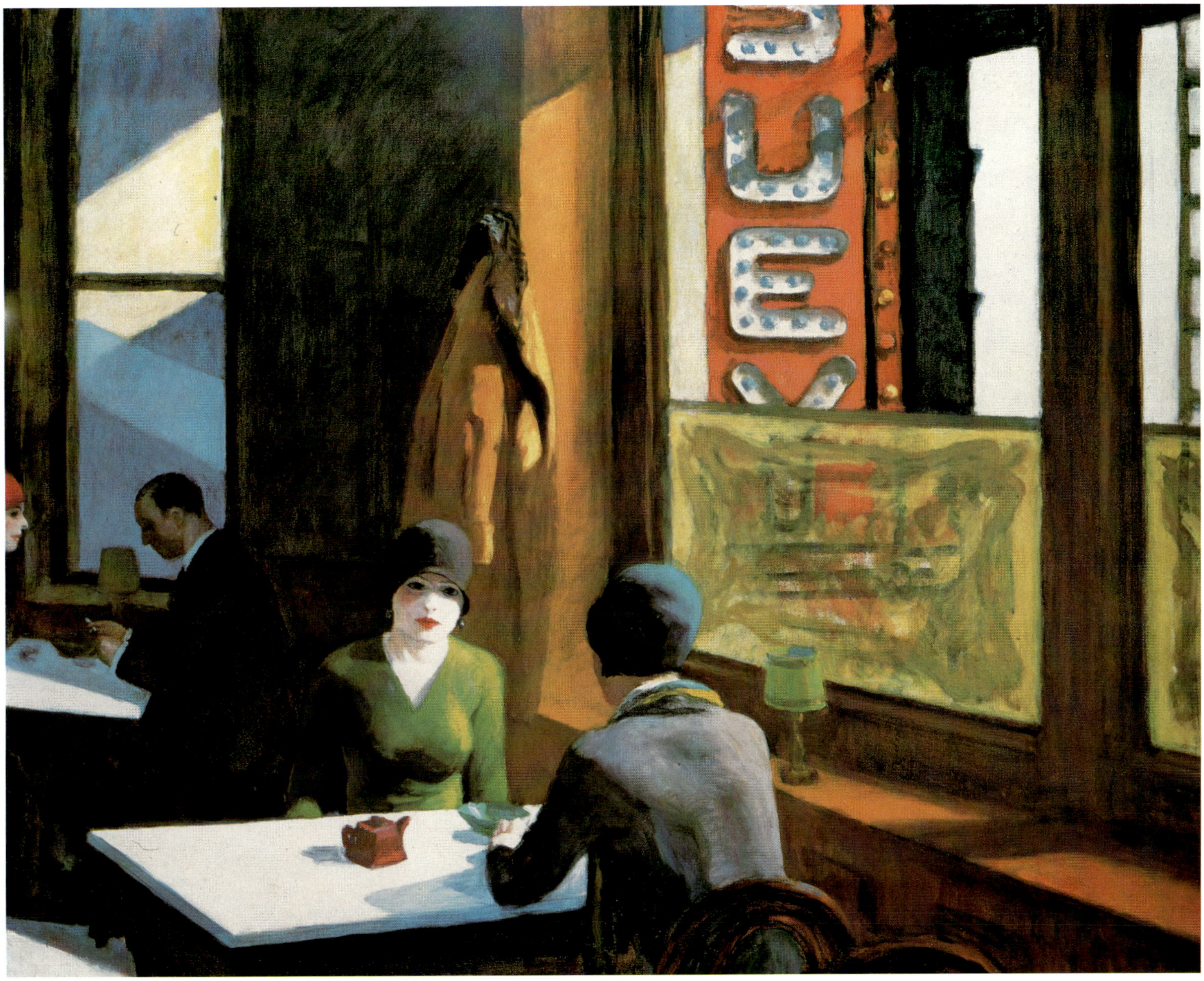

Chop Suey, 1929
Öl auf Leinwand, 81,6 x 96,8 cm
From the Collection of Mr. and Mrs. Barney A. Ebsworth

denden Kriterium auf dem Tauschmarkt der intimen Beziehungen.«[8] Soweit Sennett. In *Nachts im Büro* (Abb. S. 163) findet die Interaktion der Personen innerhalb des Bildes statt, in *Büro in New York* (Abb. S. 159) findet sie statt zwischen Bild und Betrachter. Hopper macht den Betrachter in verschiedenster Weise zum Voyeur, manchmal bezieht er ihn mit ein, oft läßt er ihn nur zusehen. Neben den Bildern mit Arbeitsplätzen – ein durch seine für Hopper exorbitante Größe herausragendes Beispiel ist *Friseur* (1931, Abb. S. 154) – findet sich auch eine ganze Reihe von Arbeiten, die Menschen in ihrer Freizeit zeigen. Auch hier stößt man auf die für Hopper typische Kombination der immer wieder gleichen Bildelemente und -prinzipien. *Sommerabend* (1947, Abb. S. 156/157) etwa zeigt die Interferenz umgekehrt. Auch der leichten, die Körperformen betonenden Kleidung der Frau sind wir schon oft begegnet.

Worin bestehen nun eigentlich die Unterschiede zwischen Arbeit und Freizeit? Vergleicht man *Nachts im Büro* (Abb. S. 163) und *Sommerabend* (Abb. S. 156/157), so erkennt man, daß sie letztendlich gering sind. Dem

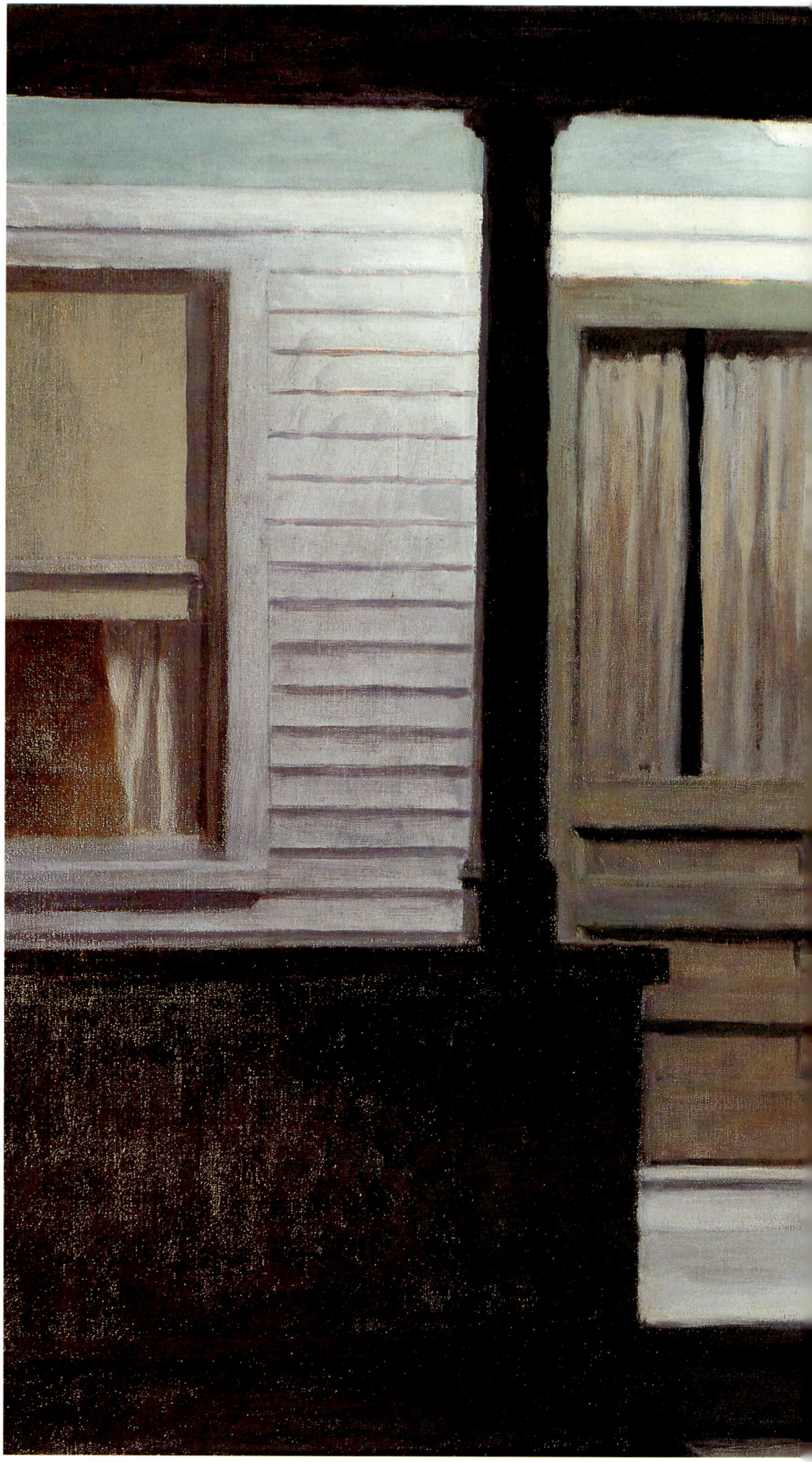

Sommerabend, 1947
Summer Evening
Öl auf Leinwand, 76,2 x 106,7 cm
Privatbesitz

Der Außenraum der Veranda wird durch die Beleuchtung zu einem intimen Ort. Dort spielen sich Dinge ab, die schon in einigen anderen Bildern zu sehen waren, Verbergen und Enthüllen, das Entstehen eines sexuellen Spannungsfeldes. Die Vorhänge korrespondieren mit der Bekleidung der Frau.

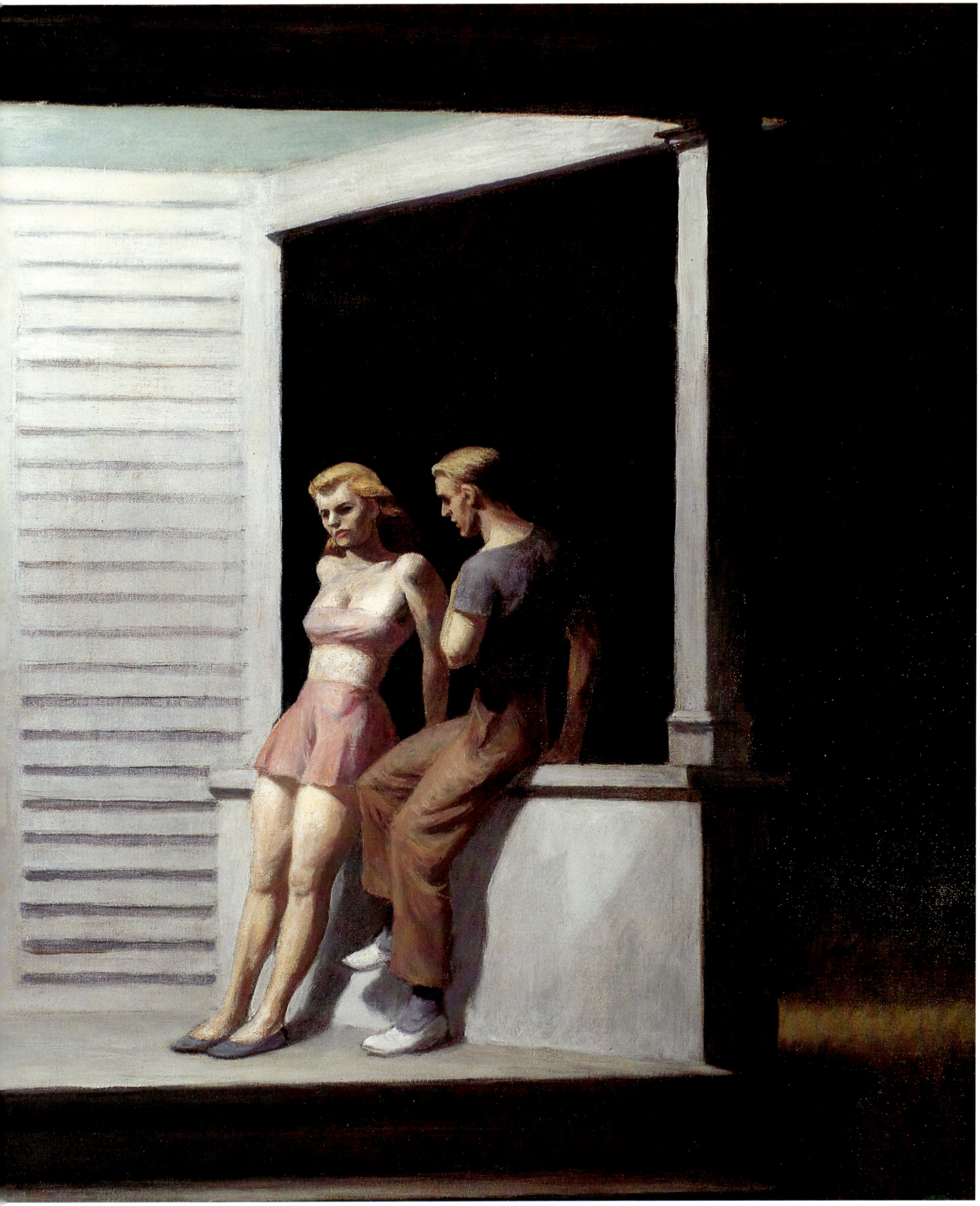

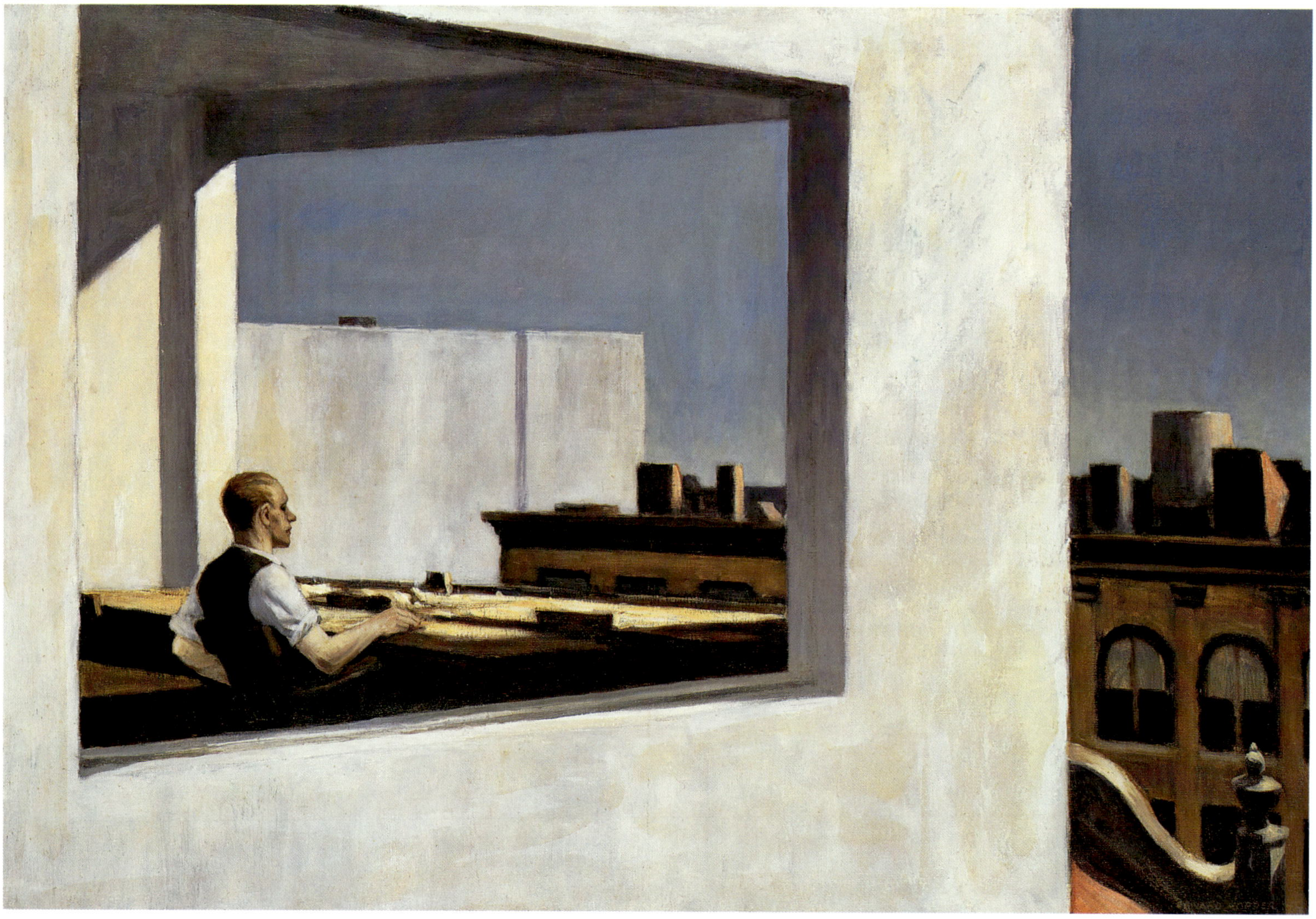

Kleinstadt-Büro, 1953
Office in a Small City
Öl auf Leinwand, 71,7 x 101,6 cm
New York (NY), The Metropolitan Museum of Art, George A. Hearn Fund, 1953 (53.183)

Der Titel ist, wie so oft, rein suggestiv, denn nichts deutet auf eine Kleinstadt hin. Der Blickwinkel ist wieder der einer Kamera auf einem Kran, die von außen in ein oberes Stockwerk eines Gebäudes gerichtet ist. Aus einem durch rechteckige Fensteröffnungen durchbrochenen Betonblock blickt der Büroangestellte auf ein Haus, das durch die Farbe und seinen Formenreichtum einen Kontrast zu dem Bürogebäude herstellt.

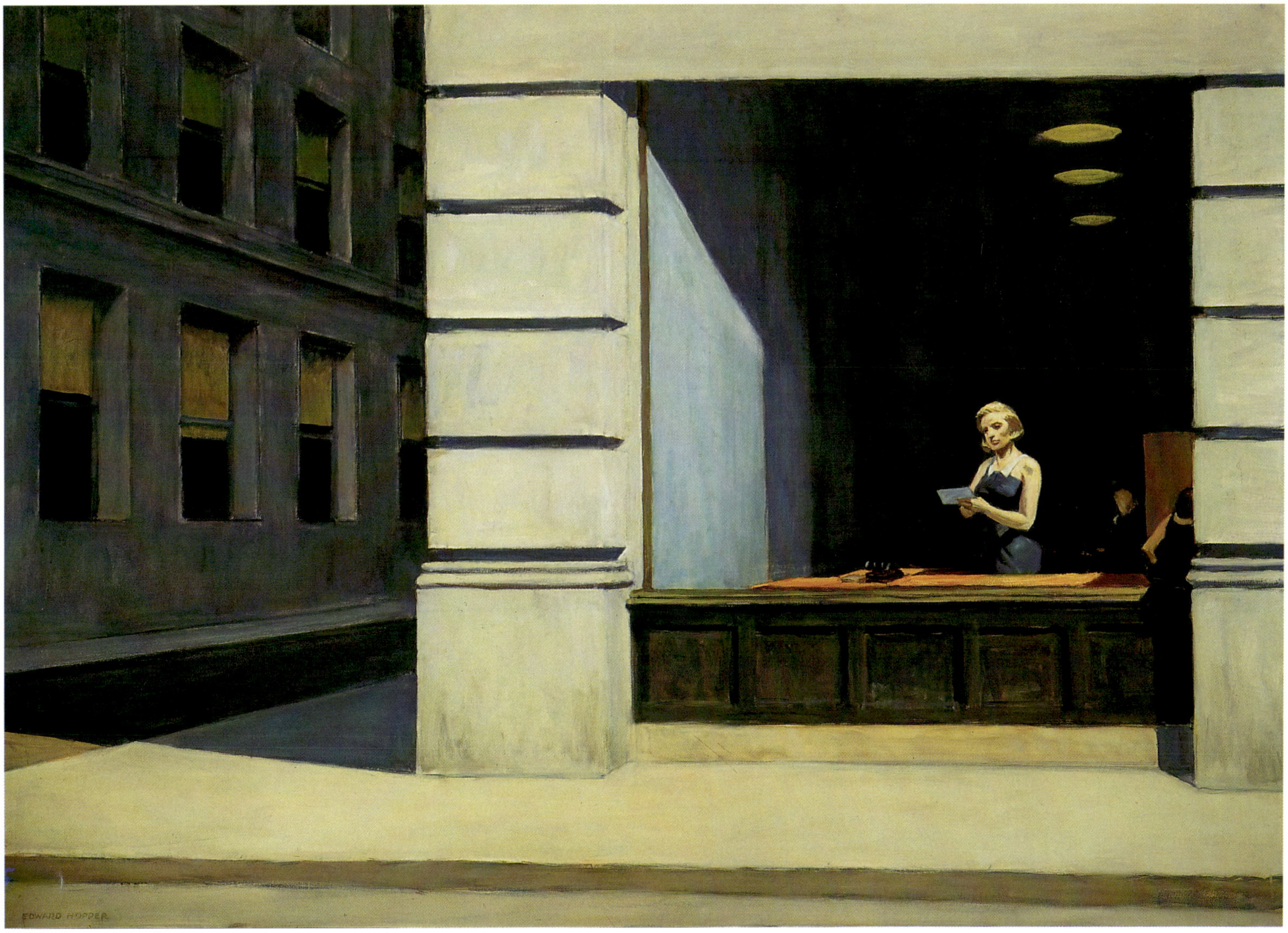

Büro in New York, 1962
New York Office
Öl auf Leinwand, 101,6 x 139,7 cm
Montgomery (AL), Collection of the Montgomery Museum of Fine Arts, The Blount Collection

Hopper beschreibt hier etwas, was der amerikanische Sozialwissenschaftler Richard Sennett als das »Paradoxon der Isolation inmitten von Sichtbarkeit« bezeichnet hat. Das Büro ist als Raum optisch durchlässig, doch das Glas setzt zugleich eine Barriere. Kontrastiert wird der offene Raum durch die dunklen Fenster des Wohnhauses.

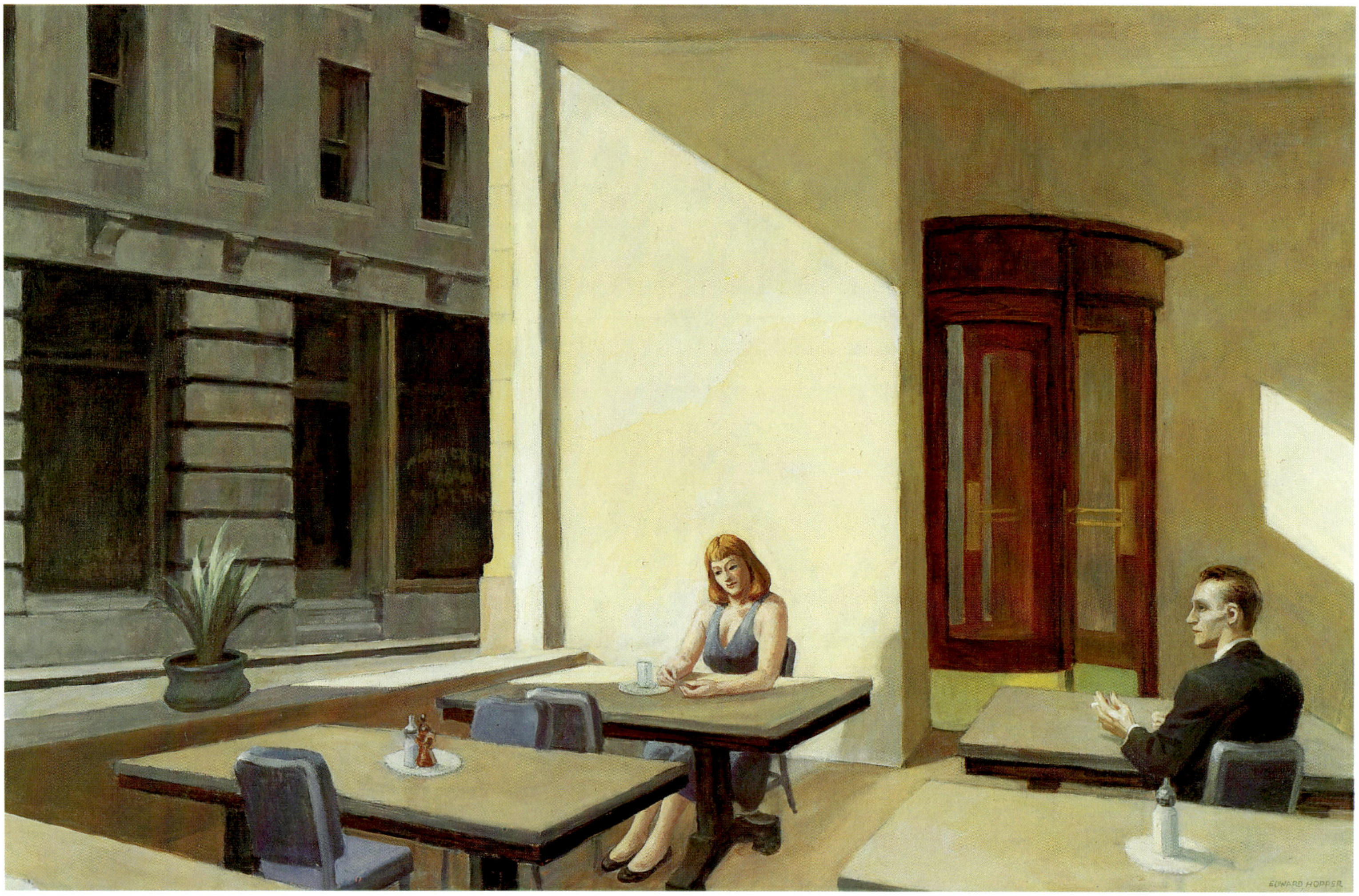

Sonne in einem Café, 1958
Sunlight in a Cafeteria
Öl auf Leinwand, 102,2 x 152,7 cm
New Haven (CT), Yale University Art Gallery,
Bequest of Stephen Carlton Clark, B. A. 1903

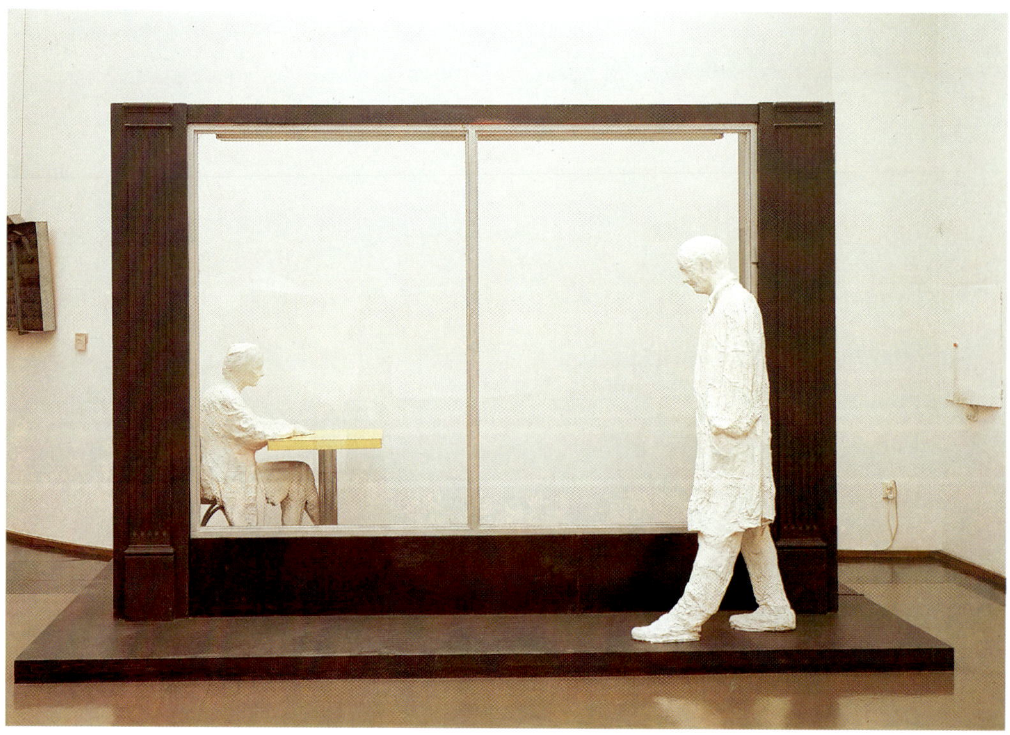

George Segal:
Das Restaurantfenster I, 1967
The Restaurant Window I
Verschiedene Materialien, 243 x 335 cm
Köln, Museum Ludwig

Das Glas, das Hopper in seine Bilder mit einbezieht, wird zum Bildmotiv erst durch die visuelle Erfahrung des Betrachters. Bei Segal ist es echt. Künstlich sind bei ihm die Menschen zu Gipsfiguren geworden. Auch Hoppers Figuren wirken hölzern, künstlich.

verhohlenen, aber für den Betrachter deutlichen Angebot im Büro entspricht die unverhohlene Haltung der Personen auf der beleuchteten Veranda. Die Schlitze in den Vorhängen und die Fensteröffnung verknüpfen sich mit dem Mechanismus des Verbergens und Freilegens bei der Frau. Das Licht macht die eigentlich intime Szene vollends zu einer öffentlichen. »Wenn etwa eine Person glaubt, sich in der Öffentlichkeit vor der Beobachtung durch andere mit Schweigen und Isolation schützen zu müssen, dann wird sie das kompensieren, indem sie sich gegenüber denen, mit denen sie in Berührung kommen will, entblößt«[9], sagt Sennett. Die Freizeit ist bei Hopper ebenso trostlos wie die Arbeit und wie fast alles andere auch, was er gemalt hat. Und je später seine Bilder sind, um so trister werden sie.

Die »Freizeitler«, wie Max Horkheimer und Theodor W. Adorno sie in ihrer »Dialektik der Aufklärung« genannt haben, sind bei Hopper gefangen in der Absurdität ihres Tuns. Dieser Eindruck verstärkt sich einmal mehr dadurch, daß man nur einen Ausschnitt sieht. Die *Menschen in der Sonne* (1960, Abb. S. 164/165) sitzen aufgereiht auf der Terrasse eines Hauses, das mitten in einer Steppenlandschaft steht, eine Bergkette im Hintergrund. Das Bild zeigt nur das Haus, die Menschen und Landschaft. Ob es sich um ein Hotel, ein Erholungsheim oder eine privte Villa handelt, wird nicht mitgeteilt. Einen Zwischenbereich stellen die Hotels dar,

Nächtliche Unterredung, 1949
Conference at Night
Öl auf Leinwand, 70,5 x 101,6 cm
Wichita (KS), Courtesy Wichita Art Museum, the Roland P. Murdock Collection

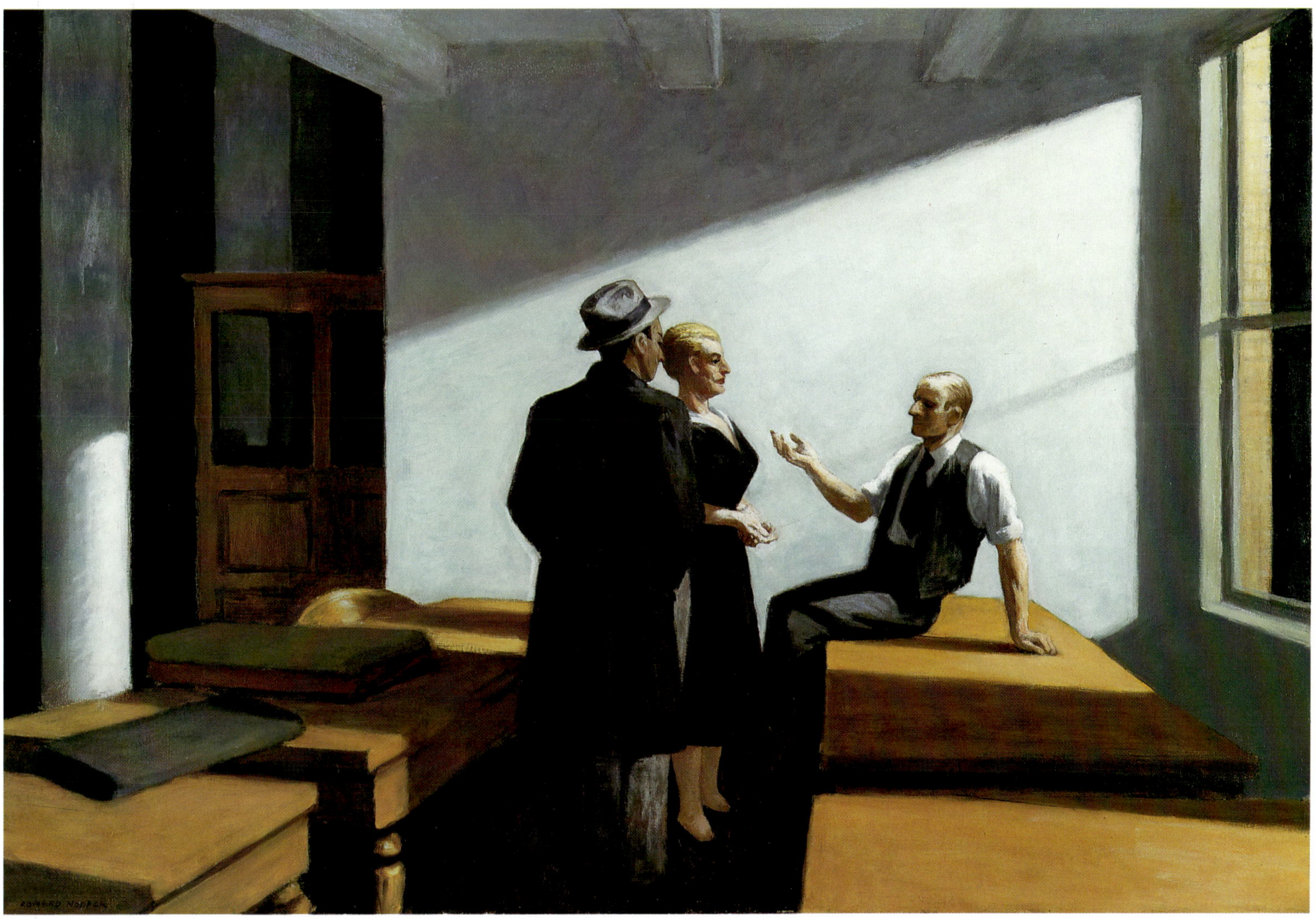

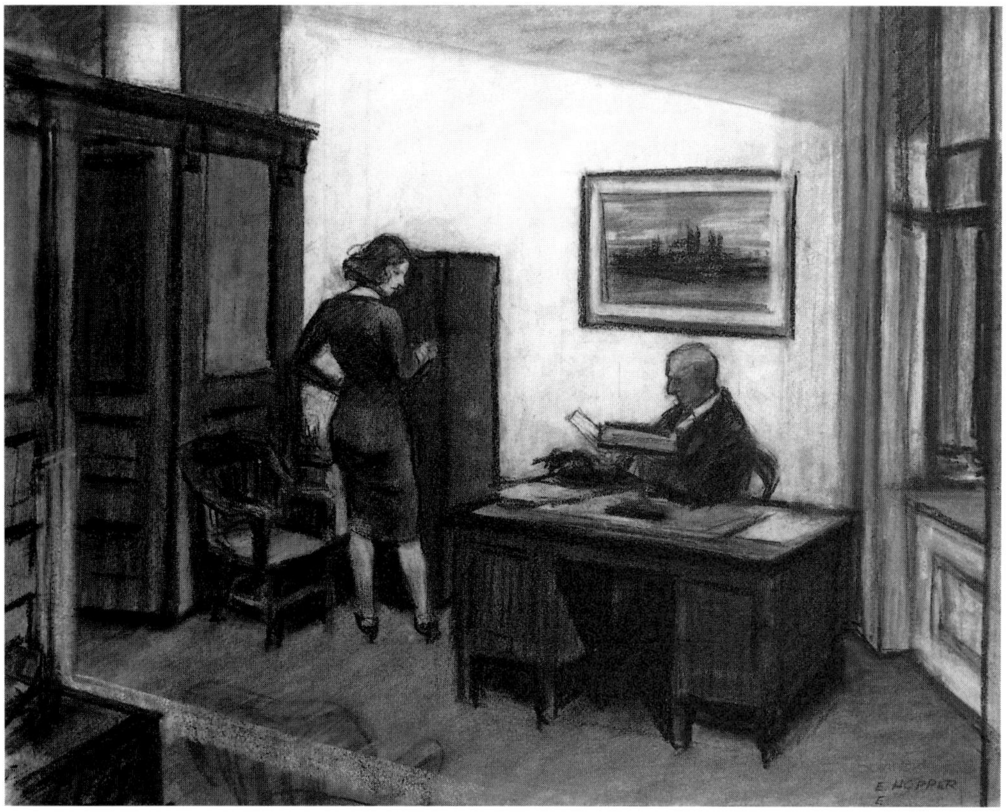

Vorstudie zu ***Nachts im Büro***, 1940
Study for *Office at Night*
Kreide und Kohle, weiß gehöht auf Papier, 38,1 x 49,2 cm
New York (NY), Collection of Whitney Museum of American Art. Josephine N. Hopper Bequest 70.340

Vorstudie zu ***Nachts im Büro***, 1940
Study for *Office at Night*
Kreide und Kohle, weiß gehöht auf Papier 38,4 x 46,6 cm
New York (NY), Collection of Whitney Museum of American Art. Josephine N. Hopper Bequest 70.341

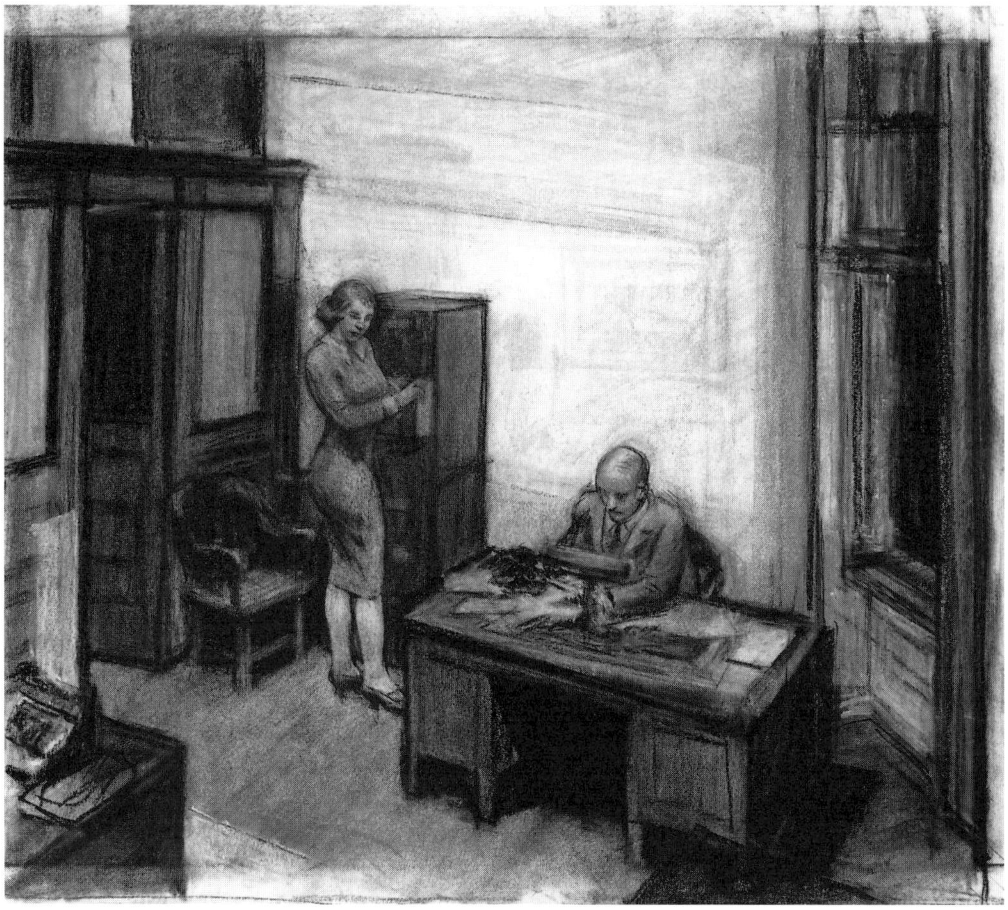

ABBILDUNG SEITEN 164/165:
Menschen in der Sonne, 1960
People in the Sun
Öl auf Leinwand, 102,6 x 153,4 cm
Washington (DC), National Museum of American Art, Smithsonian Institution, Gift of S.C. Johnson & Son, Inc./Art Resource, New York (NY)

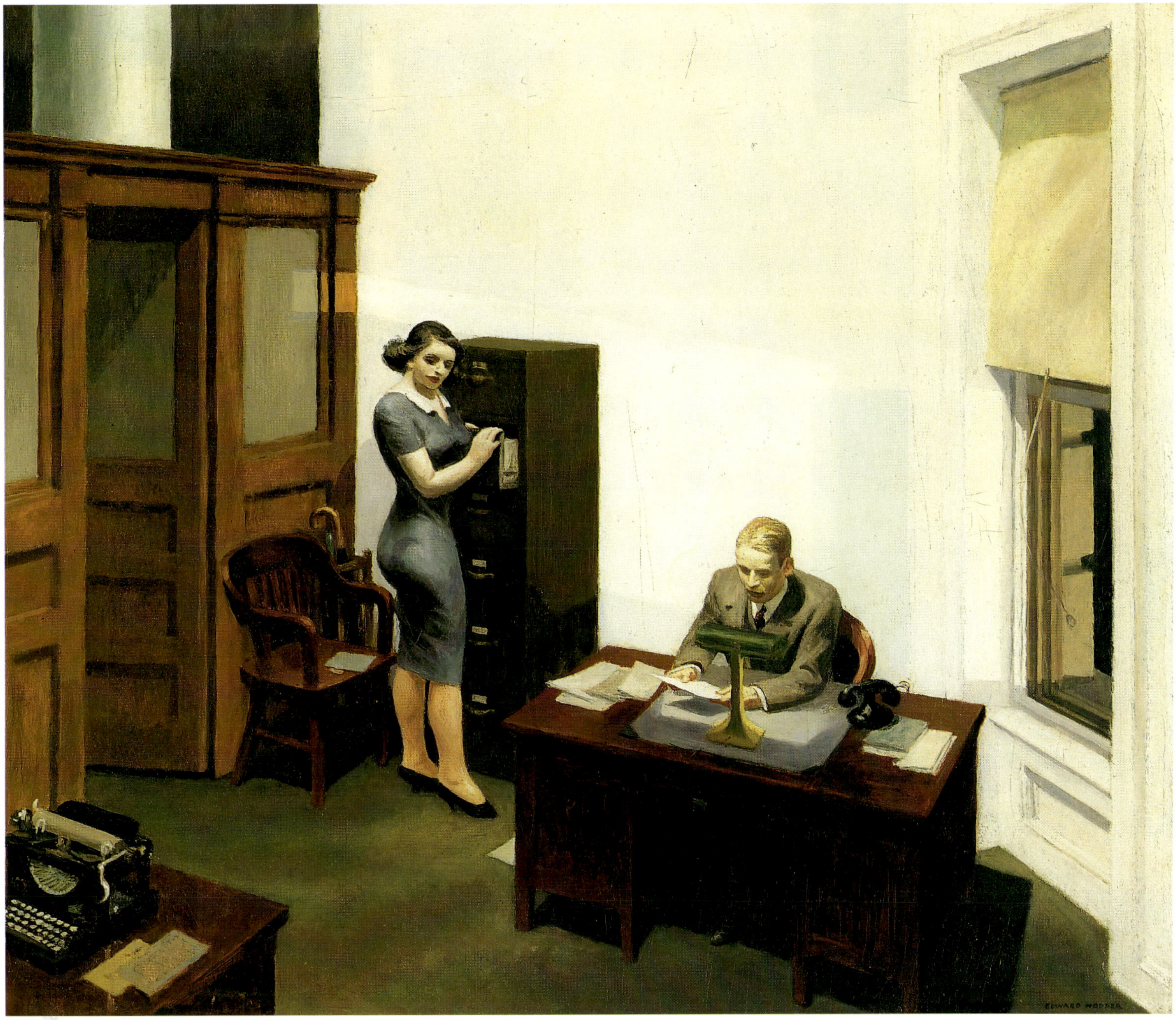

Nachts im Büro, 1940
Office at Night
Öl auf Leinwand, 56,4 x 64 cm
Minneapolis (MN), Collection Walker Art Center, Gift of the T. B. Walker Foundation, Gilbert M. Walker Fund, 1948

Hopper hat eine intime Szene in einem öffentlichen Raum dargestellt. Im Büro entsteht durch die übertriebene Darbietung von Gesäß und Brüsten der Frau ein sexuelles Spannungsfeld, unterstützt durch den Lichtfleck an der Wand, der beide berührt. Fenster und Türe sind offen, die Frau ist gerade dabei, noch die Schublade des Büroschranks zu öffnen.

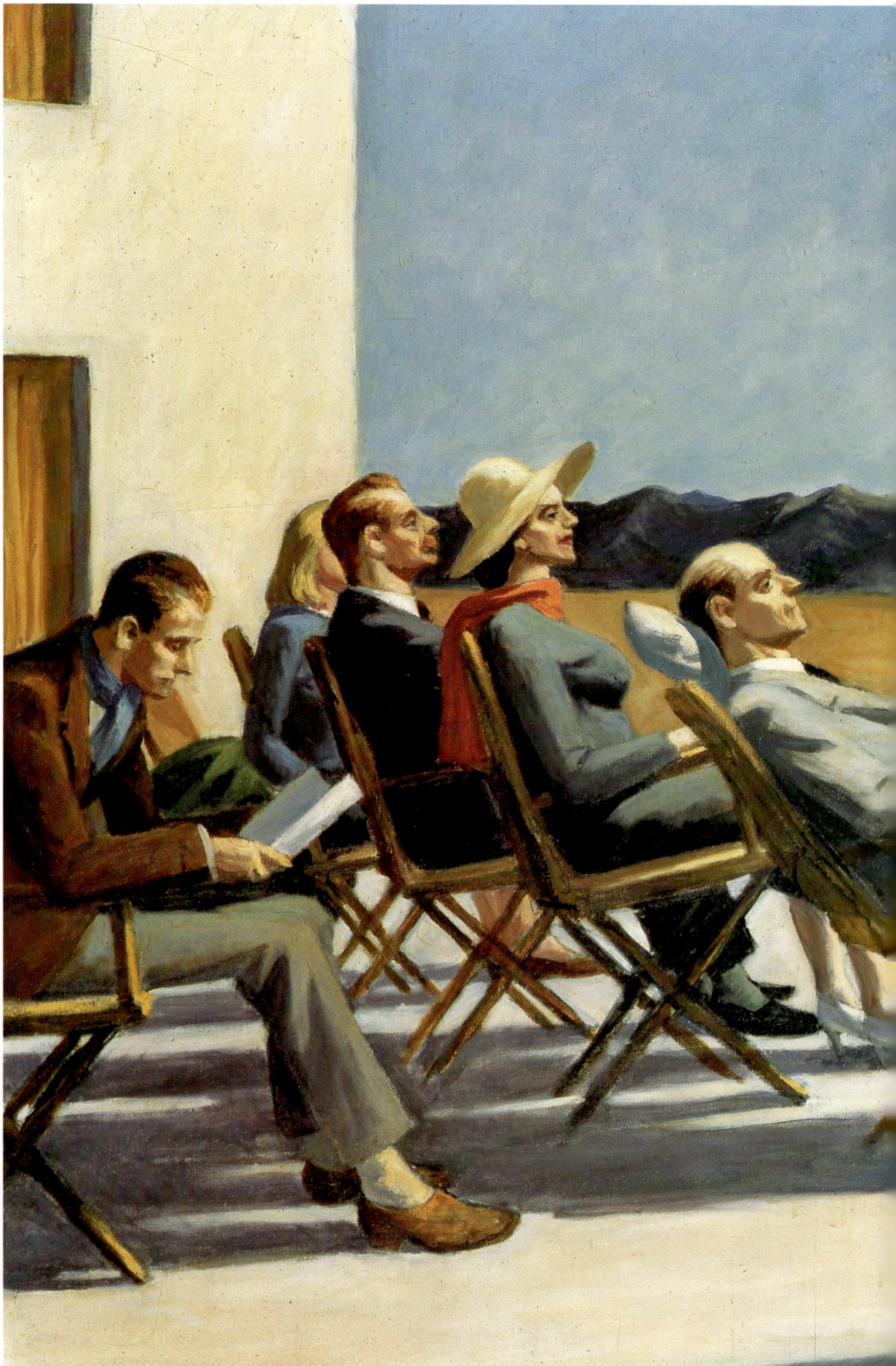

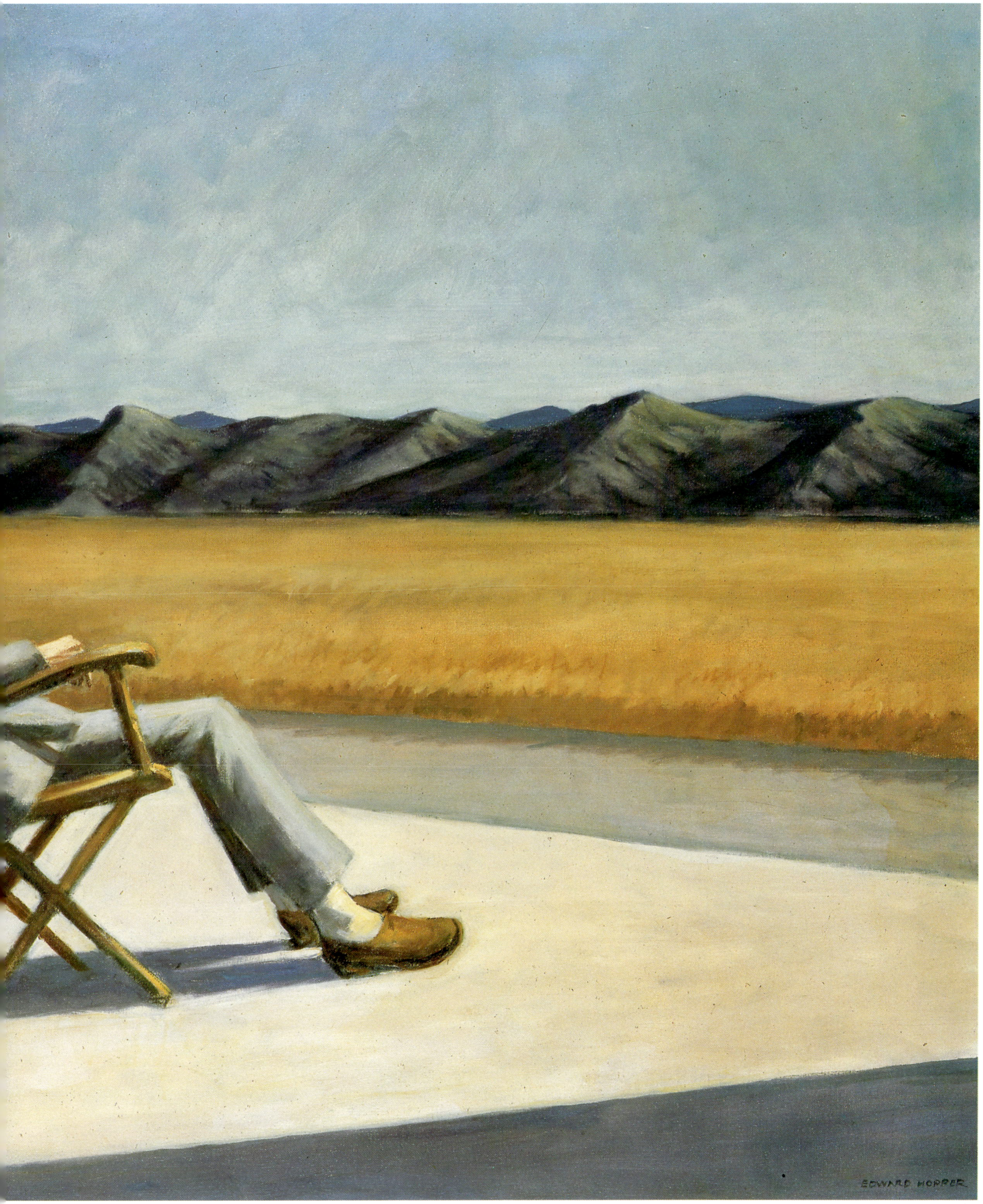
EDWARD HOPPER

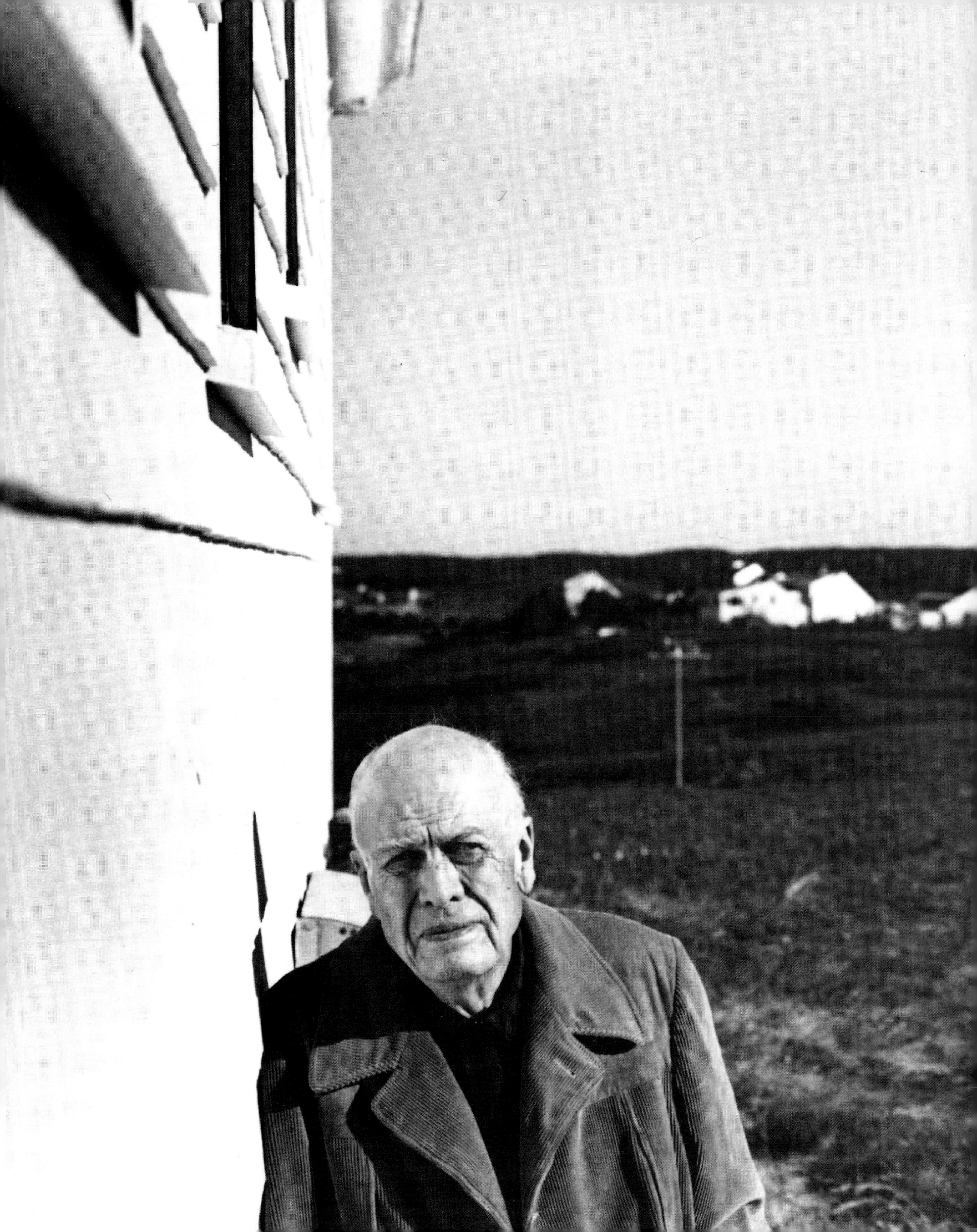

ABBILDUNG SEITEN 166/167:
Hans Namuth:
Edward Hopper, 1963
Hans Namuth, © 1990

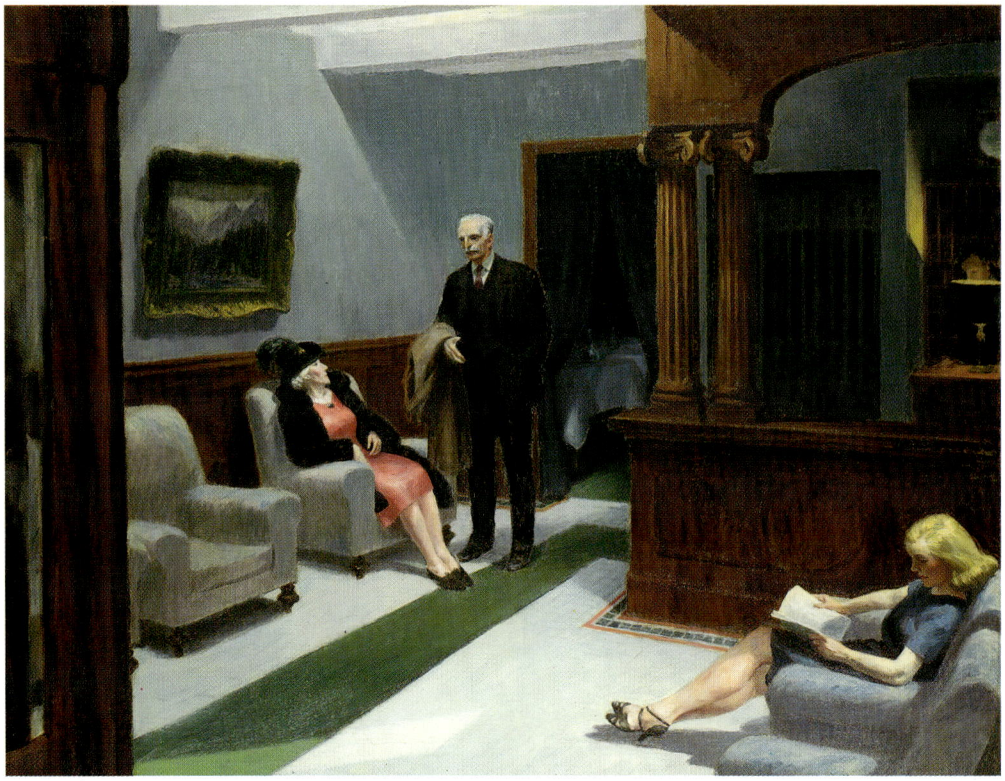

Hotelhalle, 1942
Hotel Lobby
Öl auf Leinwand, 81,9 x 103,5 cm
Indianapolis (IN), Indianapolis Museum of Art, William Ray Adams Memorial Collection

Wie in *Abteil C, Waggon 193* geht es Hopper auch hier um Erleben aus zweiter Hand. Zeichen hierfür sind das Bild an der Wand und die lesende Frau. Ein Hotel meint stets auch einen Aufenthalt an einem fremden Ort, der zur reinen Funktion verkommen ist. Erleben wird durch den Zweck bestimmt.

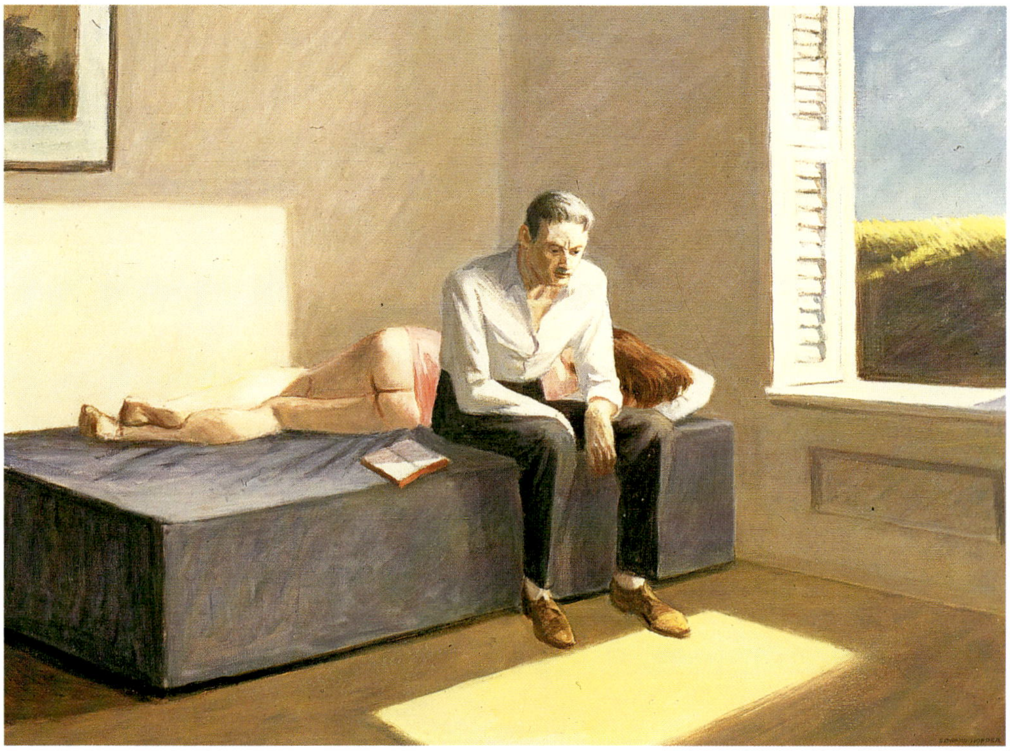

Philosophische Exkursion, 1959
Excursion into Philosophy
Öl auf Leinwand, 76,2 x 101,6 cm
Privatbesitz

sie stehen für Arbeit wie für Freizeit. Der Unterschied zwischen Arbeits- und Freizeitverhalten ist eine Fiktion: Schließlich benehmen sich die Personen, wo auch immer sie sich aufhalten mögen, so gut wie gleich. Angedeutet wird dies etwa durch die Bilder an der Wand von *Hotelhalle* (1942, Abb. S. 168), durch den Spiegel von *Hotel am Bahndamm* (1952, Abb. S. 169) oder direkt durch die Fensterausblicke selbst, die als Bild im Bild gemeint sind: Ortswechsel, so stellt es Hopper dar, ist selbst eine Fiktion.
Die Conditio Humana bleibt die gleiche.

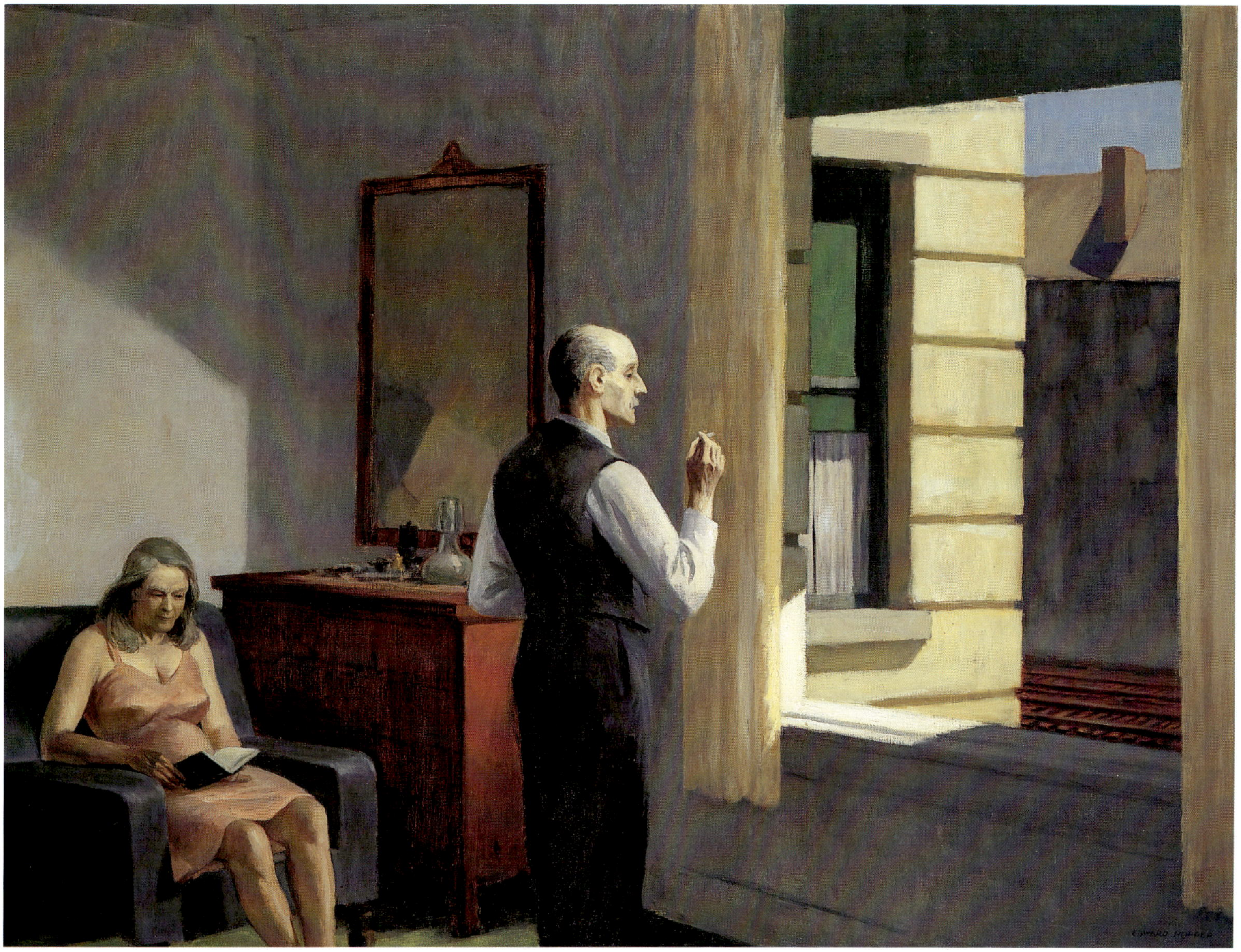

Das Absterben des öffentlichen Lebens, des öffentlichen Raumes unter der Tyrannei der Intimität hat Hopper immer wieder und in allen möglichen Varianten dingfest gemacht. Die Frau, die im *Abteil C, Waggon 193* (1938, Abb. S. 140, Detail S. 172) sitzt, hat ihre Aufmerksamkeit nicht auf die Landschaft gerichtet, die draußen vorüberzieht, sie blättert lieber in einer Illustrierten. Auch hat sie sich auf den Außenplatz gesetzt, weg vom Fenster, weg von einem Blick auf die Welt, der aus der Geschwindigkeit des Zuges heraus sowieso nur noch Fragmente erfassen kann. Die Überbrückung der Entfernung von einem Ort zum anderen wird nicht mehr bewußt erlebt, der Raum wird zu einer Funktion der Bewegung, das Eisenbahnabteil zum intimen, abgeschlossenen Bereich. Bei *Sitzabteil* (1965, Abb. S. 173), 27 Jahre später entstanden, ist all dies noch forciert. Das kleine Abteil ist zum Großraumwagen geworden, abermals sieht man eine lesende Frau, ihr gegenüber eine weitere, die sie offensichtlich beobachtet, und schließlich zwei abgewandte Figuren. Daß es sich um einen Zug handelt, assoziiert nur noch der Titel. Im früheren Bild war der Prozeß noch angedeutet, in *Sitzabteil* (Abb. S. 173) ist er an sein Ende gekommen: Es ist der Punkt erreicht, an dem die Intimität die öffentliche Sphäre

Hotel am Bahndamm, 1952
Hotel by the Railroad
Öl auf Leinwand, 72,2 x 101,9 cm
Washington (DC), Hirshhorn Museum and Sculpture Garden, Smithsonian Institution, Gift of the Joseph H. Hirshhorn Foundation, 1966

Die Beziehungslosigkeit des Paares steht in Einklang mit der Art des Reisens, die sich auf den Aufenthalt in Zügen und Bahnhofshotels beschränkt. Der Spiegel verweist auf die Selbstbezüglichkeit der Situation, der Ausblick aus dem Fenster auf ihre Beschränktheit.

ABBILDUNG SEITEN 170/171:
Motel im Westen, 1957
Western Motel
Öl auf Leinwand, 76,8 x 127,3 cm
New Haven (CT), Yale University Art Gallery, Bequest of Stephen Carlton Clark, B. A. 1903

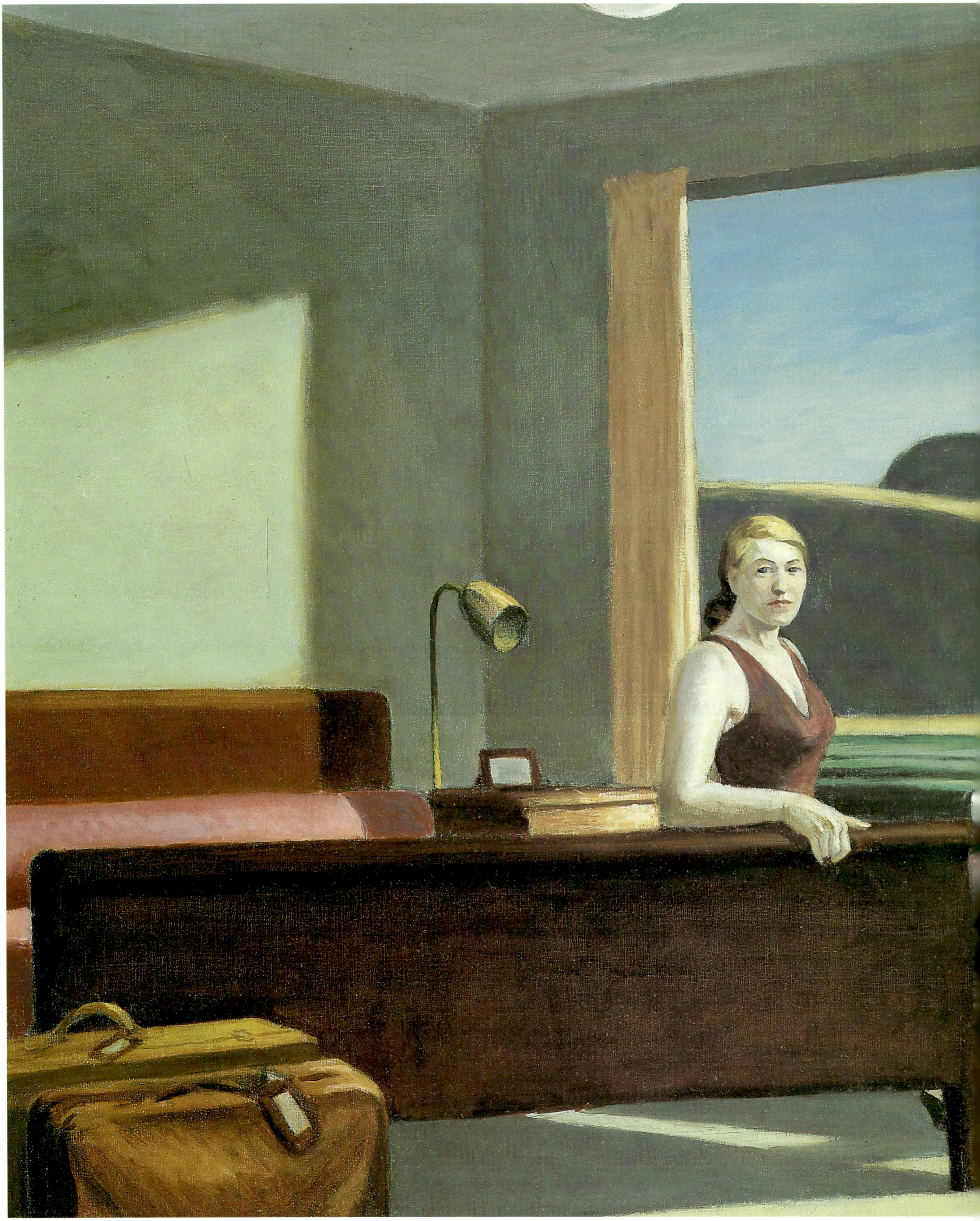

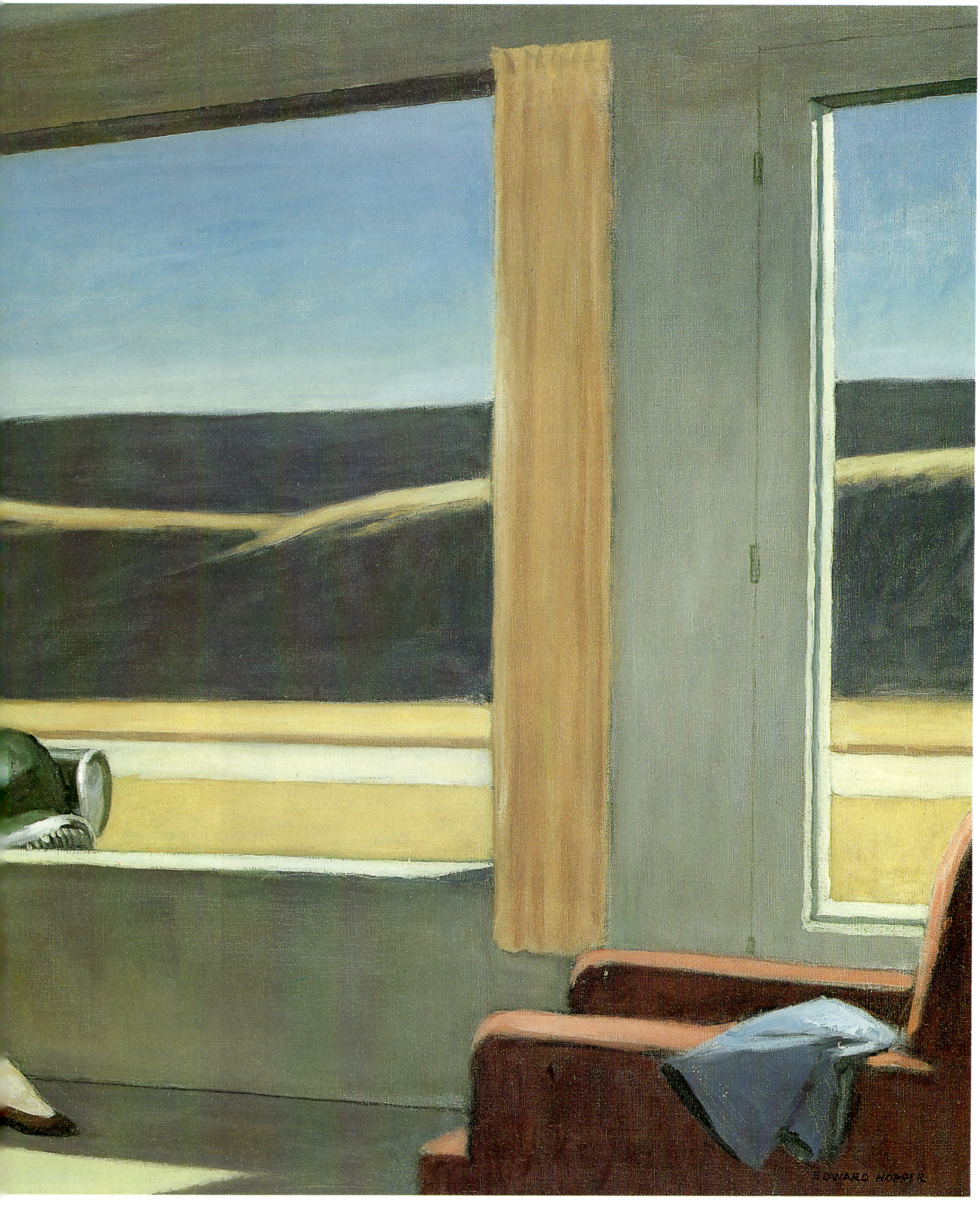
EDWARD HOPPER

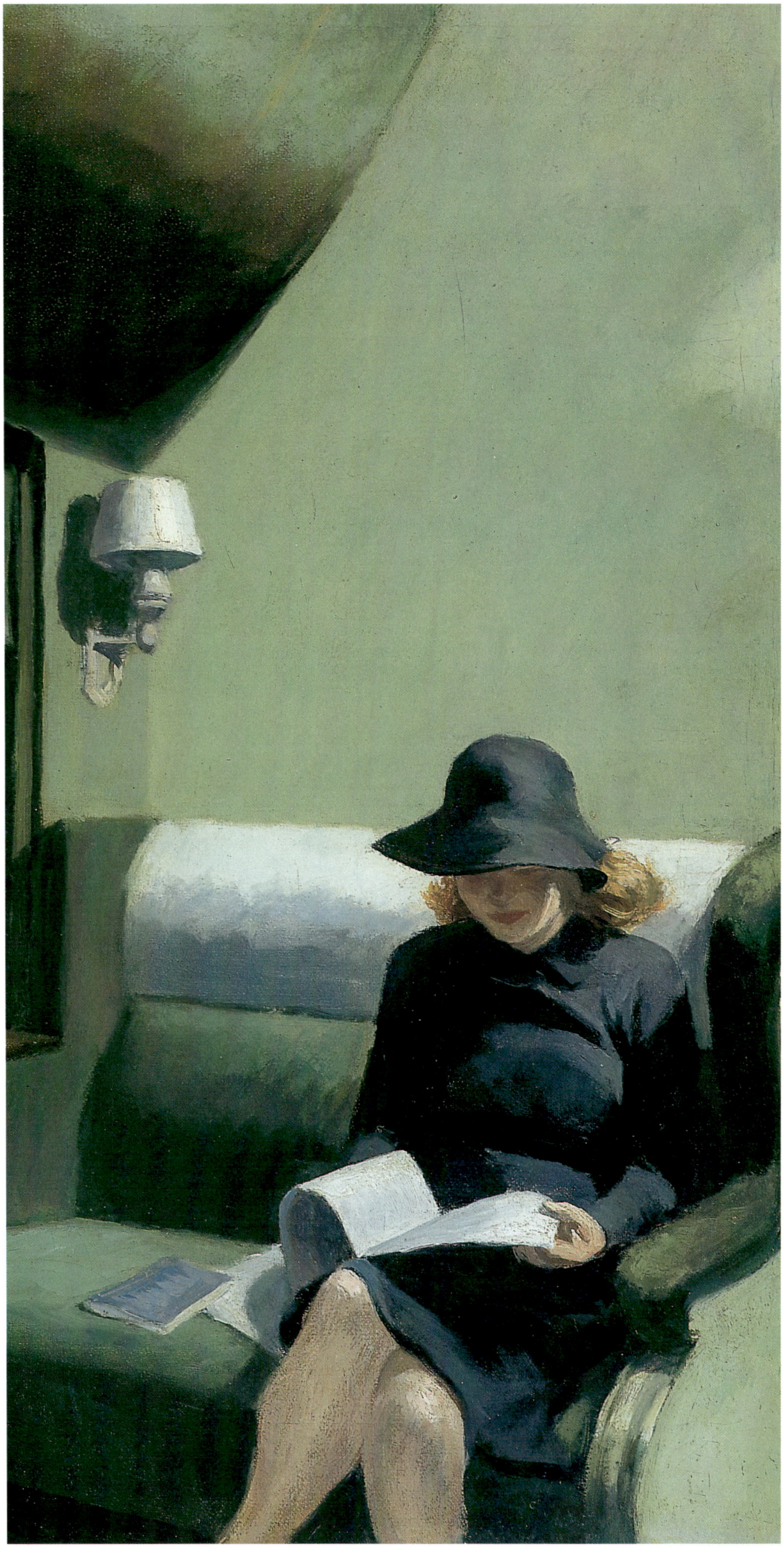

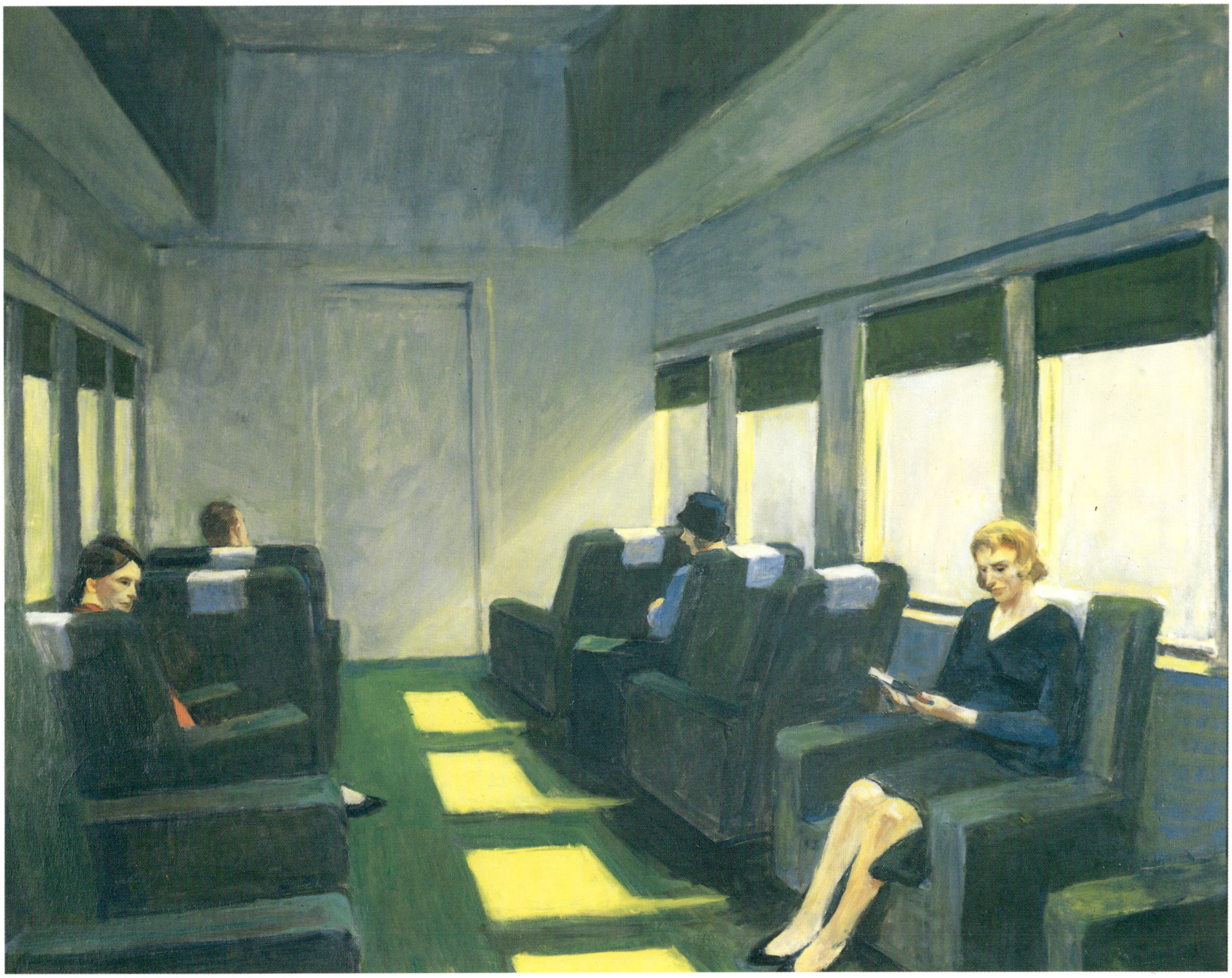

ablöst. Siehe Sennett: »Die Phantasie, daß physische Objekte psychologische Dimensionen besitzen, wurde in dieser neuen säkularen Ordnung zu etwas Selbstverständlichem. Wenn die Anschauungen vom Immanenzprinzip beherrscht sind, brechen die Unterscheidungen zwischen Wahrnehmendem und Wahrgenommenem, zwischen Innen und Außen, zwischen Subjekt und Objekt zusammen. Wenn alles potentiell wichtig ist, wie soll ich dann eine Grenze ziehen zwischen dem, was unpersönlich, ohne Beziehung zu meinem unmittelbaren Erleben ist? Vielleicht hat alles eine Bedeutung, vielleicht auch nichts. Doch wie soll ich das wissen? Ich darf daher keine Unterscheidungen zwischen verschiedenen Kategorien von Objekten oder Empfindungen treffen, denn indem ich sie unterscheide, könnte ich eine Barriere errichten. Die Verherrlichung der Objektivität und die eigensinnige Hingabe ans Faktum, die die Wissenschaft des vorigen Jahrhunderts so sehr prägten, bezeichnen in Wirklichkeit die unbewußte Vorbereitung auf die jetzige Ära radikaler Subjektivität.«[10]

Sitzabteil, 1965
Chair Car
Öl auf Leinwand, 101,6 x 127 cm
Privatbesitz

Die Außenwelt ist endgültig ausgeblendet, die lesende Frau sitzt mit dem Rücken zu ihr. Der Großraumwagen hat die Intimität des Abteils abgelöst, ohne eine Kommunikation zwischen den Personen zu bewirken.

ABBILDUNG SEITE 172:
Ausschnitt aus:
Abteil C, Waggon 193, 1938

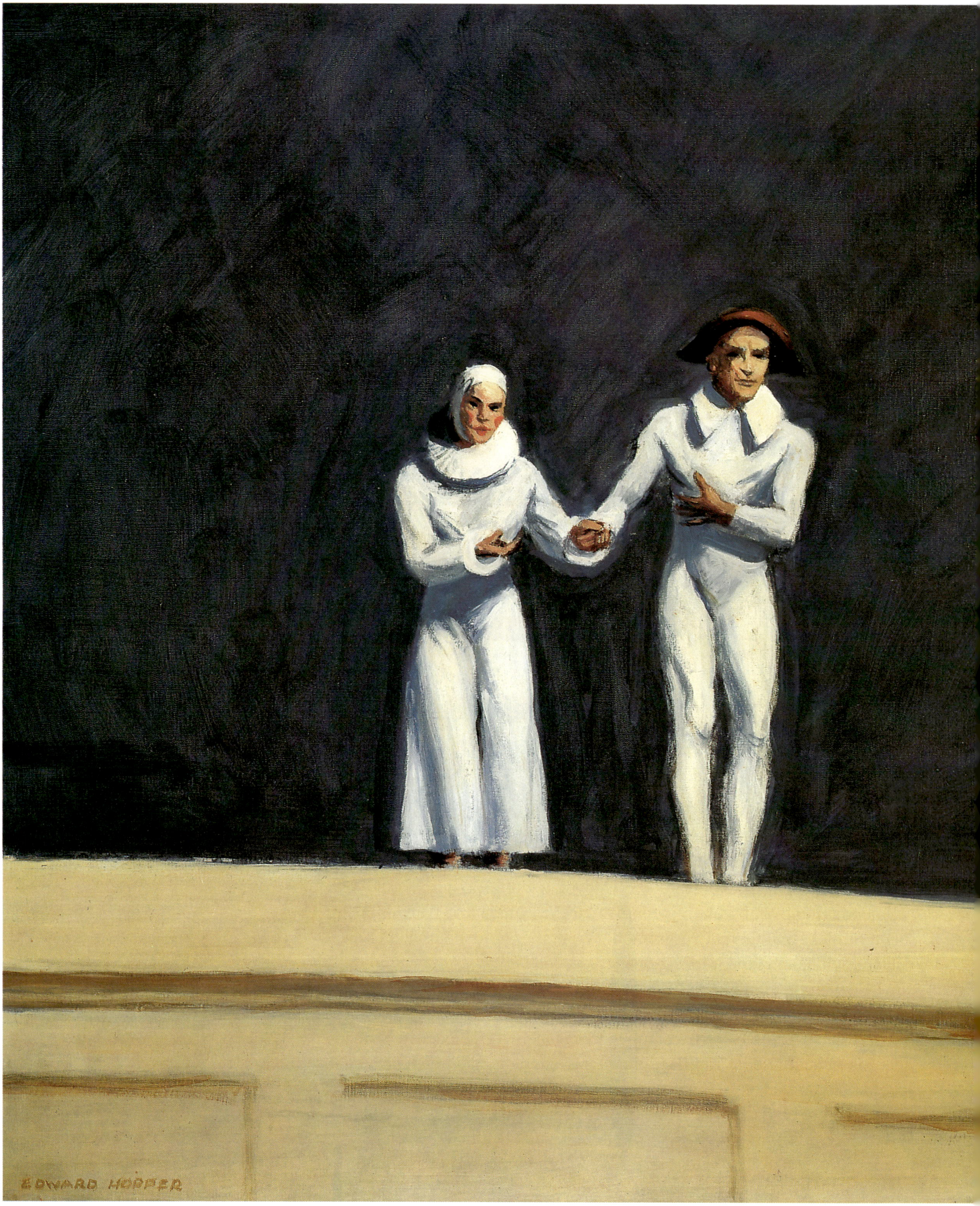
EDWARD HOPPER

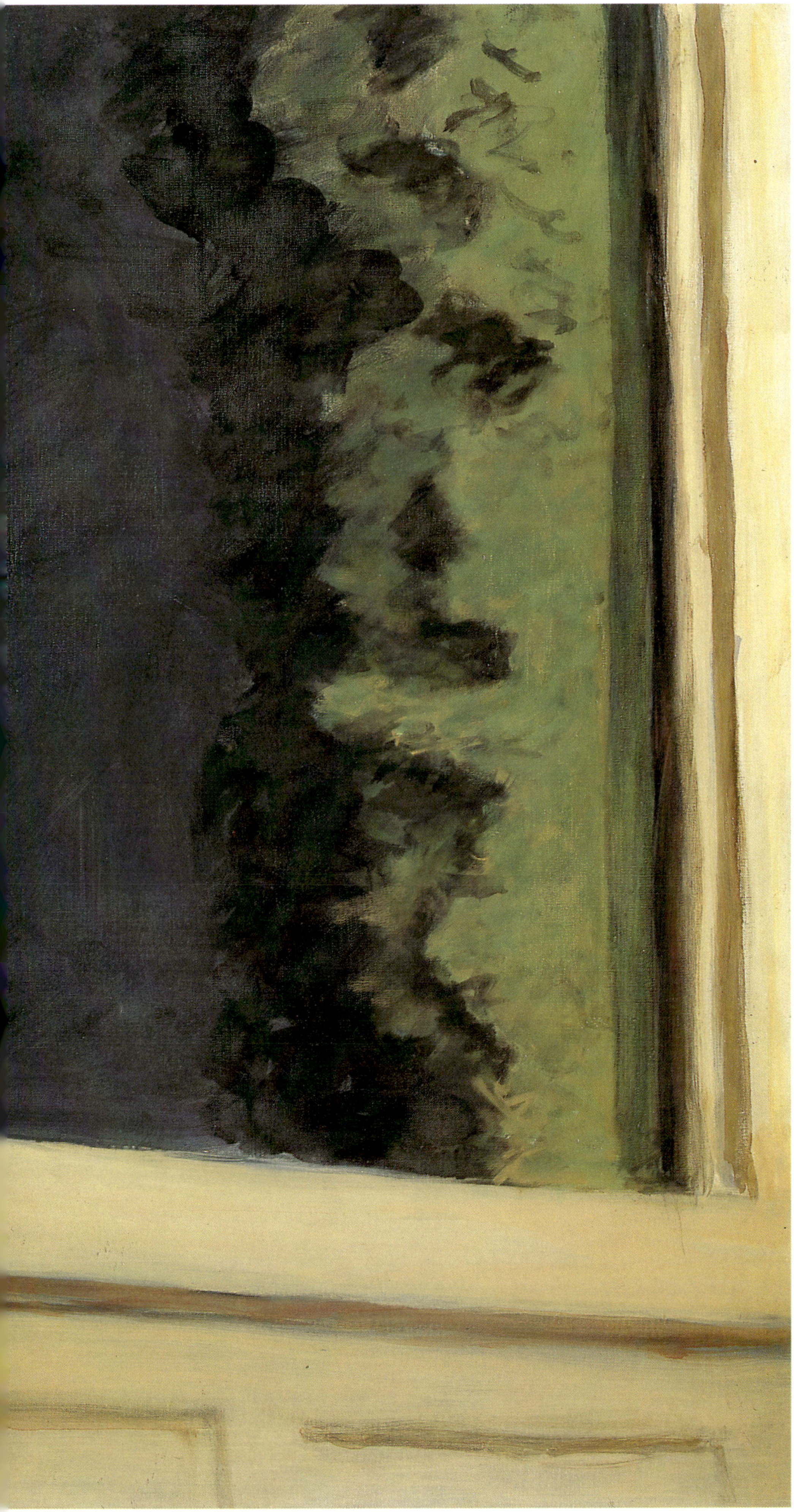

Zwei Komödianten, 1965
Two Comedians
Öl auf Leinwand, 73,7 x 101,6 cm
Collection Mr. and Mrs. Frank Sinatra

Das Bild, dessen Vorzeichnung hier zu sehen ist, war eines der letzten, die Hopper malte. Zusammen mit seiner Frau verabschiedet er sich von seinem imaginären Publikum und zeigt noch einmal deutlich, wie er seine Kunst verstanden haben will: als Inszenierung auf der Bühne der Malerei.

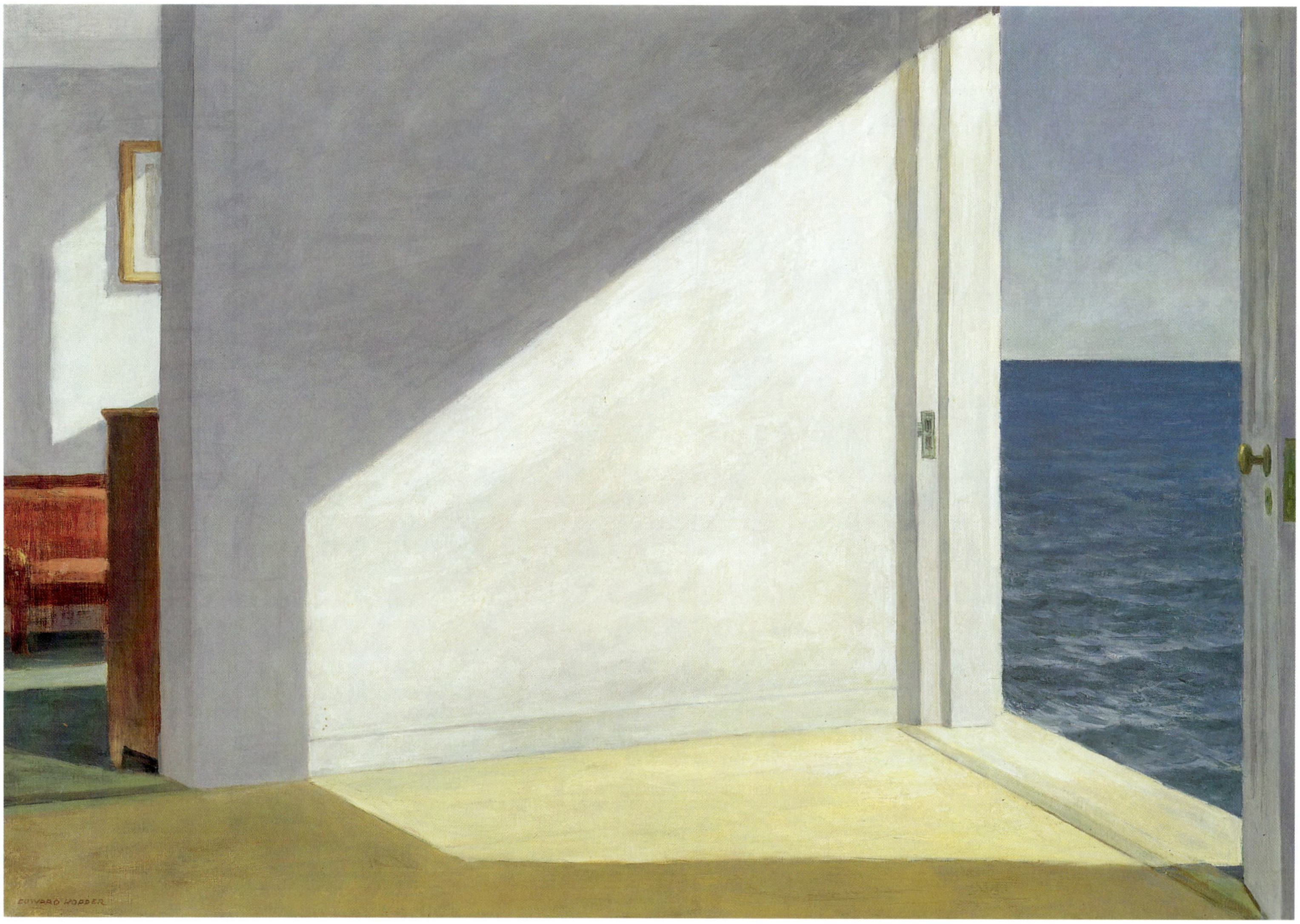

Zimmer am Meer, 1951
Rooms by the Sea
Öl auf Leinwand, 73,7 x 101,6 cm
Yale University Art Gallery, New Haven, Connecticut.

Hopper zeigt hier den Gegensatz zwischen einer unberührten, eigentlich menschenfeindlichen Natur, dem Meer, und einer vom Menschen schon verlassenen Zivilisation, für die die Zimmer stehen. Die direkte Konfrontation beider Bereiche mutet fast surreal an.

Kontinuität in der Malerei – Einflüsse und Auswirkungen

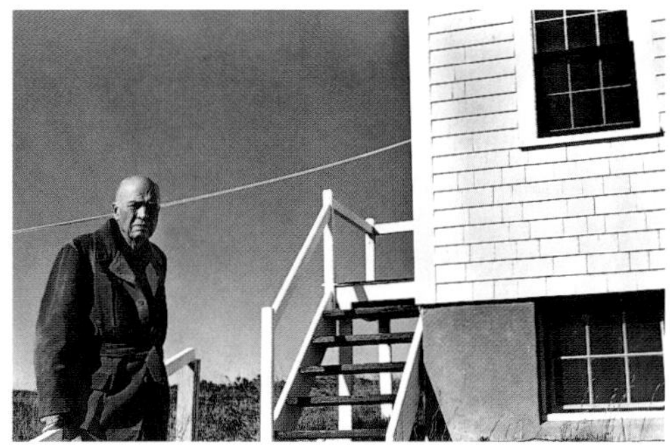

Hans Namuth:
Edward Hopper, 1963
Hans Namuth, © 1990

Brian O'Doherty, der sich intensiv mit Hoppers Œuvre beschäftigt hat, bezeichnete Hopper als den größten amerikanischen Realisten des 20. Jahrhunderts und einen der Giganten der amerikanischen Malerei: So wie O'Doherty beurteilten auch andere amerikanische Kunsthistoriker und Kritiker die Kunst des Edward Hopper. Man sah in ihm »den hervorragendsten Realisten in der Kunst des 20. Jahrhunderts« (John I. H. Baur) oder nannte, wie Hilton Kramer, Hoppers Rang als führender realistischer Maler seiner Epoche »unanfechtbar«.[1] Clement Greenberg allerdings, Amerikas bedeutendster Kunstkritiker, schrieb anläßlich der Jahresausstellung im Whitney Museum of American Art (Whitney Annual) im Dezember 1946: »Man sollte eine neue künstlerische Kategorie erfinden für das, was Hopper macht. Seine Mittel sind epigonal, armselig und unpersönlich. Aber sein Sinn für Komposition reicht im Grunde aus, um uns einen Blick in den derzeitigen Zustand des amerikanischen Lebens tun zu lassen, den unsere Literatur nicht bietet – und das, obwohl es sich dabei um einen durchaus literarischen Vorgang handelt. (...) Hopper ist einfach ein schlechter Maler. Aber wenn er ein besserer Maler wäre, dann wäre er vermutlich kein so großer Künstler.«[2] Deutlicher wird diese etwas abschätzige Meinung, wenn man eine nicht auf Hopper bezogene Passage aus Greenbergs mittlerweile zum Klassiker gewordenen Aufsatz »Avantgarde und Kitsch« aus dem Jahr 1939 heranzieht: »Es ist ein Gemeinplatz, daß Kunst Kaviar für das Volk wird, wenn die Wirklichkeit, die sie imitiert, der von der Allgemeinheit anerkannten Wirklichkeit nicht einmal annähernd entspricht.«[3] Greenberg forderte eine ästhetisch »reine« Kunst; die Pop Art der sechziger Jahre hielt er entsprechend für eine Erscheinungsform des Kitsches. Hopper selbst wurde von den Pop Artisten demgegenüber als einer ihrer Ahnherren verehrt. Greenberg sah sich bei Hopper in einem Zwiespalt: hier die »Armseligkeit« von Hoppers malerischen Mitteln, da sein »Sinn für Komposition«. Auf einen solchen Zwiespalt werden wir im Laufe unserer Überlegungen zu Hopper immer wieder stoßen.

Hopper hatte in Amerika seine erste Einzelausstellung im Jahre 1920. Er war damals 38 Jahre alt. 1933 veranstaltete das Museum of Modern Art in New York eine erste Retrospektive. Seit dieser Zeit stieg Hoppers

Ruhm in Amerika ständig an. In Deutschland wurden seine Bilder erst 1981 der Öffentlichkeit umfassend vorgestellt, während er auf der Biennale in Venedig schon 1951 als einer von vier Malern die Vereinigten Staaten vertrat. Hopper ist inzwischen zu einem Modemaler geworden, unübersehbar ist die Zahl der Poster und Reproduktionen, die in Bars und Wohnungen hängen. Selten jedoch ist es bisher gelungen, die Gründe für die Faszination, die Hoppers Bilder auf Betrachter aller Altersgruppen und Schichten ausüben, zu analysieren.

Seltsam mutet die Hilflosigkeit an, mit der die Hopper-Exegeten diesen Bildern gegenüberstehen. Während die amerikanische Kritik sich meist auf eine Hagiographie beschränkt, versucht die europäische Rezeption, hauptsächlich die deutsche, eine Art von Transzendenz in Hoppers Bilder hineinzulesen, die an den Arbeiten selbst schwer festzumachen ist; um so deutlicher wird sie in der nebulösen Terminologie greifbar.[4] Hoppers Malerei sei eine philosophische, so heißt es.[5] Und, wie könnte es anders sein, zuletzt sind Hoppers Bilder noch zu »Ikonen der Postmoderne« geworden.[6] So reicht die Spanne der Betrachtungsweisen von Hopper als einem im weiteren Sinne sozialkritischen Maler – etwa in Richtung der sogenannten Ashcan-School, der ›Mülltonnen-Schule‹ – zu Hopper als größtem Realisten seiner Zeit – vom Jahrhundertbeginn bis in die sechziger Jahre wird er so gesehen – bis hin zur letztlich nichtssagenden Bezeichnung »Postmodernist«. Daß dieses malerische Œuvre so vielfältig und widersprüchlich aufgenommen wurde und nach wie vor wird, hat sicherlich mit seiner Lakonik zu tun, mit der stupenden stilistischen und inhaltlichen Gleichförmigkeit der Bilder über die Jahrzehnte hinweg. Die Veränderungen im persönlichen Stil Hoppers sind tatsächlich marginal,

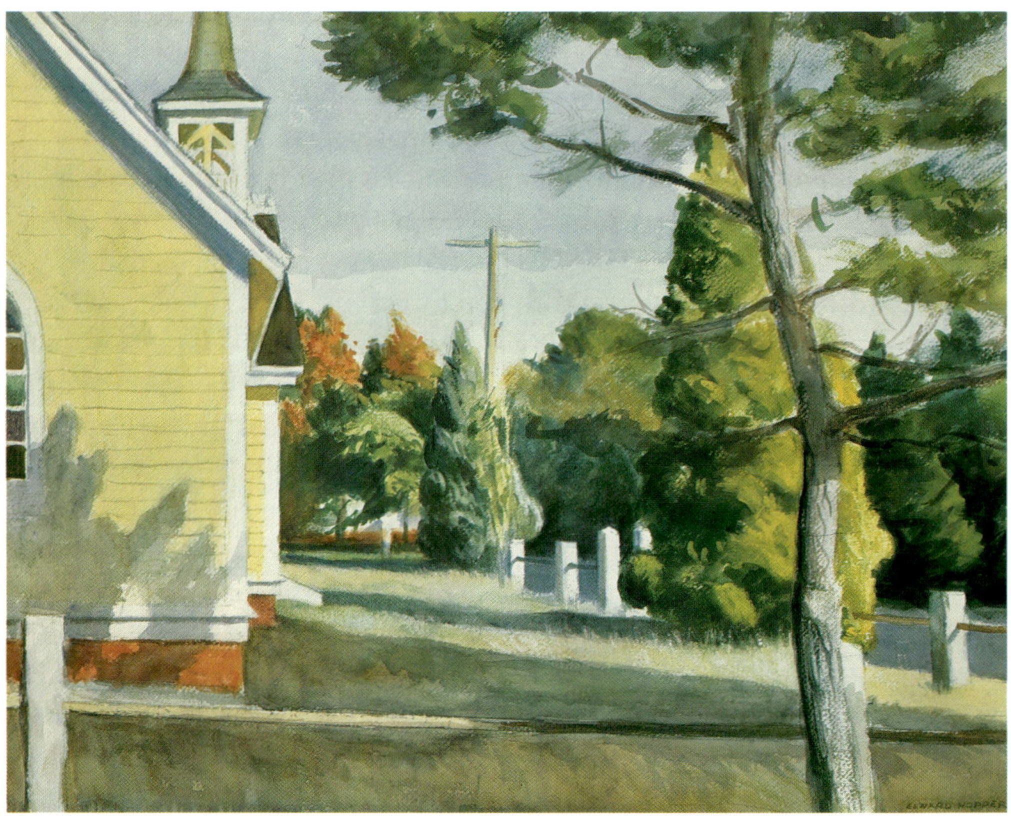

Kirche in Eastham, um 1934–35
Church in Eastham
Aquarell auf Papier, 50,5 x 63,4 cm
Blattgröße: 54,8 x 67,5 cm
New York (NY), Collection of Whitney Museum of American Art. Josephine N. Hopper Bequest 70.1086

Hoppers Interesse galt auch der Umgebung seiner Heimat. Er aquarellierte viel, um Elemente dieser Studien in seinen Ölbildern zu verwenden.

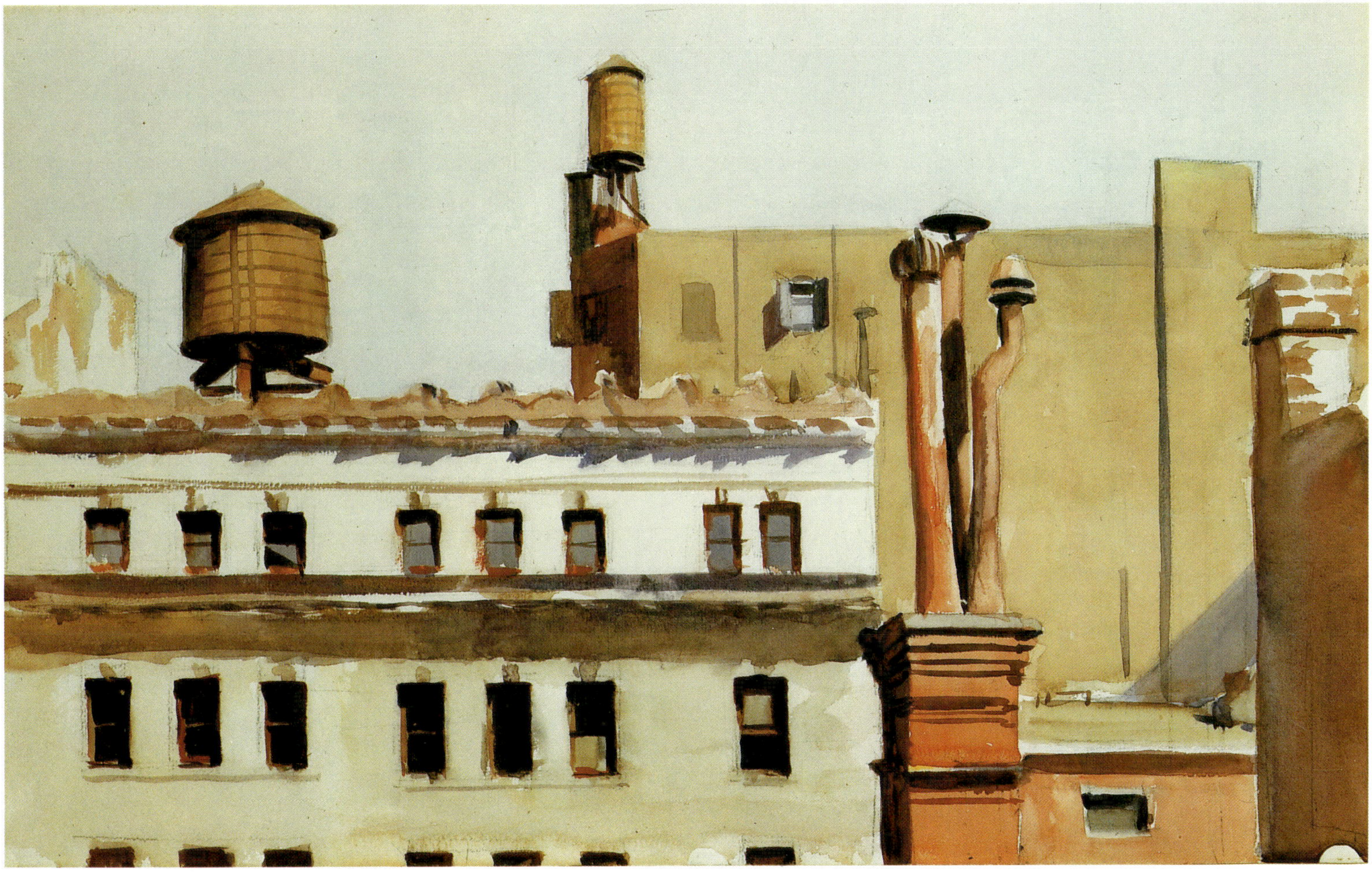

Dächer, 1926
Rooftops
Aquarell auf Papier, 32,7 x 50,5 cm
New York (NY), Collection of Whitney Museum of American Art. Josephine N. Hopper Bequest 70.1114

An der Großstadt faszinierten Hopper die gleichen Motive, wie er sie in der Provinz fand, und nicht etwa die Technik oder die Geschwindigkeit in der modernen Metropole.

gemessen an den Veränderungen, die sich in der Zeit seines Schaffens politisch, gesellschaftlich und künstlerisch abspielten.

Die Weigerung, sich zu verändern, könnte zu der Folgerung führen, Hoppers Malerei sei provinziell oder auf das Nationale beschränkt, typisch amerikanisch also und damit der Internationalität der Moderne entgegengesetzt. In Überblickswerken zur modernen Malerei taucht Hopper meist gar nicht auf. Herbert Read begründet dies in seiner »Geschichte der modernen Malerei« auch ausdrücklich. Ebenso wie die sogenannten Primitiven hätten auch die Realisten die moderne Malerei nicht beeinflußt, da sie die akademische Tradition des 19. Jahrhunderts fortsetzten: »Ich verkenne keineswegs die künstlerische Vollkommenheit und den bleibenden Wert des Schaffens von Malern wie Edward Hopper, Balthus, Christian Bérard oder Stanley Spencer, um willkürlich einige Namen herauszugreifen. In einer Kunstgeschichte, die sämtliche Richtungen der Malerei unserer Zeit umfaßt, müssen diese Namen unbedingt genannt werden; sie gehören jedoch nicht in eine Geschichte der modernen Malerei.«[7]

Ein wesentliches Element im Selbstverständnis der Moderne war ihr Internationalismus. Zwar wird durchaus behauptet, Hoppers Wurzeln hätten in Frankreich gelegen, doch stand Hopper bei seinen Paris-Aufenthalten nachweislich der europäischen Avantgarde nicht nur indifferent, sondern geradezu ignorant gegenüber. Der genuine, durchgehend amerikanische Charakter von Hoppers Bildern wirft für den europäischen Betrachter damit Probleme auf. Neben der prinzipiellen Schwierigkeit, sich über-

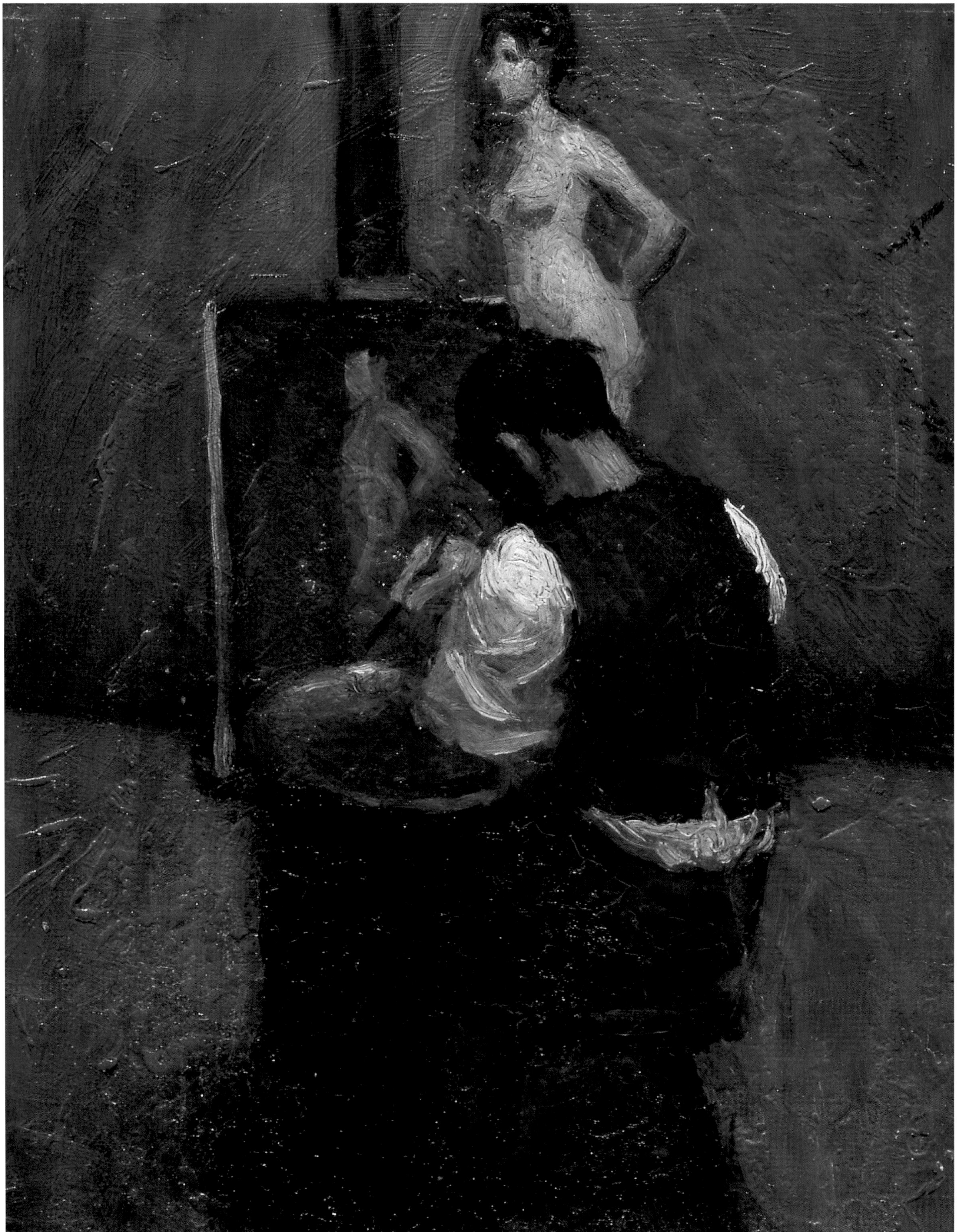

haupt auf eine andere Mentalität und Geschichte einzulassen, erwachsen die Probleme aus den Gedanken einer Kunsttopographie. Hopper lebte nicht nur in den Metropolen. Es gilt zu berücksichtigen, in welchem Zusammenhang der von Hopper gewählte Aufenthaltsort mit den Motiven seiner Arbeiten steht. Daß die »Peripherie«, die Bundesstaaten Maine und Massachusetts, wo Hopper in South Truro ein Atelierhaus hatte, als Ort seiner Arbeit einen wichtigen Stellenwert behält, muß durchaus beachtet werden. Er machte sowohl die Großstadt, New York und dank früher Erfahrungen auch Paris, zum Thema – unter einem anderen Blickwinkel allerdings, als es die meisten der amerikanischen Malerkollegen seiner Zeit taten – als auch das provinzielle Kleinstadtleben. Daraus erwächst eine Spannung, die sicher zur Faszination beiträgt, die Hoppers Bilder auf den Betrachter ausüben.

Wenngleich Hopper seiner Darstellungsmethode im wesentlichen treu blieb, so lassen sich auch bei ihm zahlreiche Bezüge zur Entwicklung der Kunst seiner Gegenwart feststellen. In Frankreich hatte er die Impressionisten gesehen, besonders Edouard Manet und Edgar Degas, während er von Pablo Picasso keine Notiz nahm. Für die zwanziger Jahre kann man durchaus Parallelen zu Strömungen realistischer Malerei in Europa ziehen, etwa zur Neuen Sachlichkeit und ihrer Abart des sogenannten Magischen Realismus. In der Nachkriegszeit erklärten ihn schließlich die Künstler der Pop Art zu ihrem Anreger, und ein gewagter Vergleich setzt Hopper sogar zu den amerikanischen Farbfeldmalern in Beziehung.

Lloyd Goodrich, langjähriger Direktor des Whitney Museum of American Art in New York, verglich das Bild *High Noon* von Hopper mit einem Bild von Mondrian. Als er Hopper dies erzählte, meinte der: »Sie bringen mich um.« (»You kill me.«)[8] Nun hatte Goodrich für seinen Vergleich ausschließlich kompositorische Aspekte im Blick. Die Tendenz auch neuerer Autoren, Hopper in die Nähe abstrakter Malerei zu stellen, beruht auf einem Mißverständnis. Hinter einem realistischen Bild eine abstrakte Idee zu finden, läßt dieses noch lange nicht ungegenständlich werden. Gerade bei Hopper feiert eine mißverstandene bürgerlich-idealistische, auf das Formale bezogene Kunstbetrachtung »fröhliche Urständ«. Sich mit Hopper zu beschäftigen heißt immer auch, die Rezeption zu berücksichtigen: Zum einen die Rezeption Hoppers selbst und vergleichbare Themen und Motive etwa in der französischen Malerei des 19. Jahrhunderts; zum anderen die Rezeption eines anonymen Betrachters, die Wirkung also, die diese Bilder auf die Kunstwahrnehmung ausüben; zum dritten bestimmte Erscheinungen in der Kunst, die sich auf Hopper bezieht, die Pop Art etwa. Hopper orientierte sich eklektisch an verschiedenen europäischen, vor allem französischen Malern des 19. Jahrhunderts, darunter Manet und Degas, aber auch Gustave Courbet und Honore Daumier. Was Hopper vor allem von den französischen Impressionisten übernahm, war eine Anzahl von Themen, die er in seinem Sinne variierte und einer spezifisch amerikanischen Ikonographie einpaßte. Äußerungen wie: »Der einzige wirkliche Einfluß, den ich je hatte, war ich selbst«, sind natürlich nicht wörtlich zu nehmen.[9] Im Laufe der Untersuchung wurden Art und Inhalt verschiedener Traditionen, die Hopper aufnahm, deutlich. Es existieren

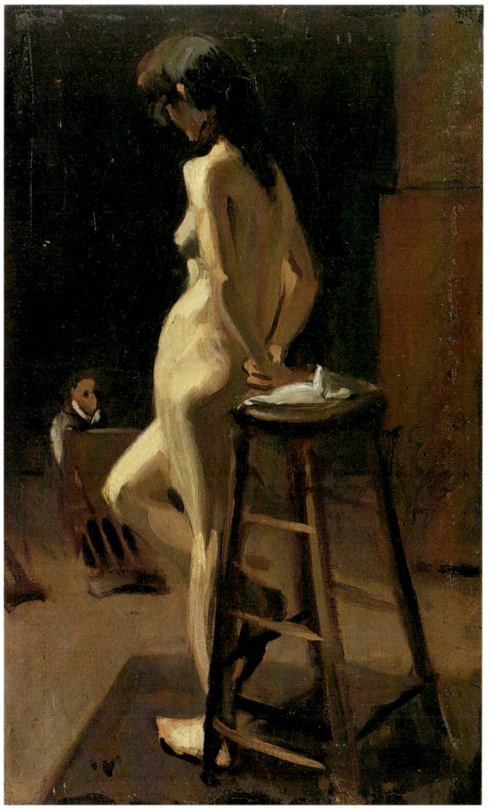

Stehender weiblicher Akt mit Maler im Hintergrund, um 1902–04
Standing Female Nude with Painter in Background
Öl auf Leinwand, 76,2 x 45,4 cm
New York (NY), Collection of Whitney Museum of American Art. Josephine N. Hopper Bequest 70.1258

Das traditionelle Thema von Maler und Modell dreht Hopper um: Der Maler sitzt klein im Hintergrund, während der Akt das Bildthema ist.

ABBILDUNG SEITE 180:
Maler und Modell, um 1902–04
Painter and Model
Öl auf Karton, 26 x 20,5 cm
New York (NY), Collection of Whitney Museum of American Art. Josephine N. Hopper Bequest 70.1420

Diese frühe Skizze aus den Studienjahren beschäftigt sich mit einem Problem, dessen Bedeutung Hopper für sich immer wieder hervorhob, einem grundsätzlichen Problem der Malerei, nämlich der adäquaten Übertragung einer Idee oder eines Vorbildes auf die Leinwand.

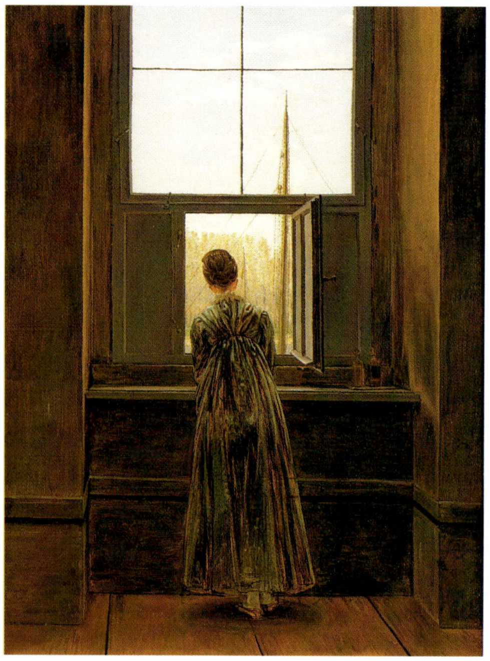

Caspar David Friedrich:
Frau am Fenster, 1822
Öl auf Leinwand, 44 x 37 cm
Berlin, Staatliche Museen zu Berlin – Preußischer Kulturbesitz, Nationalgalerie

Eine gegenständliche Malerei im 20. Jahrhundert muß sich, sowohl was ihre Form als auch was ihre Inhalte betrifft, immer wieder an der Malerei der deutschen Romantik messen lassen. Die Fenster versinnbildlichen den Ausblick von der irdischen in eine andere, transzendente Welt, ein Thema, das sich in verschiedenen Ausformungen durch Hoppers Schaffen zieht.

nur wenige schriftliche oder mündliche Zeugnisse von Hopper. Sein Schweigen, seine Schweigsamkeit, werden allgemein zu etwas Besonderem stilisiert. Der Künstler sei für sein monumentales Schweigen berühmt gewesen, meint etwa Goodrich, wenn er aber gesprochen habe, seien seine Aussprüche das Produkt langer Meditation gewesen. Häufig ist auch die Rede von der »Tiefe« des Hopperschen Denkens.

Jenseits, besser diesseits eines solchen Geniegedankens standen hier die Bilder Hoppers selbst im Mittelpunkt und, mit ihnen verquickt, die äußeren Umstände. Einher mit ihnen ging die Wirkung, die Intensität oder Faszination des Hopperschen Werkes. Produktionsästhetik und Wirkungsästhetik hängen, nicht nur bei Hopper, eng zusammen. Die Einbildungskraft, die beim Betrachter erzeugt wird, hat ihre Grundlagen in der des Künstlers. Daß Hopper Realist ist, bedeutet ja nicht, daß er auf die reine Nachahmung beschränkt wäre. Im Gegenteil: Hopper kombinierte Motive nach der Natur und eigene Erfindungen, er verknüpfte äußere und innere Eindrücke. Es kam ihm auf die Verdichtung der Bildidee an.

Schon für Gotthold Ephraim Lessing bedeutete lebendige Darstellung den Ausdruck des Inneren. Innerhalb der Tradition einer abbildenden, aber nicht nur nachahmenden Kunst ist die Kombination von Visualität und Vision nichts Neues. Wenn immer wieder als Leistung Hoppers hervorgehoben wird, er sei von sklavischer Nachahmung zu eigener Erfindung vorgedrungen, darf man festhalten, daß dies für einen Maler vom Bekanntheitsgrad und Stellenwert Hoppers nicht gerade außergewöhnlich ist. Die Malerei der deutschen Romantik etwa hatte den »Blick nach Innen« zum Programm erhoben, getreu der Überzeugung, die menschliche Seele spiegele das Universum. Der oft zitierte Ausspruch Caspar David Friedrichs formuliert die Quintessenz dieser Anschauung: »Der Maler soll nicht bloß malen, was er vor sich sieht, sondern auch, was er in sich sieht. Sieht er aber nichts in sich, so unterlasse er auch zu malen, was er vor sich sieht. Sonst werden seine Bilder den spanischen Wänden gleichen, hinter denen man nur Kranke oder gar Tote erwartet.«[10] Im Jahre 1825 notierte Ludwig Richter eine kritische Bemerkung zu Friedrich in sein Tagebuch, die auch für die Bilder Hoppers gelten könnte: »Mir scheint die Auffassungsweise Friedrichs auf einen Abweg zu führen, der in unseren Zeiten sehr epidemisch werden kann; seine meisten Bilder atmen jene kranke Schwermut, jenen Fieberreiz, welcher jeden gefühlvollen Beschauer mächtig ergreift, aber immer ein untröstliches Gefühl hervorbringt. – Das ist nicht der Ernst, nicht der Charakter, noch der Geist und die Bedeutung der Natur, das ist hineingezwungen. – Friedrich fesselt uns an einen abstrakten Gedanken, gebraucht die Naturformen nur allegorisch, als Zeichen und Hieroglyphen, sie sollen das und das bedeuten; in der Natur spricht sich aber jedes Ding für sich selbst aus, ihr Geist, ihre Sprache liegt in jeder Form und Farbe.«[11] Genau hier, an diesem Punkt der Ausbildung einer ästhetischen Subjektivität im Widerstreit mit einem überkommenen Formenkanon, liegt das Problem der Modernität Hoppers, formal wie inhaltlich.

Hopper bewegt sich in der Nachfolge Friedrichs, wenn er über die eigene Malerei sagt: »Mein Ziel in der Malerei war immer die genauest

ABBILDUNG SEITE 183:
Zimmer in Brooklyn (Detail), 1932
Room in Brooklyn
Öl auf Leinwand, 73,6 x 86,3 cm
Boston (MA), Courtesy, Museum of Fine Arts, The Hayden Collection

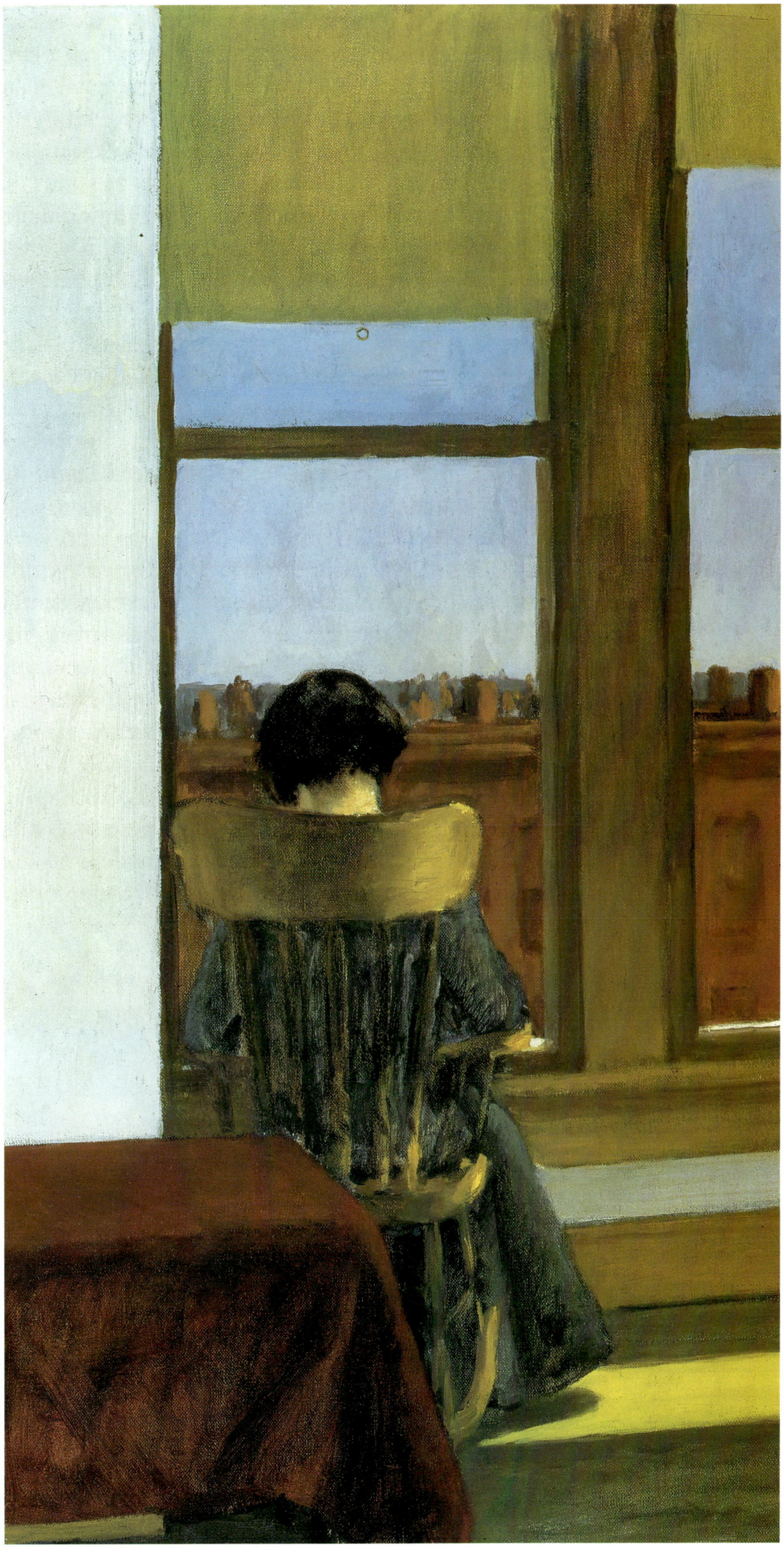

mögliche Übertragung meiner innersten Eindrücke der Natur...«[12] Diese Art der Kombinatorik, des Zusammenfügens von Elementen, die alle der Realität entnommen sind, aber im Zusammenhang disparat wirken, war auch – in der Nachfolge der Romantik – das Prinzip des Surrealismus. Max Ernst meinte, es sei die Rolle des Malers, herauszuschälen und darzustellen, was er in sich sehe.

Wie ein Caspar David Friedrich für die Entwicklung und Ausformung der abstrakten, gegenstandslosen Malerei des 20. Jahrhunderts von Bedeutung ist, so spielt er auch für die weitere Entwicklung einer realistischen, figurativen Malerei eine nicht zu unterschätzende Rolle. »Immerhin werden sich die modernen Realisten amerikanischer und europäischer Richtung durch Friedrich fragen lassen müssen nach dem Gehalt ihrer Anschauungen und ihrer Werke.«[13] Etwa gleichzeitig mit Friedrich enstand in England das Werk William Turners: »Die Kraft der Natur sollte er malen«, so schrieb sein Bewunderer John Ruskin Mitte des 19. Jahrhunderts, »und keine andere Schönheit sollte es geben als diese. Auch die Mühsal und die Sorge und das Dahinwelken des Menschen sollte er malen als die große menschliche Wahrheit, die ihm vor Augen stand. Des Menschen Mühsal, Sorge und Tod, diese drei. Mühsal zur See und an Land, auf dem Feld und in der Stadt... Die unbesiegbare Geistererscheinung zwischen den Bäumen des Waldes flimmernd, die gespenstisch aus dem Meeressand und den Schaumkronen auftaucht, eine weiße unheimliche Aphrodite, die ihre fahlen, zerfasernden Schwingen über den Wolken hinbreitet und das Licht des Sonnenunterganges in Blut verwandelt.«[14] William Turner war Wegbereiter für die Impressionisten, die diesen hohen Anspruch durch die Wahl und Bearbeitung ihrer Themen gewissermaßen wieder auf den Boden zurückholten. Turner war es zu tun um »die anschauliche Verschmelzung von Naturkraft und technisch gelenkter Ener-

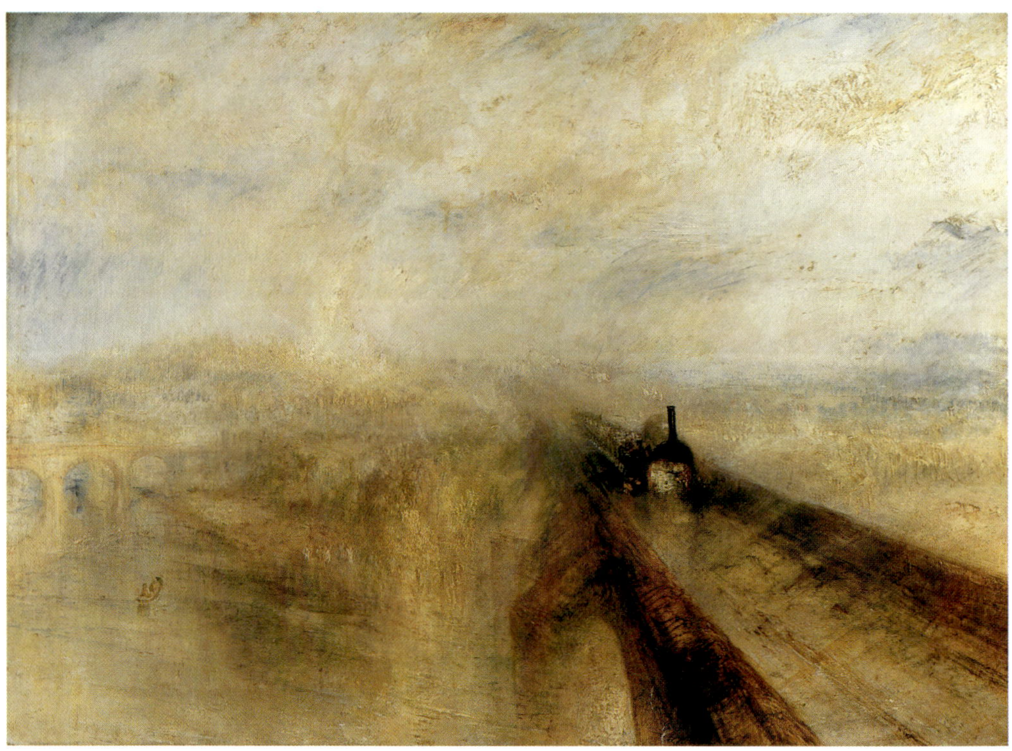

William Turner:
Regen, Dampf und Geschwindigkeit – Die große Westeisenbahn, 1844,
Rain, Steam and Speed – The Great Western Railway,
Öl auf Leinwand, 90,8 x 122 cm,
London, The National Gallery

Neben dem Einfluß Friedrichs spielt, was den gedanklichen Hintergrund der Malerei Hoppers anbetrifft, Turner eine große Rolle. Das Verhältnis von Natur und Technik, von einerseits Verheißung und andererseits Bedrohung, bildet ein durchgängiges Hoppersches Thema.

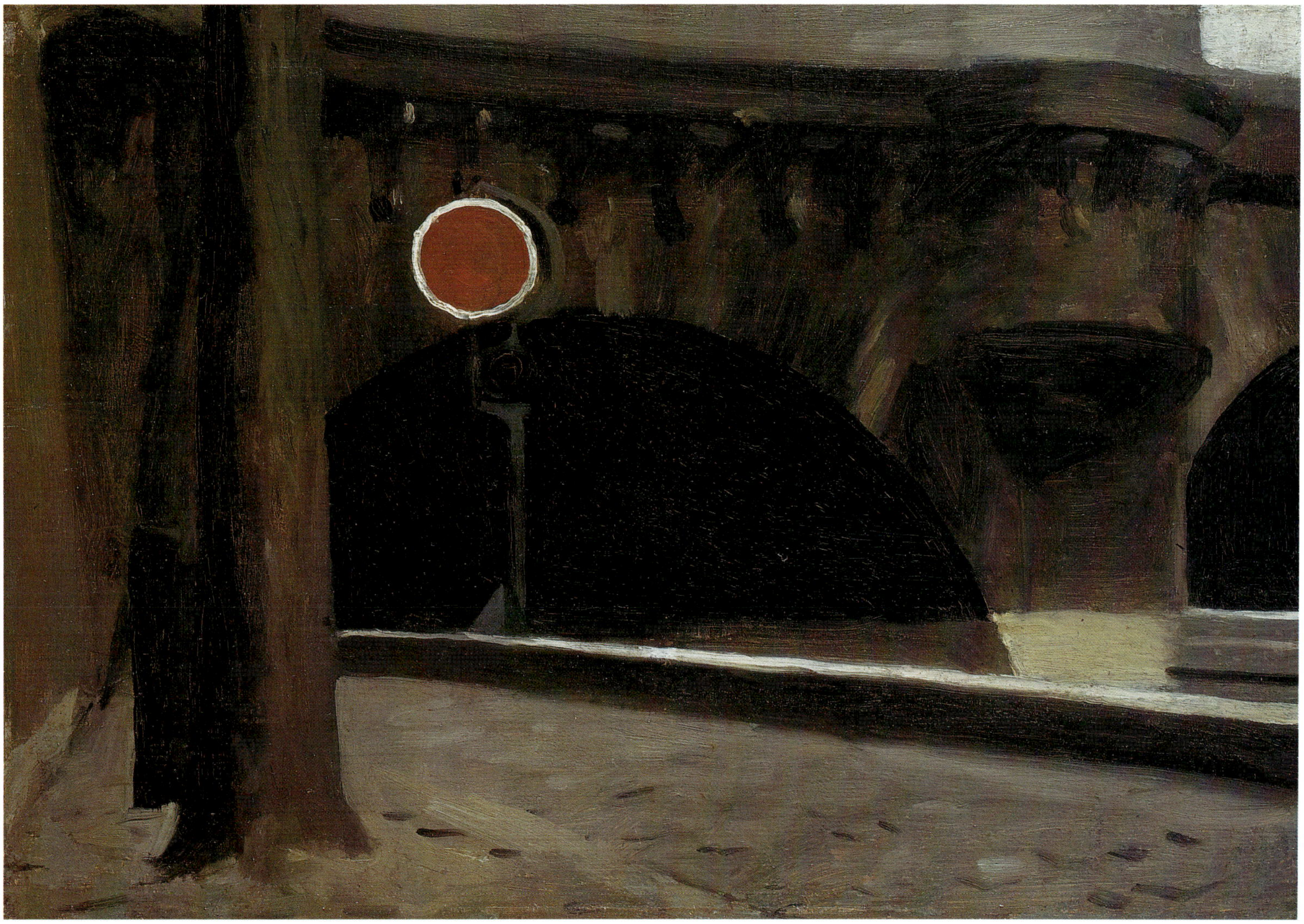

gie, aber keine einsinnige Synthese, sondern eine zwiespältige Einheit, voll von der Verheißung und Bedrohung, die Turner (wie Marx) im 19. Jahrhundert wahrnimmt.«[15]

Die Impressionisten wandten sich alltäglichen Szenen zu, dem Theater, dem Ballett, dem Café oder auch, hier werden die Unterschiede deutlicher, der Eisenbahn oder See- bzw. Marinestücken. Die Brechung von Licht und Schatten auf weißem Schnee faszinierte sie, aber nicht die Erscheinung des Göttlichen in diesen Lichteffekten. Ebensowenig waren sie auch am technischen Fortschritt als Selbstzweck interessiert, etwa um auf diese Weise Sozialkritik zu betreiben. Auf einen quasi-religiösen Zug in vielen von Hoppers Bildern wurde schon eingegangen. Die kurz skizzierten Positionen verband Hopper zu einer Melange, die den Nerv des Publikums traf und, in fast größerem Ausmaß, heute noch trifft. Ein wesentliches Merkmal von Hoppers Stil liegt in seiner Tätigkeit als Illustrator begründet. »In Amerika wird nicht wie in Europa unterschieden zwischen ›hoher‹ oder ›freier‹ und angewandter Kunst (Kunstgewerbe und Gebrauchskunst). Amerikanische Künstler, die sich als Illustratoren, Gebrauchsgraphiker, Reklamemaler oder Anstreicher ihren Lebensunterhalt verdienten, machten von ihren beruflichen Erfahrungen oft freizügig Gebrauch, als sie sich der ›hohen‹ Kunst zuwandten.«[16] Nun ist dies nicht

Brücke in Paris, 1906
Bridge in Paris
Öl auf Holz, 24,4 x 33 cm
New York (NY), Collection of Whitney Museum of American Art. Josephine N. Hopper Bequest 70.1305

An diesem frühen Bild läßt sich bereits erahnen, was später die Künstler der Pop Art an Hopper faszinierte. Er bezog ein Verkehrszeichen für die Schiffahrt als grellen Farbpunkt in die Komposition mit ein.

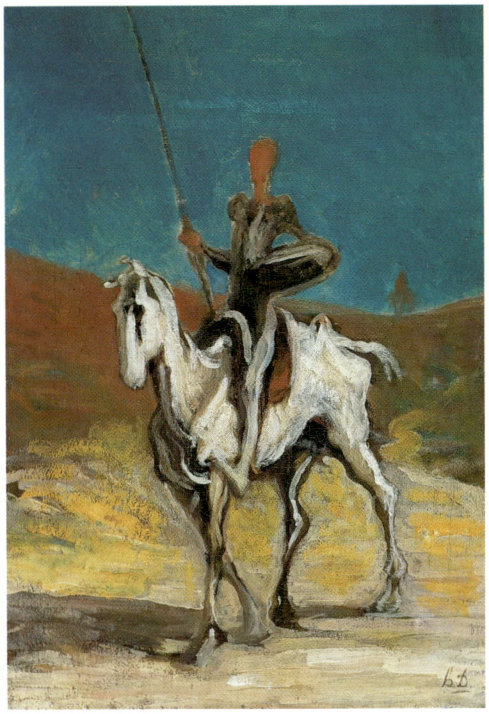

Honoré Daumier:
Don Quichote, um 1868
Öl auf Leinwand, 51 x 35 cm
München, Neue Pinakothek

ein typisch amerikanisches Charakteristikum, denn auch beispielsweise aus der italienischen Renaissance ist bekannt, daß viele der Künstler, die heute auf dem Podest der Kunstgeschichte stehen, nebenbei im Bereich einer Art Werbung, einer visuellen Kommunikation arbeiteten, zu kommerziellen Zwecken jedenfalls, wie sie auch in anderen Brotberufen wie Metzger oder Schankwirt standen.

Greifen wir als Beispiel aus dem 19. Jahrhundert einen Künstler heraus, den Hopper gekannt und geschätzt hat: Honoré Daumier. Daumier ist hauptsächlich bekannt durch seine Karikaturen, die noch heute ungebrochene Aktualität besitzen. Bezüglich seiner Stellung innerhalb einer »hohen« Kunst gehen die Meinungen auseinander: »Wird Daumier zum großen Künstler erklärt, argwöhnen die Mißtrauischen, daß der Gesellschaftskritiker um seine Stimme gebracht werden soll – würde sich die Beurteilung nur auf Daumiers Anteil am satirischen Tagesgeschäft beschränken, müßte man sich mit Gewißheit dem Vorwurf der abwertenden Gettoisierung stellen.«[17] Diese Frage wird im Falle von Hopper nicht aufgeworfen, denn er ist längst in den Olymp der künstlerischen Heroen entrückt. Hopper selbst aber machte sich darüber Gedanken. Einige frühe Arbeiten, die sich mit dem Thema Maler und Modell beschäftigen, stehen dafür, vor allem auch ein kleines Bild aus seiner Studienzeit: *Don Quijote* (um 1902–04, Abb. S. 187). Dieses Gemälde lehnt sich offensichtlich an eine Komposition von Honoré Daumier an (*Don Quichote*, um 1868, Abb. S. 186). Hopper experimentierte in dieser Phase mit einer Ton-in-Ton-Malerei auf dunklem Grund. Die beiden Bilder unterscheiden sich in der Farbigkeit, in Haltung und Ausarbeitung der Schindmähre ebenso wie der des Reiters; dem steht die kompositorische Ähnlichkeit gegenüber. Auffällig ist, daß Hoppers *Don Quijote* ein Gesicht besitzt, eine Eigenschaft, die Daumier seiner Figur aus guten Gründen verweigert hat.

Don Quijote steht für »den Künstler als Außenseiter, mißbraucht in der Rolle des Clowns, von dem die Angepaßten sich zerstreuen lassen. Don Quijote steht für den Künstler, der sich den Marktbedürfnissen verweigert und das Recht auf Selbstbestimmung proklamiert.«[18] Darüber hinaus weist das Thema des Don Quijote auf jenen fundamentalen Widerspruch hin, der in jeder Art von Kunst steckt: Don Quijote ist der Träumer, Sancho Pansa der Realist. Es geht bei diesem Widerspruch nicht darum, wer recht hat, nicht darum also, ob Hoppers Bilder mit der Realität – wenn es diese in einem objektiven Sinn überhaupt gibt – übereinstimmen, nicht um eine Probe, die absurderweise tatsächlich gemacht wurde: Fotografien der Orte, die Hopper identifizierbar gemalt hat, wurden seinen Bildern gegenübergestellt. Was ist nun echter, realer? »Phantasie haben«, so bemerkte Thomas Mann einmal, »heißt nicht, sich etwas ausdenken, es heißt, sich aus den Dingen etwas machen.« Insofern ist der *Don Quijote* von Daumier in seinem chimärenhaften Erscheinungsbild der Romanfigur, der Fiktion, durchaus angemessen. Obwohl die stark eingeschränkte Farbigkeit eigentlich den unwirklichen Charakter der Szene betonen müßte, ist Hoppers Figur konkreter aufgefaßt. Er holt Daumiers malerische Verunklärung wieder auf eine Ebene der Deutlichkeit zurück. Auf ein solches vereinfachendes Verfahren stößt man bei

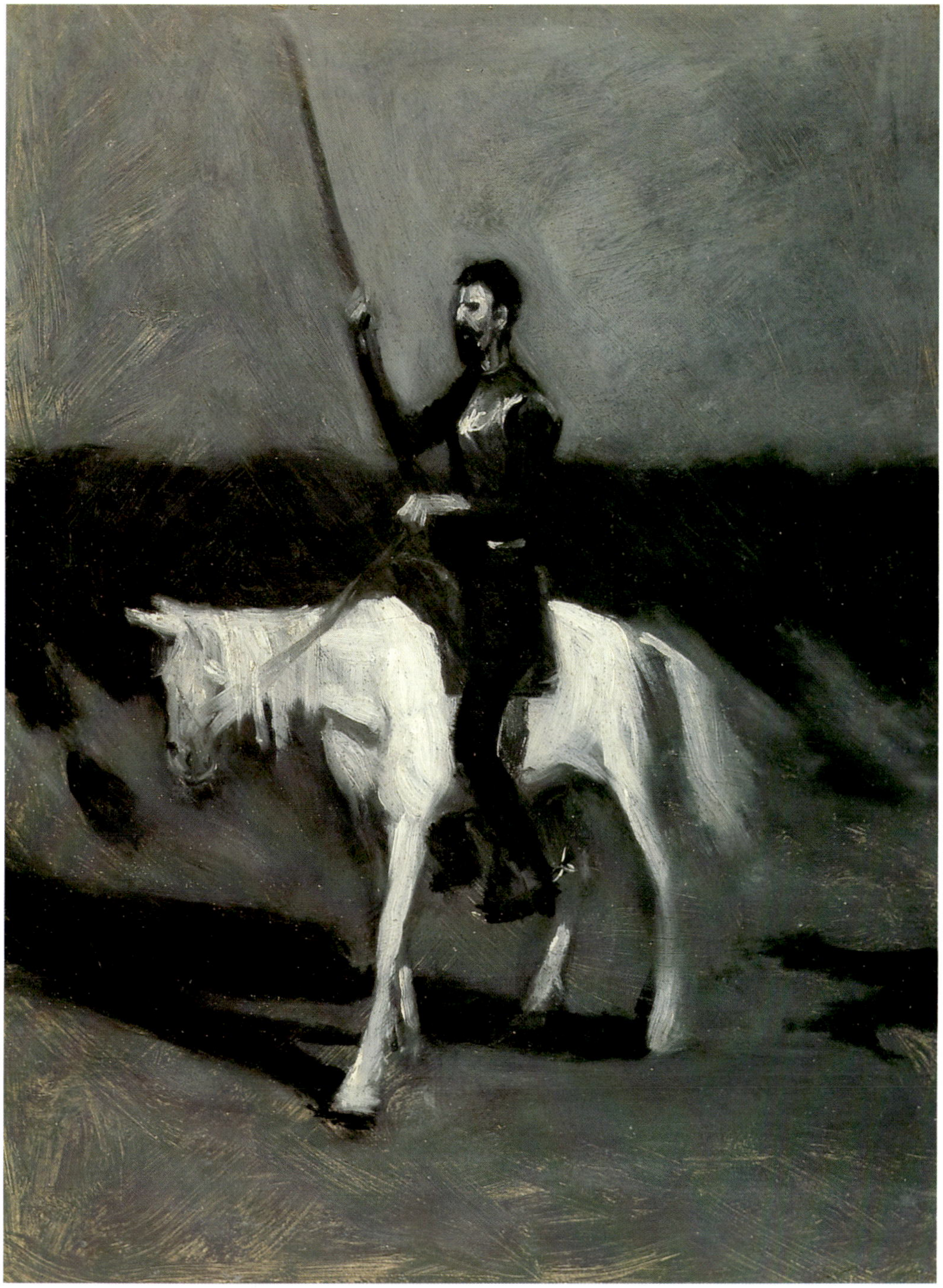

Don Quijote zu Pferd, um 1902–04
Don Quijote on Horseback
Öl auf Karton, 43,2 x 31 cm
New York (NY), Collection of Whitney Museum of American Art. Josephine N. Hopper Bequest 70.1404

Im Gegensatz zu Daumiers Bild ist Hoppers *Don Quijote* in seiner Physiognomie erkennbar, er ist realistischer aufgefaßt. Insofern kann diese Darstellung trotz ihres frühen Entstehungsdatums als programmatisch für Hopper gelten.

Hopper oft, er selbst beschrieb es als Teil seiner malerischen Konzeption. Die Wiedergabe von Wahrnehmungen und Empfindungen habe ihre Grenze in der malerischen Technik, die die Form bestimme, aber auch in der eigenen Person: »Von solcher Art mögen die Vereinfachungen sein, die ich versucht habe.«[19]

Eine Klammer umspannt das gesamte Werk von Hopper, ein durchgehender Grundgedanke, der immer wieder variiert wird, mögen die einzelnen Bilder auch unterschiedlich aussehen. In den Jahren 1916 bis 1919 entstanden auf Monhegan Island, wo er jeweils den Sommer verbracht hatte, eine Anzahl kleinerer Landschaftsskizzen in Öl auf Holz (*Felsige Meeresbucht*, 1916–19, Abb. S. 188, *Felsen und Meer*, 1916–19, Abb. S. 189). Die Farbe ist pastos aufgetragen, auf Perspektive wird wenig Wert gelegt, alles ist flächig, flach. Thema dieser Skizzen ist das Aufeinandertreffen von Land und Meer: das Land als das Element, auf dem der Mensch lebt, das Wasser, das ihm dagegen feindlich ist – ein romantisches Motiv par excellence. Bemerkenswert an diesem Bild ist aber, daß kein Himmel zu sehen ist; der Abschluß am oberen Bildrand markiert das Ende des Ausschnitts, auf einen Horizont hat der Maler verzichtet. Wieder sehen wir den Unterschied zur romantischen Landschaftsauffassung: Hopper beschränkt sich auf das Diesseits. Im Vergleich zu Friedrichs Auffassung drückt sich bei Edward Hopper das aus, was den protestantischen Romantiker des 19. Jahrhunderts vom amerikanischen Puritaner des 20. Jahrhunderts unterscheidet.

Hopper wollte das Licht malen, doch gemalt hat er in der Hauptsache Beleuchtung. Noch 1962 mutmaßte er: »Ich glaube, ich bin noch immer ein Impressionist.« Er benutzte das Licht als Stilmittel, die Lichtquelle ist immer außerhalb der Bilder, kaum je ist es wie etwa bei Turner selbst als Erscheinung aufgefaßt. Genausowenig interessiert ihn die Atmosphäre, die genaue Wirkung der Lichtreflexion auf bestimmten Oberflächen, die den Impressionisten so wichtig war. Zwei späte Bilder von Hopper mögen dies belegen. *Zimmer am Meer* (1951, Abb. S. 176) zeigt den Blick in einen Innenraum mit geöffneter Tür, die die Aussicht nach draußen freigibt. Dort sind nur Wasser und Himmel zu sehen. Links im Bild erkennt man einen Durchgang in ein anderes Zimmer. Der vordere Raum, in den der Betrachter von unten wie in eine Kulisse blickt, ist unmöbliert, auffällig nur der Lichteinfall durch die Türöffnung. Im hinteren Raum steht an der Wand, die beide trennt, eine Kommode, allein ihr Seitenteil ist sichtbar, gegenüber ein Sessel oder ein Sofa, ebenfalls angeschnitten; darüber hängt ein Bild, auch nur zu einem kleinen Teil zu sehen. Drei verschiedene Abstufungen von Licht bzw. Schatten prägen das Bild: gleißend helle, direkt beleuchtete Flächen auf Wand und Boden sowohl des vorderen als

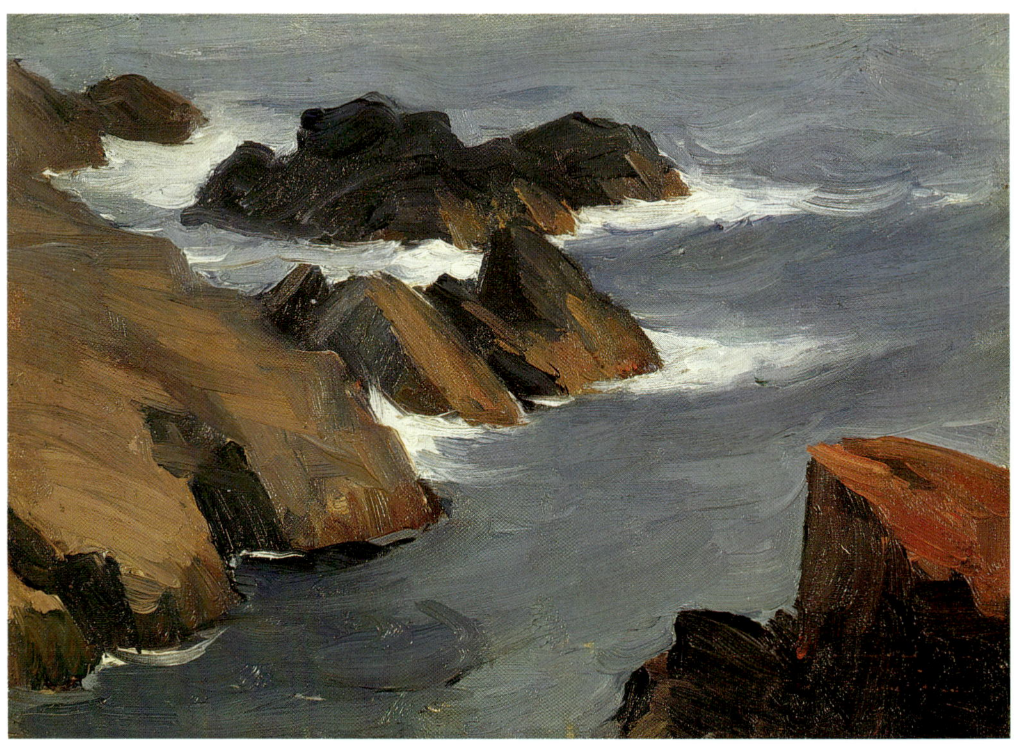

Felsige Meeresbucht, 1916–19
Rocky Sea Shore
Öl auf Leinwand, 24,1 x 32,9 cm
New York (NY), Collection of Whitney Museum of American Art. Josephine N. Hopper Bequest 70.1666

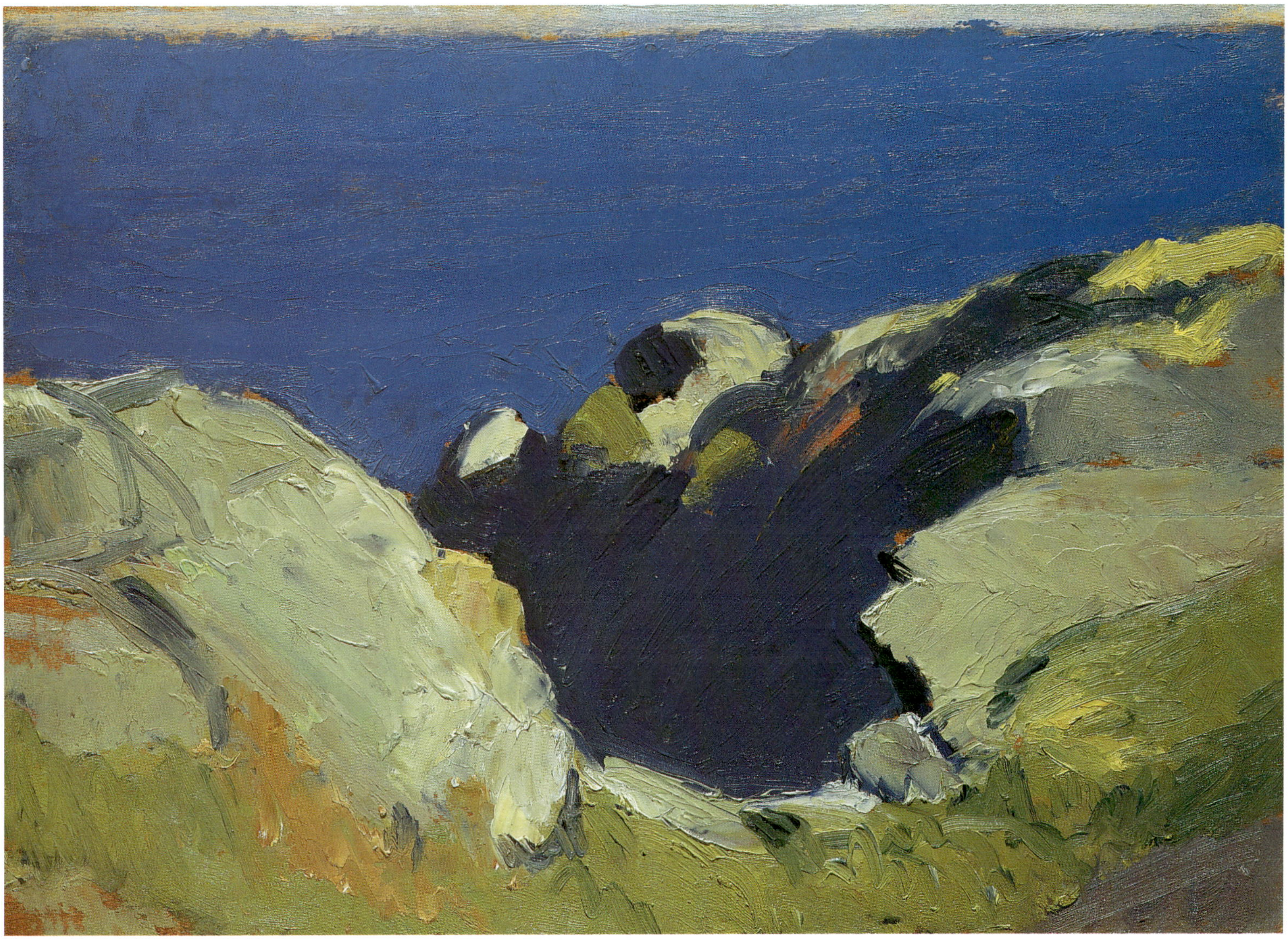

auch des hinteren Raumes (dort ist es wohl eine Fensteröffnung, die das Licht hereinläßt); diffus beleuchtete Flächen außerhalb dieser Zonen und dunkle Schatten, erzeugt von Kommode und Sitzgelegenheit. Mehrere irritierende Momente sind damit in das Bild eingebaut: einmal der Gegensatz zwischen Innen- und Außenraum und auch zwischen den beiden Innenräumen selbst; zum anderen die unklare Position der Lichtquelle und die eigentümliche Form der Lichteinstrahlung; zum dritten schließlich die völlig aus den Fugen geratene Perspektive, die zur Unsicherheit des Betrachters bezüglich seines Standpunktes führt. Die Lichtquelle ist bei *Zimmer am Meer* nicht exakt lokalisierbar. Offenbar befindet sie sich aber nicht in der Bildebene, sondern eher in der Ebene eines angenommenen Betrachters, was sich aus den Begrenzungen zwischen Licht und Schatten erschließen läßt. Eine Logik in der Lichtführung ist scheinbar gegeben, erweist sich aber bei genauerem Hinsehen als trügerisch. Hopper hat nämlich die Perspektive verunklärt. Zwar ist der Raum in Aufsicht dargestellt, trotzdem steht der Betrachter unterhalb der Bildebene. Zudem sind zwei verschiedene Fluchtpunkte gesetzt, die Decke des vorderen Raumes ist weggelassen, und die Horizontalen des Innenraumes sind in leichte Schrägen verwandelt.

Felsen und Meer, 1916–19
Rocks and Sea
Öl auf Holz, 29,8 x 40,6 cm
New York (NY), Collection of Whitney Museum of American Art. Josephine N. Hopper Bequest 70.1292

Die Ölskizzen von Monhegan Island machen das Aufeinandertreffen von Land und Meer zum Thema. Oftmals ist kein Horizont zu sehen: Hopper beschränkt sich auf das Diesseits.

Sonne in einem leeren Zimmer, 1963
Sun in an Empty Room
Öl auf Leinwand, 73 x 100 cm
Privatbesitz

Es sei sehr schwierig, Außen und Innen gleichzeitig zu malen – so Hopper zu diesem Bild. Die Gegensätze zwischen Außen und Innen, Kultur und Natur werden hier in extremer Weise verunklärt. Eine im Zimmer geplante Figur ließ Hopper weg, um Eindeutigkeit zu vermeiden.

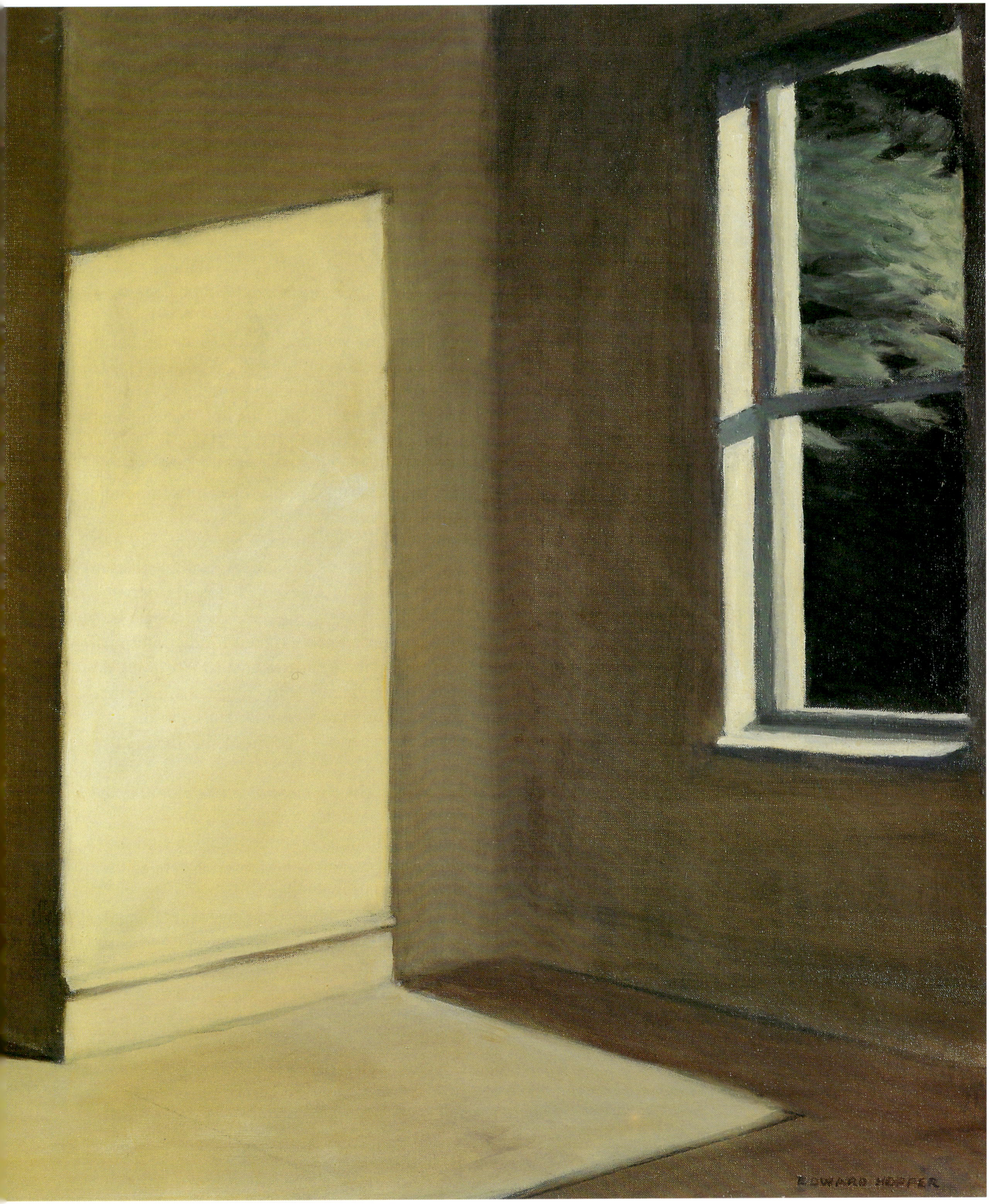
EDWARD HOPPER

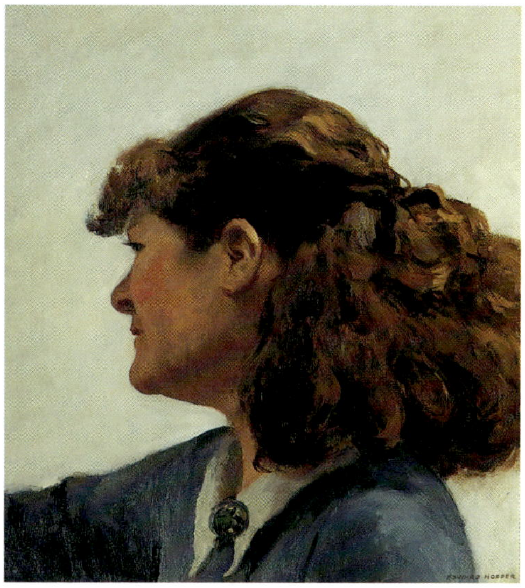

Jo beim Malen, 1936
Jo Painting
Öl auf Leinwand, 45,7 x 40,6 cm
New York (NY), Collection of Whitney Museum of American Art. Josephine N. Hopper Bequest 70.1171

Der Durchblick in der linken Bildhälfte erschließt Bewohntsein, eine potentielle Anwesenheit von Menschen, der Ausblick rechts erfaßt menschenleere Natur. Der den größten Teil des Bildes einnehmende Mittelteil spielt im Wortsinn eine Vermittlerrolle zwischen den beiden Gegensätzen. Das Meer, das bis vor beziehungsweise unter die Haustüre heranrückt, wird zum Symbol. Wir haben ein dreistufiges Modell vor uns, das sich von der Natur in einem romantisch anmutenden Urzustand bis zur Zivilisation erstreckt – oder umgekehrt. Gleichzeitig bietet das Bild auch ein Gegensatzpaar dar, eine dialektische Situation: Das Licht steht für den Bereich der Natur, es dringt in das vom Menschen errichtete Gebäude, die Kultur, ein, bildet dort aber harte Ränder. Von einer Versöhnung zwischen Mensch und Natur ist Hopper, wie es sein Œuvre vielfältig belegt, weit entfernt.

Hopper kannte einige Schriften von Sigmund Freud. Eines der bekanntesten Werke des Begründers der Psychoanalyse ist der Aufsatz »Das Unbehagen in der Kultur« aus dem Jahre 1930. Gleich zu Beginn verweist Freud auf eine »kleine Schrift…, welche die Religion als Illusion behandelt«; er habe sie einem Freund geschickt, der prinzipiell damit einverstanden gewesen sei, aber die eigentliche Quelle der Religiosität nicht gewürdigt gesehen habe. Diese, so der Freund, wolle er die Empfindung der »Ewigkeit« nennen, ein Gefühl wie von etwas »Ozeanischem« – man denkt an Hoppers Darstellung des Wassers. Freuds Erwiderung auf die Bemerkung des Freundes lautete: »Es ist nicht bequem, Gefühle wissenschaftlich zu bearbeiten.«[20] Etwas »Ozeanisches« läßt sich in Hoppers Bild wahrnehmen, eine Dimension, wie sie gerade die Psychologie freizulegen sucht. Hopper selbst hat auf diese Schwierigkeit für die Interpretation seiner Bilder hingewiesen: »So vieles in der Kunst ist Ausdruck des Unterbewußten, daß es mir so vorkommt, als würden fast alle bedeutenden Qualitäten unbewußt entstehen und nur wenig Bedeutsames durch den bewußten Intellekt geschaffen. Aber das sind Probleme, die die Psychologen entwirren sollen.«[21]

Eines von Hoppers letzten Bildern ist *Sonne in einem leeren Zimmer* (1963, Abb. S. 190/191), in seiner Anlage noch reduzierter als *Zimmer am Meer*. Auch hier kann man eine Dreiteilung erkennen, jedoch sind die letzten Requisiten, die von der Anwesenheit von Menschen zeugen könnten, verschwunden. Als Relikt bleibt nur noch das von ihnen gebaute Haus übrig. Hopper soll, so berichtet O'Doherty, in einer vorbereitenden Skizze eine Figur geplant haben, die er dann aber wegließ. Erneut und diesmal noch extremer gibt es nur Senkrechte, keine einzige Waagrechte. Die offene Tür ist ersetzt durch ein Fenster. Für die Natur steht ein Baum. Die Lichtführung setzt sich über die realen Gegebenheiten des dargestellten Raumes hinweg. »Es ist schwierig, Außen und Innen gleichzeitig zu malen«[22], äußerte Hopper lapidar zu diesem Bild. Auf diese mit *Sonne in einem leeren Zimmer* in extremer Weise ins Bild gesetzte Problematik, die auch den Gegensatz Kultur/Natur in allen möglichen Facetten mit einschließt, trifft man häufig in Hoppers Werk. Eines der Monhegan-Bilder aus der frühen Zeit sowie zwei seiner späten Werke führten wir als Beispiele an.

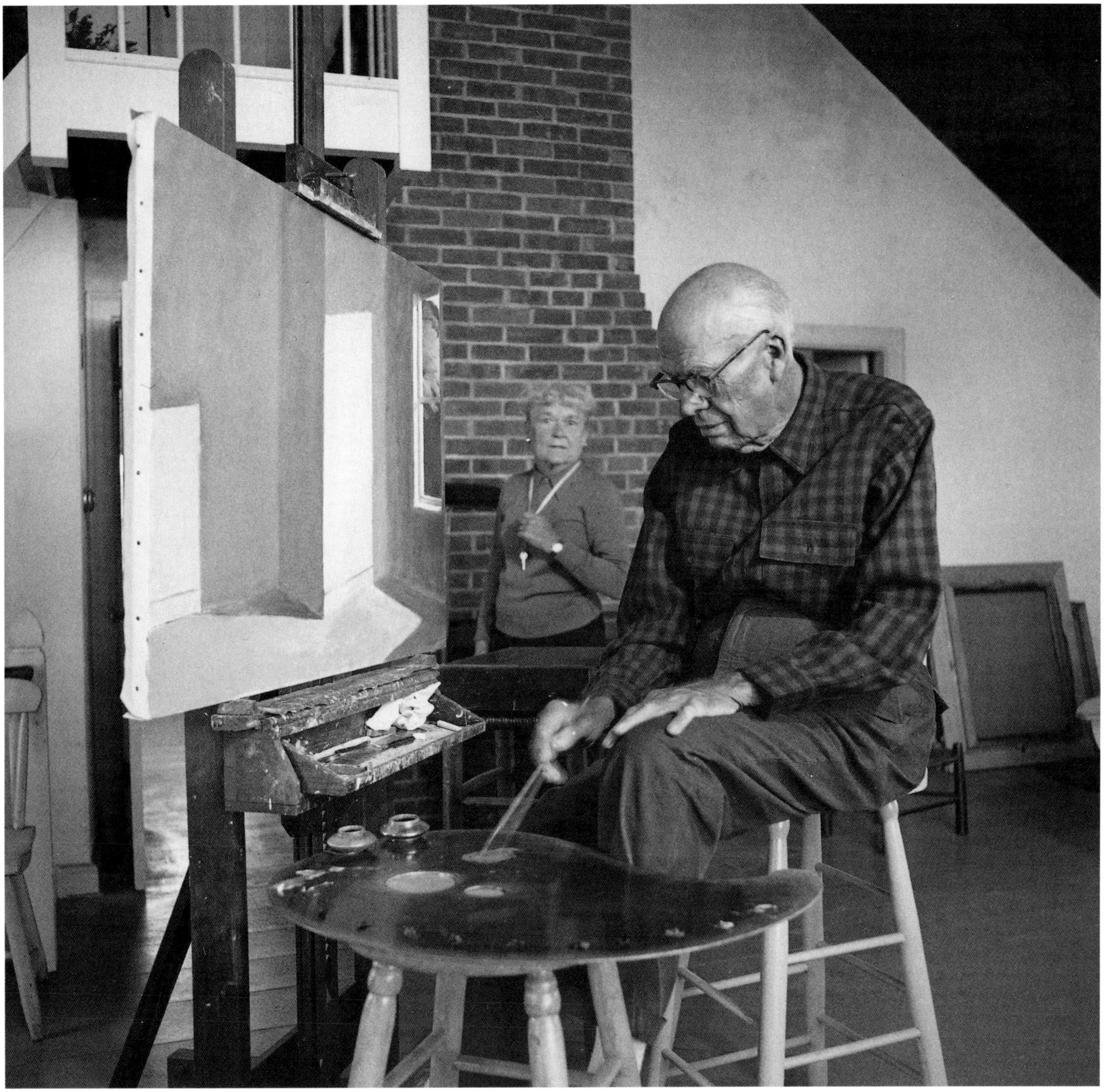

Diese mit *Sonne in einem leeren Zimmer* nachdrücklich ins Bild gesetzte Problematik, die auch den Gegensatz Kultur/Natur in allen möglichen Facetten miteinschließt, bildet einen der wesentlichen Kernpunkte von Hoppers Schaffen, um den sein gesamtes Werk inhaltlich wie formal kreiste.

Hans Namuth:
Edward and Josephine Hopper, 1964
Hans Namuth © 1990

Edward Hopper – Leben und Werk

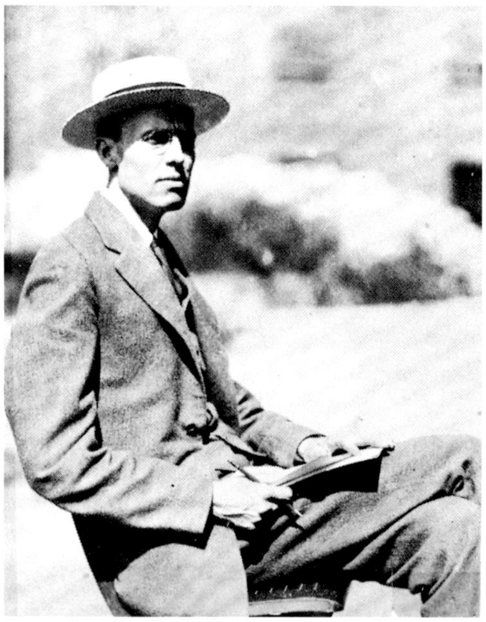

Edward Hopper in Paris, 1907
From the Collection of Reverend Arthayer R. Sanborn

1882 Edward Hopper wird am 22. Juli in Nyack, New York, geboren.

1888–99 Besuch einer Privatschule in Nyack und Abschluß an der Nyack High School.

1899–1900 Hopper besucht im Winter die Correspondence School of Illustrating, eine kommerzielle Kunstschule in New York.

1900–06 An der New York School of Art studiert er zunächst Graphik und Illustration bei Arthur Keller und Frank Vincent DuMont. Er wechselt über zum Studium der Malerei bei Robert Henri, William Merritt Chase und Kenneth Hayes Miller. Dort studiert er zusammen mit Gifford Beal, George Bellows, Homer Boss, Patrick Henry Bruce, Arthur Sederquist, Clarence K. Chatterton, Glenn O. Coleman, Guy Pène du Bois, Arnold Friedman, Julius Golz jr., Rockwell Kent, Vachel Lindsay, Walter Pach, Eugene Speicher, Carl Sprinchorn, Walter Tittle und Clifton Webb. In Sonntagskursen unterrichtet er an derselben Schule mit Douglas John Connah und W. T. Benda die Fächer Modellzeichnen, Malerei, Entwurf und Gestaltung.

1906 Als Illustrator und Werbezeichner arbeitet Hopper bei C. C. Phillips & Company in New York. Im Oktober reist er nach Paris, wo er in der Rue de Lille, 48 in einem Haus der Eglise Evangélique Baptiste wohnt. Er trifft dort Henry Bruce, der ihn mit den Impressionisten und besonders mit Monet vertraut macht.

Edward Hopper, um 1915
Collection of Reverend Arthayer R. Sanborn

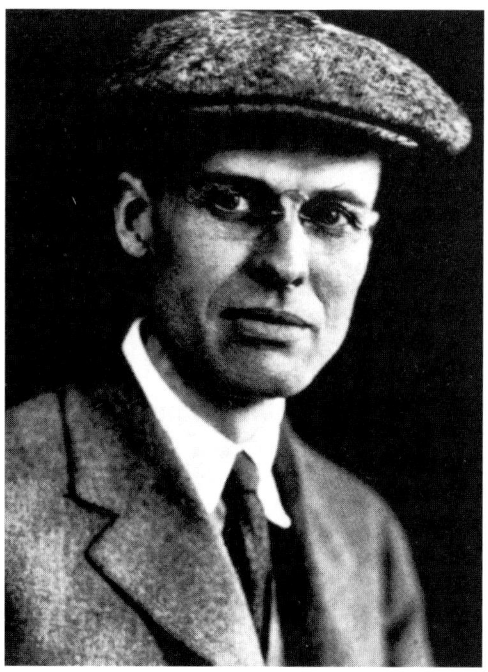

1907 Hopper reist am 27. Juni von Paris nach London, wo er die National Gallery, die Wallace Collection und Westminster Abbey besucht. Am 19. Juli begibt er sich von London nach Holland, wo er sich in Amsterdam und Haarlem aufhält. Dort veranstaltet Robert Henri eine Sommerakademie für amerikanische Studenten. Am 26. Juli trifft Hopper in Berlin ein. Er reist am 1. August nach Brüssel, bleibt dort zwei Tage und fährt anschließend nach Paris zurück. Am 21. August schifft er sich nach New York ein, wo er wieder als Graphiker und Werbezeichner arbeitet.

1908 Im März stellt Hopper zum ersten Mal mit einigen anderen Studenten von Robert Henri in der »Exhibition of Paintings and Drawings by Contemporary American Artists« in New York aus. Gezeigt werden die Ölbilder *Le Louvre et la Seine*, *Le Pont des Arts* und *Le Parc de Saint Cloud* sowie die Zeichnung *Eine Halbwelt-Dame*. Außer Hopper stellen dort George Bellows, Guy Pène du Bois, Lawrence T. Dresser, Edward R. Keefe, Rockwell Kent, George McKay, Howard McLean, Carl Sprinchorn und G. Leroy Williams aus.

1909 Am 18. März trifft Hopper erneut in Paris ein. Er malt im Mai oft im Freien an der Seine, besucht Fontainebleau und St. Germain-en-Laye. Am 9. August ist er wieder in New York.

1910 Im April nimmt Hopper in New York an der »Exhibition of Independent Artists«, die von John Sloan, Robert Henri und Arthur B. Davies veranstaltet wird, mit dem Ölbild *The Louvre* teil. Im Mai und Juni reist er nach Paris und nach Spanien, wo er Madrid und Toledo besucht und einem Stierkampf beiwohnt. Nach seiner Rückkehr nach New York im Juli verdient er

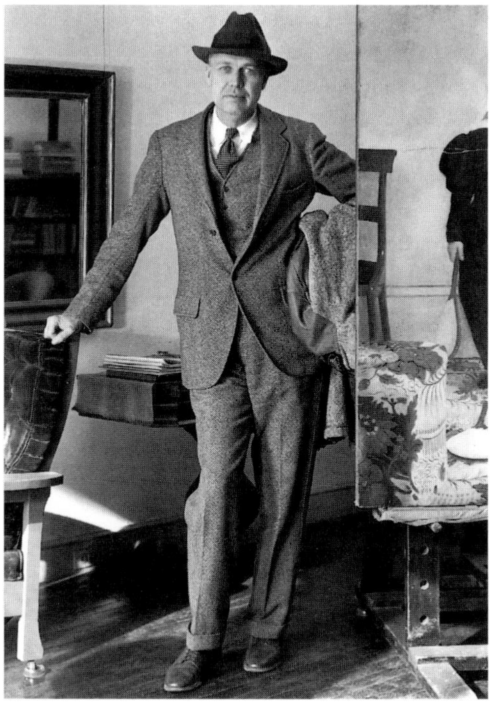

Louise Dahl-Wolfe:
Edward Hopper, um 1933
Tucson (AZ), Collection of the Center for Creative Photography, University of Arizona. © 1989 Center for Creative Photography, Arizona Board of Regents

seinen Lebensunterhalt mit kommerziellen Arbeiten. In seiner Freizeit malt er.

1912 Im Februar und März nimmt Hopper an der »Exhibition of Paintings« in New York mit fünf Ölgemälden teil: *Riverboat*, *Seinetal*, *Le Bistro oder der Weinladen*, *Segeln* und *Englischer Dampfer*. Den Sommer verbringt er in Gloucester, Massachusetts, wo er mit Leon Kroll malt.

1913 Im Januar ist Hopper mit zwei Ölbildern in der »Exhibition of Paintings« im MacDowell Club of New York vertreten: *Böschung* und *Squam Light*. Er nimmt an der »Armory Show (International Exhibition of Modern Art)« mit dem Bild *Segeln* teil, das er für 250 Dollar verkauft. Er zieht an den Washington Square North 3, New York, wo er bis zu seinem Tod lebt.

1914 Hopper nimmt teil an den Ausstellungen »Exhibition of Paintings« mit den Bildern *Hafen von Gloucester* und *Brücke* sowie »Exhibition of Water Colors, Pastels and Drawings by Four Groups of Artists« mit *On the Quai*, *Nebelland*, *Eisenbahnzug*, *Hafen* und *Straße in Paris*. Beide Ausstellungen finden im MacDowell Club of New York statt. Den Sommer verbringt er, wie im folgenden Jahr, in Ogunquit, Maine. Im Oktober zeigt er das Ölbild *Straße in Maine* in der »Opening Exhibition, Season 1914–1915« in der Montross Gallery in New York.

1915 Hopper beginnt mit Radierungen. Im Februar ist er in der »Exhibition of Paintings« im MacDowell Club mit den Bildern *Soir Bleu* und *New Yorker Eckkneipe* vertreten. Im November stellt er zur selben Gelegenheit *Amerikanisches Dorf*, *Felsen und Häuser* und *Fischerboote, Ogunquit* aus.

1916 In der Zeitschrift »Arts and Decoration« werden im Februar acht seiner Pariser Aquarell-Karikaturen abgedruckt. Den Sommer verbringt er, wie in den folgenden drei Jahren, in Monhegan Island, Maine.

1917 Im Februar nimmt Hopper an der »Exhibition of Paintings and Sculpture by Mary L. Alexander, George Bellows, A. Stirling Calder, Clarence K. Chatterton, Andrew Dasburg, Randall Davey, Robert Henri, Edward Hopper, Leon Kroll, Thalia W. Millett, Frank Osborn, John Sloan« im MacDowell Club teil. Es werden die Bilder *Portrait von Mrs. Sullivan*, *Felsen und Meer (Rocks and Sea)* und *Yonkers* gezeigt. Im April und Mai ist er auf der »First Annual Exhibition« in der American Society of Independent Artists mit *Amerikanisches Dorf* und *Das Meer bei Ogunquit* vertreten.

1918 In der Chicago Society of Etchers und im New Yorker MacDowell Club stellt Hopper Radierungen aus. Sein Plakat *Smash the Hun* gewinnt den ersten Preis in einem nationalen »Bürger-Wettbewerb« der National Service Section of the United States Shipping Board Emergency Fleet Corporation.

1920 Im Januar findet im Whitney Studio Club in New York Hoppers erste Einzelausstellung statt. Es werden 16 Ölbilder gezeigt, die in Paris und Monhegan entstanden sind, darunter *Le Bistro oder der Weinladen*, *Le Quai des Grands Augustins*, *Le Louvre et la Seine*, *Blackhead, Monhegan*, *Felsen und Häuser, Ogunquit* und *Straße in Maine*.

1921 Im März und April ist Hopper auf der »Annual Exhibition of Paintings and Sculpture by Members of the Club« im Whitney Studio Club mit dem Ölbild *Eingang zum Park* vertreten.

1922 Wie im Vorjahr stellt Hopper auf der Jahresausstellung des Whitney Studio Club aus, diesmal drei Radierungen und ein Ölgemälde. Im Oktober präsentiert der Whitney Studio Club zehn seiner Pariser Aquarell-Karikaturen.

1923 Hopper besucht Abendkurse im Whitney Studio Club und zeichnet viel nach Modellen. Im Februar und März zeigt er auf der »Exhibition of Etchers« bei der »Chicago Society of Etchers« im Art Institute of Chicago die Radierungen *Interieur, East Side* und *Abendwind*. Für *Interieur, East Side* bekommt er den Logan Prize. In Philadelphia stellt er auf der »118th Exhibition of Pennsylvania Academy of Fine Arts« das Bild *New York Restaurant* aus. Den Sommer verbringt er in Gloucester, Massachusetts. Er macht seine letzten Radierungen und beginnt, regelmäßig zu aquarellieren. Ende des

Edward Hopper, 1963, Photo Hans Namuth, © 1990

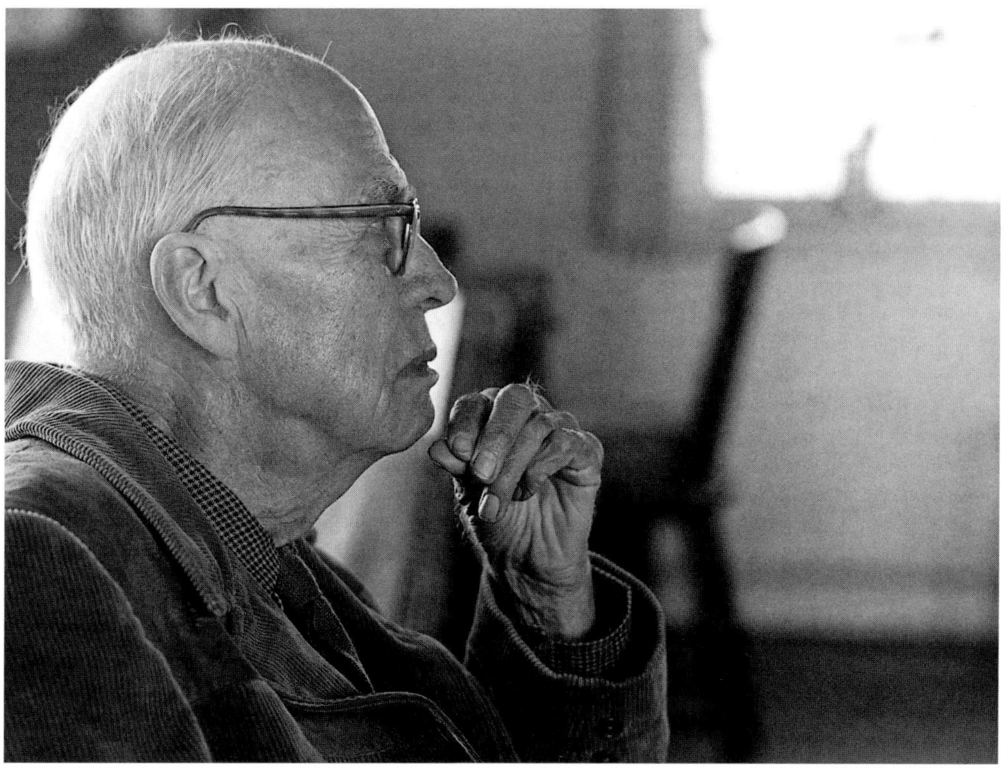

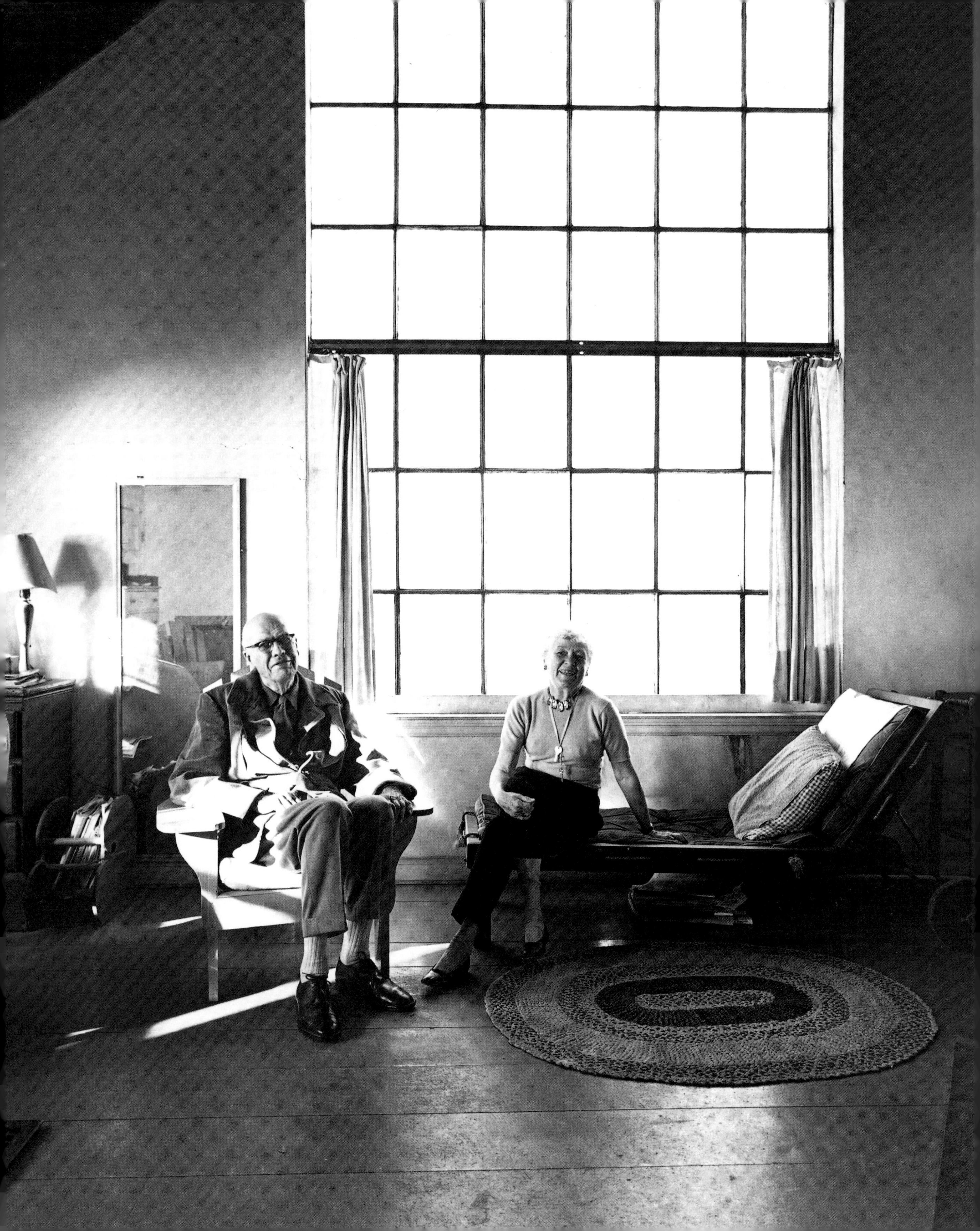

Jahres stellt Hopper auf der »A Group Exhibition of Watercolor Paintings, Pastels, Drawings and Sculpture by American and European Artists« im Brooklyn Museum sechs Aquarelle aus. Das Museum kauft *Mansardendach* für 100 Dollar.

1924 Hopper nimmt an der »Annual Exhibition« der Pennsylvania Academy of the Fine Arts in Philadelphia teil, außerdem an der »Fourth International Water Color Exhibition« des Art Institute of Chicago und der »Annual Members Exhibition« des Whitney Studio Club. Am 9. Juli heiratet er die Malerin Josephine Verstille Nivison. Eine Ausstellung mit Aquarellen in der Frank K. M. Rehn Gallery wird ein voller Erfolg. Der Verkauf sämtlicher Exponate und zusätzlich einiger weiterer ermöglicht es Hopper, seine kommerzielle Tätigkeit aufzugeben.

1925 Hopper ist auf der »Tenth Annual Exhibition« des Whitney Studio Club in den Anderson Galleries vertreten. Von Juni bis September reist er nach Colorado und New Mexico.

1926 Hopper ist beteiligt an einer Ausstellung des Boston Art Club und an der Ausstellung »Today in American Art« in der Frank K. Rehn Gallery. Im St. Botolph Club in Boston findet die »Exhibition of Water Colors and Etchings by Edward Hopper« mit 19 Aquarellen und 21 Radierungen statt. Er fährt nach Eastport, Maine, und nach Bangor. Mit dem Boot fährt er nach Rockland, Maine, anschließend nach Gloucester, Massachusetts.

1927 Hoppers kaufen sich ein Auto. Den Sommer verbringt Hopper in Two Lights, Cape Elizabeth.

1928 Am 20. Januar fertigt er seine letzte Druckgraphik an, die Kaltnadelradierung *Jo, ein Portrait*. Im Sommer ist er in Gloucester, Massachusetts, er reist nach Ogunquit, Maine, durch New Hampshire und Vermont.

1929 In einer Einzelausstellung in der Frank K. M. Rehn Gallery werden zwölf Ölbilder, zehn Aquarelle und einige Zeichnungen gezeigt. Er macht Ferien in Two Lights, Cape Elizabeth, Maine.

1930 In South Truro, Massachusetts, Cape Cod mietet er das Haus A. B. Cobbs »Bird Cage Cottage«, das auf einem Hügel gelegen ist.

1931 Hopper ist bei der First Baltimore Pan-American Exhibition vertreten. Den Sommer verbringt er im »Bird Cage Cottage«.

Edward and Josephine Hopper, 1964
Photo Hans Namuth, © 1990

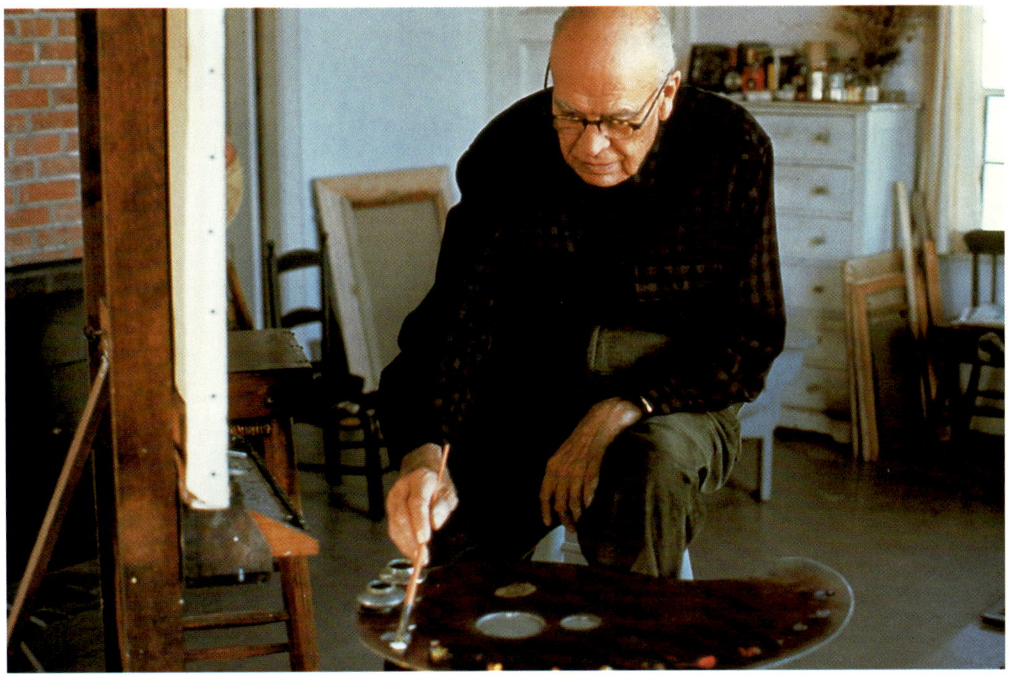

Edward Hopper, 1963, Photo Hans Namuth
Tucson (AZ), Collection of the Center for Creative Photography, University of Arizona. © 1993, The Hans Namuth Estate

1932 Hopper lehnt die Wahl zum Mitglied der National Academy of Design ab, da seine Gemälde in früheren Jahren abgelehnt worden waren. Am Washington Square North 3 in New York mietet er einen zusätzlichen Atelierraum an. Im November wird er in die erste »Whitney Museum of American Art Biennial« aufgenommen. Auf fast allen folgenden Whitney Annuals und Biennials ist er vertreten.

1933 Eine kurze Reise führt ihn nach Murray Bay, Quebec Province, Kanada. Hopper erwirbt Land in South Truro. Im November findet eine Retrospektive im Museum of Modern Art mit 25 Ölbildern, 37 Aquarellen und elf Radierungen statt.

1934 Im Januar findet eine Retrospektive im Arts Club of Chicago statt. Im Juli sind die Bauarbeiten am Studiohaus in South Truro beendet. Die Hoppers bleiben dort bis November. Sie verbringen in den folgenden Jahren fast jeden Sommer dort.

1935 Hopper erhält die Temple Gold Medal der Pennsylvania Academy of Fine Arts; er gewinnt den First Purchase Prize in Watercolor des Worcester Art Museum.

1937 Hopper bekommt den First W. A. Clark Prize und die Corcoran Gold Medal von der Corcoran Gallery of Art.

1938 Hopper kauft ein Atelier für Jo Hopper an der Rückseite von Washington Square North 3, New York.

1939 Er kehrt früh von seinem Sommeraufenthalt in South Truro nach New York zurück, um nach Philadelphia zu fahren, wo er einen Sitz im Auswahlgremium des Carnegie Institute hat.

1940 Hopper kehrt vorzeitig vom Cape nach New York zurück, um für Wendell Willkie und gegen Franklin Roosevelt zu votieren.

1941 Von Mai bis Juni bereist Hopper im Auto die Westküste. Er fährt nach Colorado und Utah, durch die Wüste von Nevada zur Pazifikküste, nach Norden durch Kalifornien zur Küste von Oregon. Die Rückreise führt ihn über Wyoming und den Yellowstone-Park.

1942 Hopper erhält den Ada S. Garrett Prize des Art Institute of Chicago.

1943 Mit dem Zug unternimmt er seine erste Mexiko-Reise. Er besucht dort Mexico City, Saltillo und Monterey.

1945 Ihm wird die Logan Art Institute Medal und die Ehrenmitgliedschaft des Art Club of Chicago verliehen. Er wird zum Mitglied des National Institute of Arts and Letters gewählt.

1946 Hopper bekommt die Honorable Mention vom Art Institute of Chicago. Er fährt nach Saltillo, Mexiko.

1947 In Indianapolis fungiert er als Jurymitglied für eine Ausstellung von Künstlern aus Indiana.

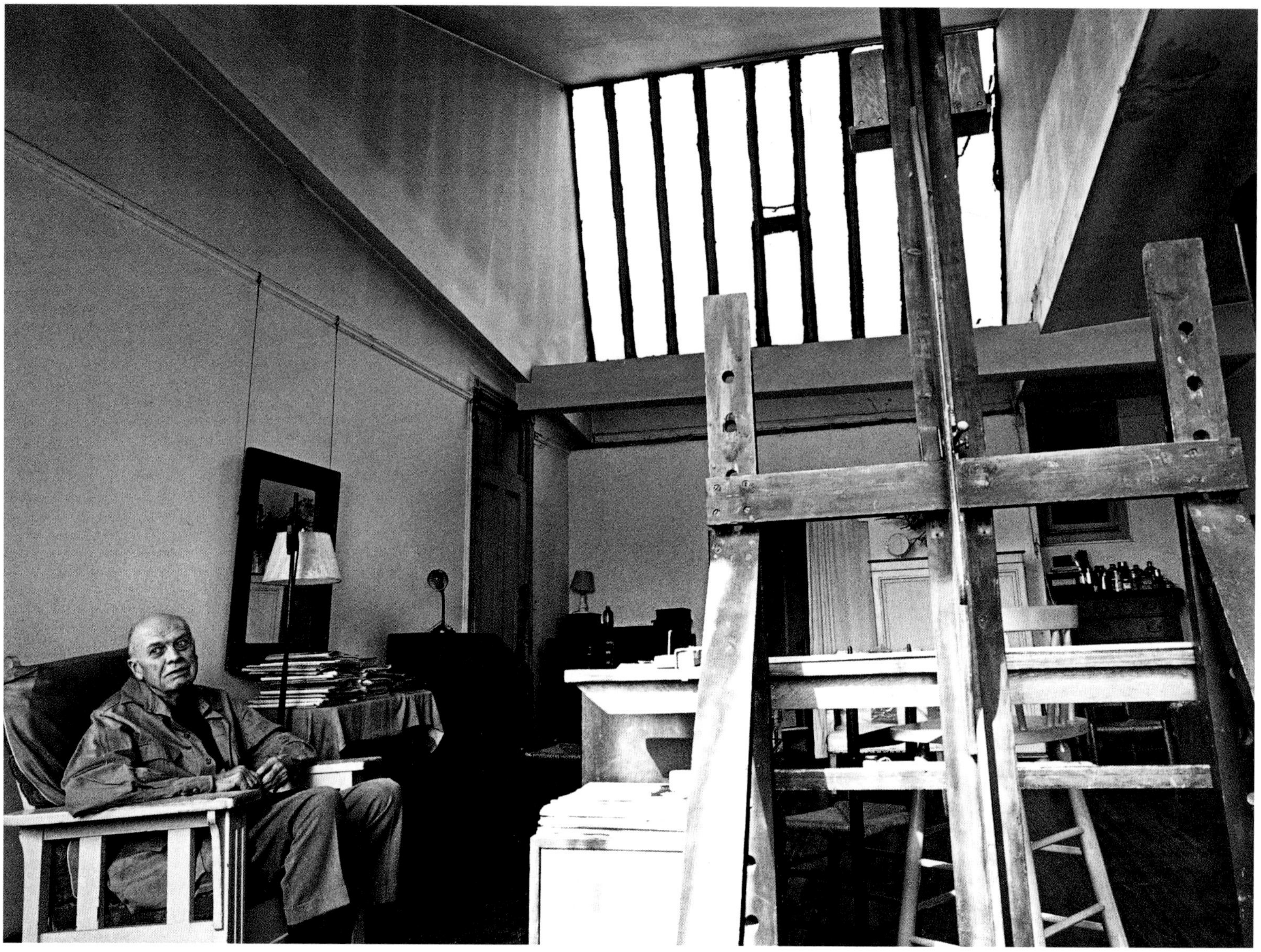

Edward Hopper, 1964, Photo Hans Namuth, © 1990

1950 Retrospektive im Whitney Museum of American Art, die außerdem in Boston und Detroit gezeigt wird. Das Art Institute of Chicago verleiht Hopper den Ehrendoktortitel.

1951 Hopper reist zum dritten Mal nach Mexiko. Auf der Rückfahrt besucht er Santa Fe.

1952 Hopper wird von der American Federation of Arts als einer von vier Künstlern für die Biennale in Venedig ausgewählt. Im Dezember fährt er nach Mexiko.

1953 Mit Raphael Soyer und anderen realistischen Malern gibt er »Reality« heraus. Er erhält den Ehrendoktor der Rutgers University.

1954 First Prize for Watercolor des Butler Art Institute in Youngstown, Ohio.

1955 Erneut besucht er im Frühjahr Mexiko. Im Namen der American Academy of Arts and Letters erhält er vom National Institute of Arts and Letters die Gold Medal for Painting.

1956 Hopper wird Mitglied der Huntington Hartford Foundation.

1957 Hopper erhält den »New York Board of Trade's Salute to the Arts Award« und den First Prize, Fourth International Hallmark Art Award.

1959 In Manchester, New Hampshire, findet in der Currier Gallery of Art eine Einzelausstellung statt, die im Dezember in der Rhode Island School of Design gezeigt wird.

1960 Im Januar Einzelausstellung im Wadsworth Atheneum in Hartford, Connecticut. Hopper erhält den Art in America Award. Er trifft sich mit der Künstler-Gruppe, die »Reality« herausgibt, im Haus von John Koch, um gegen die Vorherrschaft der »Lari-Fari-Einflüsse« der abstrakten Kunst im Whitney Museum und im Museum of Modern Art zu protestieren.

1962 Im Philadelphia Museum of Art findet von Oktober bis November die Ausstellung »The Complete Graphic Work of Edward Hopper« statt.

1963 Von Juli bis Ende November findet in South Truro in der Arizona Art Gallery eine Retrospektive statt.

1964 Eine Krankheit hindert Hopper am Malen. Das Art Institute of Chicago verleiht ihm den M. V. Khonstamm Prize for Painting. Das Whitney Museum of American Art veranstaltet eine große Retrospektive, die später in Chicago, Detroit und St. Louis gezeigt wird.

1965 Ehrendoktor des Philadelphia College of Art. Er malt sein letztes Bild, *Zwei Komödianten*.

1967 Am 15. Mai stirbt Hopper in seinem Atelier am Washington Square North 3. Auf der IX. Biennale in São Paulo wird Hoppers Werk im Pavillon der Vereinigten Staaten ausgestellt.

Anmerkungen

Anmerkungen 1. Kapitel

1 Der folgende Abschnitt basiert hauptsächlich auf Nachforschungen von Brian O'Doherty: Portrait: Edward Hopper. In: Art in America, 6, 1964, S. 68–88; Lloyd Goodrich: Edward Hopper. New York (1970) 1989; Gail Levin: Edward Hopper 1882–1967. Gemälde und Zeichnungen. München 1981; Gail Levin: Edward Hopper 1882–1967. Die Druckgraphik. München 1986. Werden andere Informationsquellen herangezogen, so ist das in entsprechenden Anmerkungen kenntlich gemacht.

2 Zit. nach Levin, Gemälde und Zeichnungen, a.a.O., S. 23

3 Franz Roh: Streit um die moderne Kunst. Auseinandersetzung mit Gegnern der neuen Malerei. München 1962, S. 148

4 Laszlo Moholy-Nagy: Malerei Fotografie Film (1927), Reprint Mainz und Berlin 1967, S. 91

5 Zit. nach Levin, Gemälde und Zeichnungen, a.a.O., S. 23

6 Robert L. Herbert: Impressionismus. Paris – Gesellschaft und Kunst. Stuttgart, Zürich 1989, S. 85

Anmerkungen 2. Kapitel

1 Zit. nach Levin, Gemälde und Zeichnungen, a.a.O., S. 52

2 Ernst H. Gombrich: Aby Warburg. Eine intellektuelle Biographie. Frankfurt/M. 1984, S. 323

3 Alexis de Tocqueville: Über die Demokratie in Amerika. Beide Teile in einem Band. München 1976, S. 505

4 Zit. nach O'Doherty, a.a.O., S. 77

5 Georg-W. Költzsch: Prüfstein Realität. In: Die Wahrheit des Sichtbaren. Edward Hopper und die Realität. Ausstellungskatalog Essen 1992. Köln 1992, S. 6–14, hier S. 9. Die Ausstellung fand im Folkwang-Museum in Essen statt.

6 Joel Meyerowitz: Stille und Zeit: Edward Hopper und die Fotografie. In: Die Wahrheit des Sichtbaren, a.a.O., S. 158–160, hier S. 159

7 Walter Benjamin: Das Kunstwerk im Zeitalter seiner technischen Reproduzierbarkeit. Drei Studien zur Kunstsoziologie. Frankfurt/M. 1981, S. 15

8 Tocqueville, a.a.O., S. 693

9 Ebd., S. 694

10 Vgl. z.B. Adolf Halfeld: Amerika und der Amerikanismus. Jena 1927, oder Geoffrey Gorer: Die Amerikaner. Eine völkerpsychologische Studie. Hamburg 1956

Anmerkungen 3. Kapitel

1 Vgl. dazu und zum folgenden Lloyd Goodrich: What Is American in American Art? In: Art in America, Herbst 1958, S. 18–33

2 Ebd., S. 21

3 Goodrich, a.a.O., S. 26

4 Ebd.

5 Zit. nach O'Doherty, a.a.O., S. 73

6 Barbara Rose: Amerikas Weg zur modernen Kunst, a.a.O., S. 31

7 Tocqueville, a.a.O., S. 537

8 Man Ray: Selbstporträt. Eine illustrierte Autobiographie. München 1983, S. 64

9 Zit. nach Levin, Gemälde und Zeichnungen, a.a.O., S. 8

10 Samuel Eliot Morison und Henry Steele Commager: Das Werden der amerikanischen Republik. Geschichte der Vereinigten Staaten von ihren Anfängen bis zur Gegenwart. 2 Bände. Stuttgart 1950. Band 2, S. 638

11 Ebd., S. 302

12 Ebd., S. 304

13 Zit. nach einer Äußerung des Malers Raphael Soyer in: Art Journal, 41, 2, Sommer 1981, S. 130–132, hier S. 131

14 Robert Rosenblum: Pop Art and Non-Pop Art. In: John Russell und Suzi Gablik: Pop Art Redefined. London 1969, S. 53–56, hier S. 55

15 Susan Fillin-Yeh: Charles Sheeler's Rolling Power. In: Susan Danly und Leo Marx (Hrsg.): The Railroad in American Art. Representations of Technological Change. Cambridge, Mass., und London 1988, S. 147–163, hier S. 147

16 Louis Aragon: Pariser Landleben / Le Paysan de Paris (Paris 1926). Übers. von Rudolf Wittkopf. München 1969, S. 140/41

Anmerkungen 4. Kapitel

1 Arnold Gehlen: Die Seele im technischen Zeitalter. Sozialpsychologische Probleme in der industriellen Gesellschaft. Hamburg 1957, S. 11

2 Zit. nach Herbert Molderings: Marcel Duchamp. Parawissenschaft, das Ephemere und der Skeptizismus. Frankfurt/M., Paris 1983, S. 100

3 Tocqueville, a.a.O., S. 539

4 Siegfried Giedion: Die Herrschaft der Mechanisierung. Frankfurt/M. 1987, S. 249

5 Das Zitat von Walter Rathenau in Gehlen, a.a.O., S. 17

6 Dagobert Frey: Kunstwissenschaftliche Grundfragen. Prolegomena zu einer Kunstphilosophie. Wien 1946. Reprint Darmstadt 1992, S. 33

7 Erwin Panofsky: Die Perspektive als »symbolische Form« (1927). In: Ders.: Aufsätze zu Grundfragen der Kunstwissenschaft. Berlin 1992, S. 99–167, hier S. 122

8 Thomas Krusche: »Our Faith Comes In Moments«. Zur Beschreibung des mystischen Augenblicks im Werk Ralph Waldo Emersons. In: Christian W. Thomsen und Hans Holländer (Hrsg.): Augenblick und Zeitpunkt. Studien zur Zeitstruktur und Zeitmetaphorik in Kunst und Wissenschaften. Darmstadt 1984, S. 59–76, hier S. 67

9 Gehlen, a.a.O., S. 58

10 Ernsto Grassi: Die Theorie des Schönen in der Antike. Köln 1980, S. 163

11 Zit. nach O'Doherty, a.a.O., S. 78

12 Zit. nach Levin, Zeichnungen und Gemälde, a.a.O., S. 63

13 Hopper an die Herausgeber, in: Scribner's Magazine, 82, Juni 1927, S. 706. Zit. nach Marc Holthof: Die Hopper-Methode. Vom narrativen zum abstrakten Realismus. In: Edward Hopper 1882–1967. Ausstellungskatalog Frankfurt, a.a.O., S. 19–27, hier S. 21

14 Gehlen, a.a.O., S. 33

15 Zit. nach Gail•Levin: Edward Hopper 1882–1967. Die Druckgraphik. München 1986, S. 21

Anmerkungen 5. Kapitel

1 Eberhard Roters: Die Straße. In: Ich und die Stadt. Mensch und Großstadt in der deutschen Kunst des 20. Jahrhunderts. Ausstellungskatalog Berlin 1987, S. 35–58, hier S. 42

2 Tocqueville, a.a.O., S. 536

3 Walter Gropius: Architektur. Wege zu einer optischen Kultur. Frankfurt/M., Hamburg 1956, S. 11

4 The choice is yours – Schwarz-Weiß-Rhetorik in »The City«. In: Frankfurter Allgemeine Zeitung, 25.11.1992

5 Gorer, Die Amerikaner, a.a.O., S. 191

6 Ebd., S. 192/193

7 Walter Benjamin: Das Passagen-Werk. Hrsg. von Rolf Tiedemann. 2 Bände. Frankfurt/M. 1983, hier Band 1, S. 161

8 Gert Mattenklott: Blindgänger. Physiognomische Essais. Frankfurt/M. 1986, S. 31

9 Richard Sennett: Verfall und Ende des öffentlichen Lebens. Die Tyrannei der Intimität. Frankfurt/M. 1986, S. 154

10 Edward Hopper: Charles Burchfield, American. In: The Arts, XIV, Juli 1928. Die Übersetzung zit. nach John Czaplicka: Hopper auf Durchgangsstation. In: kritische berichte, Jg. 9, Heft 6, 1981, S. 76–81, hier S. 79

Anmerkungen 6. Kapitel

1 Sennett, a.a.O., S. 31

2 Ebd., S. 329

3 Ebd., S. 158

4 Zit. nach Levin, Zeichnungen und Gemälde, a.a.O., S. 10

5 Sennett, a.a.O., S. 27

6 Ebd., S. 27

7 Ebd., S. 30

8 Ebd., S. 21

9 Ebd., S. 30

10 Ebd., S. 39

Anmerkungen 7. Kapitel

1 Alle Zitate nach Gail Levin: Edward Hopper 1882–1967. Gemälde und Zeichnungen. München 1981, S. 3 und Anm. 2

2 Clement Greenberg: Review of the Whitney Annual. In: The Nation, 28. December 1946. Wieder abgedruckt in: Clement Greenberg: The Collected Essays and Criticism. 2 Bände. Chicago, London 1986. Band 2, S. 117/8, hier S. 118

3 Clement Greenberg: Avantgarde und Kitsch. In: Gillo Dorfles: Der Kitsch. Tübingen 1969, S. 115–126, hier S. 118

4 Zur amerikanischen Kritik vgl. aus einer Flut von Publikationen z.B. Gail Levin mit mehreren im Literaturverzeichnis aufgeführten Titeln oder auch Lloyd Goodrich: Edward Hopper. New York (1970) 1989; Exponent der Rezeption in Deutschland ist Heinz Liesbrock mit zahlreichen Veröffentlichungen, darunter: Die Wahrheit des Sichtbaren. Edward Hopper und die Fotografie, im gleichnamigen Ausstellungskatalog Essen 1992, Köln 1992, S. 15–33

5 Vgl. Thomas Wagner: Eines langen Tages Reise. In: Frankfurter Allgemeine Zeitung, 23.12.93

6 Christoph Vitali im Geleitwort zum Ausstellungskatalog Edward Hopper 1882–1967. Frankfurt/M. 1992/93. Stuttgart 1992, S. 7

7 Herbert Read: Geschichte der modernen Malerei. München, Zürich 1959, S. 7/8

8 Vgl. Goodrich, a.a.O., S. 149

9 Zit. nach Goodrich, a.a.O., S. 27

10 Zit. nach Helmut Börsch-Supan: Caspar David Friedrich. München (1973) 1980, S. 8

11 Zit. nach ebd., S. 7

12 Zit. nach Brian O'Doherty: Portrait: Edward Hopper. In: Art in America, 6, 1964, S. 68–88, hier S. 77

13 Jens Christian Jensen: Caspar David Friedrich. Leben und Werk. Köln 1974, S. 238

14 Zit. nach Harald Keller: Französische Impressionisten. Frankfurt/M., Leipzig 1993, S. 29

15 Werner Hofmann: Turner und die Landschaft seiner Zeit. In: Ders.: Anhaltspunkte. Studien zur Kunst und Kunsttheorie. Frankfurt/M. 1989, S. 177–211, hier S. 207

16 Barbara Rose: Amerikas Weg zur modernen Kunst. Von der Mülltonnenschule zur Minimal Art. Köln 1969, S. 8

17 Werner Hofmann: Don Quijotes Seele im Körper des Sancho: Honoré Daumier. In: Ders.: Anhaltspunkte, a.a.O., S. 253–260, hier S. 255

18 Ebd., S. 260

19 Zit. nach O'Doherty, a.a.O., S. 77

20 Sigmund Freud: Das Unbehagen in der Kultur. In: Ders.: Abriß der Psychoanalyse. Das Unbehagen in der Kultur. Frankfurt/M., Hamburg 1953, S. 90/91

21 Zit. nach Levin, a.a.O., S. 9

22 Zit. nach O'Doherty, a.a.O., S. 80

Autor und Verlag danken den Museen und öffentlichen Sammlungen, den Galerien und privaten Sammlern, den Archiven und Photographen für die freundliche Bereitstellung der Vorlagen auf folgenden Seiten:
© Addison Gallery of American Art, Andover, All Rights Reserved: 56
Photograph © 1993, The Art Institute of Chicago. All Rights Reserved: 43, 148/149
Artothek, Peissenberg: 40 unten (Blauel), 142 links (Blauel/Gnamm), 186 (Blauel)
Bildarchiv Preußischer Kulturbesitz, Berlin: 42 unten (Anders), 182 (Anders 1993)
© 1933 Geoffrey Clements, New York: 162 oben, 162 unten
© 1989 Geoffrey Clements, New York: 22, 23, 42 oben, 77, 89 oben, 111 oben
© 1992 Geoffrey Clements, New York: 66 oben, 71 unten, 121 unten
© 1993 Geoffrey Clements, New York: 7
Geoffrey Clements: 13
Geoffrey Clements, New York: 9, 10 oben, 13 unten, 14, 20, 21, 27, 31, 35 oben, 40 oben, 41, 48, 53, 57, 61, 85 oben, 90 oben, 99 unten, 104, 110, 118, 121 oben, 138, 187, 188
Geoffrey Clements, New York, Courtesy Sandak/G.K. Hall Inc., MA: 179
Sheldon C. Collins, New York: 69
© 1992 D. James Dee: 45
© The Cleveland Museum of Art: 29
G.R. Farley-Photography, Utica NY: 99 oben
Mike Fischer: 103
Jim Frank: 154
Photograph Courtesy Gagosian Gallery, New York: 174/175
Photo Courtesy Gagosian Gallery: 88, 144
Bill Jacobsen Studio, New York: 55
Bill Jacobsen, New York: 82/83
Photograph Courtesy of Kennedy Galleries, Inc., New York: 38, 90 unten
Carl Kaufmann: 139
Photo: Ron Jennings: 95
Stephen Kovacik: 168 oben
Robert E. Mates, Inc., New York: 6, 11, 15, 33, 39, 62, 100/101, 116, 185, 189, 192
Robert E. Mates, Inc., NJ: 8, 24/25, 30, 34, 35 unten, 36, 142 rechts, 181
Robert E. Mates Studio: 32
© 1993 The Museum of Modern Art, New York: 78, 117, 128
© 1994 The Museum of Modern Art, New York: 72/73, 76
Scott McClaine – Sept. 1993: 28
© 1993 National Gallery of Art, Washington: 67, 96, 150 links
Henry Nelson: 129, 161
Ed Owen: 136
Rheinisches Bildarchiv Köln: 160 unten
Lynn Rosenthal: 58, 59, 79, 85 unten
© 1987 Steven Sloman, New York: 104
© 1989 Steven Sloman, New York: 80, 81, 91, 93, 112, 134 oben
© 1990, Steven Sloman, New York: 60
Lee Stalsworth: 44, 50, 145, 169
Richard Stoner: 107
Whitney Museum of American Art, New York: 12, 68, 141 (Nathan Rabin)